Chinesische Heilkunst

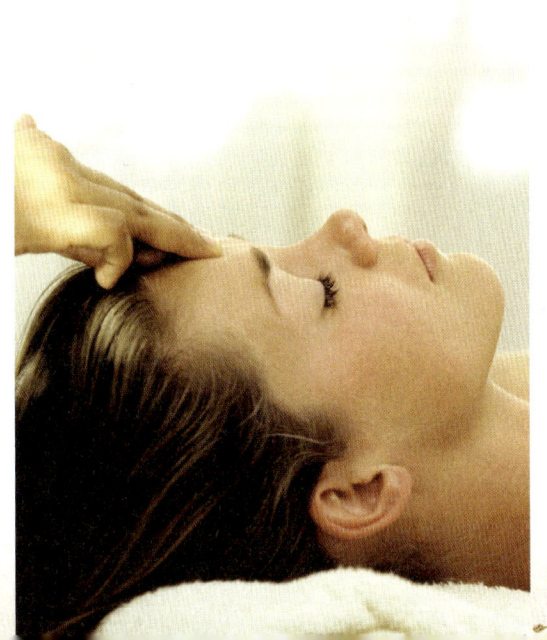

Inhalt

中医保健

中医保健

中医保健

Behandlung von Krankheiten

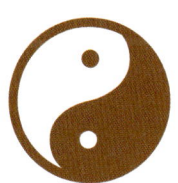

中医保健

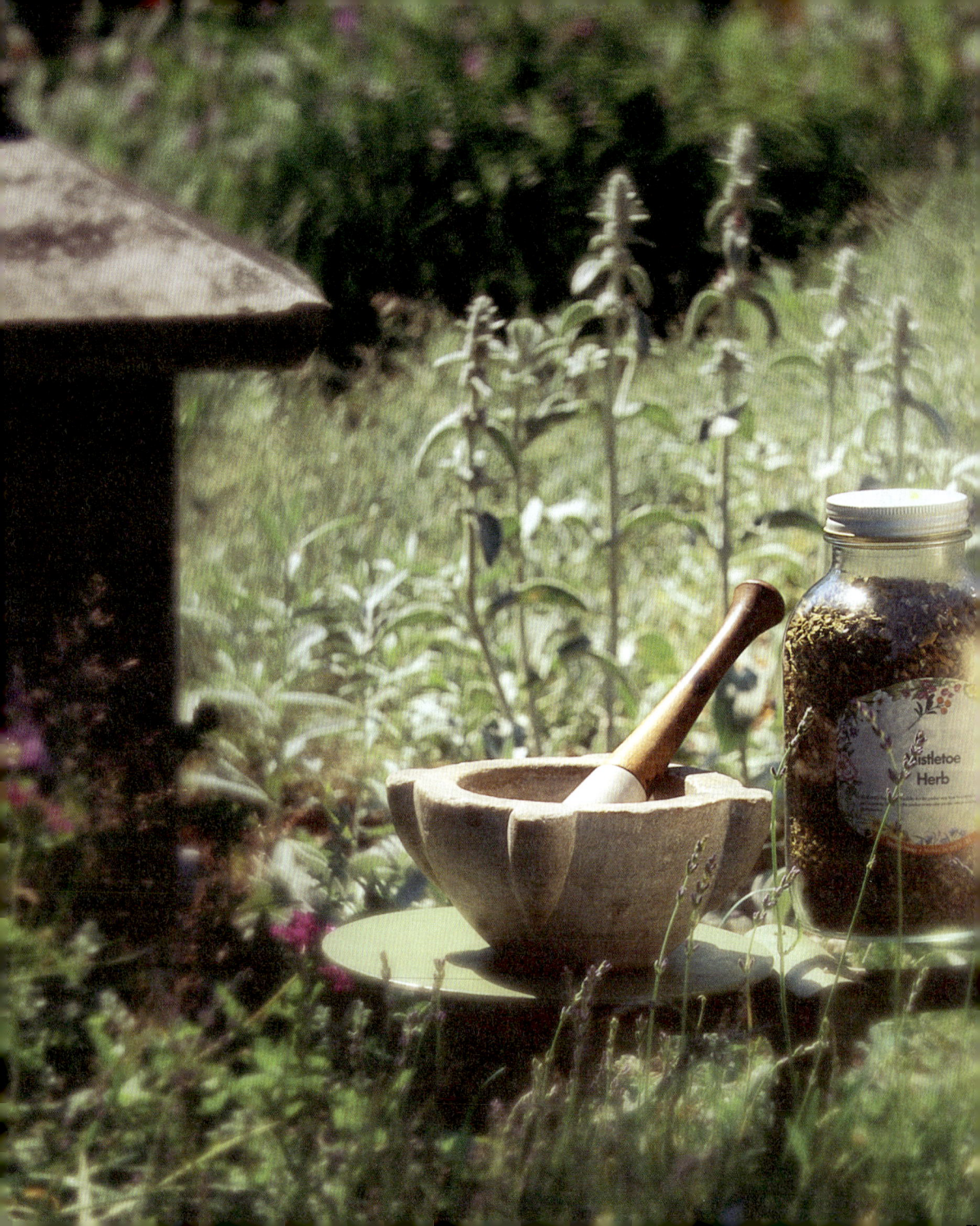

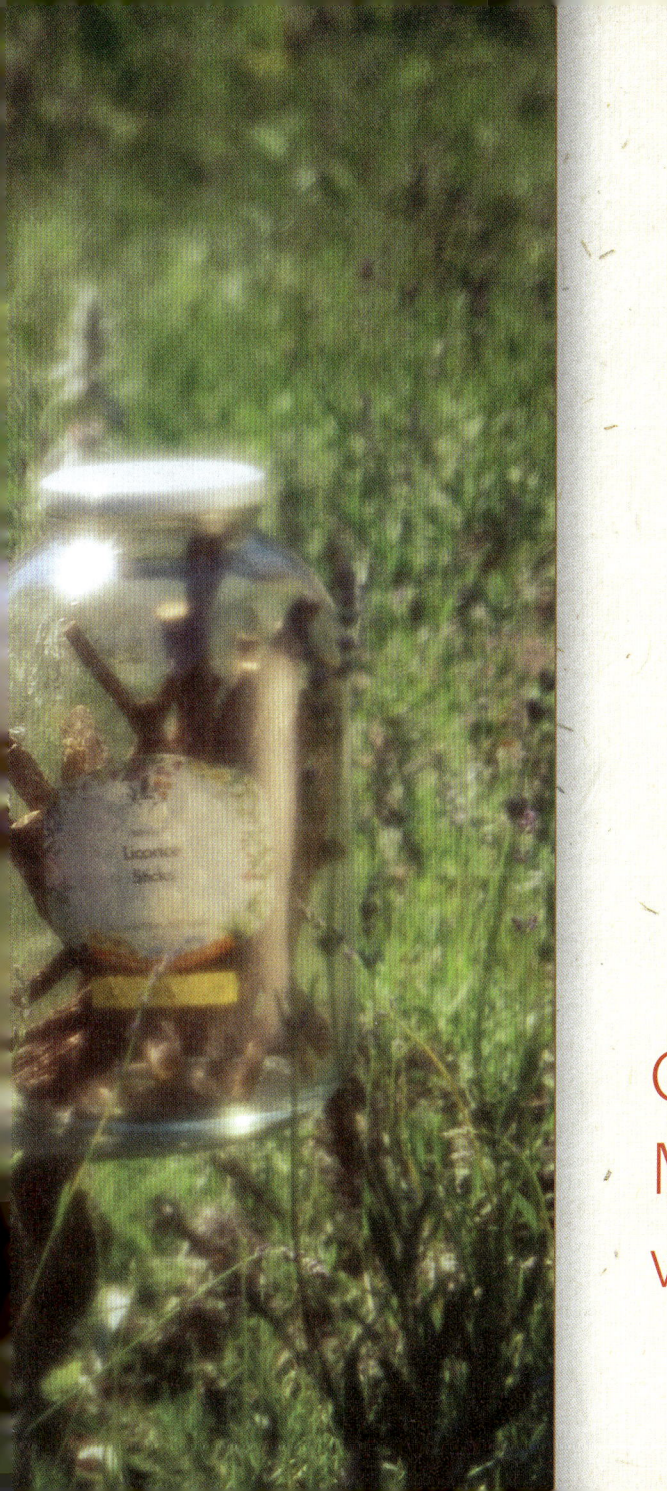

Chinesische
Medizin richtig
verstehen

Grundlagen der TCM

Der Arzt im alten China wurde von seinen Gunstherren so lange gut bezahlt, wie die ihm Anvertrauten gesund blieben.

Die erfolgreiche Behandlung von Kranken im Frühstadium ist genauso wichtig wie die Gesundenberatung zu den Themen: Essen, Trinken, Schlafen, Wohnen (nach Feng-shui), körperliche Bewegungen (Taijiquan), Sexualität, Ehe und Psyche.

Das Gesundheitsbewusstsein im Westen beginnt etwa zwischen dem 40. und 50. Lebensjahr, mit der ersten ernsthaften Erkrankung bzw. mit der Pensionierung. Wir altern aber von Geburt an. In China beginnt daher die Gesundheitspflege mit der Geburt. Der Mensch hat theoretisch eine Lebenserwartung von maximal 120 Jahren. Alt sein bedeutet nicht unbedingt krank sein.

Biologisch gesehen ist das Altern eine natürliche Abnutzungserscheinung. Am Alterungsprozess sind viele Faktoren beteiligt: Neben den Genen (in TCM etwa das Organsystem Niere) ist der Lebensstil entscheidend dafür, mit welcher Geschwindigkeit ein Mensch seinen Lebenszyklus

> »Das teuerste auf der Erde ist das Leben.«
> Laozi, lebte etwa 500 v. Chr.

durchlebt. Ein ausgezeichneter Arzt berät seinen Anvertrauten in punkto Lebensstil schon in frühen Jahren. Er behandelt schon im subklinischen Stadium eine Erkrankung bzw. beugt durch optimale Gesundheitsberatung vor (Hofarzt). Der gute Arzt heilt (Stadt- oder Dorfarzt), der schlechte Arzt heilt nicht, er ist meist ständig auf Reisen (Wanderarzt).

In den folgenden Kapiteln werden wir auf die Prinzipien, Regeln und Konzepte der traditionellen chinesischen Medizin (TCM) eingehen.

Akupunktur und Selbstmassage (Akupressur) sind in Zusammenhang mit Atem- und Konzentrationsübungen (Qigong) eine wichtige und sehr beliebte Methode der Prävention.

Die Herausforderung der modernen Zeit an einen Arzt ist die Gesundheitspflege, um einer eventuellen Erkrankung vorzubeugen und Befindlichkeiten bzw. subklinische Störungen effektiv zu behandeln. Bei den zahlreichen Problemfällen, chronischen Erkrankungen und Psychosomatosen ergreifen wir Maßnahmen wie: geistig-seelische Mäßigung, das wahre Qi (Zhenqi) im Körper schonen und spezielle TCM-Techniken, um das Yin und Yang zu harmonisieren. Die TCM-Techniken nennen wir hier Gesundheitspflege bzw. Yangsheng.

Yin und Yang, die 5-Elemente- und die Organ-Lehre bilden ein komplexes Regulationssystem,

中医保健

ein Zeit- und Raum-Denkmodell, eine Synchronisation des komplexen Systems, wobei das System dynamisch, geordnet und autoregulierend ist.

»Die chinesische Lebensweisheit ist sicher etwas, was für uns ungemein wertvoll ist, teils als Ergänzung dessen, was wir haben, teils als Bestärkung in gewissen wertvollen Richtungen unseres eigenen Erlebens« (Richard Wilhelm, 1922). Richard Wilhelm, Sinologe in Frankfurt (geboren 1873 in Stuttgart, gestorben 1930 in Tübingen) war von 1899 – 1921 Missionar und Pfarrer in Qingdao, China.

Besonderheiten der Philosophie in der TCM

▶ Die TCM legt den Schwerpunkt auf die Gemeinsamkeit, auf die Analogie. Die Ganzheit steht über den Einzelbestandteilen.

▶ Die TCM legt großen Wert auf dynamische Prozesse und Funktionen. Im Hintergrund stehen die Materie und die Struktur.

▶ Alles in der Natur und im Körper ist in ständiger Bewegung: die Produktionskette der 5 Elemente, das Yin und Yang, von Geburt bis zum Tod, die vier Jahreszeiten. Im Schattenboxen (Tajiquan) sind die Änderung und die fließende Bewegung in einer relativen Ruhe typisch. »In der Ruhe liegt die Bewegung, in der Bewegung fehlt nicht die Ruhe.«

▶ Die TCM legt großen Wert auf subjektive Eindrücke und Reflexionen, im Hintergrund stehen das Konkrete, Materielle und die Messgröße. Daher ist die Qualität des subjektiven Einfühlens des Arztes entscheidend für die Effektivität einer Behandlung. Die TCM kennt die Messung klinischer Werte nicht.

▶ Ein wichtiger Bestandteil der TCM sind Formeln und Zirkulationen. Die Schöpfung und das Suchen nach Differenzen bilden den Hintergrund. Die Formeln der 5-Elemente-Lehre, der Yin-Yang-Lehre und die 8 Prinzipien der Befundanalyse werden seit vielen Jahrtausenden millionenfach verwendet. Für eine Änderung oder Erneuerung sahen die alten TCM-Ärzte keine Notwendigkeit.

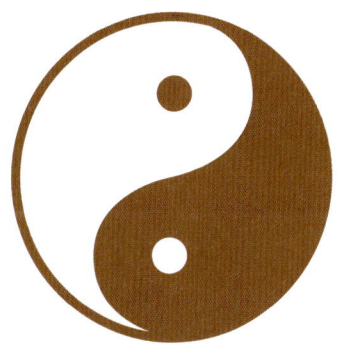

Das Modell von Yin und Yang beschreibt unter anderem den Rhythmus von Tag und Nacht und den Jahreszeiten als ein zyklisches, nicht lineares System der Zeit. Auch die 5-Elemente-Lehre gründet sich auf ein zyklisches System der Zeit. Um die Physiologie und Pathophysiologie in der TCM zu verstehen, ist der Zeitfaktor eminent wichtig. Die Veränderungen der Organstruktur werden vernachlässigt – wichtig ist die Beurteilung der Organfunktion. Die westliche Medizin (Wissenschaft) sieht die Zeit als ein lineares Phänomen, auf die räumliche Struktur (z. B. Histologie, Röntgenbefund) wird größerer Wert gelegt, während die Struktur der Zeit oft zu kurz kommt (Wu Guoxing, 1998).

Gesundheitspflege – Yangsheng

Die TCM-Gesundheitspflege (Yangsheng) basiert auf den Konzepten der TCM und altchinesischer Philosophie: Der Mensch bildet mit der Natur, dem Himmel und der Erde eine Einheit (Tian-Di-Ren). Er befindet sich im ständigen Informations- und Energieaustausch mit der Umwelt. Die Änderungen der Natur haben Einfluss auf unsere Gesundheit. In der Gesundheitspflege ist daher die Beachtung des Rhythmus in der Natur enorm wichtig. Der Mensch kann den Rhythmus der Natur erkennen und sich aktiv anpassen.

Das chinesische Denken (die Anpassung an die Umwelt) entspricht dem Prinzip der Evolution. Der Himmel hat in der TCM keine Absicht und kein Bewusstsein, der Himmel ändert sich nicht durch menschliche Aktivitäten. Dong Zhongshu, ein berühmter Konfuzianer aus der Han-Zeit (206 v. Chr. – 220 n. Chr.), meinte, der Himmel reagiert auf menschliche Aktivitäten (Tian Ying Ren). Der Mensch könne den Himmel durch Opfergaben oder Zeremonien zu den Wohltaten bewegen. Er meinte auch, die Macht des Kaisers kommt vom Himmel.

Der Geist und der Körper sind untrennbar; Bewegung und Ruhe sind untrennbar. In der Organpflege haben Milz und Niere den Vorrang. In der Methodik wird eine Verbesserung der

中医保健

Selbstheilungskraft angestrebt, wichtig ist auch die Vermeidung von Noxen (= Quellen schädigender Wirkung) und Maßnahmen um das Altern zu verlangsamen. Zeichen des Alterns sind: Abnahme der Elastizität der Haut, Zunahme von Falten und Hautpigmenten, Ergrauen und Schütterwerden der Haare, Verlangsamung der Reaktion, Schwerhörigkeit, Inappetenz (fehlendes Verlangen), der Schlaf wird unruhiger, die Gedächtnisleistung lässt nach. Sexualfunktionen, Abwehrkraft und Anpassungsfähigkeit werden schwächer, es kommt zu Bluthochdruck, Altersdiabetes, COPD (Lungenkrankheit), Arthrose, Prostatahypertrophie etc. Die TCM führt die Alterung auf eine Schwäche in Milz und Niere und Disharmonie im Yin und Yang zurück.

Der große Daoist Zhuangzi lebte etwa zu gleicher Zeit wie Mengcius (372 – 289 v. Chr.) und sagte über das Leben:

1. Stille und wenig Reden sind gesund; das laute Sprechen, das Schreien und das Schimpfen schaden der Gesundheit und der natürlichen Abwehrkraft.

2. Regelmäßig die inneren und die äußeren Augenwinkel (B 1 und 3 E 23) massieren (indirekte Stimulation des Hypothalamus und dadurch der Funktion der Hypophyse).

3. Die innere Ruhe bewahren, positiv denken, keinen Ärger, keinen Schreck, keine Depression aufkeimen lassen.

TCM und Schulmedizin

Die Diagnose und der Therapieerfolg werden in der Schulmedizin meist exakt in Zahlen gemessen und Strukturen zugeordnet. Die moderne Medizin diagnostiziert oft invasiv (eindringend) und behandelt ein erkranktes Organ direkt. Diagnostisch werden schädigende physikalische und chemische Noxen analysiert, die Mikrozirkulation wird betrachtet, ein Hormonstatus bzw. weitergehende Laboruntersuchungen und vieles mehr werden durchgeführt.

Die TCM diagnostiziert Symptome, sie benützt eine nicht invasive, also indirekte Diagnostik. Sie stellt zum Beispiel einen Tumor nicht bildlich dar, diagnostiziert ihn aber z. B. durch Unregelmäßigkeiten im Organ- und Meridiansystem bzw. durch mehrere zusammenhängende Modalitätsveränderungen. Die TCM legt seit jeher sehr großen Wert auf die Verbesserung der »soft data« (Linderung des Leidensdruckes, Beseitigung von Befindlichkeitsstörungen, Verbesserung der Lebensqualität).

中医保健

Warnsignale vor einer Erkrankung

Die Warnsignale vor einer Erkrankung sind in zwei Stufen zu erkennen. Es sind meist unspezifische Befindlichkeitsstörungen.

Stufe 1:
Disharmonie im
Yin-Yang-Gleichgewicht, in der
Qi/Xue-Harmonie und in der
Harmonie der Organfunktionen:

▶ häufigere Müdigkeit als sonst

▶ Nervosität, Vergesslichkeit, unklare Gedanken, nicht locker lassen können

▶ Kopfschmerzen, Muskelverspannungen und Krämpfe, lokale Sensibilitätsstörungen

▶ plötzliche Appetitzunahme, Verdauungsstörungen, Gusto auf Süßigkeiten und stark Gesalzenes

▶ Husten, Niesen

▶ feuchtes Hitzegefühl oder Frösteln

▶ öfter Missgeschicke, Depression, Niedergeschlagenheit

▶ abnormale Gewichtszunahme

Stufe 2:
Anhäufung von Giftstoffen und
Störung im endokrinen System:

▶ Abnorm riechende Atemluft bzw. Körpergeruch, bitterer Mundgeschmack und Mundtrockenheit

▶ Schwellung der Nasenschleimhaut, oft Niesen, Husten, häufige Verkühlungen, erschwerte Atmung

▶ trockene bzw. fettige Haut, neigt zu Urtikarien (Nesselsucht)

▶ Starkes Hitzegefühl im Körper, leichtes Schwitzen, feuchte Hände und Füße

▶ Schluckauf, Meteorismus (Blähsucht), Obstipation (Verstopfung), Diarrhöe (Durchfall) und Brechreiz

▶ Dysmenorrhoe (schmerzhafte Regelblutung), abnormer Ausfluss bei Frauen, rezidivierende (häufig wiederkehrende) Entzündungen (Blase, Bronchien etc.)

▶ rezidivierende Kopfschmerzen, Gelenk- und Muskelschmerzen, schmerzhafte Steifigkeit der Wirbelsäule, chronische Dorsalgie (Schmerzen im Rückenbreich)

中医保健

- Pollakisurie (häufige Entleerung kleiner Harnmengen), Oligurie (verminderte Urinproduktion), Brennen beim Harnlassen, Ödeme an den Extremitäten

- schwere Depression, Ängste, Unbeherrschtheit, Agitiertheit (motorische Unruhe)

- Adipositas (Fettsucht), Hypercholesterinämie, arterielle Hypertonie (Bluthochdruck), Hyperurikämie (Gicht), Hyperglykämie (erhöhter Blutzucker)

- unruhiger Schlaf

In solchen Fällen muss man den Arzt aufsuchen, mit ihm gemeinsam Diagnose und Therapie besprechen und eine Änderung der Lebensweise vornehmen.

Prävention und Rehabilitation

Die TCM-Prophylaxe (Yangsheng) beginnt vor einer Erkrankung. Wenn bereits eine Störung vorliegt, dann verhindert sie das Fortschreiten. Nach Ende der Krankheit sind Maßnahmen zur Verhinderung eines Rückfalls zu setzen. Die Besonderheit der TCM-Prophylaxe besteht aus dem Konzept der Ganzheitlichkeit von Mensch und Natur, Körper und Geist. Essenz-Jing, Vitalenergie-Qi und Geist-Shen sind die 3 Schätze des Körpers (siehe Seite 64). Die Individualität der Prophylaxe hängt von der Person, der Jahreszeit, dem Lebensalter etc. ab.

Da der Körper ein offenes System in der Natur ist, ändert sich auch das Yin-Yang-Verhältnis. Um das Gleichgewicht zu erhalten, muss das Yin-Yang im Körper dynamisch bleiben. Ebenso wichtig ist das Erhalten des dynamischen Gleichgewichts zwischen Blut-Xue und Vitalenergie-Qi sowie der Zang- und Fu-Organe. Das sind wichtige Aspekte der TCM-Prophylaxe und Alterspflege.

Ganzheitlichkeit

Der Mensch steht mit der Umwelt in Wechselbeziehung. Mit dem Begriff Qi (Atmosphäre, Atmung, Funktion, Information, Vitalenergie etc.) beschrieben die alten Ärzte Chinas die Naturphänomene. Der Mensch lebt in der Natur, seine Vitalität wird durch den Rhythmus der Natur beeinflusst (z. B. Frühjahrsmüdigkeit) und gleichzeitig haben die Physiologie und Pathophysiologie des menschlichen Körpers Ähnlichkeiten mit den Gesetzen der Natur (zum Beispiel der Monatszyklus der Frau). Der Mensch nutzt die Natur aber auch für die Erhaltung seiner Existenz (Atmung, Ernährung).

Wenn sich etwa bei einem Patienten mit chronischem Leiden das Symptom einer Yang-Leere (entspricht ungefähr einer vegetativen Dystonie) im Herbst und Winter verstärkt, ist eine Kurbehandlung im Frühling und Sommer günstiger als im Herbst und im Winter.

Wenn das chronische Leiden dem Symptom einer Yin-Leere entspricht (etwa dem Bild eines schlechten Allgemeinzustandes) mit Verschlimmerung im Sommer und im Frühjahr, dann ist eine Kurbehandlung im Herbst oder Winter effektiver als im Frühjahr und im Sommer.

Die Vitalitätsbasis nach der Geburt schützen

In der TCM werden die Milz und die Niere als die Vitalitätsbasis nach der Geburt bezeichnet. In der Niere wird der Vitalstoff Essenz-Jing ständig erneuert. Die Milz und der Magen werden bei chronischen Krankheiten und auch im Alter schwächer und empfindlicher, ihre Aufgabe, Nährstoffe zu erzeugen, wird vermindert. Die meisten Tabletten werden durch den Mund eingenommen. Magen-Darm-Probleme sind oft der Grund, ein Medikament abzusetzen. Ein gängiger Spruch lautet: »In jedem Medikament ist 30 % Gift«, dieses schadet vor allem dem Verdauungstrakt. Deshalb ist die Minimierung der Tabletten im Alter ganz wichtig. Die TCM kennt eine Vielzahl von Maßnahmen, den Magen und die Milz zu schonen und zu tonisieren.

Prävention

Man muss Frühwarnzeichen im Körper rechtzeitig erkennen und Gegenmaßnahmen einleiten. Der gute Arzt heilt im subklinischen Stadium einer Krankheit. Aus der 5-Elemente-Lehre kann der erfahrene Arzt aus der Erkrankung der Leber ableiten, dass die Milz als nächstes erkranken kann (Holz/Leber hemmt die Erde/Milz) und daher schon vorbeugend die Milz schützen.

Individualität

Die Kurmaßnahme soll sich immer dem aktuellen körperlichen und psychischen Zustand anpassen.

Zarte Massagegriffe für den geschwächten Körper und eher starke Griffe und Reize bei kräftigem Körperbau.

Die zarte Massage – hier verspürt der Patient gerade den Massagereiz – bewirkt eine Kräftigung des abgebauten Gesundheitszustandes. Die kräftige Massage – hier toleriert der Patient gerade die Reizstärke – löst einen starken regulierenden Impuls aus. Eine rasche Besserung wird hier erwartet.

Steigerung der Abwehrkraft

Die Stärkung der Körperabwehr (aufrechte Vitalenergie-Zhengqi) ist das Selbstheilungspotential und die Selbstanpassungsfähigkeit des Körpers

中医保健

an Änderung des inneren und äußeren Milieus. Im Falle einer Therapie können wir durch Steigerung der Selbstheilungskraft die Möglichkeit der Ausschaltung von pathogenen Einflüssen erreichen. Wenn das Zhengqi stark ist, dann kann der Körper mit einem krankmachenden Stoff leichter fertig werden.

Die Sonne, die Luft, das Heilwasser und die Nahrung sind innere Anwendungen, sie sind für den Austausch wichtig.

Der Sport, die Massage, die Musik, das Gespräch, die Freizeitangebote, die Farbe des Raumes, die Farbe des Essens, das Aroma etc. sind äußere Anwendungen, sie sind für die Regulation und für die Umstimmung wichtig.

Kombinationstherapie wird bevorzugt

Symptomatische Therapie mit der kausalen Therapie kombinieren. Schmerzlindernde und muskelverspannungslindernde Massagen anwenden. Bewegung und Ruhe sinnvoll kombinieren. Selbstmassage in geistiger Entspannung, äußere mit inneren Anwendungen kombinieren und die chinesische Medizin in die moderne Medizin einbauen.

Geriatrie in TCM

Huangdi Neijing, der Klassiker der TCM

Huangdi Neijing ist ein Klassiker aus der Frühling-Herbst-Periode (etwa 200 v. Chr.). Der Minister Qi Bo gibt auf die Frage seines Gelben Kaisers-Huangdi, »Warum wurden die Menschen früher hundert Jahre alt, ohne die normalerweise auftretenden Zeichen des Alters aufzuweisen? Heutzutage altern die Menschen vorzeitig und werden kaum fünfzig Jahre alt. Ist das auf eine Veränderung der Umwelt oder auf den Verlust der korrekten Lebensführung zurückzuführen?« die Antwort: »In der Vergangenheit praktizierten die Menschen das Dao, den Weg des Lebens. Sie verstanden das Prinzip des Gleichgewichts von Yin und Yang, wie es sich in den Wandlungen der Energien des Universums widerspiegelt. Sie entwickelten Praktiken wie die des Daoyin, einer Kombination von Dehnungsübungen, Massage und Atemtechniken, um den Fluss der Energie zu unterstützen. Sie übten sich in Meditation, um in Einklang mit dem Universum zu kommen. Sie aßen ausgewogen und regelmäßig, sie vermieden jede geistige und körperliche Überanstrengung, sie standen zu bestimmten Zeiten auf und gingen zu bestimmten Zeiten zu Bett und waren in jeder Hinsicht maßvoll.« An einer weiteren Stelle: »Früher führten die Menschen ein ruhiges, ehrliches Leben, sie waren frei von ungebührenden Wünschen und Bestrebungen;

sie hatten ein reines Gewissen und waren ohne Furcht ... Zufrieden mit ihrem Platz im Leben, waren sie frei von Eifersucht oder Neid. Sie verspürten Mitleid mit anderen Menschen und standen ihnen hilfreich zur Seite, sie waren ehrlich und frei von zerstörerischen Neigungen.« (Maoshing 2003)

Im Nei Jing wurde die Grenze für Altsein mit dem 50. Lebensjahr festgelegt. Hier beginnt das Leber-Qi schwächer zu werden, Gallensaft wird weniger, der Visus wird schlechter, ab dem 60. Lebensjahr wird das Herz-Qi schwächer, Bitterkeit, Sorgen und Trauer treten verstärkt auf, man ermüdet leichter, will mehr liegen, weil das Blut-Xue und die Vitalenergie-Qi träger wird. Mit 70 Jahren wird das Milz-Qi schwächer, daher beginnt die Haut zu welken. Mit 80 Jahren wird das Lungen-Qi schwächer, es entfernt sich der Geist. Mit 90 Jahren ist das Nieren-Qi ausgebrannt, das Meridiansystem bleibt leer (Versorgung des Körpers unzureichend). Mit 100 Jahren werden alle 5 Yin-Organe leer (erschöpft), der Geist und die Vitalenergie-Qi verschwinden. Es bleibt eine leere (geistlose, leblose) Hülle zurück. Das ist ein biologischer Rhythmus mit dem Abstand von 10 Jahren. Wobei neben der angeborenen Vitalität (Erbanlage) die Verzögerung des Verschleißes an Blut und Qi im Alter ganz entscheidend ist.

> »Was du selbst nicht willst, tu dem anderen auch nicht an!«
>
> Konfuzius

Konfuzius

Konfuzius, auch Konzi genannt, lebte von 551 bis 479 v. Chr. Viele Gedanken dieses großartigen Lehrers, Philosophen und Denkers sind fest als Kulturgut in China verankert: »Was du selbst nicht willst, tu dem anderen auch nicht an; um Ordnung in der Familie zu haben, muss man zuerst sich selbst ethisch in Ordnung bringen; um sich selbst ethisch in Ordnung zu bringen, muss man zuerst den eigenen Geist in Ordnung bringen, um den Geist in Ordnung zu bringen, ist das Lossagen von der Begierde das Wichtigste.« Es sind auch 3 Mahnungen für ein gesundes Leben überliefert: In der Jugend sind das Xue-Blut und Qi-Vitalenergie noch nicht stabil, daher auf die Sexualität achten. Im Mannesalter ist das Xue-Blut und Qi-Vitalenergie ausgereift, hier auf die Streitbarkeit achten. Im Alter ist das Xue-Blut und Qi-Vitalenergie geschwächt, hier auf die Habgier achten.

Mengcius

Mengcius, ein Schüler von Konfuzius, lebte etwa von 372 bis 289 v. Chr. Er wird als der zweithöchste heilige Gelehrte, nach Konfuzius, in China verehrt. Die ethischen Einstellungen dieser beiden Gelehrten prägen die chinesische Gesellschaft bis heute.

中医保健

Die sechs Punkte der Ethik:

1. Folge den Vorbildern, mach die Sorgen des Volkes und den Frieden im Lande zu deinen Aufgaben.

2. Liebe und achte deine Mitmenschen und die Umwelt.

3. Tu nichts und nimm nichts, was nicht moralisch und ethisch ist. Man soll die Gerechtigkeit hochhalten, mehr noch als das eigene Leben.

4. Im Wohlstand keine Exzesse, in Armut nicht dem Dao und der Gerechtigkeit untreu sein.

5. Im Leben stets besorgt, unerschrocken und immer strebsam, zufrieden und froh sein, auch wenn es um den Tod geht. Ständig an seiner sittlichen und charakterlichen Persönlichkeit arbeiten.

6. Sein Herz ins Lot bringen. Seine gute, angeborene menschliche Natur hervorheben. Wer andere belehren, richten will, muss zuerst die eigene Sprache, Ethik und das Benehmen korrigieren. Um das Herz (Geist) zu pflegen ist die Reduktion aller Begierden die wichtigste Maßnahme.

Meisterwerk der Geriatrie

Im bekanntesten Fachwerk der Geriatrie »Yanglao Fengqinshu« aus dem Jahre 1085 von Chen Zhi steht: Psychohygiene, Ernährung, Sexualität, Begierde, Ehrgeiz und Biorhythmus des Tages, des Jahres etc. sind zu beachten.

1. **Psychohygiene:** Der ältere Mensch neigt zur Vereinsamung, Eigensinnigkeit, Depression, daher soll auf Zuwendungen und Förderung der Lieblingsbeschäftigungen geachtet werden.

2. **Die richtige Ernährung steht über der medikamentösen Therapie.** Nur wenn die Verdauung gesund ist, arbeiten die empfindlichen Organe optimal.

3. **Dem Jahresrhythmus entsprechende Gesundheitspflege.** Im Frühjahr mehr Süßes, weniger Saures zu sich nehmen, an warmen Tagen mit Angehörigen und Freunden Ausflüge unternehmen, das Vitalenergie-Qi kann sich frei entfalten, die Depressionen lösen sich, dadurch wird die Milz gepflegt. In Sommer weniger Bitteres, mehr Scharfes essen, in ruhigen erfreulichen Gegenden aufhalten, dadurch wird das Lungen-Qi gepflegt. Im Herbst weniger Scharfes, mehr Saures essen, um das Leber-Qi zu pflegen. Im Winter weniger Salziges, mehr Bitteres essen, um das Herz-Qi zu pflegen.

4. **Auf Schlaf und Bewegung achten.**

Vorbeugung

Der gute Arzt behandelt die Krankheit im »Keimstadium«, der weniger gute behandelt das Vollbild einer Krankheit. Vorbeugende Gesundheitspflege und Früherkennung von Symptomen und Störungen; ein Beispiel: das Vorstadium einer Apoplexie (Schlaganfall) zeigt sich oft durch Gefühlsstörungen der Finger, Schwindel etc. Jetzt muss der Arzt mit der Behandlung beginnen.

Dazu gehört, dass der Arzt die feinen Veränderungen von Psyche, Sprache, Gesichtsfarbe, Puls, Zunge, Ernährung, Schlaf, Ausscheidung etc. erkennt.

Kombination Therapie und Gesundheitspflege

Bei alten Menschen liegt oft eine Schwäche an verschiedenen Organen vor, die Therapie wirkt nicht so rasch wie bei einem jungen Patienten.

Drastische Maßnahmen schaden oft mehr als keine.

Tonisierung steht im Vordergrund

Je nach Konstitutionstyp des Patienten und Intensität der Syndrome vorgehen. Weil die älteren Menschen oft an vielen Organen gleichzeitig erkranken, ist das Vorgehen nach der Ätiologie (Lehre von der Krankheitsursache) und Pathogenese (Krankheitsentwicklung) besonders wichtig.

Wertlegen auf Verdauung

Da das Magen-Qi im Alter schwächer wird, verträgt der alte Mensch Medikamente oft schlecht. Die Regel der Nahrungsauswahl entspricht ganz der TCM-Physiotherapie. Der Nierenkranke soll nichts Salziges und Scharfes und weniger Süßes essen. Der Leberkranke soll nichts Scharfes und Gebackenes essen, keinen Alkohol trinken und nicht rauchen, Mildgewürztes und Süßes sind erlaubt.

Wertlegen auf Psychohygiene

Shen, die Seele, der Geist ist nach der Neijing (Bildgeschichte über die Gesundheit) eine Synthese aus Leben, Funktion und Zeit. Wenn es Physiologie gibt, dann wird diese mit der Zeit beschrieben. Ohne Physiologie bedeutet es das Ende der Lebenszeit. Schwangerschaft, Reifung, Körpergröße etc. all dies wird mit der Zeit in Zusammenhang beschrieben. Wer Shen hat, der lebt, wer Shen verloren hat, ist tot.

Die Lebensjahre, die Jahreszeiten charakterisieren und beeinflussen uns. Dem Rhythmus der Natur zu folgen, ist der beste Weg für ein langes gesundes Leben.

中医保健

Die Psyche (Shen) hat eine starke Wirkung auf die Gesundheit, positiv wie auch negativ. Die Einstellung zum Leben soll positiv und aktiv sein. Die innere Zufriedenheit soll durch Bescheidenheit, Großzügigkeit, Toleranz, Hilfsbereitschaft und Beherrschung erarbeitet werden.

Leere in Blut und Qi kennzeichnet die Physiologie des alten Menschen. Über die Regulation des Qi erreichen wir das Blut. Der Zustand des Geistes-Shen ist wiederum das wichtigste klinische Zeichen.

Das Deqi (Nadelreiz) in der Akupunktur bedeutet, der Reiz kommt an, der Patient reagiert auf den Nadelreiz. Sedierendes Deqi ist eine starke subjektive Empfindung des Patienten auf Nadelmanipulation. Die schwache subjektive Nadelempfindung bedeutet eine Tonisierung. Der alte Mensch benötigt meist eine tonisierende Nadelbehandlung. Das Qi im ganzen Körper wird dadurch reguliert (aktiviert). Erst die Konzentration des Arztes und die psychisch-körperliche Reaktion des Patienten in der Behandlung ermöglichen eine optimale Therapie.

Der berühmte daoistische Arzt Ge Hong (281 – 341 n. Chr.) empfahl, die 6 Verbote einzuhalten um seelisch gesund zu bleiben: Ruhm und Vorteile, Klänge und Sex, Reichtum und Besitz, Geschmack und Würzen, Schmeicheln und Maßlosigkeit, Missmut und Neid.

Das Meridiansystem

Das Meridiansystem wird im Chinesischen als Jing Luo bezeichnet. Das Wort Jing heißt sinngemäß »Wege im Körper«, Luo bedeutet »Netz« (das den Körper sozusagen umgibt).

Diese enge Verbindung von Wegen und Netzen garantiert eine fortlaufende Zirkulation der Energie im menschlichen Körper.

Den Mittelpunkt des Meridiansystems bilden die Eingeweide (Hohl- oder Füllorgane). Die Kanäle verteilen sich im ganzen Körper, verbinden also nicht nur die Oberfläche mit der Tiefe, sondern auch den unteren mit dem oberen Körperteil. Der Körper wird dadurch zur Funktionseinheit.

Weitere Aufgaben des Systems sind: Herstellen der Verbindung zwischen Körper und seiner Umwelt, es dient als Informations- und Abwehrsystem.

Jeder Meridian ist einem bestimmten Organsystem zugeordnet, steht mit ihm in einer Reflexbeziehung. Jede krankhafte Änderung im Organ verursacht auch eine Befundänderung der Haut im selben Segment.

Umgekehrt verursacht eine intensive Reizung der Körperoberfläche auch eine Funktionsänderung im Organ desselben Segments – die Reflexbeziehung beschreibt das Modell des Meridiansystems.

中医保健

Für die Behandlung mit Nadeln wählt man Punkte entlang der betreffenden Meridiane. Diese Punkte unterscheiden sich von ihrer Umgebung meist schon dadurch, dass sie verstärkt druck- bzw. schmerzempfindlich sind. Entzündete oder vernarbte Stellen werden bei der Behandlung gemieden. Innerhalb des Punktsystems unterscheidet man wiederum zwischen Nah- und Fernpunkten. Nahpunkte liegen direkt im erkrankten Gebiet. Sie werden am häufigsten verwendet. Akupunkteure nehmen aber immer noch einige Fernpunkte dazu, deren Meridiane zwar das erkrankte Gebiet durchlaufen, aber weit davon entfernt liegen.

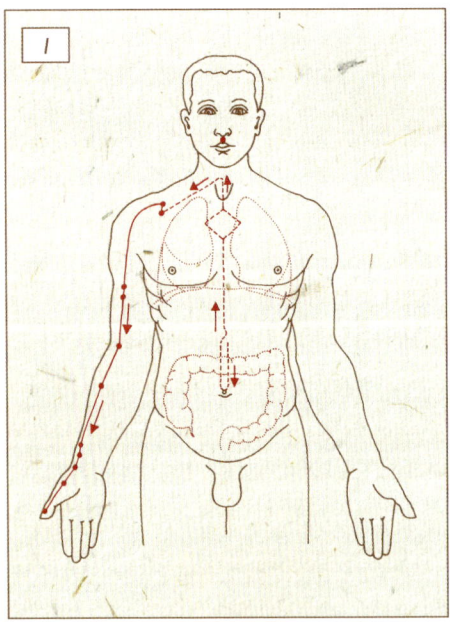

Meridian I ist der Lunge zugeordnet. Über diesen Meridian lassen sich mit Akupunktur Husten, Asthma, Brustschmerzen, Cervicalsyndrom, Atemnot, Halsschmerzen, Schmerzen im Bereich des Ellbogens, Kopfweh im Scheitelbereich, Rückenschmerzen und auch Störungen im Bereich der Gesichtsnerven (nervus facialis) beeinflussen. Professor Dr. Bischko verwendete 1972 den Punkt Lunge 11, der zwei Millimeter vom inneren Nagelfalzwinkel des Daumens entfernt liegt. Eine Patientin, die sich einer Mandeloperation unterzog, sollte schmerzunempfindlich gemacht werden. Es war dies der erste Fall in der Geschichte der westlichen Medizin, dass für einen operativen Eingriff die Akupunktur als lokales Betäubungsmittel verwendet wurde. Das Experiment funktionierte klaglos. Durch diese Art der lokalen Narkose wird nicht nur der Kreislauf des Patienten geschont, das Operationsgebiet blutet auch weniger, was die Arbeit des Chirurgen erleichtert.

Meridian II betrifft den Dickdarmbereich. Auf diesem Meridian liegt etwa der so genannte Meisterpunkt gegen Zahnschmerzen. Sie finden ihn zwei Millimeter seitlich und oberhalb des dem Daumen zugekehrten Nagelfalzwinkels des Zeigefingers. Weitere Punkte auf diesem Meridian werden gereizt, um folgende Krankheiten und Schmerzzustände zu lindern: Migräne, Trigeminusneuralgie, Gelenkbeschwerden der oberen Extremitäten, Cervicalsyndrom, Verstopfung,

中医保健

Menstruationsstörungen, Durchfälle, Tennisarm, Rachen- und Kehlkopfschmerzen, Bluthochdruck, Schilddrüsenüberfunktion, Fiebersenkung, behinderte Nasenatmung.

Sie erkennen schon aus der Art der beschriebenen Leiden, dass in vielen Fällen vor einer
Selbstbehandlung gewarnt werden muss.

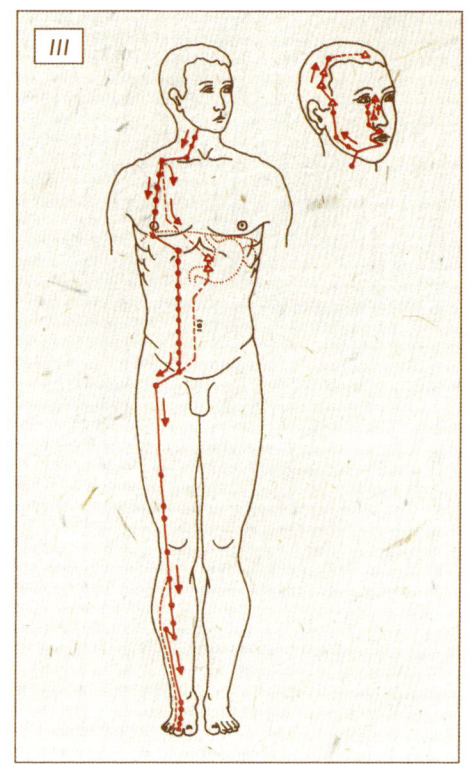

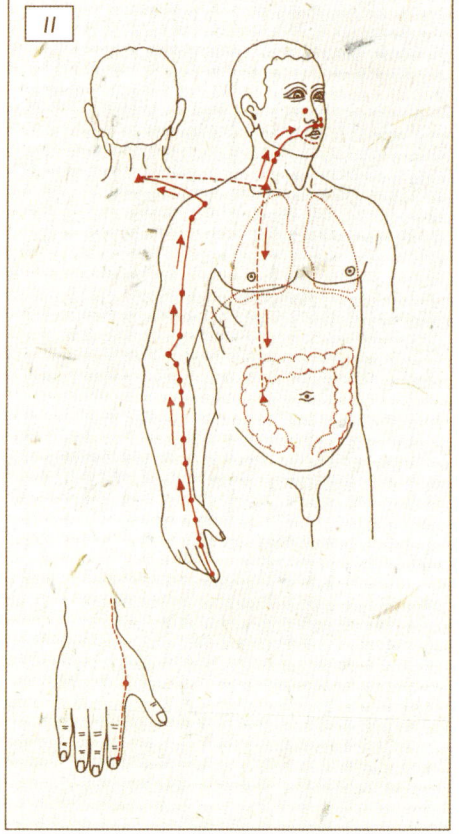

Meridian III betrifft den Magen. Indikationen
sind Kopfschmerzen, Augenschmerzen, Vorbereitung für eine Behandlung des Cervicalsyn-
droms, Magen- und Darmbeschwerden (Gastritis, Verstopfung, Durchfall, Blähungen usw.),
Schmerzen und Schwäche im Bereich der unteren Extremitäten, Bluthochdruck, Kräftigung
bei körperlicher und seelischer Erschöpfung
(psychisch ausgleichende Wirkung), Schulterschmerzen, Schwindelgefühl, Zahnschmerz.

Über den IV. Meridian (Milz-Pankreas) können folgende Krankheiten wirkungsvoll beeinflusst werden: Blähungen, Menstruationsstörungen, Schlaflosigkeit, Magenschmerzen, Verstopfung, Übelkeit, Erbrechen, Durchfall, Bindegewebsschwäche, Appetitlosigkeit, hormonell bedingte Migräne, Knieschmerzen.

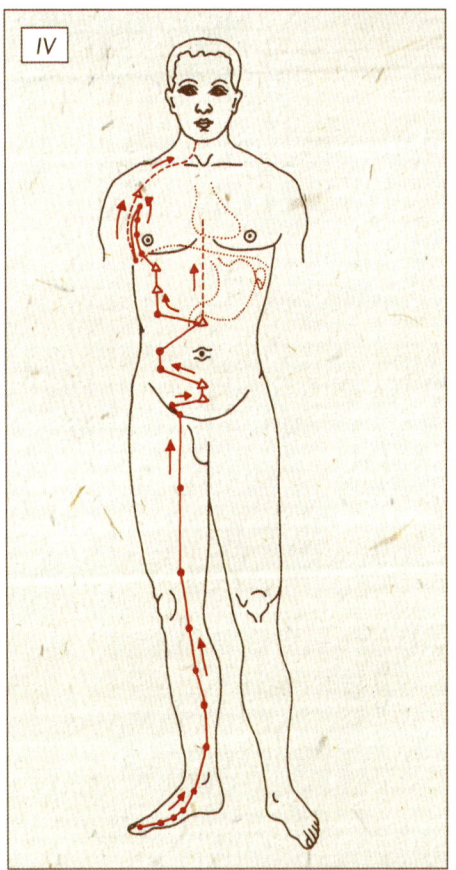

Der Meridian V ist dem Herzen zugeordnet. Werden Punkte auf dieser Linie behandelt, so erreicht man Wirkungen gegen Schmerzen im Arm, Beschwerden im Bereich des Schultergelenks, Tennisellbogen, Herzklopfen (muss natürlich vorher gewissenhaft internistisch abgeklärt werden!), Schlaflosigkeit, allgemeine Unruhe, Überreizung. Drückt der Arzt den Punkt Herz 9 am dem Daumen zugekehrten Nagelwinkel des kleinen Fingers, zwei Millimeter seitlich und oberhalb davon gelegen, so kann er bei Kollapszuständen die Herztätigkeit des Patienten beschleunigen.

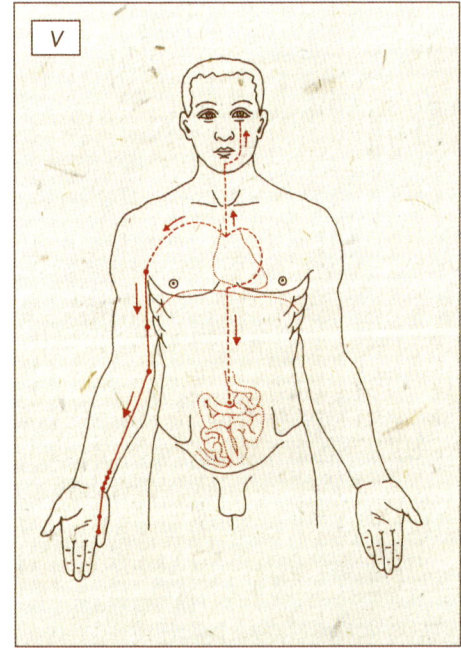

中医保健

Meridian VI ist der Dünndarmmeridian. Anwendungsbereiche sind Kopfschmerzen, Augenkrankheiten, steifer Nacken, Hexenschuss, nächtliches Schwitzen, Verstopfung, Beschwerden im Bereich des Schultergürtels, Schmerzen in den Schulterblättern.

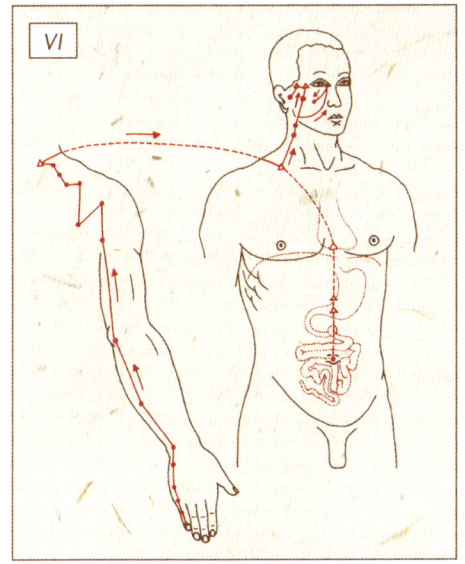

Der Meridian VII der Blase betrifft Erkrankungen im Bereich der Stirnhöhle, der Augen, Nackensteifheit, Kehlkopf- und Rachenbeschwerden, Husten (Bronchitis), Störungen nach Aufregungen, Kreislaufstörungen, Fehlsteuerung des unbewussten Nervensystems, Schlaflosigkeit, Lampenfieber (Prüfungsangst), Urticaria, Lebererkrankungen, Muskelschwäche, Muskel-

krämpfe, Gastritis, Zwölffingerdarmgeschwüre, Potenzstörungen, Schmerzzustände der Wirbelsäule und der Gelenke allgemein, Verstopfung, Durchfall, Harnverhaltung, Blasenentzündung, Ischialgie, Schmerzen im Bereich der unteren Extremitäten. Der Punkt Blase 31 (im ersten Sakralloch) wird auch als »Meisterpunkt des Klimakteriums« bezeichnet, weil seine Stimulierung die Hormonausschüttung und somit auch die Beschwerden der Frau in den Wechseljahren günstig beeinflusst. Weitere Indikationen: Chronische Hautkrankheiten, Juckreiz, Haarausfall, Schwellungen im Bereich des Sprunggelenkes.

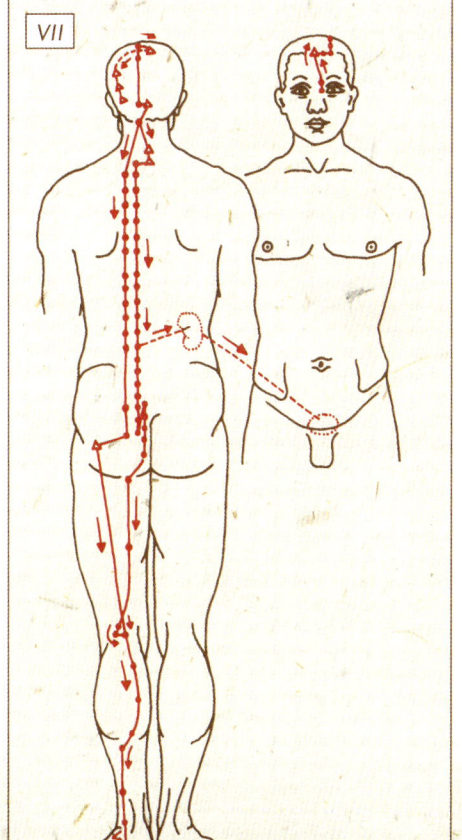

中医保健

Meridian VIII ist der Niere zugeordnet. Er betrifft Kopfschmerzen im Scheitelbereich, Kollaps, Sonnenstich, Hitzschlag, mangelnde Konzentration, Gedächtnisschwäche, allgemeine Müdigkeit, Nierenbeschwerden, Zahnschmerz, nächtliches Schwitzen.

Der IX. Meridian betrifft Kreislauf und Sexualität. Durch diesen Meridian beeinflussen Akupunkteure folgende Erscheinungen: Schmerzen im Bereich des Ellbogens, in den Armen sowie im Schultergürtel, Herzklopfen, Erbrechen, Magenschmerzen, Schlaflosigkeit, Kollaps. Schließlich hat seine Stimulierung auch Einfluss auf die Hormonausschüttung im Zusammenhang mit der Sexualsphäre.

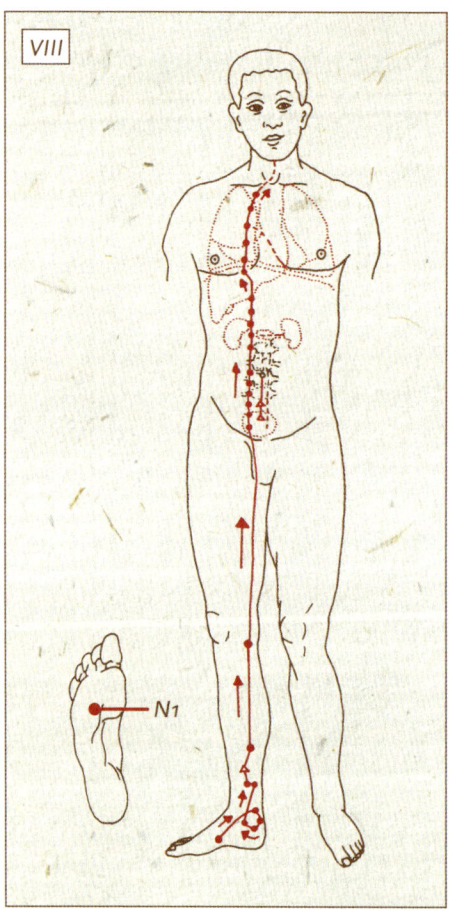

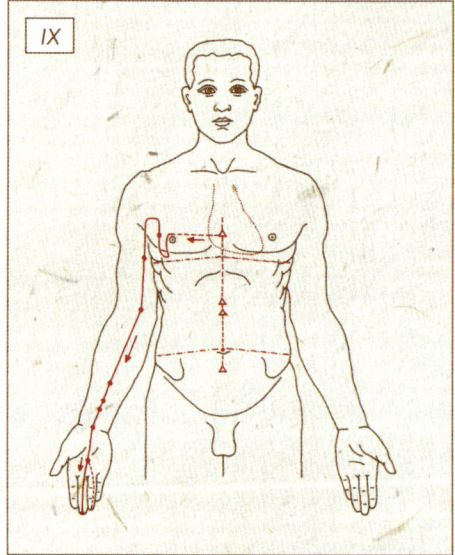

中医保健

Den X. Meridian nennen die Chinesen »Meridian des dreifachen Erwärmers«. Indikationen: Schmerzen im Bereich der oberen Extremitäten, rheumatische Prozesse in der Gegend der Halswirbelsäule, Kopfschmerzen, Augenkrankheiten, Schluckauf.

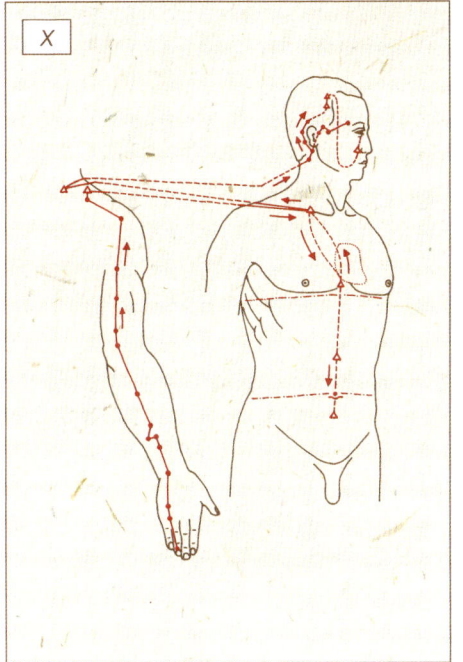

Der Meridian XI ist der Gallenblase zugeordnet. Anwendungsgebiete sind Kopfschmerzen, Augenkrankheiten, Schwindel, Gallenkoliken, Entzündung der Nasenschleimhaut, Fiebersenkung bei Grippe, Bluthochdruck, Wetterfühligkeit, Schmerzen im Bereich der Nieren und der Lenden, der Wirbelsäule sowie der Beine. Der Punkt Galle 34 wird auch als »Meisterpunkt der Muskulatur« bezeichnet. Er liegt vor und unterhalb des Wadenbeinköpfchens und wird bei allen Beschwerden der Muskulatur und des Sehnenapparates gereizt. Gefördert wird dadurch die Durchblutung der unteren Extremitäten.

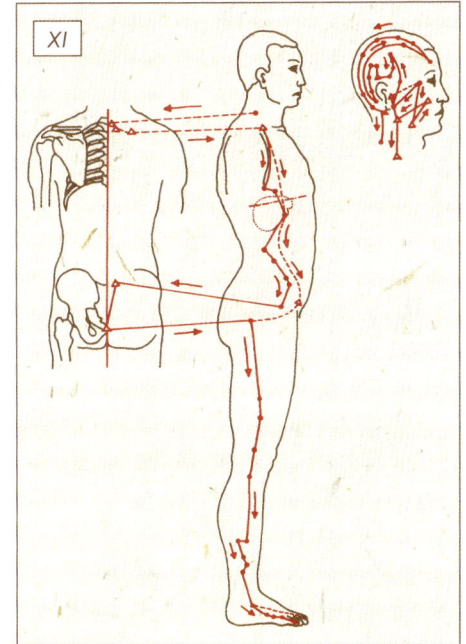

中医保健

Schließlich folgt noch der XII. und letzte Meridian: Er betrifft die Leber. Indikationen: Nachtschweiß, Kopfschmerz, Ohnmacht, Bluthochdruck, Menstruationsstörungen, Harnverhalten, Knieschmerzen.

Bei der Akupunkturbehandlung gehen die Chinesen davon aus, dass in diesem umfangreichen System von Kanälen ein Knoten entstanden ist; dieser bringt den Energiefluss zum Stillstand und ruft dadurch eine Krankheit hervor.

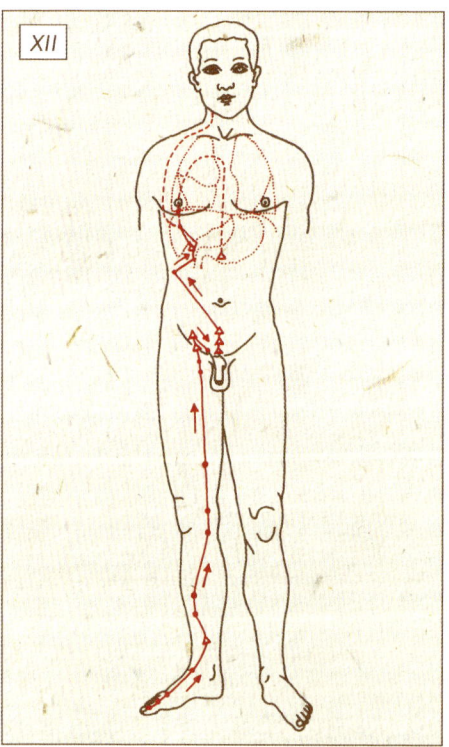

Die Gründe für diese Zirkulationsstörungen können sein:

▶ Verletzung, Blutstau, Gewebeschwellung, Schmerzen

▶ Krankmachende Faktoren (z. B. Zugluft, Kälte, Feuchtigkeit etc.) dringen in die Meridiane ein und behindern die Zirkulation

▶ Innere Leiden, gestaute Emotionen werden auf die Körperoberfläche projiziert (Psychosomatose)

▶ Mangel an Vitalenergie Qi oder Xue-Blut

An jedem der über 350 Akupunkturpunkte kann der Energiestrom verändert werden. Mit Hilfe feiner Nadeln reizt der Arzt nach der Diagnose entsprechende Punkte. Das bewirkt eine Lösung des Staus, die natürliche Energie beginnt wieder zu fließen. Denselben Effekt kann man allerdings in vielen Fällen auch durch Reizung der Punkte mit dem Finger erzielen. Betreffen die Beschwerden den Bewegungsapparat, so erfolgt die Behandlung über den betroffenen Meridian oder einen seiner Partner. Handelt es sich um eine innere Erkrankung wird die Behandlung über den zum erkrankten Organ gehörigen Meridian oder einen seiner Partner durchgeführt.

中医保健

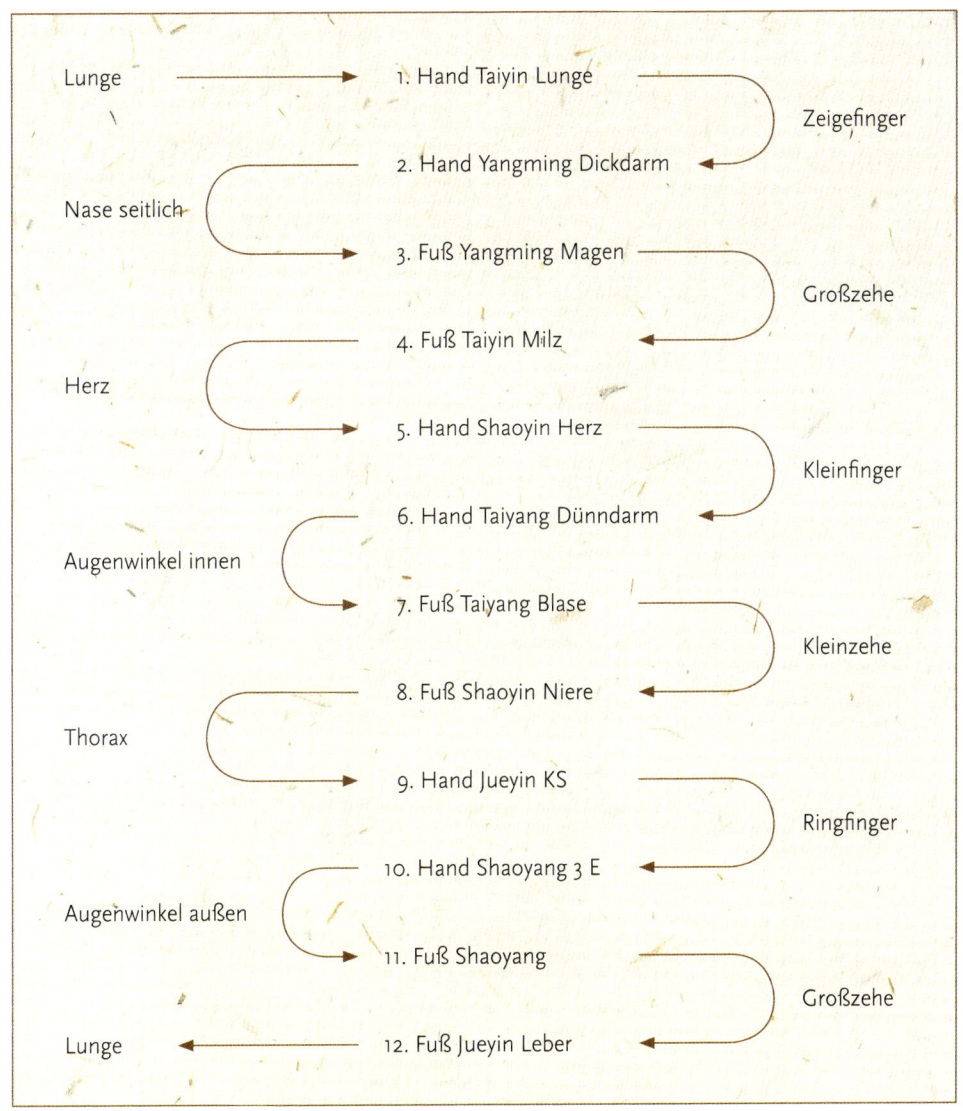

Lunge	→	1. Hand Taiyin Lunge	
			Zeigefinger
		2. Hand Yangming Dickdarm ←	
Nase seitlich			
	→	3. Fuß Yangming Magen	
			Großzehe
		4. Fuß Taiyin Milz ←	
Herz			
	→	5. Hand Shaoyin Herz	
			Kleinfinger
		6. Hand Taiyang Dünndarm ←	
Augenwinkel innen			
	→	7. Fuß Taiyang Blase	
			Kleinzehe
		8. Fuß Shaoyin Niere ←	
Thorax			
	→	9. Hand Jueyin KS	
			Ringfinger
		10. Hand Shaoyang 3 E ←	
Augenwinkel außen			
	→	11. Fuß Shaoyang	
			Großzehe
Lunge	←	12. Fuß Jueyin Leber ←	

Qi/Xue Zirkulation und die Übergänge der 12 Meridiane, ähnlich einem geschlossenen Blutkreislauf.

中医保健

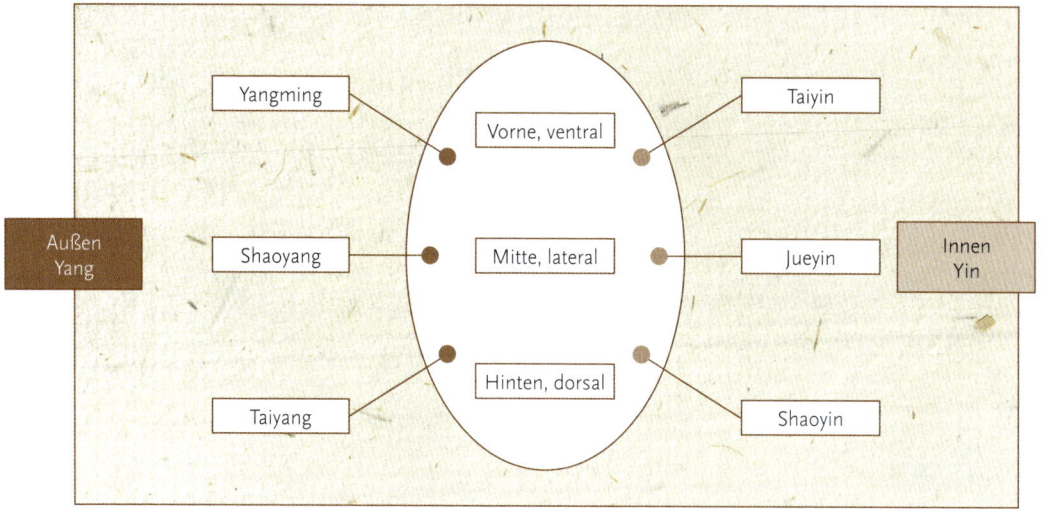

Die Verteilung der 12 Meridiane an den Extremitäten, Querschnittansicht.

中医保健

Vitalenergie-Qi

Das Qi ist die Ursubstanz des Universums. Umgangssprachlich ist es Luft, Atmung, Wind, eine Form von Kraft, der Geist usw. »Wer noch einen Atemzug hat, der lebt noch; der Geist hat ihn noch nicht verlassen.« In der TCM ist der Begriff Qi im Lauf der Jahrtausende vielfältiger geworden. Qi ist sowohl etwas Feinstoffliches als auch ein Begriff für die Information, Vitalität, Atmung und Physiologie. Qi ist jetzt körperlos, gleichzeitig ist Qi die Basis alles Körperlichen (Xing).

Die TCM unterscheidet Qi in Yin und Yang. Durch einen Umwandlungsvorgang-Qihua (auch Stoffwechselphysiologie der TCM) entstand alles in dieser Welt – auch der menschliche Organismus. Das Yin und Yang und die 5-Elemente-Lehre Wuxing sind Bewegungsformen des Qi. Der Funktionskreis bzw. die Physiologie eines Organs (Zangxiang) ist die Umwandlung-Qihua des menschlichen Organismus. Die Ätiologie (Lehre von der Krankheitsursache) einer Erkrankung ist nach der TCM eine Störung der Qihua-Funktion.

Qi bedeutet:

▶ Wind, Regen, Wolken, Nebel, Rauch, Dampf in der Natur

▶ Die Kraft der Gedanken, des Willens und der Emotionen

▶ Alle unerklärlichen Phänomene und die Erkenntnisse über Teufel, Geister und Götter

▶ Die Beschreibung vom Ursprung des Universums und von der Entwicklung des Universums

▶ Die Erweiterung des Atmungs-Qi zum Lebens-Qi

▶ Das Essen von Nahrung = Jingqi

Die Dynamik des Vitalenergie-Qi (Qiji) wird in 2 Punkten beschrieben:

1. Funktionelle Aktivität des Vitalenergie-Qiji. Hier ist das Leber-Gan hauptverantwortlich.

2. Zirkulation und Transformation des Vitalenergie-Qihua (Stoffwechselphysiologie). Hier ist die Niere-Shen hauptverantwortlich.

Formen des Qi	Entstehung	Physiologische Funktion
QUELLEN-QI YUANQI Niere	Entsteht im unteren 3 E (Meridian des 3fach-Erwärmers) aus der Erbanlage, angeborene Essenz, Shen Jing (Essenz der Niere) und wird ständig durch die erworbene Essenz aus der Nahrung ergänzt.	Vom unteren 3 E am ganzen Körper verteilt: im Körperinneren zu den Eingeweiden und an der Körperoberfläche zu den Muskeln. Es regt die Eingeweidefunktionen an und fördert sie.
ATMUNGS-QI QINGQI bzw. Zongqi Lunge	Entsteht im oberen 3 E. Durch die Atmung erfolgt die Aufnahme von reinem Qi (Sauerstoff) und durch die Ausatmung von unreinem Qi (Kohlendioxyd).	Nahrungs-Qi und Atmungs-Qi vermischen sich; es entsteht das Ying-Qi, welches im Meridian kreist, sich im Mediastinum (Raum im Brustkorb) – KG 17 (auch das obere Meer der Energie-Shangqihai genannt) versammelt, zum Pharynx (Rachen, Schlund) – gelangt, die Atmung fördert, das Herz durchquert und die Qi-Xue-Zirkulation fördert.
NAHRUNGS-QI YINGQI Milz/Pankreas, Magen	Entsteht durch die Verdauung im mittleren 3 E.	Ist »rein und weich«. Es gelangt zur Lunge und von hier kreist es innerhalb des Meridiansystems und wird ein Teil des Blutes. Es ernährt den ganzen Körper (entspricht den Nährstoffen und dem Sauerstoff des arteriellen Blutes).
ABWEHR-QI WEIQI	Entsteht durch die Verdauung im mittleren 3 E.	Ist »schnell und scharf«. Es gelangt zur Lunge und von hier umkreist es (außerhalb) das Meridiansystem. Es erwärmt die Eingeweide, die Muskulatur und die Haut, reguliert die Schweißsekretion und schützt die Körperoberfläche gegen negative äußere Einflüsse (wehrt ab). Es hat eine ähnliche Funktion wie der Sympathikus.

Die 4 Hauptformen des Qi.

中医保健

Hauptfunktion	Physiologische Bedeutung
Antriebsfunktion	Anregung und Förderung des Wachstums, der Organfunktion, Antrieb des Meridians, der Bluterzeugung und -zirkulation und des Stoffwechsels der Körpersäfte.
Erwärmungsfunktion	Yang-Qi erzeugt Wärme, erhält die Körpertemperatur, »Erwärmung der Eingeweide und Meridiane«, garantiert die Zirkulation des Blutes und der Körpersäfte.
Abwehrfunktion	Wie-Qi schützt die Haut, leitet Noxen nach außen ab und schützt nach innen vor exogenen Noxen.
Zusammenhaltende Funktion	Zusammenhalten von Blut, Schweiß, Speichel, Magen- Darmflüssigkeit und Samen; Halten der Wundermeridiane Chongmai und KG (Konzeptionsgefäß); Beibehaltung der Position von Organen in ihrer Körperlage. Kontrolle der Ausscheidung des Stuhls und des Urins. Kontrolle der Monatsregel.
Ernährende Funktion	Die Stofflichkeit des Qi ernährt den Körper und die Eingeweide.
Qihua Funktion (Stoffwechselphysiologie)	Förderung der Umwandlung von Feinstoffen (Jing, Qi, Xue, Jin-Ye) im Körper; Qihua bedeutet auch allgemein die Dynamik und Änderung des Qi. Infolge des Qihua entstanden die 6 bioklimatischen Qi (Wind, Hitze, Wärme, Feuchtigkeit, Trockenheit und Kalk). Alle Lebensäußerungen der Natur entstehen aus den regulären Klimaänderungen.

Allgemeine Physiologie und Pathophysiologie von Qi.

Über die Funktionsrichtung der Organe:

Allgemein gesagt befolgen die Organe die Qi-Funktionsrichtung in gegenteiliger Richtung: Yang-Organe (Hohlorgane) haben eine Funktionsrichtung nach unten (z. B. Verdauungsbrei), Yin-Organe zeigen Qi-Richtung nach oben. Die Funktion der Organe ist untrennbar mit der Funktion des Meridiansystems verknüpft.

Der Zeitfaktor kennzeichnet das Leben. Auch in der Yin-Yang- und der 5-Elemente-Lehre ist die Zeit die wichtigste Verbindung und Erscheinungsform. Das Qi und die Zeit sind das unsichtbare Verbindungsglied zum Meridian- und Organsystem, zu Yin und Yang und den 5 Elementen.

中医保健

Blut-Xue

Der chinesische Ausdruck Xue (Blut) entspricht etwa dem schulmedizinischen Blut.

Entstehung und Kreislauf

Das Xue entsteht unter Mitwirkung von Magen und Milz aus den Nährstoffen der Nahrung. Das Xue gelangt aufwärts zur Lunge und mischt sich hier mit Stoffen aus der Atemluft (O_2). Durch den Einsatz von Lunge und Herz gelangt diese Mischung in das »Meridiangefäßsystem«.

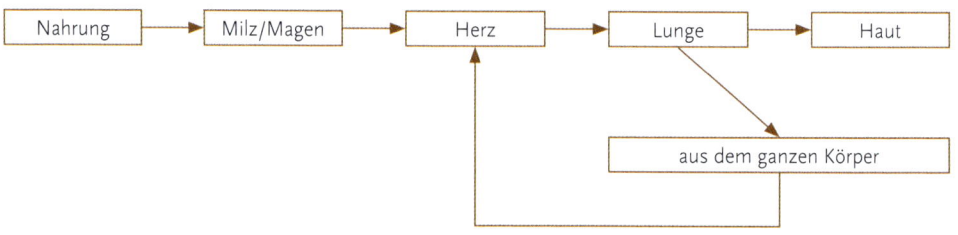

Störungen des Blutes

Gelb-fahle Gesichtsfarbe, trockene, welke Haut, Parästhesie der Extremitäten (Kribbeln oder taubes Gefühl), Bewegungseinschränkung der Glieder.

Blut ist die materielle Basis der Psyche. Aus langjähriger klinischer Erfahrung wissen die Ärzte der TCM, dass bei Vorliegen einer Blut-armut-Xue Xu (Anämie) psychische Störungen auftreten, z. B. Ängstlichkeit, Schlafstörungen, wirre Träume und innere Unruhe. Wenn die Blutstörung noch stärker ist, treten Gereiztheit, Somnolenz (Schläfrigkeit), Manie und Koma auf. Zwei Kräfte sind wichtig für die norma-le Blutzirkulation: Die eine ist der Antrieb von Herz und Lunge und die zweite der »verteilende Aspekt der Leber«.

中医保健

Syndrom	Beschwerden	Puls	Zungen-körper	Zungen-belag	Gesicht	Behandlung
Qi-Mangel, allgemein	müde, lustlos, untertags Schweißaus-brüche durch man-gelnde Porenkontrolle	kraftlos	blass, schlaff	dünn	blass, leuchtend	Qi stärken: tonisierende Technik, Moxa. KG 4, 6, M 36, MP 6 Milz und Magen (Qi nach der Geburt) stärken: B 20, KG 12
Yang-(qi) Mangel	müde, lustlos, kalte Hände, Füße	kraftlos, langsam	blass, feucht	dünn	blass, leuchtend	Basis stärken – Nieren-Yang, tonisieren, Moxa
Yin-(qi) Mangel	müde, nicht belastbar, kraftlose Unruhe, Nachtschweiß	kraftlos, schnell	rot, dünn	dünn oder fehlt	blass, rote Wangen	Moxa verboten! Niere stär-ken, tonisieren: KG 6, KG 3 organspezifisch: B 23, N 3
Blut-mangel	müde, mangelndes Selbstwertgefühl, Zittern, Unruhe	leer, rau	blass	dünn	blass, glanzlos	Blut stärken: B 17, MP 10 MP und M stärken: M 36, B 20, M 36
Jing-Mangel, Mangel an Nieren-Essenz	angeboren: Entwick-lungsstörungen; erwor-ben: Senium (Alters-schwäche), Sterilität, Alzheimer-Krankheit, vaskuläre Demenz	dünn	uncharak-teristisch	uncharak-teristisch	eventuell Missbil-dung	erworbene Form: Niere, Knochen und -mark und Qi stärken
Qi-Stau	Spannungsgefühl, wandernde Schmer-zen/Kolik	eventuell gespannt	uncharak-teristisch	uncharak-teristisch	schmerz-verzerrt	Qi bewegen/stärken: M 36, KG 3, 6
Blut-Stau	fixierte Schmerzen, Knoten, Tumore	gespannt	purpur	uncharak-teristisch	rot-blau	Einfluss auf Blut: B 17, MP 10 Qi und Blut mobilisieren: M 36, KG 6 bluten lassen: B 54, Lu 5 Moxa lokal

Einige Qi- / Xue-Symptome (Zheng).

中医保健

5-Elemente-Lehre

Holz, Feuer, Erde, Metall und Wasser bilden nach der chinesischen Naturphilosophie die materielle Basis des Universums und auch der Menschen. Das sind die so genannten 5 Grundbaustoffe der Natur. Diese 5 Grundstoffe sind letztlich Zustände und Erscheinungen von Qi. Diese Lehren des Yin und Yang und der 5 Elemente wurden benützt, um die Erscheinungen und Gesetzmäßigkeiten in der Astronomie, Wetterkunde, Kalenderkunde, Landwirtschaft, Biologie, Chemie etc. zu beschreiben (physiologische Mutter-Kind-Regel). Produktion (Kreation, Förderung, Schöpfung oder Generation, Sheng) und Hemmung (Destruktion, Kontrolle oder Restriktion, Ke) bilden ein selbst regulierendes Feedback-System.

Die Wechselbeziehung zwischen den Organen wird als Produktionskette oder Hemmungskette beschrieben.

Produktionskette bedeutet, dass z. B. beim zum Element Wasser gehörenden Organ Niere eine Schwäche in der Funktion vorliegt. Der TCM-Arzt behandelt dann nicht nur die Niere, sondern auch den »Produzenten der Niere«, das ist das zum Element Metall zählende Organ: die Lunge.

Hemmungskette bedeutet: Hier hemmt ein Element und somit das zugehörige Organ ein anderes Element bzw. das entsprechende Organ.

Ein Beispiel: Die Erde (Milz) hemmt das Wasser (Niere). Die Niere (zum Element Wasser) hemmt das Herz (zum Element Feuer).

Jedes Organ produziert (fördert) ein bestimmtes Organ und wird selbst von einem bestimmten Organ gehemmt. Mit der 5-Elemente-Lehre werden die wichtigsten Wechselbeziehungen der Eingeweide in einer Arbeitshypothese zusammengefasst. Aus der 5-Elemente-Lehre können wir auch sehr gut das Prinzip der Ganzheitlichkeit erkennen: der Mensch in seiner Umgebung, seinen Jahreszeiten, seinem chrono-biologischen Rhythmus und seinen psychosomatischen Beziehungen.

Es gibt Forscher, die meinen, dass Qi die Basis der Elemente ist. Das Qi ist weder konkret materiell noch ein metaphysischer Begriff. Mit der 5-Elemente-Lehre beschreibt die TCM die Wandlungsfunktion des Qi.

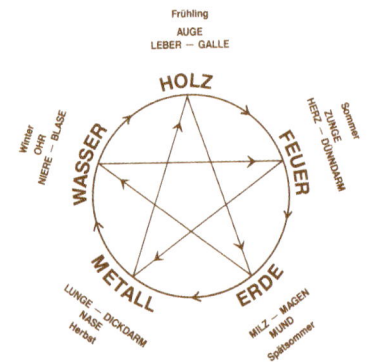

Kreis: Produktion (Sheng) / Stern: Hemmung (Ke)

中医保健

Organphysiologie und 5-Elemente-Lehre

Organphysiologie (Zangxiang) und das philosophische Modell der 5-Elemente-Lehre ist ein
Arbeitsmodell der TCM.

Das Modell basiert auf Analogien, das heißt, was
im Körper als Organfunktion und Organstörung
da ist, wird als ein Mikrokosmos aufgefasst und
mit dem Universum als Makrokosmos in Vergleich gebracht.

Dabei stehen die 5 Elemente nur als Symbole. In
der Organlehre der TCM spielen die 5 Elemente,
die 4 Jahreszeiten und die 5 Himmelsrichtungen
gleich wichtige Rollen.

In älteren Darstellungen, z. B. Lushi chunqiu,
steht: Lunge-Oben-Feuer, Milz-Links-Holz,
Herz-Mitte-Erde, Leber-Rechts-Metall und Nie-
re-Unten-Wasser!

Im späteren Neijing (Lehrbuch der Inneren
Medizin) haben die Autoren eine Korrektur der
Organposition im Körper vorgenommen, um
mit der 5-Elemente-Lehre übereinzustimmen:
Leber-Links-Osten, Lunge-Rechts-Westen, Milz-
Mitte.

Das Lungen-Qi kann rechts wie die im Westen
untergehende Sonne versinken. Das Leber-Qi
kann links wie die im Osten aufgehende Sonne
aufsteigen.

Element	Holz	Feuer
Jahreszeit	Frühling	Sommer
Tageszeit	Morgen	Mittag
Himmelsrichtung	Osten	Süden
Zahlensymbol nach Hetu (Yijing)	Eins	Sieben
Farbe	blau/grün	rot
Dynamik-Shenghua	hervorbringen-sheng, strecken, wachsend, nach oben und außen expandierend, verwurzelt, wohlfühlend, elastisch, stark	wachsen-zhang, aufsteigend, trocken, heiß
Vollorgan	Leber	Herz
Hohlorgan	Gallenblase	Dünndarm
Geschmack	sauer	bitter
äußerer Faktor	Wind	Hitze
innerer Faktor – Emotion	Zorn	Freude, Lust
Schmerzcharakter	nicht lokalstabil, anfalls- und krampfartig	brennend, hitzend
Laute	Rufen	Lachen
Tier	Hund	Schaf
Meridiane	Le/G	H/Dü
Öffner	Auge	Zunge
Körpersäfte	Träne	Schweiß
Schicht/Gewebe	Sehnen, Nägel	Subcutis (Unterhautgewebe)/ Gefäß-Nervenbündel
Dominiertes System und komplexe Funktion	Bewegung, Tonus, Muskulatur, Harmonie, Flexibilität, Emotionen, Verteilung, Verdauung	Hirn, Intellekt, Bewusstsein, Schlaf, Sprache

Übersicht der fünf Elemente.

中医保健

Erde	Metall	Wasser
Übergang	Herbst	Winter
Nachmittag	Abend	Mitternacht
Mitte	Westen	Norden
Fünf	Neun	Sechs
gelb	weiß	schwarz
umwandeln-hua, feucht, ertragen, empfangen, »Mutter aller Dinge«, Potential für Wachstum, absteigend, sammelnd	einbringen-shou, reinigen, zurückziehen, nach innen gehend, schneidend, hart	speichern-zang, nass, kühl, absteigend, fließend, nachgiebig
Milz/Pankreas	Lunge	Niere
Magen	Dickdarm	Blase
süß	scharf, herb	salzig
Feuchtigkeit	Trockenheit	Kälte
Grübeln, Melancholie	Trauer, Sorgen	Angst, Schreck
feucht, Schweregefühl	trocken, juckend	tief, bohrend
Singen	Weinen	Stöhnen
Rind	Huhn	Schwein
M/MP	Lu/Di	N/B
Wange, Lippe	Nase	Ohr
Speichel	Nasenschleim	Speichel (Urin)
Muskeln, Bindegewebe	Haut, Poren, Körperhaare	Knochen, Mark, Kopfhaar
Verdauung, Flüssigkeitstransformation, Blut/Qi-Bildung, hält Organe und Blut an ihrem Platz	Respirationstrakt, Atmungs-Qi! Flüssigkeits-Verteilung, Wasserwege	Nebenniere, Hypophyse, Hypothalamus, Urogenitale, Einatmung, Wachstum, Entwicklung, Fruchtbarkeit, zyklischer Lebensablauf

Die Organe der TCM (Zangxiang) entsprechen anatomisch nicht der westlichen Medizin. Vier Besonderheiten kennzeichnen die Zangxiang.

1. Verschwommen und ungenau in der Topographie.

2. Es wird nur von Physiologie, aber nicht von der Struktur der Organe gesprochen.

3. Jedes Organ in der TCM umfasst Funktionen vieler uns vertrauter Systeme

4. Die Verbindungen der Organe sind vielfältiger Art.

Eine Hypothese besagt, dass die Schwingungen der Organe mit einem Orchester vergleichbar sind; man kann die Position des Einzelnen nicht genau begrenzen, alles ist verschwommen, die Schwingungen einzelner Organe befolgen einen Biorhythmus und sie interferieren (überlagern, einwirken) untereinander. Die Physiologie ist feststellbar, aber ihr Biorhythmus und die Schwingungen waren früher nicht nachweisbar. Keine Schwingung in unserem Körper kann alleine existieren. Daher formuliert die TCM die Verknüpfungen der Organe im Körper so komplex.

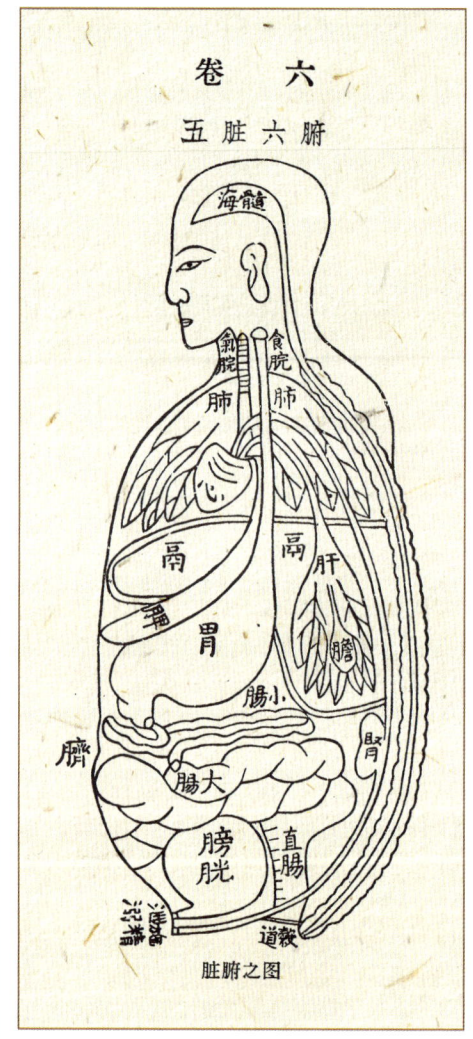

Organbild aus »Zhenjiu dacheng«
(Yang Jizhou, Ming-Dynaszei, 1601),
Volksgesundheitsverlag China 1963.

中医保健

Yin und Yang

Wenn die Chinesen von einer Fehlsteuerung im Bereich des Energieflusses sprechen, meinen sie das Prinzip von Yin und Yang.

Auf das Gebiet der Medizin beschränkt, werden Yin und Yang als Zustandsbegriffe aufgefasst, die Überfunktion beziehungsweise Unterfunktion bedeuten.

Die Kräfte müssen dabei im Gleichgewicht zueinander stehen – überwiegt einer der beiden, ist der Mensch krank; sein Energiestrom ist in Unordnung.

Ursprünglich waren Yin und Yang geographisch-astronomische Begriffe, welche die Sonnenseite (Yang) und die Schattenseite (Yin) beziehungsweise Sommer und Winter, Hitze und Kälte oder die Helligkeit des Tages und das Dunkel der Nacht bezeichneten – überaus gegensätzliche Begriffe also.

Daraus ist ersichtlich, dass Yin und Yang die Vorstellung von der Polarität, der Gegensätzlichkeit aller Wirkungen ausdrücken soll. Diese Unterscheidung gab es vermutlich erstmals bereits im zweiten Jahrtausend vor Christi Geburt, das kann anhand von Kultgefäßen aus Bronze geschlossen werden. Den schriftlichen Nachweis kennen wir allerdings erst seit etwa 2.000 Jahren. Wir kommen dabei auf das bereits erwähnte, älteste Lehrbuch Huang Di Nei Jing Suwen zurück, das mehrere Kapitel mit Darstellungen von Yin und Yang enthält.

Mittlerweile ist die chinesische Wissenschaft von einer strengen Trennung der Begriffe abgekommen. Ähnlich der westlichen Typenlehre, in der ja auch keine klare Abgrenzung z. B. zwischen Choleriker und Sanguiniker besteht, hat man sich dazu entschlossen, Mischformen zu akzeptieren. Das heißt, in jedem Zustand steckt auch ein wenig vom anderen. Jeder Yang-Zustand enthält also auch etwas Yin.

Die folgende Tabelle soll noch weiter verdeutlichen, was unter Yin und Yang in der Praxis zu verstehen ist:

Yin	Yang
Erde, Mond	Himmel, Sonne
Kälte	Wärme
Nacht, das Dunkle	Tag, das Helle
Wasser	Feuer
Regen	Wind
das Feuchte	das Trockene
Vollendung	Beginn einer Aktion
Beständiges	Dynamisches
Erstarrendes	Verwandelndes
Verdichtendes	Auflösendes
Zentripetalkraft	Zentrifugalkraft
unterer Körperabschnitt	oberer Körperabschnitt
vordere Körperseite	hintere Körperseite
rechte Körperhälfte	linke Körperhälfte
Inneres, Körperhöhlen	Haut, Außenseite
Vollorgane, Knochen	Hohlorgane
passiv, depressiv	aktiv, heiteres Gemüt

Yin	Yang
Leere, Erschöpfung	Fülle
chronische Krankheit	akuter Krankheitsverlauf
niedere Temperatur	hohes Fieber
Lähmung	überschießende Reflexe
Oxidation	Reduktion
Masse des Kerns	Beweglichkeit des Elektrons
Zellkern, Zellflüssigkeit	Zellwand
Blutzirkulation	Blut
Rückbildung, Verfall	Weiterentwicklung
gerade Zahlen	ungerade Zahlen
Sonnenmasse	Sonnenenergie
tote Materie	lebende Materie
Symmetrie	Asymmetrie
befruchtetes Ei	befruchtende Spermien
Schwangerschaft	Akt der Befruchtung
Schwäche	Lebenskraft
Alter, Tod	Jugend, Wachstum

Diese Beispiele sollten genügen, um Yin und Yang zu erklären. Natürlich ließe sich die Aufzählung beliebig fortsetzen. Beide Kräfte ergänzen einander und gehen ineinander über wie der Tag in die Nacht.

中医保健

Dao und Yin-Yang

Aus Dao, Yuan Qi, Taiji, Tai Yi entstehen Yin und Yang. Dao ist die Urkraft, der Ursprung des Universums und die Quelle aller Dinge, hier bilden Zeit und Raum noch eine Einheit. Was Dao ist, kann man über das Yin und Yang verstehen. Nach der ersten Teilung entstehen die sich ergänzenden Gegensätze Yin und Yang; jetzt sind Zeit und Raum geteilt. Dann erfolgt die Teilung in 4 Bilder (Sixiang, die vier Himmelsrichtungen, die 4 Jahreszeiten). Im Zentrum ist das spätere Element Erde. Den 4 Richtungen und den 4 Jahreszeiten werden 4 Elemente zugeordnet. Die Lehre von Yuan-Qi, Yin-Yang und den 5 Elementen bilden die Grundlage des TCM-Konzeptes.

Nach der chinesischen Philosophie beschreibt das Trigramm-System (Bagua) die Ordnung von Raum und Zeit; im Taiji sind Zeit und Raum ungeordnet (Jun Xi, 1994).

Yin-Yang-Modell in der Medizin

Yin und Yang bedeuten:

▶ Gegensätzlichkeit: Alles, was wir in der Natur antreffen, hat ein Gegenstück.

▶ Abhängigkeit: Jeder braucht ein Gegenstück für die eigene Existenz und Kontrolle. Ohne Licht gibt es keinen Schatten. Wenn Yin-Noxen (Yin-Xie, wie Feuchtigkeit, Kälte) zu mächtig werden, entstehen Symptome der Yang-Störung. Wenn Yang-Noxen (Yang-Xie, z. B. Hitze, Trockenheit) zu stark sind, dann sehen wir Symptome der Yin-Störung.

▶ Ergänzung: Das Gleichgewicht ist nicht etwas Starres, sondern etwas Dynamisches: Zunahme von Yang bringt eine Abnahme von Yin und die Zunahme von Yin wiederum eine Abnahme des Yang.

▶ Umwandlung: Unter bestimmten Umständen kann Yin- in Yang-Dominanz und Yang- in Yin-Dominanz umgewandelt werden. Auch hier haben wir eine Umwandlung Materie in Funktion (Energie) und umgekehrt Funktion (Energie) in Materie.

Taiji Bagua

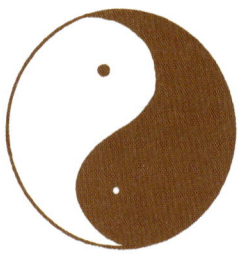

Aus dem Eins (Dao, Taiyi, Yuan Qi, Taiji) wird Zwei (Yin, Yang, Xiang sheng liang yi). Die Grenze ist S-förmig. Wie zwei Fische eng verschlungen. Yang steigt auf, Yin senkt sich. Die Augen der Fische symbolisieren Mikroteilchen von Yin bzw. Yang. Der weiße Fisch mit den schwarzen und der schwarze mit den weißen Augen kreisen ohne Unterbrechung, keiner kann jemals den anderen auffressen.

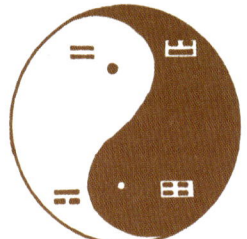

Aus den zwei (Yin, Yang) werden vier Bilder. Er Yi Sheng Xiang = die vier Himmelsrichtungen, vier Bilder.

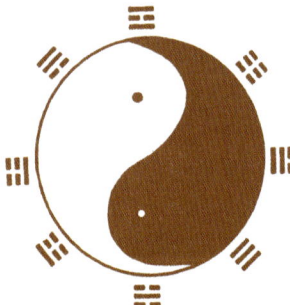

Aus den vier Bildern entstehen die acht Trigramme: Sixiang Sheng Ba Gua.

Wie entsteht nun aus der Einheit das Bagua? Eine symbolisierte Weltformel. Der Mensch ist ein unzertrennbarer Teil dieses Systems. Der Mensch ist das Universum in Miniaturausgabe. Die Gesetzmäßigkeiten der Natur gelten auch für uns Menschen. Wir studieren und beobachten die Natur und reflektieren das auf unseres Leben. Hier das Wenwang Bagua Fangwei Tu, Positionsbild der acht Trigramme nach Wenwang.

中医保健

Parameter	Yin	Yang
Philosophisch	Symbolisiert den Tod, das Ende und den Stillstand	Symbolisiert das Leben, das Wachsen, den Beginn und die Vorwärtsbewegung
Substrat, Aufgabe	Substanz, Beruhigung, Solidität, Kühlung, Basis der Ernährung, das Blut	Funktion, Bewegung, Aktivität, Umwandlung, Transport, Wärme, Vorgang der Ernährung, Blutkreislauf

Yin und Yang, allgemein.

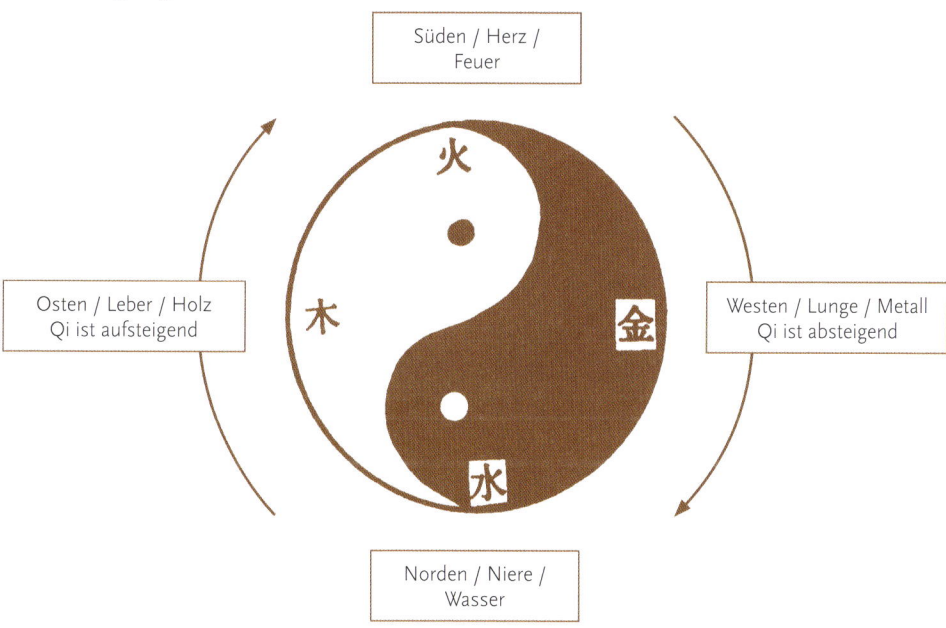

Süden / Herz / Feuer

Osten / Leber / Holz
Qi ist aufsteigend

Westen / Lunge / Metall
Qi ist absteigend

Norden / Niere / Wasser

Im Zentrum des Yin-Yang-Modells steht die Erde, dem Norden entsprechen Wasser und Niere, dem Süden Feuer und Herz, dem Osten Holz und Leber und im Westen sind Metall und Lunge. Süden, Sommer sind heiße Begriffe; Norden und Winter sind kalte Begriffe. Im Osten geht die Sonne auf, wie der Frühling, der physiologische Funktion des Leber-Qi entsprechend. Die Sonne geht im Westen unter, so beschreibt die TCM auch die Dynamik des Lungen-Qi.

中医保健

Die Lehre von Yin und Yang und den 5 Elementen ist zunächst eine Naturphilosophie und Wissenschaftsmethodik, um Phänomene der Natur und des Universums zu beschreiben und zu erklären. Yin und Yang beschreiben das Qi und die Subtypen jeglicher Materie. Materie ist Kondensation von Qi und wird auch nach Yin und Yang eingeteilt. Die 5-Elemente-Lehre beschreibt die Eigenschaften der Materie und ihre Beziehungen zueinander (He Yuming, 1989). Yin ist die dem Mond zugewandte (also der Sonne abgewandte), Yang ist die der Sonne zugewandte Seite. Yin und Yang dienen der Beschreibung von Beziehungen, Gegensätzen und Eigenschaften der Dinge. Alles, was in der Natur vorkommt, hat eine materielle Basis. Diese Materie wird durch zwei Qi-Formen, nämlich Yangqi und Yinqi (siehe Kapitel Qi) bewegt, erzeugt, vernichtet und entwickelt. Das philosophische Prinzip der Yin-Yang-Lehre beruht auf polaren Gegensätzen.

Das Yijing besteht aus 8 x 8 Trigrammen (64 Hexagramme) und Textbeschreibungen. Es wird als das Fundamentalwerk der chinesischen Kultur angesehen. Seit etwa 3.000 Jahren bildet das Yijing die Quelle der TCM, des Konfuzianismus und des Daoismus. Selbst im Buddhismus chinesischer Prägung sind viele Elemente des Yijing zu erkennen. Die aristotelische Lehre der formalen Logik kommt erst viel später nach China (Zhang Qicheng, 1996). Das Urtypische des chinesischen Denkens basiert auf Yijing,

nämlich die Betrachtung der Natur als Analogie der Bilder: Der Mensch ist ein analoger Teil der Natur. Prozesse, funktionelle Verbindungen, Verhalten etc. werden nach der Ähnlichkeit zu Bildern geordnet. Die 5-Elemente-Lehre in der Medizin beschreibt nichts Konkretes, sie beschreibt Funktionskreise und ihre Beziehungen untereinander und mit der Umwelt.

Die TCM-Formulierung »die Leber ist links und die Lunge ist rechts im Körper« ist keine anatomische Beschreibung der Organlokalisation, sondern ein Bild aus dem Yijing-Hetu: Links ist der Osten, hat Ähnlichkeit mit der aufsteigenden Sonne und charakterisiert die Leber-Qi-Funktion der Aszendenz. Nach dem Yijing-Hetu hat die Leber als Zahlensymbol die Ziffer 8. Die Zahlen werden hauptsächlich als Symbole (Bilder) in der Philosophie und nicht als Messgröße verwendet.

Komplexes Regulationssystem

Das komplexe Regulationssystem der TCM besteht aus Qi, Yin und Yang und den 5 Elementen. Es ist ein abstraktes Funktions- und Beziehungssystem. Die Beziehungen im System sind realistisch, die Dynamik ist relativ und austauschbar. Qi ist das ungeteilte Yin-Yang. Qi teilt sich in Yin und Yang. Die 5 Elemente entsprechen

中医保健

5 Qi-Formen. Die 5 Elemente teilen sich in Yin und Yang: Feuer/Wasser, Metall/Holz, die Erde ist Vermittler zwischen Yin und Yang (siehe Seite 48).

Im Zentrum der Regulation und Krankheitslehre steht das System der 5 Zangorgane. Für die Funktion gelten sichtbare Strukturen und nicht sichtbare Verbindungen: lebendiger Austausch, Energie, Materie und Information. Diese Umwandlung von Energie in Materie (z. B. Blut) und Information ist Qi Hua. Das Leben Qi Ji besteht aus den vier Bewegungsrichtungen des Qi (auf, ab, nach außen und nach innen). Das komplexe Regulationssystem ist ein mehrdimensionales System aus Zeit und Raum. Alle Subsysteme im Körper müssen harmonisch sein. Alles ist ständig in geordneten Aktivitäten. Der Körper ist ein sich selbst stabilisierendes System. Der Pfeil von außen (1) bis innen (11) symbolisiert die Ebene der 11 Subsysteme. Die Richtung der Verknüpfungen ist aber mehrdimensional und vernetzt.

Manko des TCM-Regulationssystems:

- Ein Modell ohne Möglichkeit der Quantifizierung.

- Die Beziehungen der Subsysteme sind unzureichend.

- Im Modell sind viel subjektive Elemente. Darin nicht inkludiert sind naturwissenschaftliche Aspekte wie Soziologie, Politik, Philosophie und Kultur. Das TCM-Modell besteht aus Funktionen, Mathematik und Modellen des Hervorbringens (Sheng Cheng). Die westliche Medizin basiert auf Substrat, Geometrie, Modell der Strukturreduktion (Zhang Qicheng, 2003).

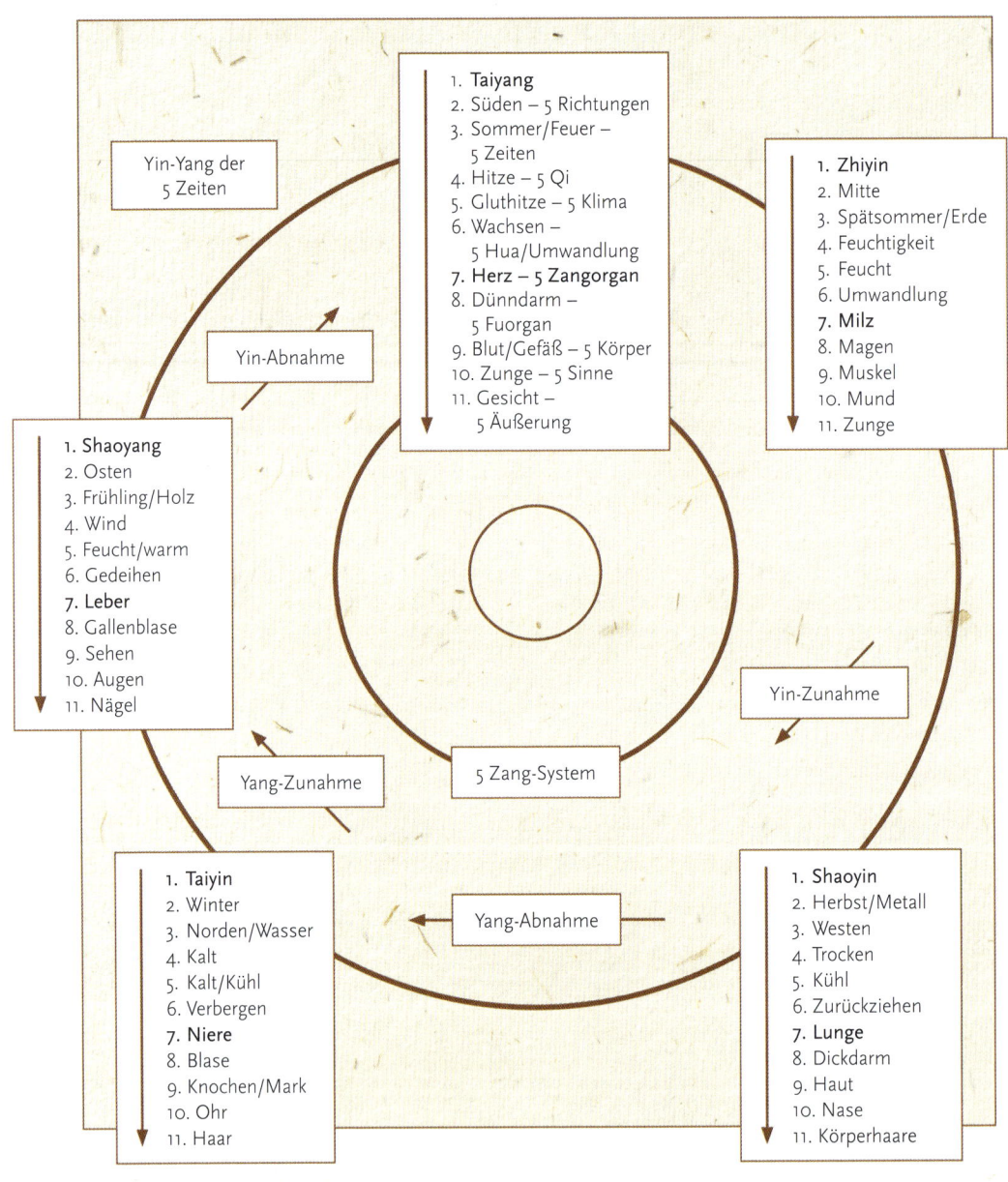

Yin-Yang der
5 Zeiten

1. Taiyang
2. Süden – 5 Richtungen
3. Sommer/Feuer –
   5 Zeiten
4. Hitze – 5 Qi
5. Gluthitze – 5 Klima
6. Wachsen –
   5 Hua/Umwandlung
7. **Herz – 5 Zangorgan**
8. Dünndarm –
   5 Fuorgan
9. Blut/Gefäß – 5 Körper
10. Zunge – 5 Sinne
11. Gesicht –
    5 Äußerung

1. **Zhiyin**
2. Mitte
3. Spätsommer/Erde
4. Feuchtigkeit
5. Feucht
6. Umwandlung
7. **Milz**
8. Magen
9. Muskel
10. Mund
11. Zunge

Yin-Abnahme

1. **Shaoyang**
2. Osten
3. Frühling/Holz
4. Wind
5. Feucht/warm
6. Gedeihen
7. **Leber**
8. Gallenblase
9. Sehen
10. Augen
11. Nägel

Yin-Zunahme

Yang-Zunahme

5 Zang-System

1. **Taiyin**
2. Winter
3. Norden/Wasser
4. Kalt
5. Kalt/Kühl
6. Verbergen
7. **Niere**
8. Blase
9. Knochen/Mark
10. Ohr
11. Haar

Yang-Abnahme

1. **Shaoyin**
2. Herbst/Metall
3. Westen
4. Trocken
5. Kühl
6. Zurückziehen
7. **Lunge**
8. Dickdarm
9. Haut
10. Nase
11. Körperhaare

中医保健

Der Daoismus beeinflusst die TCM in vier Punkten

1. »Dao Fa Zi Ran«: Leben, handeln und therapieren nach dem Gesetz der Natur. In der Therapie ist der Wunsch des Patienten genauso wichtig wie die Bekämpfung der Krankheit (Ling Shu, Shi Zhuan).

2. »Qin Jing Wu Wei«: Nicht gegen die Natur zu handeln, innere seelische Ruhe und Ausgeglichenheit und den Lebensrhythmus den 4 Jahreszeiten anzupassen sind die Voraussetzungen, dass das Yin im Körper geschützt ist und das Yang im Körper bleibt (Yin Ping Yang Bi). Yin Ping Yang Bi ist die TCM-Definition von Gesundheit.

3. Persönliche Erfahrung ist entscheidend für den Therapieerfolg. »Der Bogenschießer übt das Bogenschießen und nicht nur um den Meister nachzuahmen.«

4. Streben nach einem langen Leben. Nach der Lebensphilosophie des Daoismus ist eine Lebensdauer von 100 Jahren realistisch. Viele Empfehlungen und Techniken der TCM basieren auf dem Daoismus.

Drei Verfahren:

▶ Lian Dan Shu: Aus Mischung und Verschmelzung von Mineralien könnte ein Präparat des ewigen Lebens hergestellt werden. Die Pille (Wai Dan) der ewigen Jugend und der Unsterblichkeit wurde nie gefunden. Aber aus dieser Tätigkeit besitzt die TCM eine Reihe hervorragender Pulver, Salben, Pillen zur Behandlung von Hauterkrankungen.

▶ Nei Dan und Jian Shen Shu: Herstellung von Wunderpillen (Nei Dan) im Körper durch Atem-, Konzentrations- und Bewegungstechniken (z. B. Qigong).

▶ Das Lehrbuch der inneren Medizin (Huang Di Nei Jing) wurde in den daoistischen Schriften fest verankert. Viele konfuzianische Ärzte sind gleichzeitig hervorragende daoistische Gelehrte.

中医保健

Zhouyi –
das Buch der Wandlungen

Die Ganzheitlichkeit der TCM kommt aus dem Zhouyi (auch »Yi Jing, das Buch der Wandlungen«, verfasst etwa 700 v. Chr. von König Wen, Wen Wang in der Zhou-Dynastie). Yi bedeutet einfache, stetige Wandlung. Das chinesische Zeichen für Yi setzt sich aus Sonne (Yang) und Mond (Yin) zusammen.

Der große deutsche Chinakenner Richard Wilhelm sagt: »Das Buch der Wandlungen ist ein uraltes chinesisches Orakelbuch. Es unterscheidet sich von anderen Orakelbüchern dadurch, dass es nicht allein dem Zweck der Erkundung der tatsächlichen Zukunft diente, sondern immer zugleich Anweisungen für das menschliche Handeln unter gewissen Umständen gab, um auf diese Weise dem Fragenden die Möglichkeit zu geben, nicht wehrlos einem blinden Faktum ausgeliefert zu sein, sondern selbst an der Gestaltung der Zukunft durch Tun oder Lassen, durch Streben oder Meiden mitzuwirken. So ergab es sich von selbst, dass in die geheimnisvollen Zeichen, durch die die verschiedenen Lagen des Menschenlebens symbolisiert waren, zugleich Ratschläge für richtiges Handeln verwoben wurden. Dies hatte wieder eine bestimmte, sozusagen philosophische Theorie von den Gesetzen des Geschehens als Voraussetzung, und so ist es kein Wunder, dass das Buch der Wandlungen gleichzeitig das älteste philosophische Werk Chinas ist. Ein langer Weg führt bis zu seiner heutigen Gestalt. Und durch Tradition ist in das Buch der Wandlungen die gesammelte Erfahrung der Jahrtausende und die reife Lebensweisheit der bedeutendsten Männer Chinas hineingeheimnist.« (Richard Wilhelm, 1973)

中医保健

Die Deutungen des chinesischen Schriftzeichen Yi

Das Zeichen Yi besteht aus Sonne (oben) und Mond (unten) und bedeutet einfach, leicht veränderlich und nicht veränderlich.

In Abbildungen von der Skapulaschrift (Schulterblattschrift) sieht man eine Sonne über dem Horizont, mit Strahlen (hier dargestellt durch 3 Striche).

Wenn die Sonne links und der Mond rechts steht, dann entsteht das Zeichen Ming, das »hell« bedeutet.

Wenn Sonne (oben) und Mond (unten) verschmelzen, dann ist das das Zeichen für Dan (Zinnober).

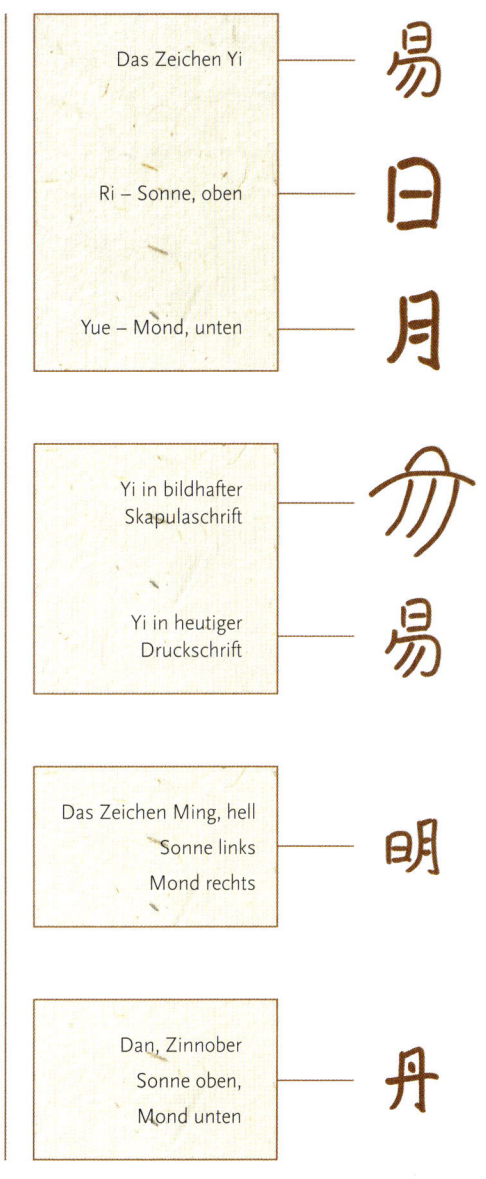

Das Zeichen Yi

Ri – Sonne, oben

Yue – Mond, unten

Yi in bildhafter Skapulaschrift

Yi in heutiger Druckschrift

Das Zeichen Ming, hell
Sonne links
Mond rechts

Dan, Zinnober
Sonne oben,
Mond unten

中医保健

Die Ordnung des Universums in binärer Symbolsprache

Der einheitliche Urzustand (Dao, Taiji)

Hier sind Zeit und Himmel/Erde noch »ungetrennt« im Zustand Taiji bzw. Dao.

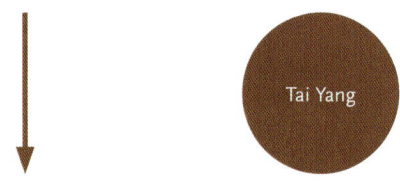

Die 2 Bilder (Eryi, die zwei Rituale)

Hier beginnen die Zeit und der Raum. Das Yin Yao symbolisiert die Zeit, das Yang Yao symbolisiert den Raum.

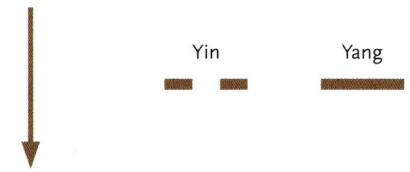

Die 4 Bilder (Si Xiang)

Sie symbolisieren die vier Jahreszeiten und die vier (ebenen) Richtungen.

Shao Yin	Tai Yin	Shao Yang	Tai Yang

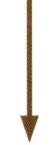

中医保健

Die 8 Trigramme

Sie symbolisieren das komplexe, dreidimensionale Weltbild: Raum, Zeit und Mensch.

Die 8 Trigramme in Reihenfolge sogenannter Houtianbagua nach Zhou Wen Wang (Li-Süden, Kan-Norden, Zhen-Osten, Dui-Westen).

Qian Himmel	Kan Wasser	Gen Berg	Zhen Donner	Xun Wind	Li Feuer	Kun Erde	Dui Teich

Die 64 Hexagramme (Verdopplung der Trigramme)

In heute üblicher Reihung und Nummerierung (hier 8 Beispiele): Die oberen zwei Yao charakterisieren den Himmel (Zeit); die unteren zwei Yao sind für die Erde (Raum); die zwei Yao in der Mitte stehen für den Menschen, welcher sowohl unter dem Einfluss des Himmels als auch unter dem der Erde steht.

Qiangua (1. Gua)	Kungua (2. Gua)	Yigua (27. Gua)	Daguogua (28. Gua)	Kangua (29. Gua)	Ligua (30. Gua)	Zhongfugua (61. Gua)	Xiaoguogua (62. Gua)

中医保健

Die Einteilung in 3 Yins, nämlich Jueyin (1 x Yin), Shaoyin (2 x Yin) und Taiyin (3 x Yin), und in 3 Yangs, nämlich Shaoyang (1 x Yang), Yangming (2 x Yang) und Taiyang (3 x Yang), ist eine Erfindung der TCM (nachzulesen im Huangdi Neijing), die eine quantitative Steigerung des Yin- bzw. Yang-Gehaltes ausdrückt. Die Zahl Drei symbolisiert einen Zwischenzustand (Chungqi bzw. Yin Yang He Qi) aus der Begegnung von Yin und Yang. Aus dieser Yin-Yang-Begegnung entsteht alles im Universum.

Vieles in der chinesischen Kultur und der TCM hat mit der Zahl Drei zu tun: Es gibt je drei Yin- und Yang-Meridiane an den Extremitäten, »Himmel-Mensch-Erde«, 12 Doppelstunden, 12 Monate, die 5 Elemente bestehen aus je 2 Yins (Wasser, Holz) und 2 Yangs (Himmel, Feuer) mit der Erde im Zentrum.

Auch in der Philosophie gibt es einen Dreierrhythmus. Das Prinzip einer philosophischen Abhandlung: Im 1. Teil positive Äußerung, im 2. Teil Verneinung der ersten Äußerung und im 3. Teil werden die Thesen des zweiten Teiles negiert, das besagt, dass am Ende die These im ersten Teil positiv ist. Berühmte Philosophen wie Kant und Hegel verfassten perfekt in diesem Dreierrhythmus (Zhang Xutong, 2003).

Nach dem Autor Zhang Qicheng symbolisieren die Zahlen 1, 2, 4 und 8 (Trigramme) die Steigerung der Dimensionen. Mit der Zahl von 64 Hexagrammen kommen noch die Beziehungen zwischen den Menschen, dem Himmel, der Erde, den ethischen, menschlichen und gesellschaftlichen Aspekten dazu. Dadurch ist das Yijin ein universales, komplexes philosophisches System der chinesischen Kultur geworden.

Aus dem Treffen von Yin-Qi und Yang-Qi (Yin-Yang Jiaogan) ändert sich und entwickelt sich im Körper aus dem Universum Verschiedenes – bis zum Entstehen von neuem Leben. Das Tai-Trigramm (Taigua) besteht aus 3 Yin-Strichen (Kan, Symbol für Erde, Yin) oben und 3 Yang-Strichen unten (Qian, Symbol für Himmel, Yang).

Das **Taigua** ist gesund, ist positiv, denn das Kangua, ist Erde, ist Yin, hat Charakter für Ruhe und ist senkend.

Das **Qiangua** ist Himmel, ist Yang, hat Charakter für Aktivität und ist aufsteigend. In einer solchen Konstellation ist **Kangua** (Yin) oben, Qiangua (Yang) unten, das senkende Yin-Qi trifft das aufsteigende (Yin-Yang Jiaogan). Das Taigua entspricht den Gesetzen der Natur und ist daher eine gute, gesunde Aussage. Wenn Kangua (Yin) unten und Qiangua (Yang) oben ist, dann bewegen sich das Yin-Qi und Yang-Qi in entgegengesetzter Richtung, sie können sich nicht treffen. Diese Konstellation nennt man den **Pigua**. Es sagt Misserfolg und Versagen voraus. **Xiangua** ist die Konstellation oben Dui Gua (See, junge Frau, Yin), unten Gen Gua (Berg, junger Mann, Yang). Xian Gua

中医保健

sagt, wenn es um die Eheschließung geht, eine günstige und positive Zukunft voraus. Auch im Xian Gua steigt das Yang auf und das Yin senkt sich, daher eine positive Begegnung. Bei der Ji-gua-Konstellation ist Li-Gua (Feuer, steigt auf) unten und oben ist Kan-Gua (Wasser, sinkt nach unten). Im Jigua trifft sich das aufsteigende Feuer mit dem senkenden Wasser, daher eine positive Voraussage. **Weijigua** ist eine Konstellation, wo Li-Gua (Feuer, steigt auf) oben und Kan Gua (Wasser, sinkt nach unten) unten ist. Im Wie-Ji-Gua können sich Yin und Yang nicht treffen, daher wird ein Versagen prophezeit (Liu Chengcai, 1995).

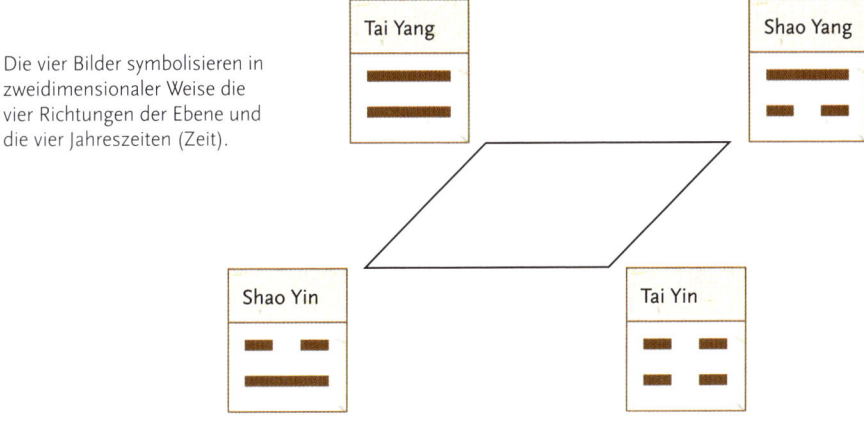

Die vier Bilder symbolisieren in zweidimensionaler Weise die vier Richtungen der Ebene und die vier Jahreszeiten (Zeit).

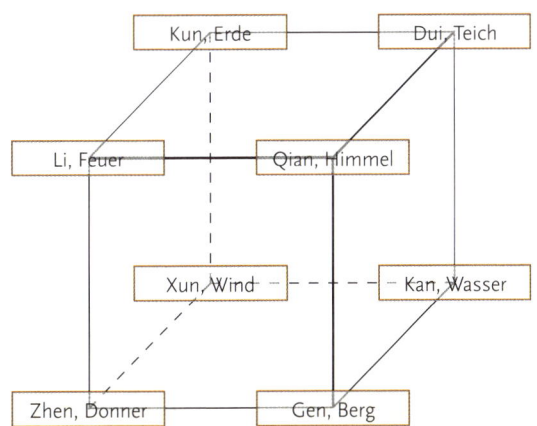

Die Darstellung der acht Trigrammen-Bagua symbolisiert die Dreidimensionalität des Raumes mit der Zeit.

中医保健

Bagua, 8 Trigramme, eine Symbolsprache von Yin und Yang in TCM

Bagua in Pinyin	Gua Symbol	Symbol beschreibt	Symbol Fern-Tier	Symbol Nah-Körper	Ba Gang, acht Prinzipien	Symbol Familie	Symbol Bedeutung	Meridian (KP, Kardinalpunkte)	Yang / Yin
Qian	☰	gesund	Pferd	Kopf	oben	Vater	Himmel Tian	MP 4	Yang
Kun	☷	gleitend	Rind	Bauch	unten	Mutter	Erde Di	N 6	Yin
Zhen	☳	bewegt	Drache	Fuß	Oberfläche	älterer Sohn	Donner Lei	3 E 5	Yang
Kan	☵	senkend	Schwein	Ohr	Kälte	mittlerer Sohn	Wasser Shui	B 62	Yang
Gen	☶	endet	Hund	Hand	Leere	jüngster Sohn	Berg Shan	KS 6	Yang
Xun	☴	eindringend	Huhn	Oberschenkel	innen	ältere Tochter	Wind Feng	G 41	Yin
Li	☲	glänzend	Fasan	Augen	Hitze	mittlere Tochter	Feuer Huo	Lu 7	Yin
Du	☱	erfreuend	Ziege	Mund	Fülle	jüngste Tochter	See Zähe	Dü 3	Yin

Wind, Donner, Berg, See, Wasser und Feuer setzen sich aus Yin und Yang zusammen. Die Anzahl (wie viel Yin, wie viel Yang) und die Position (oben, Mitte oder unten) charakterisieren die einzelnen Trigramme. Drei Yang-Striche symbolisieren den Himmel, drei Yin-Striche die Erde, die restlichen Trigramme symbolisieren unsere Umwelt und das Universum. Die Verdoppelung der Trigramme zu Hexagrammen wurde notwendig, um die Vielfalt und Komplexität der Dinge zu beschreiben. Die Verdoppelung der gleichnamigen Trigramme behalten ihre Namen. So besteht das Hexagramm Qian aus zwei übereinander liegenden Qian-Trigrammen.

中医保健

Bedeutung der 8 Trigramme, Bagua

Bedeutung
Pures Yang, stark, hart, Herrscher, Vater, oben, Kopf, Gesetz des Universums – Tian Dao, Aktualität. Sein Bild ist der Himmel, seine Eigenschaft ist die Kraft.
Pures Yin, weich, sanft, Untertan, Mutter, unten, Bauch, Empfangende, reine Rezeptivität (nicht Passivität). Sein Bild ist die Erde, seine Eigenschaft ist die Fügsamkeit.
Der Donner, Yang, hart, ältester Sohn, Fuß, das Bewegliche. Enthält als Determinante den ersten Strich des Schöpferischen, der durch die beiden geteilten Linien nach oben eruptiv sich durcharbeitend gedacht wird. Das Zeichen bedeutet daher das Erregende, sozusagen die elektrische Kraft. Sein Bild ist der Donner, seine Eigenschaft die energische Bewegung.
Wasser ist Yang. Regen, Wolken und Volk gehören zum Zeichen des Wassers. Der zweite Sohn, Ohr. Als Determinante besitzt es den mittleren Strich des Schöpferischen, der zwischen den beiden geteilten Strichen eingeschlossen ist, wie ein Gebirgsbach zwischen steilen Ufern, daher Bedeutung für Abgründe. Sein Bild ist Wasser, seine Eigenschaft ist die Gefahr.
Berg, ist Yang, symbolisiert Höhe, Vornehmheit, hohe Ethik. Der Berg ist unbeweglich, so auch Symbol für Stabilität. Er ist der dritte Sohn, Hand. Es enthält als Determinante den obersten Strich des Schöpferischen, der die beiden unter ihm befindlichen, geteilten Striche beherrscht und stabilisiert. Seine Eigenschaft ist die Ruhe, und zwar die aktive, kraftvolle Ruhe.
Wind, ist Yin, die Härte birgt die Zartheit, Bewegung in Ruhe, angenehme Angelegenheiten. Es ist die älteste Tochter, Bein. Es enthält als Determinante den ersten Strich des Empfangenden. Das Weiche kann sich dem Harten gegenüber nicht direkt durchsetzen, sondern nur durch Anpassung. Das Zeichen bedeutet daher das Sanfte und doch unwiderstehlich Eindringende.
Feuer, ist Yin, deutet auf Sanftheit, Licht hin. Yin ist hier in Yang eingebaut. Daher steckt in der Sanftheit auch Härte. Es ist die zweite Tochter, Auge. Es enthält als Determinante den mittleren Strich des Empfangenden, der von den beiden starken, hellen Strichen schützend umhüllt wird. Das Zeichen bedeutet das Bedingte wie die Flamme auf dem Brennmaterial.
See, ist Yin, weich, unten. Es ist die jüngste Tochter, Mund. Es enthält als Determinante den obersten Strich des Empfangenden, der auf den beiden starken Strichen erheiternd ruht. Das Zeichen bedeutet das Heitere, das Muntere, das nach außen hervortritt. Sein Bild ist das Wasser, als ruhend in einem See gedacht. »Es lächelt der See« ist die beste Bezeichnung für dieses Bild.

In dieser Tabelle wurden teilweise Formulierungen von Richard Wilhelm verwendet.

中医保健

Die 64 Hexagramme bestehen immer aus Kombination zweier Trigramme, eines in der oberen Hälfte und eines in der unteren Hälfte. (Yang Li, 1989)

Das Übereinander zu einem Hexagramm ergibt eine bildhafte Aussage. Diese textliche Aussage der 64 Hexagramme wurde im Laufe der Jahrtausende zigfach überarbeitet und wird auch heute noch bearbeitet. Das Verständnis dieser 64 Orakelantworten, dem Yi-Jing, ist enorm wichtig für die Vertiefung der TCM in Westen.

Die Bedeutung der Hexagramme auf Deutsch ist von Richard Wilhelm (I Ging, Diederichs Gelbe Reihe, Sonderausgabe 2001).

中医保健

oben / unten	Qian Himmel	Kun Erde	Zhen Donner	Xun Wind	Kan Wasser	Li Feuer	Gen Berg	Dui See
Qian Himmel	Qian 1. das Schöpferische	Tai 11. der Friede	Dazhuang 34. des Großen Macht	Xiaochu 9. des Kleinen Zähmungs-Kraft	Xu 5. das Warten (die Ernährung)	Dayou 14. der Besitz von Großem	Dachu 26. des Großen Zähmungs-Kraft	Guai 43. der Durchbruch (die Entschlossenheit)
Kun Erde	Pi 12. die Stockung	Kun 2. das Empfangende	Yu 16. die Begeisterung	Guan 20. die Betrachtung	Bi 8. das Zusammenhalten	Jin 35. der Fortschritt	Bo 23. die Zersplitterung	Cui 45. die Sammlung
Zhen Donner	Wuwang 25. die Unschuld	Fu 24. die Wiederkehr	Zhen 51. das Erregende (das Erschüttern, der Donner)	Yi 42. die Mehrung	Dun 3. die Anfangsschwierigkeit	Shihe 21. das Durchbeißen	Yi 27. die Mundwinkel (die Ernährung)	Sui 17. die Nachfolge
Xun Wind	Gou 44. das Entgegenkommen	Sheng 46. das Empordringen	Heng 32. die Dauer	Xun 57. das Sanfte (das Eindringliche, der Wind)	Jing 48. der Brunnen	Ding 50. der Tiegel	Gu 18. die Arbeit am Verdorbenen	Daguo 28. des Großen Übergewicht
Kan Wasser	Song 6. der Streit	Shi 7. das Heer	Xie 40. die Befreiung	Huan 59. die Auflösung	Kan 29. das Abgründige, das Wasser	Weiji 64. vor der Vollendung	Meng 4. die Jugendtorheit	Kun 47. die Bedrängnis (die Erschöpfung)
Li Feuer	Tongren 13. Gemeinschaft mit Menschen	Mingyi 36. die Verfinsterung des Lichts	Feng 55. die Fülle	Jiaren 37. die Sippe	Jiji 63. nach der Vollendung	Li 30. das Haftende das Feuer	Bi 22. die Anmut	Ge 49. die Umwälzung (die Mauserung)
Gen Berg	Dun 33. der Rückzug	Qian 15. die Bescheidenheit	Xiaoguo 62. des Kleinen Übergewicht	Jian 53. die Entwicklung (allmählicher Fortschritt)	Jian 39. das Hemmnis	Lü 56. der Wanderer	Gen 52. das Stillhalten (der Berg)	Xian 31. die Einwirkung (die Werbung)
Dui See	Lü 10. das Auftreten	Lin 19. die Annäherung	Guimei 54. das heiratende Mädchen	Zhongfu 61. innere Wahrheit	Jie 60. die Beschränkung	Kui 38. der Gegensatz	Sun 41. die Minderung	Dui 58. das Heitere, der See

Hetu- und Luoshu-Diagramm

Der Sage nach zeigte sich das Hetu-Zahlensymbol erstmals auf dem Rücken eines aus dem gelben Fluss steigenden Drachenpferdes in den Urzeiten. Der Herrscher Fuxi zeichnete dieses Bild auf. Im Hetu-Bild sind die Ziffern des Himmels 1, 3, 5, 7 und 9, sie haben Yang-Eigenschaften. Die Ziffern 2, 4, 6, 8 und 10 sind Ziffern der Erde, sie haben Yin-Eigenschaften. Im Bild (Seite 61) sehen wir den Himmel, die Erde und die vier Himmelsrichtungen mit dem Zentrum in der Mitte des Bildes.

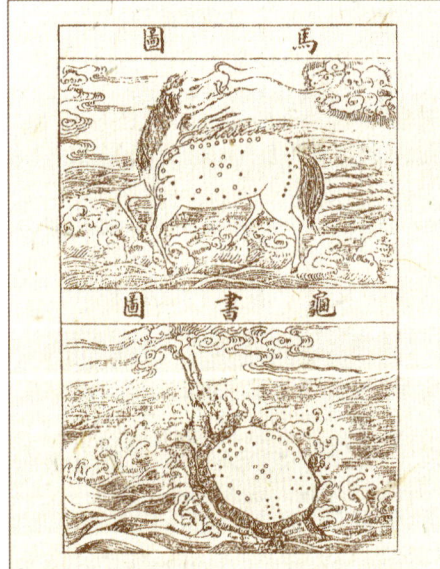

(aus: »Yin Yang Jia« von Lu Yunkui, Taiwan 1996)

Hier nun die Deutung des Hetu-Zahlendiagramms: Die Ziffer 1 (Himmel) gebärt das Wasser. Die Erde (Ziffer 6) ist im Norden. Die Erde (Ziffer 2) gebärt das Feuer, der Himmel (Ziffer 7) ist im Süden. Der Himmel (Ziffer 3) gebärt das Holz, die Erde (Ziffer 8) ist im Osten. Die Erde (Ziffer 4) gebärt das Metall, der Himmel (Ziffer 9) ist im Westen. Der Himmel (Ziffer 5) gebärt die Erde, die Erde (Ziffer 5) ist im Zentrum. Die Ziffern 1, 2, 3, 4 und 5 sind Shengshu des Yin und Yang. Die Ziffern 6, 7, 8, 9 und 10 sind Shengshu des Yin und Yang. Das Neue (im Universum) entsteht aus der Vereinigung von Yin-Ziffern (gerade Zahlen) und Yang-Ziffern (ungerade Zahlen).

Der urzeitliche Herrscher Dayu galt als ein großer Meister der Flussregulation. Er fand auf dem Rücken einer Schildkröte auch ein Zahlendiagramm, welches als Luoshu bezeichnet wird. Im Luoshu-Bild (auf dem Rücken einer Schildkröte) geben die 5 Yang-Ziffern 1, 3, 5, 7 und 9 die Himmelsrichtung (Ziffer 5 ist im Zentrum) an. Die 4 Yin-Ziffern 2, 4, 6 und 8 geben die vier Zwischenräume an. Die Ziffer 1 (kan) ist Norden, die Ziffer 9 (li) ist Süden, die Ziffer 3 ist Osten und die Ziffer 9 Westen. Im Luoshu-Bild liegt bereits die Grundidee der 5-Elemente-Lehre. Die zeitliche Ordnung des Universums, bestehend aus Himmel, Menschen und Erde kommt hier besonders zur Geltung. In der TCM wird meist das Luoshu-System verwendet.

中医保健

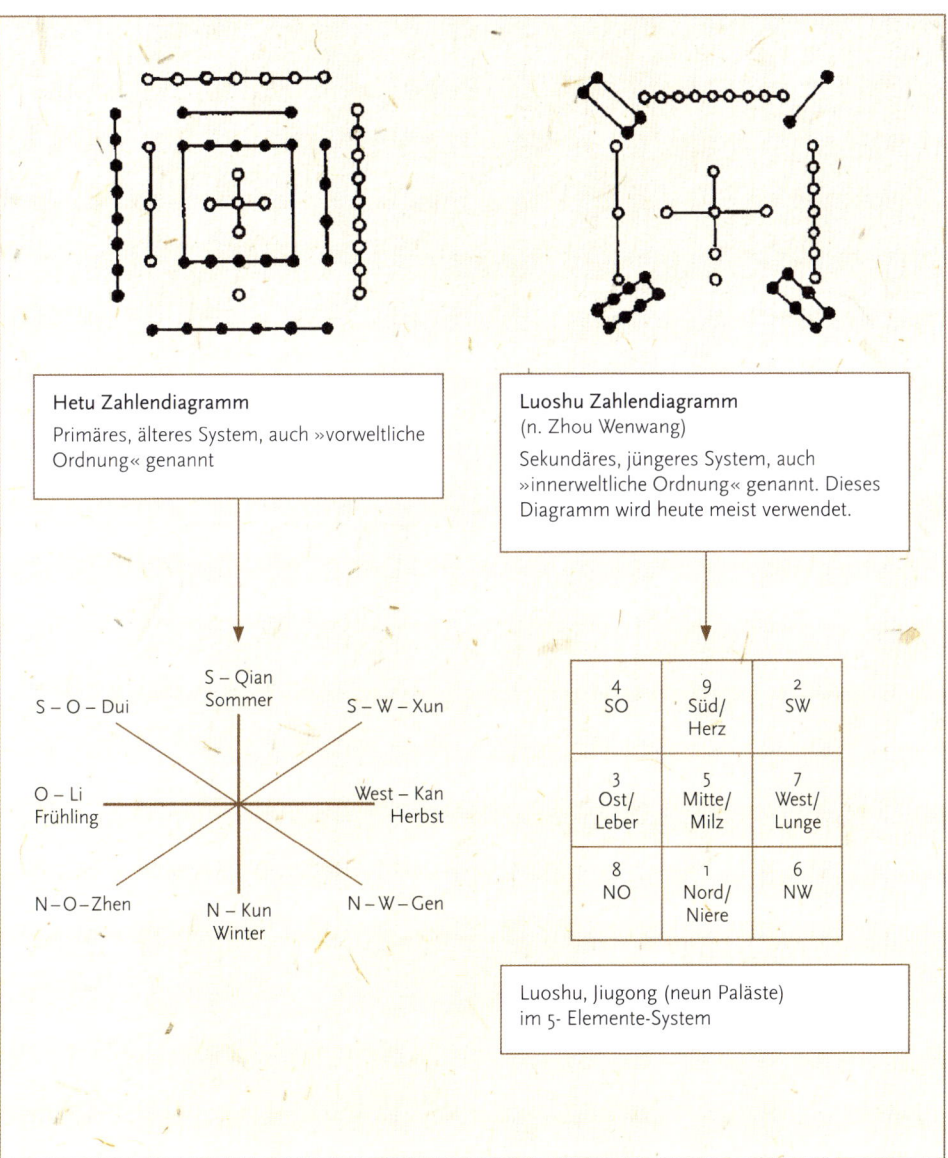

Hetu Zahlendiagramm
Primäres, älteres System, auch »vorweltliche Ordnung« genannt

Luoshu Zahlendiagramm
(n. Zhou Wenwang)
Sekundäres, jüngeres System, auch »innerweltliche Ordnung« genannt. Dieses Diagramm wird heute meist verwendet.

S – Qian
Sommer

S – O – Dui

S – W – Xun

O – Li
Frühling

West – Kan
Herbst

N – O – Zhen

N – Kun
Winter

N – W – Gen

4 SO	9 Süd/ Herz	2 SW
3 Ost/ Leber	5 Mitte/ Milz	7 West/ Lunge
8 NO	1 Nord/ Niere	6 NW

Luoshu, Jiugong (neun Paläste)
im 5- Elemente-System

Fengshui

Fengshui ist die chinesische Wissenschaft für die richtige Verteilung und Bewegung des Yin-Qi und Yang-Qi im Raum der Lebenden (Wohnung, Arbeitsraum) und der Toten (Grabstätte). Die richtige Planung des Windes (Feng) und des Wassers (Shui) ist für Leben und Wohnen in Harmonie wichtig.

»Seit Jahrtausenden waren die Chinesen überzeugt, dass ihr Leben magisch mit ihrer Umwelt verbunden ist. Sie glaubten, dass bestimmte Orte besser, glücksbringender und heiliger waren als andere und dass die Beschaffenheit ihrer Umwelt – Berge, Flüsse, Straßen, Wände und Türen – die Menschen beeinflusst. Daher folgerten sie, dass ein Mensch sein Leben in Einklang bringen und verbessern könnte, wenn er seine Umgebung veränderte und ausgleicht.« (Zitat aus Fengshui, von Sarah Rossbach, Knaur, 2000). Dabei spielt das Bagua (die 8 Trigramme) die Schlüsselrolle. Das Wort Feng steht für Qi-Vitalenergie, das Qi des Himmels (zeitlich), der Erde (örtlich), des Berges, des Wassers. Wenn es in einem Raum oder an einem Ort bei den Lebenden keinen Wind (Qi, Atmung, Dynamik) mehr gibt, so bedeutet das Tod. Wenn es bei einer Grabstätte keinen Hauch von Wind (Qi, Energie, Dynamik) gibt, so stellt sich nach der altchinesischen Weltanschauung auch der Lebensfluss dieses Geschlechtes ein. Fengshui-Kundige in China sorgen für gesundes Leben und Gedeihen des Geschlechtes, auch nach dem Tod. Durch die Ahnen stehen wir mit der Vergangenheit und durch die Kinder mit der Zukunft in Verbindung.

Es gibt ein interessantes Experiment: Eine Schildkröte wird in ein leeres Zimmer gelegt, nach einigen Erkundungsgängen ruht sich die Schildkröte an einer Stelle aus; verlegt man sie, dann kehrt sie wieder dorthin zurück. Die Schildkröte scheint offenbar den energetisch günstigsten Ort für die Ruhe gefunden zu haben.

Auch der Mensch soll günstige Orte für Wohnen, Ruhen und Arbeiten finden und schaffen. Dabei sind drei Faktoren wichtig: Himmel, Erde und Mensch (Tianshi, Dili, Renhe). Das günstigste Zusammenspiel von Himmel und Erde wird durch die Fengshui-Beobachtung erreicht. Unser Körper steht im engen energetischen Austausch mit seiner Umgebung (Fengshui). Daher ist der Lebensraum wichtig für das leibliche und seelische Wohlbefinden.

Am günstigen Fengshui-Ort sind Yang-Qi (Himmel, Sonne, Berg, südseitig, sonnig) und Yin-Qi (Erde, nordseitig, schattig, Wasser) harmonisch. Yang-Anteile des Qi folgen der Strömung des Windes, Yin-Anteile des Qi folgen dem Fluss des Wassers. Ein ideales Haus hat Berge und Wasser in seiner Umgebung. Zu viel Zugluft zum Beispiel ist schlecht, aber total »windstille« Räume und Orte sind auch ungesund.

中医保健

Die Dynamik von Fengshui basiert auf der Lehre von Yin und Yang. Yang ist der Himmel, die Sonne, Süden, warm, hell, Aktivität mit der Tendenz nach außen und nach oben. Yin ist die Erde, die der Sonne abgewandte Seite, Norden, kühl, schattig, Ruhe, Aktivitäten nach innen und nach unten gerichtet. Yin und Yang bilden eine unzertrennliche dynamische Einheit. Die wissenschaftliche Basis von Fengshui ist die chinesische Erfahrung in der Astronomie (Himmel) und Geographie (Erde). Ihre Beschreibung ist im Zhouyi, Bagua (die Formel der 8 Trigramme) zusammengefasst.

Im Luoshu (siehe Bild rechts) steht die Ziffer 1 für Norden (entspricht im Körper der Niere). Der Patient mit Schwäche der Niere (Shen Qi Xu) sollte seinen Arbeitsraum und sein Bett also im Norden haben. Die Ziffer 9 steht für Süden und entspricht im Körper dem Herzen, daher sollte sich der Patient mit Herzschwäche (Xin Qi Bu Zu) hier mehr aufhalten. Die Ziffer 3 im Luoshu korreliert mit Osten, steht im Körper für die Leber, daher ist es für Personen mit Schwäche der Leber (Gan Qi Xu) besser im Osten zu wohnen. Die Ziffer 7 steht im Luoshu für Westen, was im Körper der Lunge entspricht – für Personen mit Schwäche in der Lunge (Fei Qi Xu) ist der Westen günstig für die Gesundheit. Im Zentrum ist im Luoshu die Ziffer 5, auch die Milz ist in der Mitte, daher ist bei Schwäche der Milz (Pi Qi Xu) der Aufenthalt im Zentrum einer Wohnung für das Wohlbefinden günstig.

4	9 Süd/ Herz	2
3 Ost/ Leber	5 Mitte/ Milz	7 West/ Lunge
8	1 Nord/ Niere	6

Positionen nach dem Luoshu.

Personen mit Schwäche im Yang (Yang Qi Xu) sollten ihren Arbeitsplatz an einen Ort mit stärkerem Yang-Qi stellen. Orte mit starkem Yin-Qi sind für Yang-geschwächte Personen ungünstig. Im Bagua sind Zeit (Astronomie, Kalender, Jahr, Tag) und Raum (Geographie, Himmelsrichtungen, Berg, Tal, oben, unten) eng mit den Menschen verknüpft.

Drei Schätze der Gesundheit

Shen-Psyche, Qi-Vitalenergie und Jing-Essenz der Niere sind die drei Schätze unserer Gesundheit. Die drei Schätze des Himmels sind Sonne, Mond und Sterne. Die drei Schätze der Erde sind Wasser, Feuer und Wind.

Bei jeder organischen Störung kann auch eine psychische Symptomatik mit dabei sein. Auch jede intensive, lang anhaltende psychische, emotionale Belastung kann organische Störungen verursachen und beeinflussen. Das Herz wird in der TCM als Herrscher aller Organe gesehen. Deswegen wird bei jedem Patienten zuerst sein psychischer, geistiger Zustand beurteilt, um die Mitarbeit des Patienten zu sichern. Mit dem Qigong werden die drei Schätze des Körpers gestärkt und so der Leib und das seelische Wohlbefinden garantiert. Die mentale Konzentration reguliert den Austausch (Transformation, Qi-Hua-Funktion) von Information (Shen), Energie (Qi) und Substrat (Jing) im Körper und mit der Außenwelt.

Die Wechselwirkung der 5 Elemente gibt dem Arzt noch die Möglichkeit, über die Organe und ihre Wechselbeziehungen die psychische Störung zu therapieren.

Psyche-Seele-Shen

Der erste und wichtigste Schatz unseres Körpers ist in der chinesischen Medizin die Psyche (Shen, der Geist). Shen ist etwas Abstraktes, es bezeichnet die Kraft des Bewusstseins, der Geist belebt den Körper und das Bewusstsein und bestimmt die äußere Erscheinung des Menschen. Es ist also das Erscheinungsbild unseres Lebens zuständig für die Funktionen der Eingeweide. Die geistige Kraft Shen entfaltet sich dann optimal, wenn ausreichend Lebensessenz (Yin) und Lebensenergie (Qi) vorhanden sind.

In der TCM wird oft das Gehirn gleichzeitig mit dem Mark »Naosui« genannt. Dadurch bringt die TCM eine enge Beziehung des Hirns/Marks mit den Knochen und der Niere zum Ausdruck. Lautet zum Beispiel die westliche Diagnose: Gehirnerkrankung, so sieht die TCM eine mögliche Beteiligung einer Nierenfunktionsstörung. Hierbei spielt die Essenz der Niere-Shen-Jing eine Rolle in der Differentialdiagnose und Therapie.

Der Geist-Shen bedeutet in der TCM den gesamten Ausdruck des vitalen Körpers, wie Haltung, Gesichtsfarbe, Ausdruck der Augen, Sprache, Bewegungsabläufe etc. Im engeren Sinn auch das Seelenleben, den Duktus und das Bewusstsein. Die Basis des Geistes-Shen ist die Essenz der Niere (Shen Jing). Die pathophysiologischen Erscheinungen der Organe (Zangxiang), der Emotionen und des Geisteszustandes werden auch mit Shen beschrieben.

中医保健

Man sagt, dass Shen im Herzen gespeichert wird und sich in den Augen ausdrückt. Die Beurteilung des Augenausdruckes des Patienten gibt wichtige Informationen über den Zustand von Geist, Essenz des Nieren-Jing-Qi und Vitalenergie-Qi. Das Herz reguliert und kontrolliert die 7 Emotionen (Freude, Zorn, Sorge, Grübeln, Trauer, Angst und Schreck), welche nach der 5-Elemente-Lehre wiederum jeweils einem Organ zugeordnet sind. Die chinesische Medizin kennt keine scharfe Trennung zwischen Leib und Psyche.

Anatomisch gesehen ist das Gehirn der TCM mit dem Gehirn der westlichen Medizin identisch, aber physiologisch wird in der TCM die Psyche-Shen (Gehirnfunktion) mit den Organen wie etwa Herz, Leber, Niere und Gallenblase in Zusammenhang gebracht. Das Herz wird der Funktion nach mit dem König eines Staates verglichen. Besonders wichtig für uns ist die psychosomatische Kontrollfunktion des Herzens auf alle übrigen Organe.

Vitalenergie-Qi

Der zweite Schatz unseres Körpers ist das Vitalenergie-Qi. Das Wort Qi bedeutet in der TCM Atmung, Vitalenergie, Funktion, Information, energetische Partikel (siehe Seite 31).

Essenz der Niere-Jing

Diesem »dritten Schatz« entspricht das endokrine System: Nebenniere-Hypophyse-Hypothalamus. Aus dem Jing-Qi entsteht auch der Geist-Shen, er entsteht durch die Befruchtung und erlischt mit dem Tod. Der Geist-Shen braucht Kräftigung durch das Nahrungs- und Atmungs-Qi.

Die Essenzmenge der Niere ist bei jedem von der Geburt an genetisch festgelegt, ähnlich einer Lebenskerze. Das Wachstum, die Reifung, die Alterung, die Sexualität und vieles mehr sind Parameter um die Essenz-Reserve der Niere indirekt zu beurteilen.

Exzessiver Lebenswandel, Stress, schwere Krankheiten körperlicher oder psychischer Natur können zur Folge haben, dass die Essenz der Niere rascher verbraucht wird, ähnlich dem Abbrennen einer Kerze an beiden Enden.

Durch den Nachschub von Sauerstoff (Atmung) und Nährstoff (Verdauung) wird die Essenz der Niere ständig in optimalem Zustand gehalten.

Aus der Indikationsliste können wir in den meisten Fällen mit der TCM unterstützend behandeln. Eine psychische Störung ist aus der TCM über den so genannten somatischen (körperlichen) Weg indirekt, aber auch direkt über das ärztliche Gespräch, chinesische Arzneimittel und mit unspezifischen Gesundheitsübungen zu behandeln.

TCM und Psychosomatik

- Die 5-Zang-Organe sind die physiologische Basis der Psyche. In der 5-Elemente-Lehre wird die Beziehung beschrieben. Alle seelischen, emotionalen Irritationen treffen immer zuerst das Herz (Königsorgan), dann die anderen Organe. An zweiter Stelle wird die Leber in Mitleidenschaft gezogen.

- Die TCM sieht die Ursache einer psychosomatischen Erkrankung in den exogenen bioklimatischen Faktoren, den 7 Emotionen, Blutstau, Diätfehler und Exzessen. Wobei die so genannten 7 Emotionen am wichtigsten sind. Es entsteht eine Disharmonie zwischen Yin und Yang, Blut- und Qi-Zirkulation und dadurch Funktionsstörungen in den Organen.

- Zorn schadet der Leber, Freude beeinflusst das Herz, Denken die Milz, Trauer und Sorgen die Lunge, Schreck und Angst die Niere. Alle 7 Emotionen können dem Herzen schaden. Jeder Zornausbruch, jedes Grübeln, Sorgen, Trauer, Schreck und Angst können der Leber schaden. Diese Gefühle können auch der Lunge und der Milz schaden. Manchmal kann eine einzige Emotion vielen Organen schaden, z. B. schadet Angst der Niere, aber auch dem Herzen und der Gallenblase.

- Emotionen im Übermaß führen zu Qi-Störungen (Qiji). Bei Zorn steigt das Qi hoch, bei Freude wird die Bewegung des Qi ruhiger, bei Trauer »verschwindet« das Qi, bei Angst senkt sich das Qi, bei Schreck wird das Qi »durcheinander« gebracht, bei zu viel Denken »verknotet« sich das Qi und bei Sorgen »sammelt sich« das Qi. Solche Qiji-Störungen, die eine Aufwärtsbewegung von Qi zur Folge haben, können im Körper zur Stagnation (Füllesyndrom) von Blut, Qi, Feuer, Feuchtigkeit und Nahrung führen. Wenn andererseits die gestörte Qi-Richtung von der Körpermitte weg gerichtet ist, kann das zu Leere-Syndromen (Qi-Leere, Blutleere, Essenzleere) führen. Wenn der emotionale Reiz verschwindet, dann normalisiert sich auch das Qiji.

- Wenn emotionale Reize zu lange und zu intensiv auf uns einwirken, kommt es zu Organstörungen mit Schlafstörung, wirren Träumen, Unruhe, Depressionen, psychischen Auffälligkeiten; auch zu Asthma, Brustschmerzen, Aufstoßen, Erbrechen, Durchfällen, Meteorismus, Kopf-, Magen-, Bauch- und Flankenschmerzen, Schwindel, Diabetes mellitus, Potenzstörungen, Zyklusstörungen etc. Hier müssen Akupunktur, Pharma- und Psycho-Therapie gleichzeitig angewendet werden.

- Die Psyche benötigt die 5 Organe als Basis ihrer Funktion. Die 5 Organe hängen funktionell zusammen. Jede psychische Störung kann das Herz, die Leber, die Milz oder die Niere treffen. In der Psychosomatik spielen das Herz und die Leber die wichtigste Rolle.

中医保健

Zeit und TCM

Biorhythmus – Wuyun Liuqi

Im antiken China entwickelten sich zwei kosmische Systeme, das so genannte Yin-Yang-Dualsystem und das Yin-Yang-Tripelsystem (Qu Limin, 2002). Der Mensch ist das Produkt des Himmels und der Erde, der Himmel gebärt den Menschen, die Erde ernährt den Menschen (Tianshengren, Dieyangren). Der Mensch kann sich die Natur zu Nutze machen, aber in Bezug auf die Versöhnung mit der Umwelt ist der Mensch in der passiven Rolle. Die chinesische Philosophie sieht in Erde und Himmel nicht ein lebloses, primitives Etwas, sondern die Erde und der Himmel sind die Urquelle unseres Körpers und unserer Psyche (Tianren heyi). Die religiöse emotionale Bindung des Menschen zur Erde und zum Himmel wurde durch Wissenschaft und Erkenntnislehre getrennt.

Allgemeine Zeiteinheiten

Aus dem Buch der Wandlungen (Yijing) leiten sich viele TCM-Konzepte ab, so auch das chronomedizinische Konzept. Die Zeit, die fünf Wandlungsphasen, die Lehre von drei Yin und drei Yang bilden ein Komplexsystem der TCM.

Ziwu-Liuzhu ist der historische Biorhythmus-Kalender (antiker Sonnenkalender). In der Frühling/Herbst-Periode (770 – 221 v. Chr., Entstehungszeit der Klassiker »Neijing«) wurde das Jahr in 5 Perioden zu je 72 Tagen, je ein Yin- und Yang-Abschnitt, 10 Monaten, insgesamt 360 Tagen eingeteilt. Dieser Kalender (1 Jahr hat 10 Monate und 360 Tage) wurde in den späteren Jahrhunderten in China nicht mehr verwendet. Der Begriff Spätsommer wurde geschaffen, um das Modell der fünf Wandlungsphasen zu integrieren. Dieses verursacht nach der allgemeinen Verwendung des Bauernkalenders mit den 12 Monaten einige Verwirrungen: Die letzten 18 Tage jeder Jahreszeit (die 4 Jahreszeiten dauern jeweils eine Periode von 3 Monaten) sind besonders. Der letzte Monat des Sommers im Bauernkalender – Juni – ist bereits Spätsommer. Es wird aber in TCM-Kreisen der Begriff Spätsommer als kein eigentlicher Zeitabschnitt im Jahr (es ist einfach in der Mitte des Jahres) gesehen. (Hao Baohua, Xian, China, ZYX, 2002)

Der neuzeitliche chinesische Bauernkalender ist eine Yin und Yang gemischte Form: 12 Monate und 4 Perioden hat das Jahr, jede Periode hat 3 Monate, jedes Monat hat 30 Tage, das Jahr hat 365 und 1/4 Tage.

- Tagesrhythmus: Pro Organ und Meridian maximal eine Doppelstunde für Aktivität; optimale Zeit für eine Akupunkturtherapie oder Qigong-Übung.

- Monatsrhythmus: In der Vollmond-phase ist Qi-Xue voll, die Muskeln fest; in der Mondabnahmephase sind die Muskeln schwächer, die Meridiane (Gefäße) leerer; daher bei Vollmond nicht tonisieren, bei Mondabnahme nicht sedieren.

- Jahresrhythmus: Nach der Winter-Sonnenwende wird Yang langsam stärker; bei der Sommer-Sonnenwende wird Yin allmählich stärker.

- 60-Jahre-Rhythmus: Die Sonnenaktivität beeinflusst Klima, Vegetation, Leben und Gesundheit.

Spezielle Zeiteinteilungen

Mit Tiangan und Dizhi wird noch heute das Jahr im chinesischen Bauernkalender angegeben. Das Jahr 2004 hat demnach die Bezeichnung Jiashen Nian (T 1, D 9). Erst nach 60 Jahren (2064) wird es wieder ein Jiashen Nian geben. Diese Zeitangabe geht auf eine astronomische Berechnung des Jupiter-Umlaufs (11,86 Jahre) zurück. Da es nicht genau 12 Jahre sind, nahmen die Astronomen im antiken China (Xi Han, westliche Han Dynastie) immer nach 144 Jahren eine Korrektur vor. Die Zeitangabe im Ganzhi (60 Jahre), in Kombination mit dem Umlauf der Sonne (Ji Nian) hat sich bis heute in China gehalten. Es gibt verschiedene Modelle für die Berechnung des Ganzhi-Jahres. Im kombinierten (Ganzhi) Rhythmus von 60 Jahren wird Tiangan 6-mal (10 x 6 = 60) und Dizhi 5-mal vorkommen (12 x 5 = 60). Solche Berechnungen sind wichtig für die so genannte Chronopunktur (Akupunktur nach der energetischen Zeit). (G. Kubiena /F. Ramakers, 2002)

10 Himmelsstämme – Tiangan

Auch Yang-Sui, Yang-Aspekt im Jahr genannt. Das Jahr wird in 5 x 2 Einheiten eingeteilt. Jeder Doppelmonat ist einem Element zugeordnet. Diese Einteilung gibt Hinweise darauf, welchen Einfluss der Himmel auf uns in Bezug auf die 5 Organpaare, also die 5 Wandlungsphasen hat.

中医保健

5 Perioden nach 5 Elementen	Bruder/Yin Yang	10 Gan (1 Monat = 36 Tage)	12 Meridianbezug n. TCM-Uni Lehrbuch China, 2002	Die Endpunkte Jing n. Zhang Qicheng, China, 2002	Reihen-folge	Charakterisierung
Holz/Frühling	Gr. Bruder/Yang	Jia	Gallenblase	G 44	T 1	großer Baum
	Kl. Bruder/Ying	Yi	Leber	Le 1	T 2	Sträucher
Feuer/Sommer	Gr. Bruder/Yang	Bing	Dünndarm, 3 E	Dü 1	T 3	Hitze und Licht der Sonne
	Kl. Bruder/Yin	Ding	Herz, KS	H 9	T 4	Hitze und Licht des Lampions bzw. des Herzens
Erde/ Spätsommer	Gr. Bruder/Yang	Wu	Magen	M 45	T 5	Erde des Berges und des Hügels
	Kl. Bruder/Yin	Ji	Milz	MP 1	T 6	Erde des Bodens
Metall/Herbst	Gr. Bruder/Yang	Geng	Dickdarm	Di 1	T 7	Hartes Metall
	Kl. Bruder/Yin	Xin	Lunge	Lu 11	T 8	Weiches Metall
Wasser/Winter	Gr. Bruder/Yang	Ren	Blase	B 67	T 9	Ozean, große Flüsse, Überschwemmungs-wasser
	Kl. Bruder/Yin	Gui	Niere	N 1	T 10	Wassertropfen, Tau, Wasser des Bächleins

10 Himmelsstämme – Tiangan (Modif. nach Hao Baohua, 2002).

中医保健

12 irdische Zweige – Dizhi

Auch Yin-Su, Yin-Aspekt des Jahres. Beschreibt die Änderung des Jahresrhythmus (12 Zeiten, 6 kosmische, klimatische, jahreszeitliche Energien) in Bezug auf den so genannten Qi-Xue-Fluss in den 12 Meridianen des Menschen.

Biorhythmus, Wuyun Liuqi, 6 kosmische Energien und die 5 Elemente beschreiben die Zu- und Abnahme des Qi der 5 Elemente gemeinsam mit den 6 kosmischen, bioklimatischen Faktoren im Laufe eines Tages und Jahres. Die Tagesperiode beginnt mit Shaoyang in dem Lungen-Meridian Taiyin mit der Atmung. Dieser Biorhythmus wird als Ziwu Liuzhu bezeichnet. 6 kosmische Energien, Ziwu Liuzhu beschreiben, dass in jedem Meridian das Qi und Xue ihre Wirkung haben. In dieser Doppelstunde ist auch das Organ für die Therapie und Beurteilung gut zugänglich.

Abkürzung	Pin Yin f. Di-Zhi	Maximalzeit	Energiefluss der 12 Meridiane	Yin-Yang-Status
D 1	Zi	von 23 – 01	Gallenblasen-Meridian	Shaoyin
D 2	Chou	von 01 – 03	Leber-Meridian	Taiyin
D 3	Yin	von 03 – 05	Lungen-Meridian	Shaoyang
D 4	Mao	von 05 – 07	Dickdarm-Meridian	Yangming
D 5	Chen	von 07 – 09	Magen-Meridian	Taiyang
D 6	Si	von 09 – 11	MP-Meridian	Jueyin
D 7	Wu	von 11 – 13	Herz-Meridian	Shaoyin
D 8	Wei	von 13 – 15	Dünndarm-Meridian	Taiyang
D 9	Shen	von 15 – 17	Blasen-Meridian	Shaoyang
D 10	You	von 17 – 19	Nieren-Meridian	Yangming
D 11	Xu	von 19 – 21	KS-Meridian	Taiyin
D 12	Hai	von 21 – 23	3 E-Meridian	Jueyin

12 irdische Zweige – Dizhi.

中医保健

Die 24 Abschnitte des Jahres

Die Reihung nach der Yin-Yang-Bezeichnung des Jahres ist sehr unterschiedlich in den klassischen Werken.

Die antiken chinesischen Philosophen meinen, dass die Beziehungen zwischen Raum, Zeit und Quantität der Natur folgen und die Regeln von Yin und Yang sind. Die zeitliche Beziehung der Bewegungen der Natur wird mit dem

Wu-Yun Liu-Qi in Reihenfolge	6 Qi-Zustände des Himmels, Liu Qi	Die 24 Abschnitte des Jahres	Bezeichnung nach Yin und Yang	5 Wandlungen des irdischen Qi der Erde, Wu-Yun
Erster Schritt	Wind, Feng	Da Han-Li **Chun**-Yu-Shui- Jing Zhe	**Jueyi**, von starker Kälte des Winters kommt langsam die warme Zeit, das Yin-Qi wird bald erschöpft sein, das Yang-Qi wächst langsam heran.	Wind-Holz, Fengmu
Zweiter Schritt	Feuer, Hou	**Chun Fen**-Qing Ming-Gu Yu-Li **Xia**	**Shaoyin**, noch ein Rest von Kälte, aber das Wetter wird insgesamt allmählich wärmer	König-Feuer, Jun Huo
Dritter Schritt	Sommerhitze, Shu	Xiao Man-Mang Zhong-**Xia Zhi**-Xiao Shu	**Shaoyang**, Änderung von warm zu Hitze	Minister-Feuer, Xiang Huo
Vierter Schritt	Feuchtigkeit, Shi	Da Shu-Li Qiu-Chu Shu-Bai Lu	**Taiyin**, starke Sommerhitze und dampfende Hitze, Gewitter	Feuchtigkeit-Erde, Shi Tu
Fünfter Schritt	Trockenheit, Zao	**Qiu Fen**-Han Lu-Jiang Shuang-Li **Dong**	**Yangming**, das Wetter ändert sich von dampfender Sommerhitze zu trockener, klarer Wetterlage	Trockenheit-Metall, Zao Jin
Sechster Schritt	Kälte, Han	Xiao Xue-Da Xue-**Dong Zhi**-Xiao Han	**Taiyang**, es beginnt die Kälte und sie wird allmählich intensiver	Kälte-Wasser, Han Shui

Die 8 fett gedruckten Abschnitte werden im nächsten Kapitel genauer dargestellt.

中医保健

Tripelsystem treffender beschrieben. Die Ziffer 1 bedeutet Unendlichkeit der Bewegung und Zeit, z. B. das Qi in antiker chinesischer Philosophie. Die Ziffer 2 bedeutet gegensätzliche Aktionen, wie Yin-Qi und Yang-Qi, da wäre in der Welt alles geordnet, begrenzt und stagnierend. Laozi (Daoismus) denkt aber: »Das 1 gebärt das 2, die Begegnung des Yin-Qi und Yang-Qi gebärt das 3 (Himmel, Erde und der Mensch) zwischen Erde und Himmel. Aus Himmel, Erde und Mensch entstehen alle Dinge.« Hier sind der Gedanke der unendlichen Variationsvielfalt der Dinge und die ununterbrochenen Bewegungen verborgen. Die TCM verlässt die Dynamik der Zhouyi, wo der Vielfalt immer eine 2er-Potenz folgt: Eryi (Yin, Yang, Erde, Himmel), Sixiang (4 Himmelsrichtungen, 4 Bilder, mit einem Zentrum, woraus sich die 5 Elemente ergeben), Bagua (8 Trigramme). Die wichtigste Basisziffer in der TCM ist die Drei. Mit der Ziffer 3 im Denkmodell ist das Leben viel besser zu beschreiben.

Die 4 Jahreszeiten

Der Mensch und die Natur bilden eine Einheit, der Körper und die Natur stehen in einer Wechselwirkung zueinander (Tian Ren He Yi, Tian Ren Xiang Ying). Wir durchlaufen zusammen mit der Natur einen Zyklus von vier Jahreszeiten, wobei jede Jahreszeit dabei andere Möglichkeiten bietet. Es gibt keine gute oder schlechte Jahreszeit. Das Yin-Yang-Prinzip der vier Jahreszeiten kann man auch auf unsere Gesundheit umlegen.

Die TCM sieht alles Geschehene und alle Strukturen des Lebens als einen offenen Kreislauf. Es besteht ein permanenter energetischer Austausch zwischen Mensch, Natur und Universum. Da das Prinzip des Lebens rund ist, so soll auch die Gesundheitspflege der Form des Kreises folgen. Im Qigong sind alle Bewegungen rund. Bei Qigong-Übungen wird das Qi mental im so genannten kleinen und großen Kreislauf bewegt. Die mentale Vorstellung der Entspannung führt reflektorisch zur besseren Durchblutung, inneren Ruhe und Steigerung des körperlichen, vegetativen Wohlbefindens.

中医保健

Die Beziehung der 4 Jahreszeiten mit Sonne und Erde

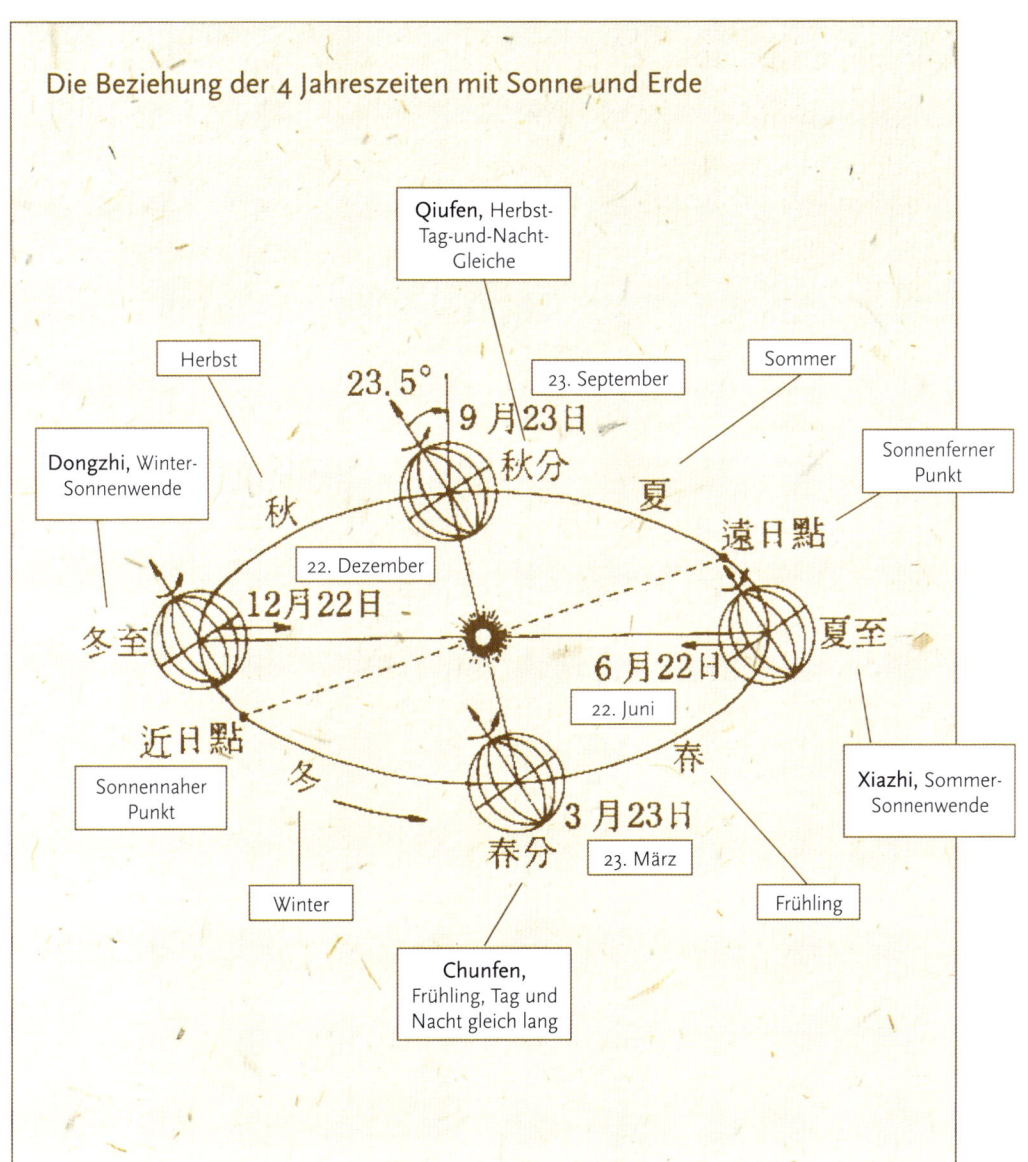

Qiufen, Herbst-Tag-und-Nacht-Gleiche

Herbst

Sommer

23. September

Dongzhi, Winter-Sonnenwende

Sonnenferner Punkt

22. Dezember

Sonnennaher Punkt

Xiazhi, Sommer-Sonnenwende

Winter

Frühling

Chunfen, Frühling, Tag und Nacht gleich lang

23.5°

9月23日 秋分

12月22日

冬至

近日點

秋

夏

遠日點

6月22日

22. Juni

夏至

冬

3月23日

春分

23. März

春

中医保健

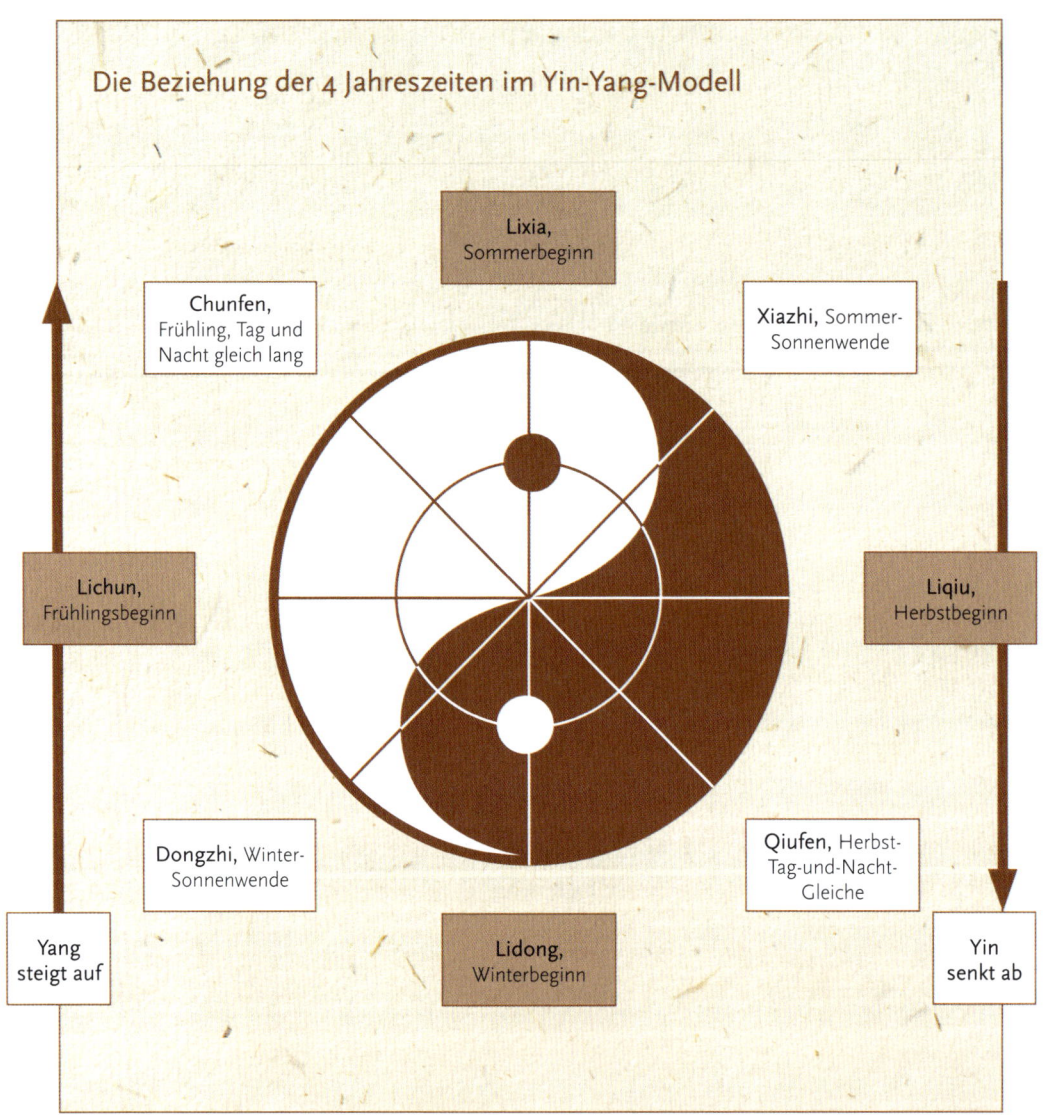

Die Beziehung der 4 Jahreszeiten im Yin-Yang-Modell

Lixia,
Sommerbeginn

Chunfen,
Frühling, Tag und
Nacht gleich lang

Xiazhi, Sommer-
Sonnenwende

Lichun,
Frühlingsbeginn

Liqiu,
Herbstbeginn

Dongzhi, Winter-
Sonnenwende

Qiufen, Herbst-
Tag-und-Nacht-
Gleiche

Yang
steigt auf

Lidong,
Winterbeginn

Yin
senkt ab

Das klassische Taiji-Bild, zwei S-förmig ineinander verschlungene Fische mit Augen.

中医保健

- Anatomie: Ziffer 9 ist der Kopf, Ziffer 1 ist der Schuh, links ist die Ziffer 3, rechts die Ziffer 7, die Ziffern 2 und 4 tragen die Schultern, die Ziffern 6 und 8 sind die Füße, die Ziffer 5 ist die Mitte, der Bauch.

- Die 4 Jahreszeiten (hier das Datum nach unserem Kalender): Im Uhrzeigersinn von Sommer (Xiazhi, Mai, Mittag) nimmt das Yang ab, im Herbst (Qiufen, Juli, Abend) nimmt das Yin zu, im Winter (Dongzhi, November, Mitternacht) nimmt das Yin ab, im Frühling (Chunfen, Februar, Vormittag) nimmt das Yang zu.

- Die 4 ungeraden Zahlen symbolisieren die 4 Jahreszeiten und den Tag- und Nachtrhythmus (Licht und Temperatur). Die geraden Zahlen beginnen mit 2 und ihrem Vielfachen: 2, 4, 8, 6 (da 2 x 8 = 16) wieder zu 2 (da 2 x 6 = 12). Die Addition der gegenüber (die Mitte kreuzend) liegenden Zahlen ergeben immer die Summe 10 (9 + 1, 2 + 8). Die Summe der Yang- und Yinzahlen ohne Zentrum (= 5) multipliziert mit 5 ergeben immer 100.

- Xiazhi: der längste Tag; Dongzhi: die längste Nacht.

Neun Paläste, sechs kosmische Perioden

Das Neun-Paläste-Jiugong und die 6 kosmisch-energetischen, jahreszeitlichen Perioden geben uns eine schöne Übersicht, wie sich die Jahreszeiten, Organfunktionen, Himmelsrichtungen dynamisch verhalten.

Lixia Sommerbeginn 5. – 7. Mai 4 Südost Xun	Xiazhi Sommer- Sonnenwende 21. – 22. Juni 9 Süd Li Herz	Liqiu Herbstbeginn 7. – 9. August 2 Südwest Kun
Chunfen Frühling-Tag-und- Nacht-Gleiche 20. – 23. März 3 Ost Zhen Leber	5 Mitte Milz	Qiufen Herbst-Tag-und- Nacht-Gleiche 22. – 24. September 7 West Dui Lunge
Lichun Frühlingsbeginn 3. – 5. Februar 8 Nordost Gen	Dongzhi Winter- Sonnenwende 21. – 23. Dezember 1 Nord Kan Niere	Lidong Winterbeginn 7. – 8. November 6 Nordwest Qian

Versuch einer Topographie des menschlichen Körpers.

中医保健

Die 24 Abschnitte des chinesischen Jahres nach dem Mondkalender

Dahan: große Kälte	Dashu: große Hitze
Lichun: Frühlingsbeginn	**Liqio:** Herbstbeginn
Yushui: Regenwasser	Chushu: Ende der Hitze
Jingzhe: Erwachen der Insekten	Bailu: weißer Tau
Chunfen: Frühlings-Tag-und-Nacht-Gleiche	**Qiufen:** Herbst-Tag-und-Nacht-Gleiche
Qingming: klares Licht (wichtiges Fest des Totengedenkens)	Hanlu: kalter Tau
Guyu: Getreide-Regen	Shuangjiang: Herabrieseln des Frostes
Lixia: Sommerbeginn	**Lidong:** Winterbeginn
Xiaoman: Ährenbildung	Xiaoxue: mäßiger Schnee
Mangzhong: Körner mit Grannen	Daxue: großer Schnee
Xiazhi: Sommer-Sonnenwende	**Dongzhi:** Winter-Sonnenwende
Xiaoshu: mäßige Hitze	Xiaohan: mäßige Kälte

中医保健

Qi in den 4 Jahreszeiten

Das Qi-Verhalten im 5-Elemente-System ist die Basis der Gesundheitsmaßnahmen nach den vier Jahreszeiten.

Jahreszeit	Frühling, Chun	Sommer, Xia	Spätsommer, Changxia	Herbst, Qiu	Winter, Dong
Organ	Leber, Gan	Herz, Xin	Milz/Pankreas, Pi	Lunge, Fei	Niere, Shen
Dynamik	Entwicklung, Sheng	Wachstum, Zhang	Umwandlung, Hua	Sammeln, Shou	Speichern, Cang
Qi-Höhepunkt	in der Leber	im Herzen	in der Milz/Pankreas	in der Lunge	in der Niere
Qi/Xue Maximum	im Meridiansystem, Jing Mai	in den Sekundärgefäßen, Sun Luo	in der Muskulatur, Ji Rou	in der Haut, Pi Fu	in Knochen und Mark, Gu Sui
Qi-Charakter	Wind, Feng	Hitze, Shu	Feuchtigkeit, Shi	Trockenheit, Zao	Kälte, Han

Zyklus der 5 Elemente, die Analogie mit den Himmelsrichtungen und Jahreszeiten; der Mensch in einer kosmischen Ordnung der Zeit und des Raumes.

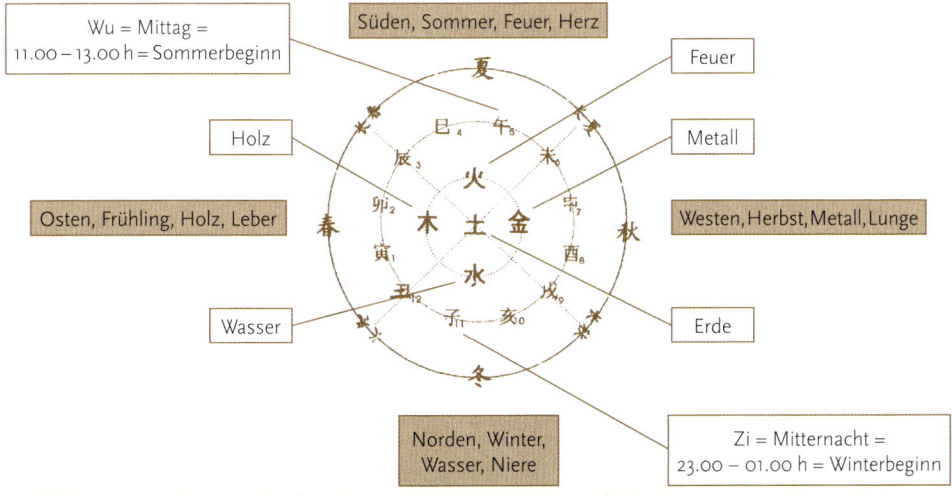

Im Bildzentrum (Seite 77 unten) ist die Erde, im innersten Kreis sind die Elemente Feuer, Metall, Wasser und Holz im Uhrzeigersinn (12 Uhr beginnend) angeordnet. Im Bild befinden sich im mittleren Kreis die chinesische Tageszeiteinteilung (Di-Zhi, irdische Zweige) in Doppelstunden: Ziffer 11 = Zi = Mitternacht = 23 – 01 Uhr = Winterbeginn (entspricht im Mondkalender November), Yin-Maximum, Yang-Beginn; Ziffer 5 = Wu = Mittag = 11 – 13 h = Sommerbeginn (entspricht im Mondkalender dem Mai), Yang-Maximum, Yin-Beginn. Im äußersten Kreis des Bildes sind die vier Jahreszeiten im Uhrzeigersinn (12 Uhr beginnend) zugeordnet: Sommer, Spätsommer, Herbst, Spätherbst, Winter, Spätwinter, Frühling und Spätfrühling.

Dadurch ergibt sich auch das Prinzip der Prophylaxe in der 5-Elemente-Lehre: Jeder, der in Körper, Geist und Seele einigermaßen ausgeglichen ist, kann sich in allen Jahreszeiten wohlfühlen. Doch wenn das Gleichgewicht gestört ist, zum Beispiel in der Leber oder Gallenblase – die dem Element Holz entsprechen, das von der Jahreszeit Frühling regiert wird –, dann hasst man oder bevorzugt man den Frühling. Wenn eine größere Gleichgewichtsstörung im Element Wasser, das heißt in Blase oder Niere, vorliegt, dann hasst man den Winter. So hat man medizinisch einen Anhaltspunkt, wo im Körper eine Störung vorliegt. Aufgrund dieser Erkenntnisse kann man im Frühjahr und Sommer behandeln, um eine »Stärkung des Yangs« zu erzielen; im Herbst und Winter behandeln wir, um das Yin zu stärken. Wiederkehrende Erkrankungen im Winter werden im Sommer prophylaktisch behandelt, wiederkehrende Erkrankungen im Sommer werden im Winter vorbeugend behandelt.

Frühling

Im chinesischen Bauernkalender ist der »Frühling« im 1. bis 3. Monat des Jahres. Das Yin zieht sich in den Körper zurück, es wird schwächer. Das Yang tritt mehr nach außen, es wird stärker. In der 5-Elemente-Lehre haben wir hier den Wind, das Wetter ändert sich rasch. Weitere Charakteristika sind: Kälte (der Rest vom Winter), die Wärme (die Sonne hat wieder mehr Kraft), die Feuchtigkeit (öfter Regen). Im Frühling und Sommer das Yang-Qi stärken, Yin-Qi wird weniger. Der Stoffwechsel erwacht im Frühling. Das Yang-Qi tritt im Frühling mehr vom Körperinneren nach außen, der Puls wird oberflächlicher. Der vermehrte Wind kühlt – der Körper ist anfälliger für akute Störungen, Infektionen oder Epidemien.

Der Stoffwechsel und auch die seelischen Aktivitäten nehmen zu. In der 5-Elemente-Lehre gehört die Leber zum Frühling, daher verstärken sich hier die Symptome der chronischen Lebererkrankung, Depressionen, Symptome mit Blutungen wie Nasenbluten, Hautblutungen, Blutungen im oberen Verdauungstrakt (Leber

中医保健

speichert das Blut). Die Krankheitsanfälligkeit richtet sich natürlich nach dem Konstitutionstyp (Qi-Xue-Mangeltyp; Milzschwäche-Typ, COPD, Asthma bronchiale, Grippe, Rheumatismus).

Im Frühjahr und Sommer soll das Yang gepflegt werden. Man soll sich mehr Zeit nehmen für seelische und körperliche Aktivitäten, später Schlafengehen und früher Aufstehen.

Da der Körper im Winter viel Yang-Qi gespeichert hat, soll man außerdem wenig Hitziges essen. Ganz wichtig ist es, besonders im Frühling darauf zu achten sich nicht zu verkühlen.

Behandlungsvorschläge

Moxibustion (siehe S. 102)

G 39 (3 Cun über Außenknöchel), Hinterrand der Fibula und M 36 am Frühlingsbeginn. Etwas später die Nabelregion moxen.

Akupunktur/Akupressur (siehe S. 122/216)

- Kopfregion: B 2, M 4 (For. infra orb.), PdM, Taiyang, G 20

- Schulter, Rücken: G 21, B 12, B 13, B 18, B 23

- Thorax, Abdomen: KG 17, KG 12, KG 8

- Arme/Beine: KS 6, Di 4, M 36, MP 6, N 3, Le 3, G 37 Guangming (5 Cun über Außenknöchel, Vorderrand der Fibula), N 1

Sommer

Im chinesischen Bauernkalender ist vom 4. bis zum 6. Monat Sommer. In der TCM gibt es auch noch einen Spätsommer, dieser entspricht dem letzten Sommermonat bis zum ersten Herbstmonat (August bis September). Das Yang-Qi erreicht im Sommer das Maximum, Yin-Qi das Minimum. Nach der 5-Elemente-Lehre stehen hier das Feuer und auch die Erde für den Spätsommer. Dem Sommer werden Wachstum-Zhang, Umwandlung-Hua, Hitze-Re und Feuchtigkeit-Shi zugeordnet. Die heißesten Tage des Sommers werden die »3 Fu Tage« genannt (es ist 3 Tage zu heiß, um die Wohnung zu verlassen). Die Gesundheitspflege in der TCM ist im Sommer sehr heikel, denn das Yang-Qi ist jetzt mehr an der Oberfläche, im Körperinneren ist daher weniger Yang-Qi, das Yin-Qi liegt tief verborgen – daher können zu viel kalte Getränke und Nahrung oder zu kalte Umgebung das Yang-Qi im Inneren des Körpers zusätzlich dezimieren! Die physiologische Arbeitstemperatur sinkt. Der starke »Feuer-Typ« soll Zornausbrüche vermeiden. Der starke »Feuchtigkeits-Typ« soll darauf achten, nicht zu viel Süßes und Fettes zu sich zu nehmen. Der »trockene rote Typ« (Yin-Leere- und Lunge-Leere-Typ) fühlt sich im Sommer und Herbst nicht wohl. Er verträgt Trockenheit und Hitze schlecht, neigt zu fieberhaften Erkrankungen. Der Qi- und »Blut-Leere«-Typ kann sich schlecht ans Wetter anpassen, verträgt weder Hitze noch Kälte wirklich gut.

Behandlungsvorschläge

Akupunktur/Akupressur

▶ Qingre Jieshu (Hitze vertreibend): KS 9, Di 11, Di 4, B 54, KS 8, LG 14, G 20. Sedierend, Mikroaderlass oder Guasha-Methode.

▶ Ningxin Anshen (Psychovegetative Beruhigung): H 7, B 15, KG 17

▶ He Zhong Hua Shi (Magen-Darm harmonisierend, Feuchtigkeit vertreibend): M 25, M 36, M 37 (3 Cun distal von M 36), M 39 (Cun distal von M 37), B 20, B 21, KG 12

▶ Fu Zheng Zhu Yang, Dong Bing Xia Zhi (Abwehrkraft stärkend, Winterleiden im Sommer behandeln): B 13, KG 4 Guanyuan (3 Cun distal von Nabel), KG 6 Qihai (1,5 Cun distal vom Nabel), KG 8 Nabel

Herbst

Nach dem chinesischen Bauernkalender gehören zum Herbst die Monate 7, 8 und 9 des Jahres. Es wird langsam kühler. Yin kehrt zum Boden, ein Bild der Ernte und der Klarheit (wie das Element Metall) ist zu sehen. Die Trockenheit dominiert das Bild in der Natur und im Körper (Trockenheit der Haut, der Nase, des Rachens, des Stuhles). Im Herbst beginnt das Yin langsam stärker zu werden. Das Prinzip der Körperpflege in diesen Monaten lautet: Im Herbst und Winter das Yin schützen und aufbauen.

▶ Auf das Yin und das Qi (seelische Ausgeglichenheit, Mäßigung der Emotionen und des Zorns) achten. Versuchen, sich möglichst wenig zu ärgern. Der Patient mit der Yin-Leere-Konstitution soll jetzt die Leber und die Niere stärken, damit er im Frühjahr und Sommer nicht erkrankt bzw. einen eventuellen Rückfall mildern kann. Menschen mit der Yang-Leere-Konstitution soll jetzt milde Wärme zugeführt werden (Wenbu).

▶ Auf die Noxe Trockenheit achten. Über den Tag verteilt öfter kleine Mengen trinken.

▶ Die Lunge (Atmung, Haut, Trockenheit, Verkühlung, Verstopfung. Depression, Reizbarkeit) schonen.

▶ Durch Anwendung von milder Kälte den Körper für den Winter kräftigen. Nicht zu warm anziehen (da im Körper noch Resthitze vom Sommer ist), um nicht durch Schwitzen noch mehr Flüssigkeit zu verlieren. Eine gute Unterstützung in dieser Zeit sind auch Kneipp-Anwendungen. Der Rücken darf nicht entblößt und der Kälte ausgesetzt werden.

▶ Zi Yin Run Fei (Yin und die Lunge anfeuchten): Sesam, Walnüsse, Erdnüsse, Mandeln, Birnen, Orangen, Bananen, Karotten, Rettiche, Tofu, Bohnenkeimlinge essen.

▶ Krysanthementee (leicht süß-gan, bitter-ku, leicht kalt-wei) eignet sich besonders um Hitze abzukühlen und entgiftet.

中医保健

- Zu scharfe, gegrillte, mit starker Hitze zubereitete Speisen meiden. Etwas mehr Saures (regt den Speichelfluss an) essen. Honig, Sesam, Mandelkerne sind mild, süßlich (Milz/ Pankreas zugeordnet) und fördern die Bildung von Körpersäften (Jing). Salziges verursacht Durst, daher meiden! Bitteres wird der Trockenheit zugeordnet und schadet dem Qi und den Körpersäften, daher meiden. Trotzdem ist es wichtig, sich nicht radikal nach einer Diät zu ernähren, da für die richtige Ernährung die Ausgewogenheit nach den 5 Geschmäckern (süß, sauer, salzig, scharf, bitter) wichtig ist.

- Nahrung und Phytotherapeutika mit Eigenschaften wie: heiß-re, warm-wen, scharf-xing, trocken-zao meiden: scharfe Paprika, Knoblauch, Ingwer, Schnäpse etc.

- Mäßiger Sport und Bewegung im Freien, spazieren gehen, wandern, Schattenboxen sind gute Alternativen. Früh aufstehen, früh schlafen gehen. TCM empfiehlt Schlaf zu Zi-Wu-Zeiten (23 – 1 Uhr und 11 – 13 Uhr).

Behandlungsvorschläge

Akupunktur/Akupressur

1. Stärkt die Lunge und schützt vor Husten: B 13, B 38 (2 QF lat. von BWD 4); Lu 9, KG 17;

2. Stärkt den Darm: M 25, B 25, M 37 (6 Cun distal von B 35), M 36;

3. Befeuchtet Yin und Rachen: Lu 10, N 1, Lu 11, N 3, N 6, KG 23;

4. Kräftigt »Atemfunktion« der Niere Na Qi: LG 4, KG 6 (1,5 Cun unter Nabel), Nabel (KG 8), LG 4 (3 Cun unter Nabel), B 23;

5. Macht die Nasenatmung freier, beugt die Verkühlung vor: Di 20, G 20, Di 4, PdM, LG 20, B 12, LG 12 (unter BWD 3);

6. Kräftigt das Rückgrat, reguliert die Lendenmuskulatur: LG 26, B 54, B 60, G 39 (4 QF über Außenknöchel);

7. Befeuchten und Pflegen des Gesichtes: G 14, M 7 (seitlich des Mundwinkels), M 4 (Öffnung an der Gesichtsfläche des Oberkieferknochens unterhalb des Auges), KG 24, M 3 (vor Kieferwinkel, auf Masseter – Kaumuskel), M 2 (bei geschlossenem Mund in einem Grübchen vor dem Proc. artic. mandibulae, unterhalb des Arcus zygomaticus (Jochbeinbogen). Grübchen, wenn Mund offen, Grübchen weg, wenn Mund zu), M 36, MP 6, PdM.

Moxibustion

M 36, KG 4, KG 6, B 23, LG 4

中医保健

Winter

Im chinesischen Bauernkalender ist vom 10. bis 12. Monat des Jahres Winter. In dieser Zeit ist das Yang-Qi am schwächsten, das Yin-Qi am stärksten. Im letzten Monat (12) kippt das Yin-Maximum langsam wieder in Yang um.

Nach den 5 Elementen ist dem Winter Kälte, Wasser, Speichern, Sammeln, Schlummern und Ruhe zugeordnet. Im letzten Monat ist die Yin-Kälte außen am stärksten, im Inneren des Körpers ist das Yin-Qi am schwächsten. Das Yang-Qi ist ganz tief im Körper verborgen. Man neigt dazu, sich in zu warmer Umgebung auf-zuhalten und zu viel von warmer und trockener Nahrung zu essen. Wenn man nicht aufpasst, kann das Yin im Inneren des Körpers dadurch geschwächt werden. Die Folge ist eine Erkran-kung. Personen mit Yang-Leere vertragen den Winter schlecht, sie erkranken leichter im Win-ter. Der Qi-Leere- und Blut-Leere-Typ verträgt Kälte und Hitze nicht. Im Winter sehen wir öf-ters Erkrankungen durch Kältereiz wie Grippe, Bronchitis, Pneumonie und Entgleisungen der Hypertonie und das Auftreten von Herz-Kreis-lauf-Erkrankungen, auch die Neigung zur Ve-nenthrombose nimmt zu.

Wichtig ist das Yin zu schonen: Man sollte sich mehr seelische und körperliche Ruhe gönnen, früh schlafen gehen, später aufstehen. Die Nie-re-Shen soll besonders im Winter geschützt werden.

Behandlungsvorschläge

Akupunktur und Moxibustion

Da im Winter die Qi-Xue-Tendenz in die Tiefe zeigt, soll auch tiefer mit der Nadel gestochen und länger liegen gelassen werden. Im Winter steht die Moxibustion im Vordergrund.

KG 8, KG 4 Guanyuan, M 36, KG 6 Qihai, B 23, LG 14 (C7)

Tuina (siehe S. 114)

▶ Kämmen: Mit 10 Fingern wie mit einem Kamm die Haare zart 100-mal von vorne nach hinten schieben.

▶ Augen: In der Früh beide Augen von links nach rechts und umgekehrt je 14-mal drehen, dann fest zusammendrücken und plötzlich weit öffnen.

▶ Zähne: 36-mal klopfen, Zunge soll minde-stens 3-mal die Zähne massieren, den Spei-chel langsam schlucken bis zum Dantian (KG 6).

▶ Lendenregion: mit warmen Handfläche die B-23-Zone und von hier bis zum Steißbei-nende reiben, dann B 23 klopfen, LWS mobi-lisieren.

▶ Um den Nabel 100-mal reiben.

中医保健

- Bein und Knie: Mit beiden Händen das Bein von Leiste/Hüfte zum Knöchel, dann 20-mal zurück bis zum Warmwerden reiben. Die Kniegelenke mit den Händen je 10-mal im Uhrzeiger- und gegen den Uhrzeigersinn reiben.

- Anus heben, bei Einatmung fest den Anus zusammendrücken, etwas die Luft anhalten, dann lockerlassen und ausatmen, 5- bis 7-mal.

- Fußsohlen massieren.

Zusammenfassung der wichtigsten TCM-Systeme in den Jahreszeiten

Jahreszeit	Frühling Chun	Sommer Xia	Spätsommer Changxia	Herbst Qiu	Winter Dong
Organ	Leber	Herz	Milz/Pankreas	Lunge	Niere
Dynamik	Entwicklung, Sheng	Wachstum, Zhang	Umwandlung, Hua	Sammeln, Shou	Speichern, Cang
Qi Höhepunkt	in der Leber	im Herzen	in der Milz/Pankreas	in der Lunge	in der Niere
Qi/Xue Maximum	im Meridian, Jing Mai	in Sekundärgefäßen – Sun Luo	in der Muskulatur, Ji Rou	in der Haut, Pi Fu	in Knochen und Mark, Gu Sui
Qi-Charakter	Wind, Feng	Hitze, Shu	Feuchtigkeit, Shi	Trockenheit, Zao	Kälte, Han

中医保健

Einige allgemeine Regeln zum gesunden Leben

Leben ist Bewegung und Ruhe

Bewegung ist gesund – wer sich bewegt, altert nicht so schnell. Die Durchblutung, die Muskulatur, die Knochen und Gelenken werden durch Bewegungen gestärkt. Auch die Atmung, die Verdauung und der Kreislauf verlangen nach vernünftiger, wohldosierter Belastung. Nach einer Woche Bettruhe merkt man beim Aufstehen, dass die Beine kraftlos sind und meist fühlt man sich schwindlig. Nach einer mehr als 3-wöchigen Bettruhe wird diese Schwäche der Muskulatur auch deutlich sichtbar – wir sprechen von Inaktivitätsatrophie. Aber auch die geistige Aktivität darf nicht fehlen – nicht nur die Muskelleistung, sondern auch die Hirnleistung wird bei Inaktivität geschwächt.

Im Gegensatz zur geistigen Aktivität, die maßvoll betrieben nur Nutzen bringen kann, muss die sportliche Aktivität dem Alter und der Jahreszeit angepasst sein. Besonders leicht durchführbare Bewegungen sind spazieren gehen und langsames Laufen – dazu sollte man das Baojiangong oder Qiangzhuanggong täglich praktizieren. Wichtig ist auch, dass Bewegung und Ruhe ausgewogen sein müssen.

Genauso ungesund wie zu wenig Bewegung ist zu viel körperliche Anstrengung – Erschöpfung, Atemnot und innere Unruhe sind nicht günstig. Zu schwere, zu rasante Arbeit ist nach Möglichkeit zu vermeiden, da hier die Gefahr von Verletzungen und des Zusammenbruchs besteht. Auch bei starkem Hunger und direkt nach dem Essen soll man Anstrengungen vermeiden.

Ein wichtiger Bestandteil des gesunden Lebens ist die Sexualität. Die TCM sieht in der Zügellosigkeit eine große Gefahr für die Gesundheit. Insbesondere ab dem 60. Lebensjahr soll die Zügellosigkeit mehr Beachtung finden. In drei Fällen ist die Sexualität unbedenklich: Erstens, wenn die Libido natürlich vorhanden ist. Zweites, wenn der Geschlechtsakt völlig natürlich, ohne körperliche und psychische Missempfindungen abläuft. Drittens, wenn auch nach dem Beischlaf keine Beeinträchtigung des Schlafes und der psychischen Verfassung am nächsten Tag bleibt.

中医保健

Kaltwasser-Anwendungen – Kneippen auf chinesisch

Auch Kneipp-Anwendungen werden zur Gesundheitsförderung älterer Menschen empfohlen. Das kalte Wasser reizt die Hautnerven, Gefäße verengen sich, die Durchblutung in der Tiefe nimmt zu, der Stoffwechsel wird aktiver und mehr Wärme wird produziert. Das Kältegefühl am Beginn der Anwendung wird durch eine wohlige Wärme abgelöst. Zusätzlich wird die Abwehrkraft der Haut gestärkt, es kommt zu weniger Verkühlungen, die Schweißausbrüche werden weniger, der Appetit nimmt zu, man schläft besser und fühlt sich psychisch frischer. Am besten beginnt man mit den Kaltwasser-Anwendungen im Sommer und bleibt das ganze Jahr dabei. Wenn man im Winter beginnt, muss man einige besondere Regeln beachten: Zuerst mit kaltem Wasser das Gesicht waschen, dann mit den zuvor warm geriebenen Handflächen das Gesicht massieren und mit dem ins kalte Wasser getauchten Waschlappen auf Hinterkopf, Nase, Wangen, beide Ohren und Nacken hin und her reiben. Danach mit dem kalten Waschlappen den ganzen Körper abfrottieren – nach Reibung der Arme und des Rückens soll man sich sofort ein Hemd anziehen. Anschließend auf der Brust und dem Bauch rasch hin und her reiben. Wenn der Oberkörper warm bekleidet ist, werden dann der Unterleib und die Beine kalt gewaschen. Dazwischen darf man nicht vergessen, den Lappen immer wieder ins kalte Wasser einzutauchen. Anschließend können die Füße mit lauwarmem Wasser gewaschen werden. Der Raum, in dem man »kneippt«, soll warm und ohne Zugluft sein.

Emotionale Ausgeglichenheit

Aus emotionalen Entgleisungen kann eine Disharmonie zwischen Yin und Yang, Blut- und Qi-Zirkulation und eine Funktionsstörung in den Organen entstehen. Die Psyche benötigt die 5 Organe als Basis ihrer Funktion. Die 5 Organe hängen funktionell zusammen. Jede psychische Störung kann Herz, Leber, Lunge, Milz oder Niere treffen. In der Psychosomatik spielen das Herz und die Leber die wichtigste Rolle.

Eine maßvolle emotionale Entladung ist physiologisch notwendig. Sonst können die gewaltsamen emotionalen Stauungen auch zu schweren psychischen und somatischen Störungen führen.

Im Frühling soll man sich auf das Erwachen und das Aufleben der Natur freuen, mehr Ausflüge in die blühende Natur unternehmen. Im Sommer soll man die volle Leistung ausleben – die Hitze wird durch mentale Einstellung: »Ich habe Eis und Schnee im Herzen, daher bin ich ruhig, gelassen, die Hitze kann mich nicht irritieren« gemildert. Im Herbst wird die Sonne schwächer, die Natur beginnt zu ruhen, das Yin nimmt langsam zu. Nun ist eine Reduktion an emotionalen und geistigen Aktivitäten wichtig, man kehrt langsam in sich zurück. Im Winter ist das Yin am stärksten, das Yang ist tief im Körper verborgen – unsere seelische und mentale Aktivität soll stark zurückhaltend agieren.

Tugend-De, als die innere natürliche Kraft

Es ist für den Nicht-Chinesen schwer zu verstehen, dass Tugend und Ethik wichtige Voraussetzungen für ein gesundes Leben sind. So lautet ein weiser Spruch im Qigong: De (Tugend, die natürliche Würde und Kraft) ist die Quelle jeder Übung. Das Wort De steht auch für die natürliche Kraft bzw. die menschliche Natur unseres Körpers. Diese natürliche Kraft kommt nicht automatisch zum Ausdruck.

Der Kluge pflegt Körper und Geist, Natur und Schicksal. Schicksal ist etwas, das wir akzeptieren müssen. Den Körper und seine Grenzen zu akzeptieren heißt, die Natur (Gut und Bös zugleich) zu akzeptieren. Egoismus, Neid, Habgier, Intoleranz und die sieben emotionalen Irritationen sollen vermieden werden. Nur wer seelisch ausgeglichen, gelassen, harmonisch, fröhlich und optimistisch ist, findet auch die richtige innere Ruhe für die Qigong-Übung.

Das ständige Bemühen der eigenen Tugend in Kombination mit Qigong stärkt die innere Kraft. Einige Empfehlungen dazu wären: Spielen mit Kindern; wenn man sich ärgert, sich selbst in den Spiegel schauen; ablenken durch spazieren gehen; sich um familiären Frieden bemühen; sich nicht sofort abschrecken lassen und alles hinwerfen, sondern zuerst in Ruhe nachdenken, genau hinhören und dann tolerant und großzügig reagieren; man sollte sich bemühen, die unangenehmen Dinge des Alltags nicht ganz so ernst zu nehmen.

Wichtig wäre auch das Loslösen von emotionalen Exzessen sowie von gesellschaftlichen, materiellen, leiblichen und sinnlichen Begierden. Ein chinesisches Sprichwort sagt: »Einmal lachen, macht 10 Jahre jünger, einmal am Kummer leiden, macht die Haare grau!« – Humor und Lachen schaden nie.

Es liegt in der Natur, dass einem, wenn man alt wird, öfter da oder dort etwas weh tut. Unser Körper hat aber viele Reserven und kennt viele Wege, um mit kleineren Wehwehchen fertig zu werden.

Die Voraussetzung dafür ist, unter ärztlicher Anleitung, gegen die Krankheiten anzukämpfen und dabei optimistisch und ausdauernd zu bleiben – es ist belegt, dass im Alter bei der Therapie 70 % die Anpassung der Lebensführung ausmacht und nur 30 % die medikamentöse, chirurgische und ärztliche Behandlung.

中医保健

Essen

Wichtig ist auch die Ausgeglichenheit der Nahrung. Die Essenszeiten und die Menge der Mahlzeiten sollen geregelt sein, man soll mehr vegetarische und weniger tierische Nahrung zu sich nehmen. Günstig ist auch eine Mäßigung im Konsum von Fleisch, Alkohol, starken Gewürzen, Süßigkeiten und Speisesalz. Statt Kaffee sollte man viel Tee trinken.

Man kann aus vielen Teesorten wählen: Besonders geeignet sind grüner und schwarzer Tee, Jasmintee, Früchtetee und Malztee. Schwer Verdauliches, Rohes und kalte Speisen soll man selten zu sich nehmen.

Speisen, die in China von älteren Menschen bevorzugt werden

Mais-Brei: süß, neutral, stärkt den mittleren 3 E und den Magen.

Reis-Brei: süß, neutral, stärkt den mittleren 3 E und den Magen, stärkt Essenz-Jing und kühlt die Hitze durch Yin-Leere.

Suppe mit chinesischen Datteln: süß, neutral, schont den mittleren 3E (Magen und Milz/Pankreas), tonisiert das Blut und den Geist-Shen.

Mandel-Tee: herb, süß, leicht bitter, öffnet den Magen und fördert die Qi-Deszendenz, verschönert das Gesicht, wirkt gegen Husten.

Suppe mit weißen Morcheln: süß, etwas kühl, günstig für Qi und Yin, harmonisiert alle 5 Zang-Organe.

Milch: süß, leicht wärmend, stärkt den mittleren 3 E, ergänzt Essenz-Jing und Mark-Sui.

Sellerie: herb, süß, leicht kalt, harmonisiert die Leber und kühlt das Blut-Xue.

Spinat: süß, neutral, kühl, stärkt das Blut-Yang-xue und Shengxue, fördert die Qi-Zirkulation-Xingqi und den Stuhlgang.

Bohnenkeimling (grüne Bohne): süß, neutral, kühl, stärkt die Milz-Jianpi, fördert das Qi-Liqi, fördert die Diurese.

Bohnenkeimling (Soja-Bohne): süß, neutral, stärkt die Milz-Jianpi, fördert das Qi-Liqi.

Gurken: süß, neutral, leicht kühlend, klären die Hitze-Qingre, löschen den Durst, beseitigen innere Unruhe, fördern die Diurese.

Karotte: süß, neutral, stärkt den Magen, stärkt das Blut, senkt den Bluthochdruck.

Weiße Rüben: herb, süß, neutral, fördern die Deszendenz des Qi-Xiaqi, den Verdauungsablauf, stillen den Husten, fördern die Diurese, klären die Hitze-Qingre, fördern die Entgiftung.

Erdnüsse: süß, neutral, bessern den Appetit, regulieren das Blut-Lixue, befeuchten die Lunge-Runfei, fördern die Diurese, sehr nahrhaft, hilfreich bei vielen geriatrischen Erkrankungen.

Energetische Einteilung der Speisen

Die Wirkung der Speisen im Körper wird eingeteilt nach warm-heiß, neutral und kalt-kühl.

▶ **Warm-heiß:** Lammfleisch, Rindfleisch, Huhn, Ziegenmilch, Kuhmilch, Fisch, Zucker, Erdnüsse, Sesam, Sojabohnen, Weizenmehl, chinesische Datteln, Litschi, Mandarinen, Orangen, Äpfel, Lauch, Knoblauch, Beerlauch, Süßkartoffeln, roher Ingwer, Paprika, Pfeffer etc.

▶ **Neutral:** Schweinefleisch, Schweinsleber, Hühnereier, weiße Morcheln, Wasserkastanien, rote Bohnen, Erbsen, Rüben, Spinat, Karotten, Tomaten, Chinakohl, Fisolen etc.

▶ **Kalt-kühl:** Entenfleisch, Enteneier, Honig, Seetang, grüne Bohnen, Wassermelonen, Gurken, Bambussprossen, schwarze Morcheln, Bananen, Birnen, Tofu etc.

Grundsätzliches zur Ernährung

1. Geschmack, Nährwert und Menge immer an den Leistungszustand des Magens/Pankreas anpassen. Die Überbelastung durch zu kräftige Ernährung schadet dem Magen.

2. Die Speisen je nach Gegend, Klima und Jahreszeit anpassen. Im Süden, wo es heiß ist, ist es ratsam, mehr Mildes und Süßes zu essen. In feuchten Gegenden soll man eher Wärmendes und Feuchtigkeit vertreibendes (Ingwer, Paprika etc.) zu sich nehmen. In trockenen Gebirgsgegenden soll man zusätzlich Birnen, Weißmorcheln und Kandiszucker essen. Im Sommer mehr Suppe mit Grünbohnen und Wassermelonen, im Winter mehr Suppe mit Schaf- oder Lammfleisch essen.

Diätempfehlungen

Chronischer Husten

Rauch und Alkohol vermeiden; wenig Scharfes, Würziges essen, um die Bronchien nicht zu reizen; wenig Fettes, Süßes und Speisen, die durch starke Erhitzung zubereitet wurden, denn diese führen leicht zu Schleimvermehrung. Wenig Saures essen, denn das behindert den Schleimauswurf. Wenn der Hustenreiz mit Atemnot verbunden ist, dann auch Meeresfrüchte wie Shrimps, Krabben etc. meiden. Mehr Orangen, Mandarinen, Birnen, Rüben, Tofu essen.

中医保健

Husten

Nicht rauchen, Alkohol nur mäßig, scharf gewürzte Speisen sowie Gegrilltes oder Gebackenes meiden; hingegen viel Gemüse (Rettich) und Obst essen.

Schlaganfall

Stark gewürzte Speisen meiden, wenig Salz, nicht rauchen, Alkohol mäßig, viel Gemüse (Stangensellerie, Spinat, Seegurke, Reissuppe mit Sesam etc.).

Rheumatismus

Wenig Salz, zu saure Speisen vermeiden, bei Gelenkentzündungen auch Schweinefleisch meiden; viel Obst (Äpfel, Orangen, Birnen) – in Südchina empfiehlt man Schlangenfleisch.

Schwäche der Muskulatur

Beispielsweise bei Nervenlähmungen, nach Verletzungen, bei chronischen Gelenkerkrankungen etc.

Suppe mit Rindfleisch, allgemein mehr Fleisch, Bohnen, Gemüse (Fisolen), chinesische Datteln; wenn Symptome der »Yin-Leere« bzw. der Feuchtigkeit und Hitze vorliegen, wenig Fleisch essen und scharf gewürzte Speisen meiden.

Asthma bronchiale bzw. COPD

Mild gewürzte Speisen, wenig Fettes, Süßes, Salziges, Kaltes, Meeresfrüchte und Eier vermeiden; Alkohol- und Nikotinverbot.

Ödemneigung

Wenig Salziges, Fettes, keine Shrimps, Krabben, kein Paprika, Pfeffer, Essig; Alkohol- und Nikotinverbot; mehr Rote Bohnen (Hongdo), Wasserkastanien, Yimi (Semen Coicis), Magerfleisch, Karpfen, Innereien.

Nervöse Herzbeschwerden, Schlafstörung, Spannungskopfschmerz

Keine zu salzigen und keine stark reizenden und würzigen Gerichte, nicht rauchen, mäßig Alkohol, stark konzentrierten Tee und Kaffee meiden; viel Gemüse, Bohnen, Pinienkerne, Äpfel, Litschi, Tee mit chinesischen Datteln (Hongzao) und/oder Lotussamen (Lianzi), Hühner- oder Entensuppe mit Weißmorcheln.

Verstopfung

Meiden von scharfen, starke innere Hitze erzeugenden Speisen (Lauch, Knoblauch, Ingwer), viel Gemüse und Obst (Birne, Banane, Kaki), Sesamöl, Honig, Sesam, Walnuss.

Biorhythmus der Ernährung

Im **Frühjahr** erwacht die Natur, jetzt regiert das Leber-Qi. Um Milz und Pankreas zu schonen, ist es sinnvoll weniger Saures zu essen. Besonders Personen mit Schwäche an Yang-Qi sollen mehr Scharfes, leicht Wärmendes und Süßes essen. Menschen mit inneren Hitzesymptomen durch Schwäche an Yin sollten jedoch leicht Kühlendes wie Birne, Sellerie etc. zu sich nehmen. Wer an chronischen Krankheiten leidet oder sich in Rekonvaleszenz befindet, soll leicht Kühlendes und gut Verdauliches wie Reissuppe, Gemüsebrei oder rote Bohnensuppe essen, sehr Süßes, Geröstetes, Gebackenes, Rohes, Kaltes und schwer Verdauliches aber unbedingt meiden. Wer im Frühjahr zu mehr Kopfschmerzen, Schwindel, Schlafstörungen etc. (das Yang der Leber steigt auf) neigt, soll täglich eine Banane oder Orange und mehr kaliumhaltiges Obst wie Zitronen, Birnen, grüne Bohnen, gezuckerten Selleriesaft zu sich nehmen. Wer im Frühling Probleme mit chronischen Magen-Darm-Beschwerden hat, soll jetzt weniger Suppe aus Schweinefleisch, Hühnerfleisch, Fisch, Rindfleisch sowie Blattspinat, Bohnen, Innereien von Tieren und stark reizende Nahrung essen. Oft haben Menschen mit chronischer Bronchitis in dieser Jahreszeit Beschwerden. In diesem Fall soll der Großteil der Nahrung schleimlösend und für Milz, Niere und Lunge stärkend sein, zum Beispiel Birnen, Orangen, Walnüsse, Honig. Meeresfrüchte, Fettes, Öliges, sehr Süßes, sehr Salziges, auch Pfeffer, scharfer Paprika, Lauch und Knoblauch sollen vermieden werden. Generell sind am Beginn des Frühlings noch erwärmende Nahrung wie Sojabohnen, Sesam, Erdnüsse, Walnüsse angezeigt, um die Kälte besser auszuhalten. Zur Stärkung der Abwehr empfiehlt sich eiweißhaltige Nahrung (Eier, Fische, Shrimps, Rindfleisch, Hühnerfleisch) sowie Gemüse mit hohem Anteil an Vitaminen und Spurenelementen (Chinakohl, grüner Salat, Blumenkohl, Tomaten, Äpfel, Orangen).

Die hohen Temperaturen des **Sommers** führen zu einer reduzierten Verdauungsleistung. Um Beschwerden vorzubeugen soll man wenig würzen. Empfehlenswert sind Bitteres, Scharfes, leicht Kaltes und leicht Verdauliches wie Obst, Gemüse, Tomaten, Melonen, Gurken, Sellerie, Knoblauch und grüne Bohnensuppe. Zu viele eisgekühlte Speisen schaden dem Magen. Durch Schwitzen verliert man Mineralstoffe, die man durch die Nahrung ergänzen muss. Besonders Erdbeeren, Marillen, Pfirsiche, Pflaumen, Gemüse, Lauch, Sellerie sind wichtige Kaliumlieferanten. Unbedingt zu vermeiden sind zu viel Essen und ein Übermaß an Fettem, Süßem und Kaltgetränken.

Im **Herbst** zieht sich das Yang langsam in die Tiefe des Körpers zurück, das Yin beginnt zu dominieren. Anpassungs- und Abwehrkraft sinken, daher erkrankt man vor allem im Magen-Darm-Trakt. Man soll den Konsum an Obst, Gemüse

中医保健

und kalten Getränken einschränken. Mehr Süßes, Kühles wie Birnen, Äpfel, Kürbis, Sesam, Walnüsse, Mandeln, weiße Morcheln etc. sorgen für Wohlbefinden. Wenn die Haut sehr trocken oder der Stuhl sehr fest ist, soll man Bananen und Honig essen. Nicht viel von zu Kaltem, aber auch nicht zu viel Heißes (Schaffleisch, Aal, Paprika, roher Knoblauch, Alkohol) essen.

Im **Winter** ist das Yin stark, das Yang schwach. Das Yang muss man durch Stoffliches aufbauen, schonen. Der Körper ist im »Winterschlaf«. In der TCM soll man diese Ruhezeit nutzen um sich tonisierend zu ernähren. Je nach Konstitutionstyp ist es angebracht, mehr an wärmender (Mais, Sojabohne, Erbsen, Knoblauch, Rettich) oder kühlender (Schaffleisch, Rindfleisch, Hühnerfleisch, Aal, Karpfen, Shrimps, Orangen, Ananas) Nahrung zu sich zu nehmen. Zusätzlich folgende Nahrungs- und Nahrungsergänzungsmittel: Schweinsleber, Rehfleisch, Seegurken, Zwiebel, Ingwer, Morchel, Sesam, Walnuss, Schweinsniere, Ginseng etc.

Schlaf

Biorhythmus des Schlafes

Für einen gesunden und erholsamen Schlaf ist Regelmäßigkeit wichtig – frühes Aufstehen (ca. 6 Uhr) und frühes Schlafengehen (ca. 22 Uhr) sind ideal, wobei man diese Zeiten etwas nach dem Jahresrhythmus variieren kann. Eine Schlafdauer von ungefähr 6 Stunden sollte aber in jedem Fall eingehalten werden. In China halten viele Menschen zusätzlich noch einen Mittagsschlaf (um 13 Uhr) von etwa 1 Stunde.

Frühling und Sommer zählen zum Yang – in diesen Jahreszeiten ist später schlafen gehen und früher aufstehen angesagt. Herbst und Winter werden dem Yin zugeordnet. Im Herbst sollte man früher schlafen gehen und auch früher aufstehen, im Winter früher schlafen gehen, aber später aufstehen.

Hygiene des Schlafes

Eine geeignete Umgebung, ein bequemes, gesundes Bett (der Kopfpolster soll nicht zu hoch sein, die Decke nicht zu warm) sowie die richtige Schlafposition sind die Grundvoraussetzungen für einen guten Schlaf. Bei Einschlafstörungen hilft es, eine Stunde vorher durch einen Spaziergang den Geist zu beruhigen oder eine halbe Stunde vor dem Schlafengehen Qigong zur Entspannung zu praktizieren. Wer mag, kann zusätzlich nach einem warmen Fußbad die Fußsohle (N 1) massieren. Anstrengende körperliche, geistige und emotionale Tätigkeiten sollte man vor dem Schlafengehen vermeiden. Tee, Kaffee oder eine Mahlzeit vor dem Einschlafen beeinträchtigen die Qualität des Schlafes – die letzte leicht verdauliche Mahlzeit soll man spätestens um 16 Uhr zu sich nehmen.

Über die Krankheitsursachen

Äußere klimatische Faktoren wie Wind, Kälte, Hitze, Trockenheit, Feuchtigkeit können, wenn sie sehr intensiv auf den Körper einwirken, Befindlichkeitsstörungen bzw. Krankheiten auslösen. Die äußeren Einflüsse können über die Haut, durch Nase und Mund in den Körper eindringen. Folgen sind oft Kälteschauer, Hitzegefühl, starkes oder überhaupt kein Schwitzen; Zungenbelag (ZB) dünn weißlich, Puls oberflächlich – in der TCM spricht man vom oberflächlichen Syndrom.

Nach Saison bedingt tritt im Frühjahr die Windkrankheit, im Sommer die Hitzekrankheit, im Herbst die Trockenkrankheit und im Winter die Kältekrankheit auf.

Je nach Umgebung kann es in feuchten Regionen zu Ödemen und in heißer Arbeitsumgebung zu Trocken-Hitze-Krankheit kommen.

Eine exogene Noxe kann alleine, aber auch mit anderen gemeinsam auftreten (Verkühlung, Rheumatismus infolge von Wind, Kälte und Feuchtigkeit).

Die Eigenschaft einer Symptomatik kann sich im Verlauf ändern. Zum Beispiel kann aus einem kalten Ödem Hitze (Entzündung) entstehen.

Nach der Befragung die eventuelle Ursache der Störung finden

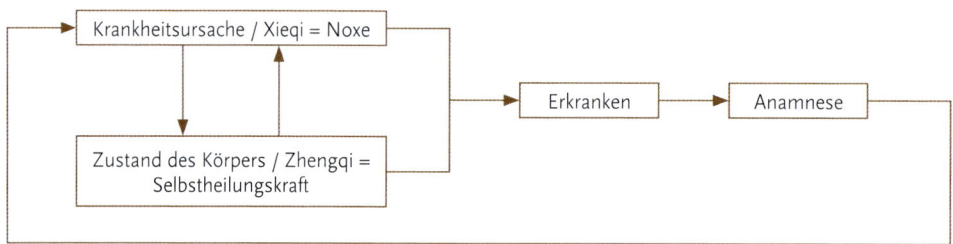

Beispiel: Kopfschmerzen, Nackenschmerzen nach kalter Zugluft (bioklimatische Noxe); Frösteln, Müdigkeit nach intensiver Arbeit oder Stress (Schwächung der Selbstheilungskraft-Zhengqi).

中医保健

Nach Symptomatik und Krankheitszeichen die Ursachen herausfinden

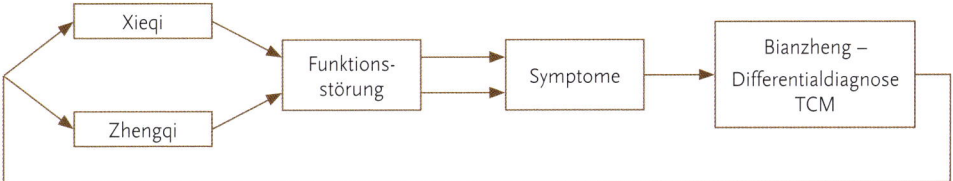

Beispiel: Trockene Schleimhaut, z. B. Bindehaut der Augen spricht eventuell für Hitze von außen (bioklimatisch) oder innen (zu wenig trinken, Flüssigkeitsmangel infolge von Hitze im Körperinneren).

Mangelsyndrome

Die Formulierungen sind zunächst für den Nichtmediziner und mit TCM nicht vertrauten Laien schwer verständlich, wer sich aber längere Zeit mit dem Gesundheitsthema beschäftigt, wird darin viele gute Anregungen finden.

Hier die konzentrierte Darstellung über die Mangel-Syndrome in der TCM: zuerst allgemeine Mangel-Syndrome von Yin-Yang, Xue-Blut und Qi-Vitalenergie, dann die organbezogenen Mangelsyndrome.

Organbezogene Mangelsyndrome

1. Herz- und Nieren-Yin-Mangel, Xinshen yinxu

Palpitation (Herzrasen), Vergesslichkeit, Schlafstörung, wirre Träume, »Katergefühl« in Kreuz-Knie-Regionen, Gewichtsabnahme, leichtes Schwitzen, Mund-Rachen-Trockenheit. Bei Yin-Mangel in der Niere fehlt dem Körper die Ernährung, dadurch das Bild der Hitze durch Leere (Xure). Klinisch sehen wir Kreuz- und Knieschmerzen, Kraftlosigkeit, Tinnitus, Vertigo

Yin-Mangel-, Yang-Mangel-Syndrome

Parameter	Yin-Mangel (Yangxu)	Yang-Mangel (Yinxu)
Ursache	relativer Yang-Hitze-Überschuss durch Mangel an kühlendem Yin	relativer Yin-Kälte-Überschuss durch Mangel an wärmendem Yang (Erschöpfung)
Typisch	kraftlose Unruhe	müde, kraftlos, Kältegefühl
Schwitzen	Nachtschweiß	spontane kalte Schweißausbrüche
Bewegung	kraftlos, leer, schnell	kraftlos, leer, langsam
Sprache	leise, schnell	leise, langsam
Wärme	unangenehm	angenehm
Kälte	angenehm	unangenehm
Zungenkörper	dünn, rot	geschwollen, schlaff, blass
Zungenbelag	dünn oder fehlend, gelblich	dünn, weiß, feucht
Puls	kraftlos, schnell	kraftlos, langsam
Behandlung	Yin stärken und nähren. Tonisierende Behandlung, KEIN Moxa! Pharmatherapie und Ruhe. Nieren stärkende Punkte: B 23, N 3	tonisierende Technik und Wärmezufuhr – Moxa obligat, z. B. auf LG 4, KG 4, KG 6

(Schwindel), Zahnlockerung, Haarausfall, Potenz- und Mensesstörungen, Schlaflosigkeit, Vergesslichkeit, Trockenheit in Mund und Rachen, Hitzegefühl der 5 Herzen (Zentrum: Handfläche, Fußsohle, Herzgegend), starkes Schwitzen, Hitzegefühl, Gewichtsverlust, ZK trocken, rötlich, ZB wenig bis fehlend, Puls dünn und schnell. Oft bei Übermüdung, Erschöpfung, nach langer Krankheit (viel vom Yin der Niere verbraucht), im Spätstadium einer fieberhaften Erkrankung (Hitze verbraucht viel Yin der Niere), nach sexuellen Exzessen. Bei Yin-Mangel des Herzens ist auch ein Bild der Hitze durch Leere (Xure) wie oben zu sehen, zusätzlich noch innere Unruhe (Herz), Palpitationen (Herz). Die Ursache hier sind seelische

中医保健

Qi-Mangel- bzw. Xue-Mangel-Syndrom

Syndrom	Typisch	Puls	Zungen-körper	Zungen-belag	Gesicht	Therapie
Qi-Mangel Qixu	müde, lustlos, untertags Schweißausbrüche durch mangelnde Porenkontrolle, Organ-Insuffizienz; meist bei angeborener Konstitutionsschwäche, alte Menschen oder nach langer Krankheit, nach Stress	kraftlos	blass	dünn	blass, leuchtend	Qi-tonisierende Technik, Moxa: KG 4, KG 6, M 36, MP 6, postpartales Qi der Milz und Magen stärkend: B 20, MP 6, KG 12
Blut-Mangel Xuexu	müde, mangelndes Selbstwertgefühl, Zittern, Unruhe; meist durch seelisch-körperlichen Stress, im Alter, bei Milz/Magen-Störung oder nach starkem Blutverlust	leer, rau	blass	dünn	blass, glanzlos	das Blut stärken: B 17, MP 10, MP und M: MP 6, B 20, M 36

und emotionale Überanstrengungen bzw. auch Erkrankungen, die zu Yin-Mangel in der Leber bzw. Niere führen.

▶ Bei Yang-Mangel in der Niere (Shenyangxu) treten Gesichtsblässe oder dunkel verfärbtes Gesicht, Kreuz- und/oder Knieschmerzen und »Katergefühl« auf, auch kalte Hände und Füße, besonders Kälte an den Beinen, Müdigkeit, Potenzstörung, Ejakulatio praecox, Frigidität und Fertilitätsstörung bei Frauen oder dünner Stuhl,

morgendlicher Durchfall, Pollakisurie (häufige Entleerung kleiner Harnmengen), Nykturie (vermehrtes, nächtliches Wasserlassen) kommen vor. Der ZK ist blass, der ZB weißlich, der Puls tief, dünn und kraftlos, besonders an der Position Lu 7. Ursache hierfür sind oft eine angeborene Yang-Schwäche, hohes Alter, schwere Krankheit oder Stress. Typisch ist hier die Reduktion der Sexualität und Fortpflanzung, gleichzeitig Kälte an Armen und Beinen, Knien und in der Lumbalregion, also Zeichen von Kälte durch Leere (Xuhan). Wenn im Krankheitsbild Ödeme vorkommen (Shenxushuifan), dann spricht das für ein weiteres Fortschreiten des Shenyangxu. Shenyang wird auch als Lebens-Feuer (Ming men zhi huo), die Basis des Yang-Qi im Körper, angesehen. Es fördert die Organfunktion, den Stoffwechsel und schränkt die Kälte im Körper ein. In Form des Qi gelangt das Yang der Niere im Körper überall hin. Starke Vitalität ist durch starkes Yang der Niere begründet. Wenig Yang in der Niere bedeutet Schwäche. Wenn das Nieren-Yang erschöpft ist, bedeutet das den Tod. Im Reifeprozess vom Kind zum Erwachsenen tritt ein Nieren-Yang-Mangel auf. Auch im Alter kommt es wieder zu einem Nieren-Yang-Mangel, weil die Essenz der Niere (Jing-Qi) physiologisch bedingt immer weniger wird. Die TCM empfiehlt bei krankheits- oder altersbedingtem Nieren-Yang-Mangel erwärmende Nahrung wie Rind, Schaf, Ingwer und Speisen durch die Essenz und Yin der Niere gestärkt werden.

▶ Von Yang-Fülle der Niere, Yin-Fülle der Niere wird allgemein nicht gesprochen.

▶ Essenz-Mangel der Niere (Shenjingbuzu) äußert sich bei Kindern in Reifungsstörungen und bei Erwachsenen durch Abnahme der Sexualität und vorzeitiger Alterung.

▶ Ein Kennzeichen von Yin-Mangel in der Niere (Shenyinxu) ist das Fehlen der Symptome vom Bild der Hitze bei Leere (Xure). Bei Störung der Qi-Haltefunktion in der Niere (Shenqibugu) sehen wir Miktionsstörungen (Probleme beim Harnlassen), Pollutionen (Samenerguss im Schlaf), Ejaculatio praecox und Fluor albus (Weißfluss). Bei sehr fortgeschrittenem Yin-Mangel in der Niere haben wir das prognostisch sehr ernste Bild der Shenbunaqi, Ruhedyspnoe (Atemnot) mit blassem ZK und tiefem und dünnem Puls.

2. Aufsteigendes Leber-Yang, Ganyang Shangkang

Führt zu: Vertigo (Schwindel), Spannungskopfschmerzen, Tinnitus, gerötete Augen und gerötetes Gesicht, Palpitation, Mundgeschmack, trockener Rachen, Vergesslichkeit, Ungeduld, Zornausbrüche, Rückenschmerzen, »Kopf schwer, Füße leicht«, roten ZK, kein Belag, zarter und schneller Puls. Es liegt der Zustand des Yin-Mangels in der Leber und in der Niere vor, so dass das Yang der Leber »ungezügelt« aufsteigen kann. Typische Zeichen der Ganyang shangkang sind ein Bild der Fülle oben am (schweren) Kopf (Cephalaea, Tinnitus, Augensymptome) und der Leere unten (leichte, kraftlose, Beine, Lumbalgie). Bei Yin-Mangel (Yin-Flüssigkeit) in der Leber (Ganyixu) kommt es zu einem Kontrollverlust von Yang und somit zu einem Bild der Hitze (Xure). Die Ursachen liegen in emotionaler Blockierung, Depression – dieses gestaute Qi wird in Hitze umgewandelt. Auch

中医保健

im Spätstadium einer fieberhaften Erkrankung oder bei Yin-Mangel in der Niere kann es zum Mangel an Yin in der Leber kommen. Typische Zeichen zeigen sich hier an Kopf, Augen, Sehnen, Muskeln und durch das Bild der inneren Hitze durch Yin-Mangel.

▶ Qi-Stagnation in der Leber (Ganyuqixie) führt zu Depressionen, Druckschmerzen in den Flanken beziehungsweise im Epigastrium (Magengrube) oder einem »Globusgefühl«. Der Grund dafür ist die gestörte »Verteilungsfunktion der Leber« (Shuxie). Die Symptome (wie Depression, Druckgefühl bzw. Schmerzen im Oberbauch bzw. der Flankenregion, Regelstörungen und Brustschmerzen bei Frauen) sind stark von Emotionen abhängig. Ausgelöst werden sie meist durch seelische Belastungen oder durch Leber schädigende Noxen. Weitere typische Symptome sind Dysmenorrhoe (schmerzhafte Menstruation), dünn weißlicher ZB und sehniger Puls.

3. Herz-Milz-Mangel, Xinpi liangxu

Zeichen hierfür sind Palpitation (Herzklopfen), Vergesslichkeit, Schlafstörung (wirre Träume, unruhiger, leichter Schlaf), Blässe an Gesicht und Lippen, Zahnabdrücke am Zungenrand, zarter und schneller Puls, dünner Stuhl. Man fühlt sich kraftlos und isst wenig. Bei Yin-Mangel im Herzen (Xinyinxu) kommt es zu innerer Unruhe, Palpitationen, Schlafstörungen und den Zeichen von Yin-Mangel. Meist treten diese Krankheitssymptome durch psychische oder geistige Überanstrengung, im Spätstadium einer fieberhaften Erkrankung oder infolge einer Erkrankung auf, in deren Verlauf das Yin in Leber oder Niere stark reduziert wurde. Bei Yin-Mangel in der Milz (Piyinxu) leidet man entweder an einem Leerezustand der Körpersäfte (Jinye) oder des Blutes (Xue). Bei Erkrankung der Milz unterscheidet die TCM zwischen Störungen in Yin-Qi (Blut der Milz, Säfte der Milz) und Yang-Qi (ist Qi der Milz oder Yang der Milz). Klinisch öfter ist ein Auftreten des Qi-Mangels (Piqixu) oder Yang-Mangels der Milz (Piyangxu). Typisch hier ist Appetitlosigkeit, schlechte Verdauung, Aufstoßen, Magengeräusche, Magenschmerzen, Mundtrockenheit, zu fester Stuhl, starkes Abmagern. Der ZK ist rot und trocken, der ZB gelblich bis fehlend, der Puls ist zart und schnell. Typisch für diese Art von Erkrankung ist, dass sie sich langsam entwickelt.

▶ Bei Blut-Mangel im Herzen (Xinxuexu) treten Palpitationen, Vertigo, Schlafstörungen, wirre Träume, Vergesslichkeit, Gesichtsblässe und/oder Blässe an Zunge und Lippen auf, der ZK ist blass, der Puls dünn und zart. Die Organe werden nicht ausreichend mit Blut versorgt, daher ergibt sich auch das typische Bild der Blutleere, Palpitation und Schlafstörung. Die Ursache dafür liegt in einer Störung infolge mangelhafter Milz-Funktion, Erkrankungen mit Blutverlust.

▶ Qi-Mangel im Herzen (Xinqixu) tritt meist bei Personen mit angeborener Schwäche, im Alter oder nach langer Erkrankung auf. Es kommt zu Palpitationen, Schlafstörungen, Kurzatmigkeit, Müdigkeit, Gesichtsblässe. Man schwitzt leicht, der ZK ist blass, der Puls leer. Ganz typisch ist hier eine Zunahme der Symptome nach Anstrengungen.

▶ Bei Yang-Mangel im Herzen sehen wir Palpitationen, Druckgefühl, Schmerzen in der Brust, Kurzatmigkeit, schwitzt leicht, Kältescheu, Gesichtsblässe oder Lippenzyanose (blaue Färbung), ZK blass, dick, eventuell leicht zyanotisch, ZB weißlich, glitschig, Puls zart bzw. knotig. Hier ist eine Verschlechterung des Bildes des Qi-Mangels im Herzen (Xinqixu). Typisch hier Palpitation, Druckgefühl bzw. Schmerzen in der Brust und das Bild des Yang-Mangels (Yangxu).

▶ Qi-Mangel der Milz (Piqixu) entsteht meist infolge von Diätfehlern, nach psychischer oder physischer Überbelastung, bei einer angeborenen Konstitutionsschwäche, im Alter, aber auch nach langer Krankheit. Typisch sind hier, dass der Patient nur wenig essen kann, nach dem Essen unter Blähungen und dünnem bis wässrigem Stuhl leidet. Meteorismus (Blähsucht), Niedergeschlagenheit, müde Glieder, fahle Gesichtsfarbe, Gewichtsverlust sowie Ödeme, ein blasser ZK, ein weißlicher ZB und ein langsamer, schwacher Puls zählen ebenso zu den typischen Zeichen eines Qi-Mangels der Milz.

▶ Bei Yang-Mangel der Milz (Piyangxu) sehen wir klinisch, dass der Patient nur wenig an Essen vertragen kann. Er leidet unter chronischen Bauchschmerzen, Frösteln, kalten Händen und Füßen, flacher Atmung, Gesichtsblässe. Das Gesicht ist geschwollen, man hat wenig Durst (daher auch wenig Harn), der Stuhl ist dünn bis wässrig, eventuell kommt es zu Ödemen. Der Puls ist tief, langsam und kraftlos. Bei Frauen kann es manchmal auch zu Fluor albus (Weißfluss) kommen. Der ZK ist blass, dick und eventuell mit Zahnabdrücken am Rand, der ZB ist weiß, glitschig. Dieses Bild der Milz-Yang-Schwäche entsteht meist auf Basis einer Milz-Qi-Schwäche, kann aber auch durch Diätfehler, zu vielen »kalt« wirkenden Medikamenten (zum Beispiel TCM-Drogen) oder auch auf Grund eines Yang-Mangels der Niere entstehen. Typisch sind Zeichen der Schwäche in der Verdauung und Kältezeichen infolge von Leere (Xu-han).

▶ Qi-Senkung der Milz (Piqixiaxian) führt zu Magerkeit (wenig essen), Gesichtsblässe, Kurzatmigkeit, leiser Stimme, Augenflimmern, Müdigkeit, Kraftlosigkeit, Vertigo, Blähungen, dünnem Stuhl, Diarrhoe, Prolapsus ani (Analvorfall), uteri, Metrorrhagie (Blutung außerhalb der Menstruation). Der ZK zeigt sich blass, mit Zahneindrücken am Zungenrand, der Puls ist dünn und zart kraftlos. Zu einer solchen Störung kommt es meist nach körperlichem Stress oder bei Vielgebärenden.

中医保健

▸ Bei <u>Kontrollverlust des Blutes durch Milzstörung (Pibutongxue)</u> kommt es zu Blutaustritten wie Nasenbluten, Stuhl mit Blut und auch zu Zeichen von Qi- oder Yin-Mangel in der Milz.

▸ Bei <u>Feuchtigkeit der Qi-geschwächten Milz (Pixushi)</u> gibt es sowohl Zeichen von Milz-Leere (Qi und Yang) als auch Wasseransammlungen im Körper (wie etwa Ödeme in den Beinen). Dünner Stuhl, am Körper ein Gefühl wie Eingewickeltsein, Fluor albus, ZK blass, dick, ZB weißlich, glitschig, Puls langsam.

▸ Von <u>Yang-Fülle, Yin-Fülle, Qi-Fülle</u> wird nicht gesprochen.

4. Nieren-Yang-Mangel, Shenyangxu

Zeichen hierfür sind unter anderem Schwäche und Kältezeichen im Kreuz und in der Knieregion, Potenzstörungen, Fruchtbarkeitsstörungen, Vertigo, Depressionen und Gesichtsblässe.

Sie treten im hohen Alter, bei Übermüdung und im Rahmen chronischer Leiden auf oder bei angeborener Schwäche.

Ganz typisch für <u>Nieren-Yang-Mangel (Shenyangxu)</u> sind Zeichen der sexuellen Unterfunktion, der mangelhaften Erwärmung (= Hauptsymptom von Yangxu) und zusätzlich Zeichen der mangelhaften Umwandlungsfunktion. In der TCM spricht man auch von Kälte infolge der Leere (Xuhan). Auch nach langer Krankheit oder nach sexuellen Exzessen kann es zu Yang-Verschleiß, Organstörungen und Schädigung des Yangs der Niere kommen.

5. Qi-Stagnation und Tan-Blockade, Qiyutanjie:

Dies führt zu Depressionen, innerer Unruhe, Druck- und Spannungsgefühl in der Brust und Flankenregion sowie Druck am Oberbauch. Man muss öfter Aufstoßen, ist müde und hat kaum Appetit. Der ZK ist blass, der ZB weißlich. Der Puls ist sehnig bzw. schlüpfrig.

中医保健

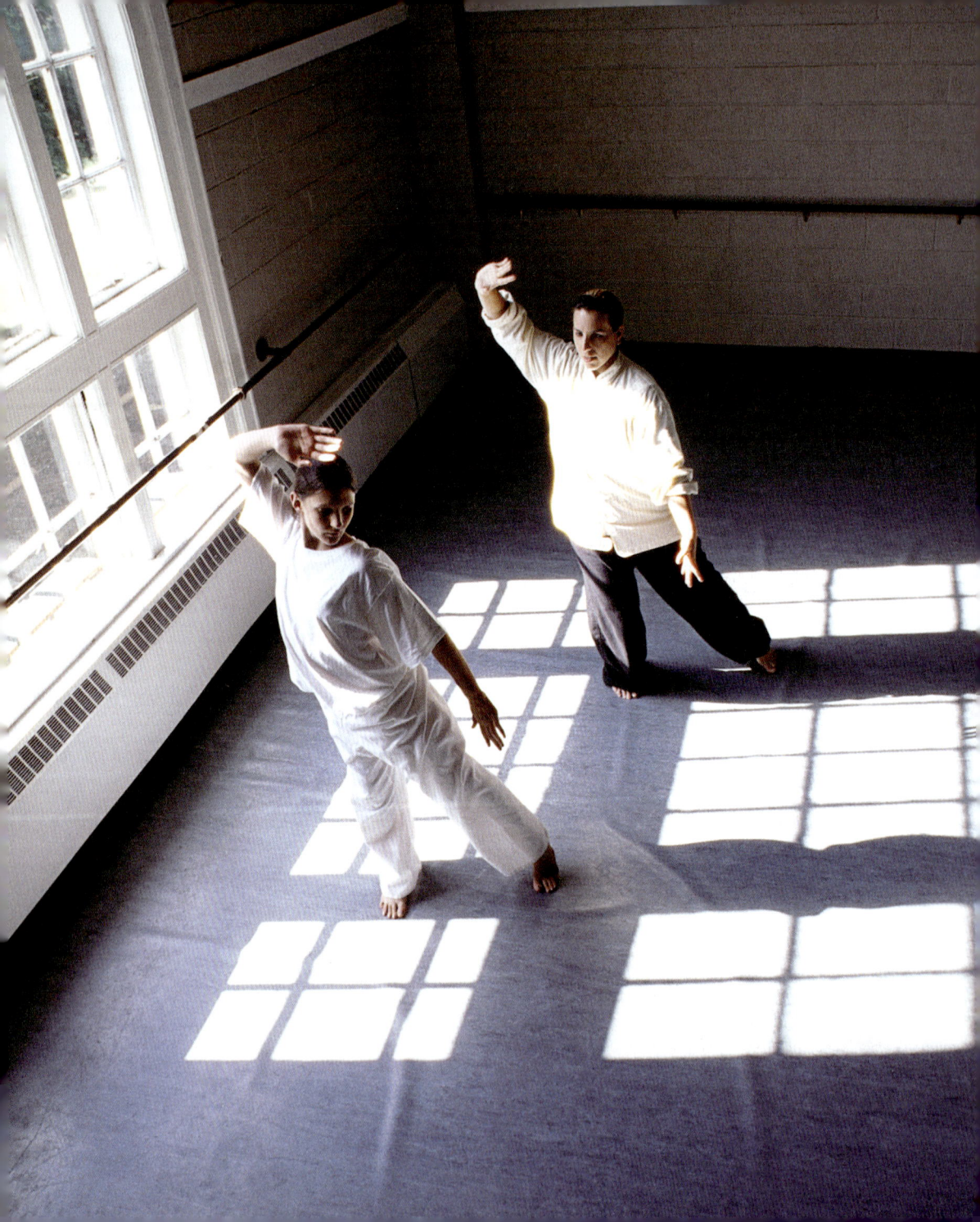

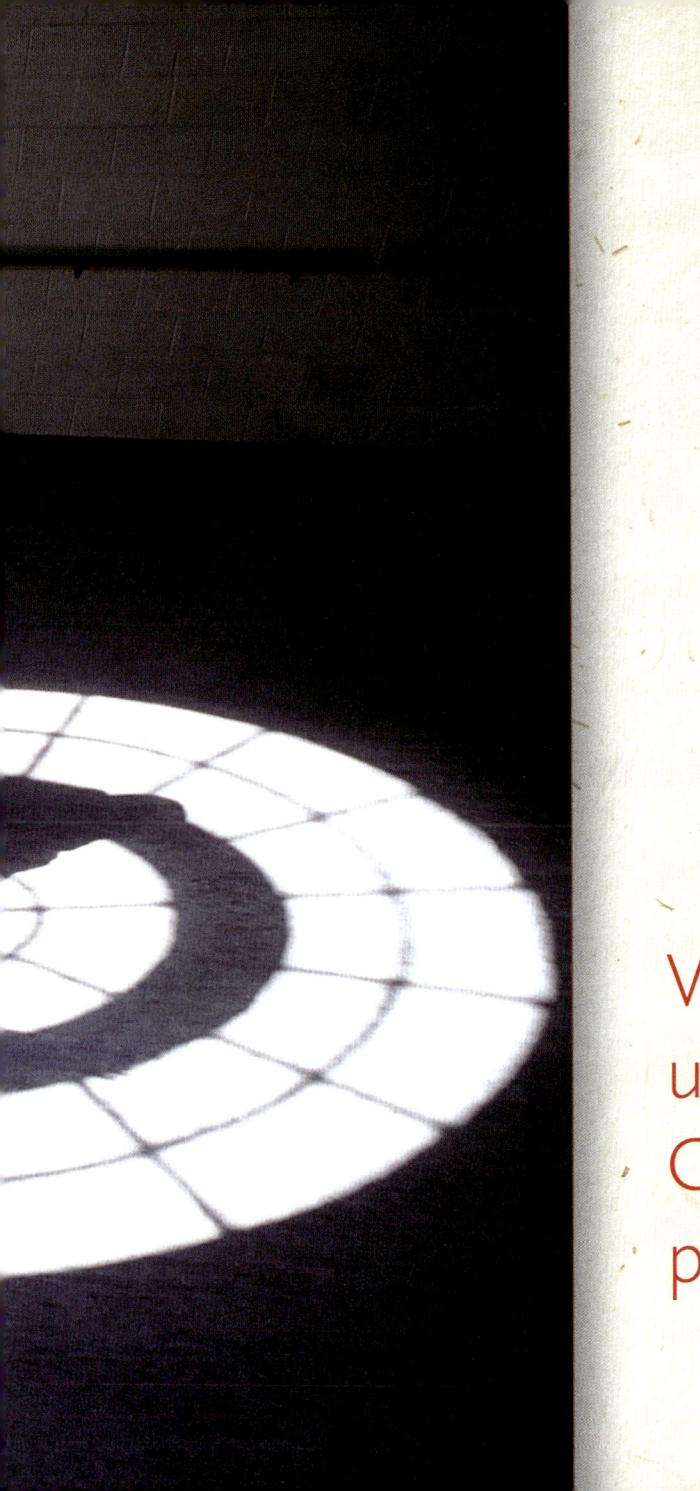

Vorbeugung und Gesundheits-pflege

Techniken der Gesundheitspflege und Behandlung

Moxibustion – Aijiu

Das chinesische Wort für Akupunktur, Zhen Jiu, bedeutet »stechen und brennen von Moxa« – ein Hinweis, dass in China die Akupunktur und die so genannte Moxibustion eng zusammengehören. Die lokale Erwärmung eines Akupunkturareals nennt man Moxibustion. Moxa ist getrocknetes Wermutkraut oder getrockneter Beifuß. In China ist es als Moxawolle, Moxazigarre, Moxakegel oder raucharmer Moxastift im Handel erhältlich. Einmal gezündet, glost Moxa regelmäßig weiter, ähnlich einer Zigarette. Dem Moxa werden oft aromatische Stoffe beigemengt, welche bei der Verbrennung im Rauch enthaltene ätherische Öle an die Haut abgeben. Die Moxibustion ist – wie die Massage – älter als die Nadelakupunktur. Die Moxibustion kann auch der Laie selbst, nach Rücksprache mit seinem Arzt, anwenden; bei allen Störungen, wenn lokale Wärme als angenehm empfunden wird. In der TCM sprechen wir von »Kälte-Symptomatik«, sie verlangt nach Moxibustion. Die Wärme durch das Abbrennen von getrocknetem Beifuß (Artemesia vulgaris, Aiye) in Form einer Zigarre wird genau über eine Akupunkturzone gehalten. Eine lokale Rötung und ein angenehmes Wärmegefühl sind die Folgen. Dieser Wärmereiz wird noch durch den aromatischen Rauch verstärkt und wirkt lokal wie eine Jontophorese (eine Form der physikalischen Therapie, wo mit Elektrode und Strom schmerzlindernde Stoffe ins Gewebe gebracht werden). Im Westen hat sich die Moxibustion wegen der für viele sehr fremden und unangenehmen Gerüche und des Rauches nicht durchgesetzt. Für China ist der Moxageruch das typische Kennzeichen einer Akupunkturambulanz.

In gewissen Fällen, wenn eine lokale Erwärmung und überhaupt eine so genannte »tonisierende« Behandlung, wie z. B. bei manchen Arthrosen, angezeigt ist, kann der Patient selbst die bestimmte, angegebene Hautstelle mit Moxa erwärmen. Es ist streng darauf zu achten, die Haut nicht zu verbrennen. Behandlungsdauer pro Punkt etwa 5 Minuten.

Wirkung und Indikation

Der Moxibustion entspricht etwa die lokale Wärmetherapie. Diese Behandlung verbessert die Durchblutung und den Stoffwechsel. Sie regt reflektorisch die Organfunktion und das Immunsystem an. Nach der chinesischen Medizin wirkt sie ähnlich wie Akupunktur und Tuina über die Meridianpunkte und das Meridiansystem, um Funktionsstörungen zu regulieren.

中医保健

Indikationen:

▶ Erwärmt Meridiane und vertreibt die Kälte, belebt die Durchblutung und beseitigt den rheumatischen Schmerz (Krankheiten mit Blutzirkulationsstörung und Kältesymptomatik wie Rheuma mit Wind-Kälte und Feuchtigkeitssymptomatik, Dysmenorrhoe etc.).

▶ Beseitigt die Symptomatik durch äußeren Wind- und Kälteeinfluss und erwärmt den mittleren Erwärmer (Grippe, Verkühlungen, Erbrechen, Bauchschmerzen, Durchfälle mit Kältesymptomatik im mittleren Erwärmer).

▶ Das Yang erwärmen, das Mangelsyndrom ergänzen, z. B. Yang-Leere der Niere und der Milz, chronische Durchfälle, Harninkontinenz, Impotenz, Kollaps und Schock.

▶ Stärkt den mittleren Erwärmer, hilft bei Gastroptose (Magensenkung), Wanderniere, Uterusprolaps, Analprolaps, Menorrhagie (verlängerte Menstruation) etc.

▶ Kräftigung. Häufiges Behandeln der Punkte KG 4, KG 6, LG 4, M 36 und KG 12 kann Krankheiten vorbeugen.

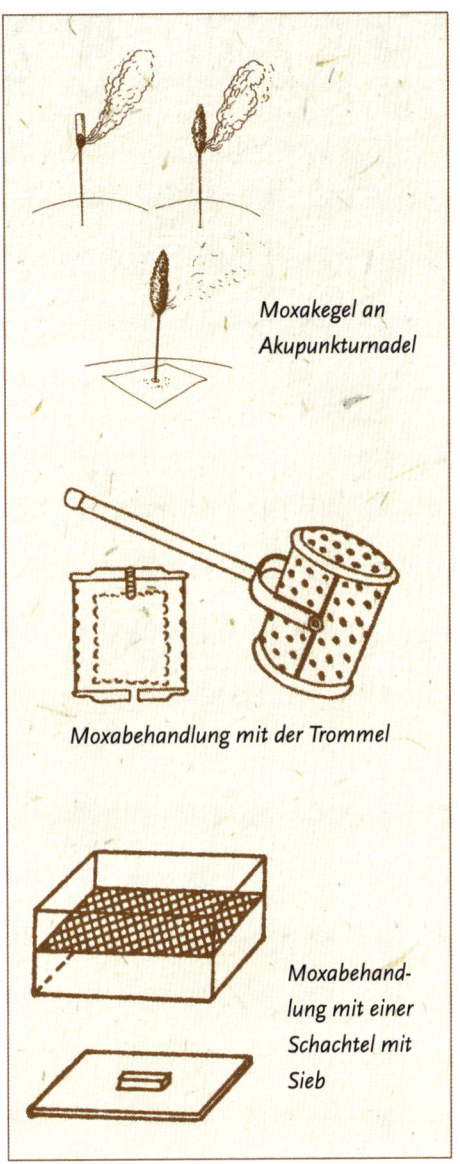

Moxakegel an Akupunkturnadel

Moxabehandlung mit der Trommel

Moxabehandlung mit einer Schachtel mit Sieb

中医保健

Kontraindikation

- Bestimmte Punkte dürfen nicht mit Moxa behandelt werden: über großen Gefäßen, das Gesicht oder in der Nähe von Sinnesorganen und lebenswichtigen Organen. Auch der Bauch und der Lendenbereich einer schwangeren Frau sind kontraindiziert. Stark behaarte Stellen auslassen.

- Fieberhafte Erkrankungen, Hitzesymptomatik, Füllesymptomatik mit Hitze.

- Nicht behandeln bei starker Ermüdung, Erschöpfung, psychischer Erregung, alkoholisiertem Zustand (gilt auch für Massagen).

- Allergische Reaktionen auf Rauch. Wer aufgrund der Krankheit, der bisherigen physikalischen Therapie oder infolge bestimmter Medikamente sehr empfindliche Haut hat, soll auch auf Moxa verzichten.

- Über den Kopf nur sehr sorgsam lokal erwärmen.

Anwendung

- Der Patient muss eine stabile angenehme Körperhaltung während der Behandlung einnehmen.

- Die Reaktion der Haut genau beachten. Es soll nicht mehr als eine Rötung der Haut entstehen.

- Darauf achten, dass es nicht durch herunterfallende Moxaasche zu einer Hautverbrennung oder Beschädigung von den Kleidern kommt.

- Die Moxazigarre muss nach dem Gebrauch richtig gelagert werden.

Durchführung

Erwärmung des gewünschten Hautareals durch wiederholte Annäherung (kreisen, picken oder in konstanter Höhe bleiben) der Zigarre, ca. 5 – 10 Minuten, insgesamt etwa 20 Minuten. Moxazigarren sind in Apotheken und Reformkaufhäusern erhältlich.

Die Moxakegel auf eine etwa 0,5 cm dicke, 2 cm im Durchmesser messende, aus Ingwer- oder Knoblauchscheiben bestehende Isolierschicht legen. Auch hier darauf achten, dass nur eine angenehme Erwärmung zur Rötung der Haut führt. In China wird noch eine Isolierschicht aus Kräutern und anderem Material verwendet.

中医保健

Es gibt auch Geräte wie die Moxabox oder Moxakammer für die Moxibustion. Die Wärme und der Rauch kommen aus diesem Gerät. Die Moxakegel können während einer Akupunkturbehandlung durch den Arzt auch auf die Nadeln gesteckt werden, die die Wärme weiterleiten.

Es gibt auch Elektromoxa und Lichtmoxa; diese Arten können aber nur teilweise die Moxibustion mit Wermutkraut ersetzen. Die Wirkung der ätherischen Öle fehlt hier.

Die direkte Moxibustion – der Moxakegel wird ohne Isolierschicht auf die Haut gelegt – ist wegen der Gefahr der Bläschen- und Narbenbildung im Westen obsolet (und kontraindiziert!).

Moxa in der Praxis

Studien aus der Uniklinik Nanking 1994 von Wang et al haben gezeigt, dass folgende Symptome im Alter durch regelmäßige Moxibustion gebessert werden können:

Niedergeschlagenheit, Müdigkeit, kalte Hände und Füße, viel Schwitzen (N 7 und B 13), Nachtschweiß, Vertigo (Schwindel, LG 20 und Dü 3), Haarausfall, Tinnitus, Altersschwerhörigkeit, Trockenheit im Mund- und Rachenraum, Zahnlockerung, Kurzatmigkeit, Palpitation (Herzrasen), Vergesslichkeit, viel träumen im Schlaf, wenig Appetit, Diarrhö, Nykturie (vermehrtes nächtliches Wasserlassen), Kraftlosigkeit in Rücken und Beinen.

Jeden 2. Tag die Region M 36 beiderseits und KG 8 mit dem Moxastab je 10 Minuten lang behandeln. Die Schwäche in Niere und Milz und der Blutstau werden beseitigt.

> **Beispiele für die Anwendung**
>
> ▶ Allgemeine Punkte für Moxibustion im Alter: KG 8, KG 4, KG 6, M 36, B 23 und LG 14
>
> ▶ Chronische Bronchitis: LG 14, B 13, B 38
>
> ▶ Chronische Gastritis: B 20, B 21, M 21, M 36, KG 12, M 9
>
> ▶ Durchfall mit Kälte-Symptomatik des Dickdarmes: B 20, B 21, B 25, M 25, M 37
>
> ▶ Diabetes mellitus: KG 6, KG 4
>
> ▶ Singultus (Schluckauf): KG 17, KG 12, KG 4, B 23
>
> ▶ Miktionsstörung, wie Inkontinenz: LG 4, B 22, B 27, KG 3
>
> ▶ Chronische Rückenschmerzen mit Qi-Mangel der Niere (Shen Qi Xu): B 23, B 25, LG 3, LG 4, B 54
>
> ▶ Dysmenorrhoe (schmerzhafte Menstruation): KG 4, KG 2, B 18

Schröpfen – Baguan

Erste historisch belegbare Zeugnisse des Schröpfens stammen aus der Zeit um 3300 v. Chr. Für dieses ausleitende Verfahren werden hauptsächlich Schröpfköpfe aus Glas (1 – 8 cm im Durchmesser) verwendet. Die Ränder sollen breit und glatt sein. Von der Industrie werden auch Saugglocken, welche durch eine Pumpe das Vakuum erzeugen, angeboten. Wirkprinzipien nach der Schulmedizin: Anregung der Stoffwechselleistung, die Blutzirkulation wird verbessert, dadurch eine Ödemreduktion und Verbesserung des Muskeltonus. Der Negativdruckreiz führt zur Stimulation von Nervenenden, dadurch auch reflektorische positive Wirkung auf Schmerzmodulation, auf die Eingeweide und auf das Immunsystem. Die chinesische Medizin spricht von Ableitung des lokalen Fülle-Zustandes und der Beseitigung von pathogenen bioklimatischen Faktoren.

Der mit Alkohol getränkte Wattebausch wird entzündet und mit einer schnellen Bewegung in den Schröpfkopf geführt, danach sofort entfernt. Mit einer schnellen Handbewegung wird der Schröpfkopf nun auf die zu behandelnde Hautstelle gesetzt. Richtig geschröpft wurde dann, wenn eine sichtbare Rötung auftritt, ohne später in einen Bluterguss überzugehen. Die Verweildauer der Flamme im Glas bestimmt die Stärke des Vakuums.

Schröpfmethoden

Man bringt einige Schröpfköpfe auf bestimmten Hautarealen an. Der Schöpfkopf verbleibt etwa 5 – 30 Minuten dort.

Er kann auch sofort nach dem Setzen wieder entfernt werden und dieser Vorgang kann mehrmals am selben Areal bis zu einer lokalen Rötung wiederholt werden.

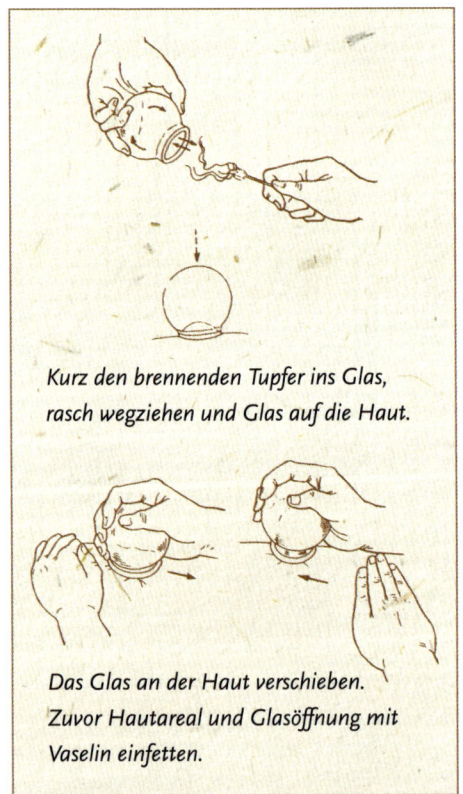

Kurz den brennenden Tupfer ins Glas, rasch wegziehen und Glas auf die Haut.

Das Glas an der Haut verschieben. Zuvor Hautareal und Glasöffnung mit Vaselin einfetten.

中医保健

Man bringt die Schröpfköpfe in einer Reihe an. Das entsprechende Hautareal und die Ränder der Schröpfköpfe werden mit Hautcreme eingefettet. Der aufgesetzte Schröpfkopf wird drehend über ein Areal geradlinig 3- bis 5-mal bewegt (auch Schröpfkopfmassage genannt). Dies eignet sich für große Flächen und muskelreiche Körperstellen, z. B. am Rücken und an der Brustregion. Wie mit einem Negativdruck wird die Hautzone massiert. Das Entfernen eines gesetzten Schröpfkopfes gelingt durch ein leichtes Drücken der Haut am Rand des Schröpfkopfes und gleichzeitiges Kippen des Glases.

Das blutige Schröpfen bei Fülle-, Hitze- Blutstau- und Qi-Stagnations-Syndromen darf in Österreich nur von Ärzten durchgeführt werden. Die zu schröpfenden Hautareale werden zuerst mit Nadelstichen skarifiziert, dann das Schröpfglas darüber setzen und etwa 5 – 10 Minuten wirken lassen. Hier ist besonders streng auf Sterilität und Kontraindikationen zu achten.

Zu beachten

Die liegende Körperposition wird wegen der Stabilität beim Schröpfen bevorzugt. Nach dem Schröpfen Zugluft vermeiden.

Nicht Schröpfen bei Herzkrankheiten, Personen mit gestörter Blutgerinnung und bei regelmäßiger Einnahme von z. B. Aspirin, Marcoumar etc., Hautkrankheiten, Psychose, Entzündungen, Fieber, Fraktur, starker Erschöpfung, während der Schwangerschaft und der Monatsblutung, nach zu viel Essen, Trinken, auch bei zu viel Hunger und Durst soll man auf das Schröpfen verzichten. Die gleiche Stelle erst wieder schröpfen, wenn die Haut unauffällig ist.

Beispiele für die Anwendung

▶ Verkühlung: LG 14, Di 4, B 11, B 12, B 13

▶ Kopfschmerzen: LG 14, G 21

▶ Asthma bronchiale: B 11, B 13, LG 12, KG 12, KG 6

▶ Dysmenorrhoe: KG 6; KG 4, M 25, B 23

▶ Magenschmerzen: KG 12, M 36, KS 6, B 20, B 21

▶ Schluckauf: B 11, B 13, KG 12

▶ Kreuzschmerzen: B 23, LG 2

▶ Rückenschmerzen: LG 14, LG 12, B 11, B 13, lokale Schmerzpunkte

▶ Hüft- und Beinschmerzen: B 23, G 30, MP 10

▶ Beinschmerzen: G 30, B 54, B 23, M 36

▶ Schulter-Arm-Schmerzen: B 11, Di 15, Di 11

Holographie

Holographie ist ein ganzheitliches, diagnostisches und therapeutisches Prinzip der TCM. Die Basistheorie der TCM entstand nicht aus Experimenten, ihre Formulierung ist die Folge der klinischen Erfahrungen im Konsens der chinesischen kulturphilosophischen Tradition! (Che Li, 1998)

Das holographische Prinzip (auch Mikrosystem) sagt, dass an jeder beliebigen Stelle des Körpers ein unversehrtes ganzes Bild vom Körper gezeigt wird. Ein Hologramm (Fotografie) enthält in jedem Punkt ein Gesamtbild eben dieses Hologramms.

Eine Organstörung wird an die Körperoberfläche projiziert. Es gibt einige Körperstellen, wo diese Projektion besonders deutlich wird. Bekannteste Hologramme des Körpers sind: Zungendiagnose, Pulsdiagnose, Ohrreflexzone, Schädelreflexzone, Fußreflexzone, Handreflexzone, radiale Seite des Zeigefingers und Bauchdecke.

An diesen Stellen unseres Körpers befindet sich eine Verkleinerung des ganzen Körpers. Aus dieser Verkleinerung können wir Informationen über die Physiologie herauslesen. Durch Akupressur kann man in diesen Bereichen auch therapeutische Impulse setzen.

Ohrreflexzonen – Diagnose und Therapie

Der französische Arzt Paul Nogier fand 1950 Berichte aus dem Mittelmeerraum, wo seit mindestens zwei Generationen bei Ischialgie (Schmerzen im Versorgungsbereich des Hüftnervs) bestimmte Ohrpartien kauterisiert (Gewebszerstörung durch Brenn- oder Ätzmittel) wurden. Daraufhin entdeckte er durch die praktische Arbeit an Patienten die Ohrreflexzonen.

Heute, wenn wir von der französischen Ohrakupunktur sprechen, dann meinen wir Nogier. 1956 wurde die Entdeckung des Franzosen ins Chinesische übersetzt und fand sofort großes Interesse. Später ist daraus die chinesische Version der Ohrakupunktur entstanden. Die Punktebezeichnungen beider Richtungen weichen jedoch oft voneinander ab.

Die Ohrreflexzonen sind auf Basis der Holographie aufgebaut.

Normalerweise ist die Projektion des Körpers am Ohr nicht sichtbar und subjektiv unauffällig. Im Falle einer Erkrankung aber kann eine bestimmte Stelle am Ohr durchaus positive, sichtbare Zeichen tragen.

Als positives Zeichen bezeichnen wir etwa eine Rötung, Schwellung, Schuppung, Erhabenheit der Haut, Zunahme der Schmerzempfindlichkeit auf Druck und Verminderung des elektrischen Hautwiderstandes.

中医保健

Die Reizung der Ohrreflexzonen bewirkt eine allgemeine Änderung der Regulation der Durchblutung, der Schmerzschwelle, des Muskeltonus und der vegetativen Funktion. Zusätzlich wird die entsprechende Zone positiv beeinflusst. So verringern sich die Schulterschmerzen, wenn der Schulterpunkt am Ohr massiert wird.

Standardisierung

Wir können die Regeln, die wir von der Körperakupunktur her kennen, ohne große Mühe auf die chinesische Ohrakupunktur übertragen.

Die Indikationen und die Kontraindikationen sind dieselben wie für die Tuinatherapie (siehe Seite 114). Aufgrund der günstigen Zugänglichkeit wird die Ohrakupunktur öfter zur Behandlung von akuten Schmerzen und zur Unterstützung bei chronischen Beschwerden angewendet. Außerdem wird sie zur Unterstützung der Befunderhebung und der Behandlung von akuter Symptomatik und in bestimmten Fällen auch als Selbsthilfe verwendet.

Wegen der leichten Verletzbarkeit und der geringen Größe der Ohrmuschel soll man beim Behandeln der Ohrreflexzonen in der Tuinatherapie größte Sorgfalt walten lassen.

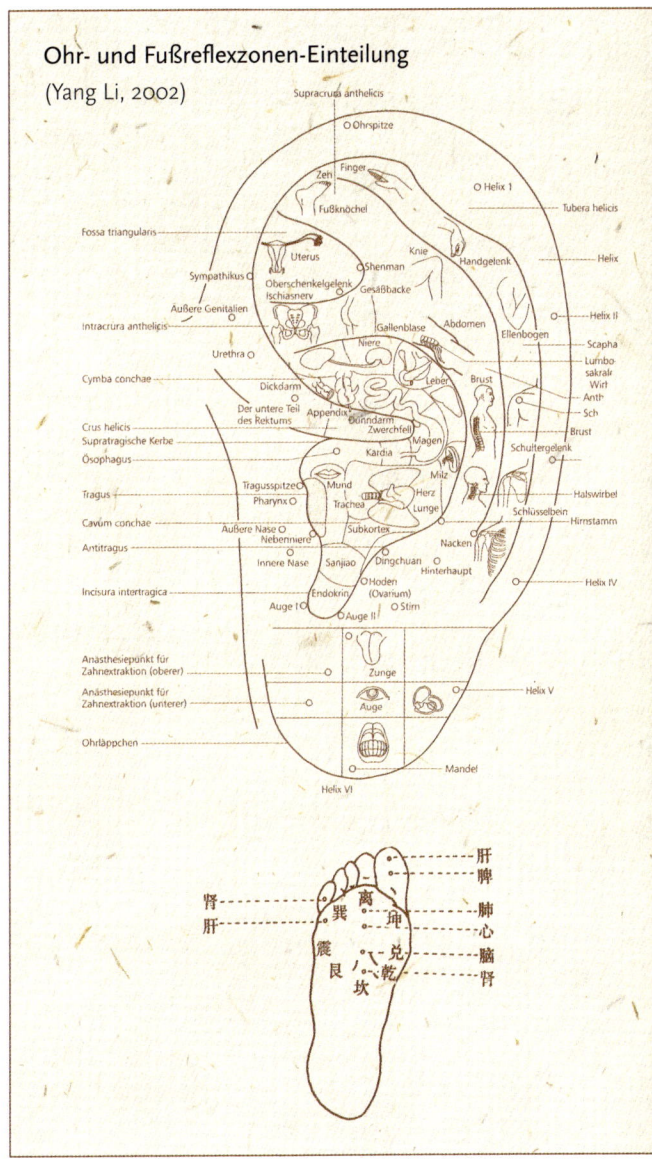

Ohr- und Fußreflexzonen-Einteilung
(Yang Li, 2002)

Einteilung der Handreflexzonen beim Kind

Im Zentrum der Handfläche ist im Kreis das Bagua (beginnt bei 12 Uhr mit Li, folgt im Uhrzeigersinn: Kun, Dui, Qian, Kan, Gen, Zhen und Xun). Im Zentrum des Handrückens ist im Kreis auch das Bagua, hier ist die Reihenfolge anders: beginnt bei 12 Uhr mit Li, folgt gegen den Uhrzeigersinn: Kun, Dui, Qian, Kan, Gen, Zhen und Xun. Im verdrehten Bild rechts passen die acht Trigramme genau dazu.

(Aus: Kleinkinder Massage, von Qu Jingxi, Wang Qinglin, Shandong ,1999.)

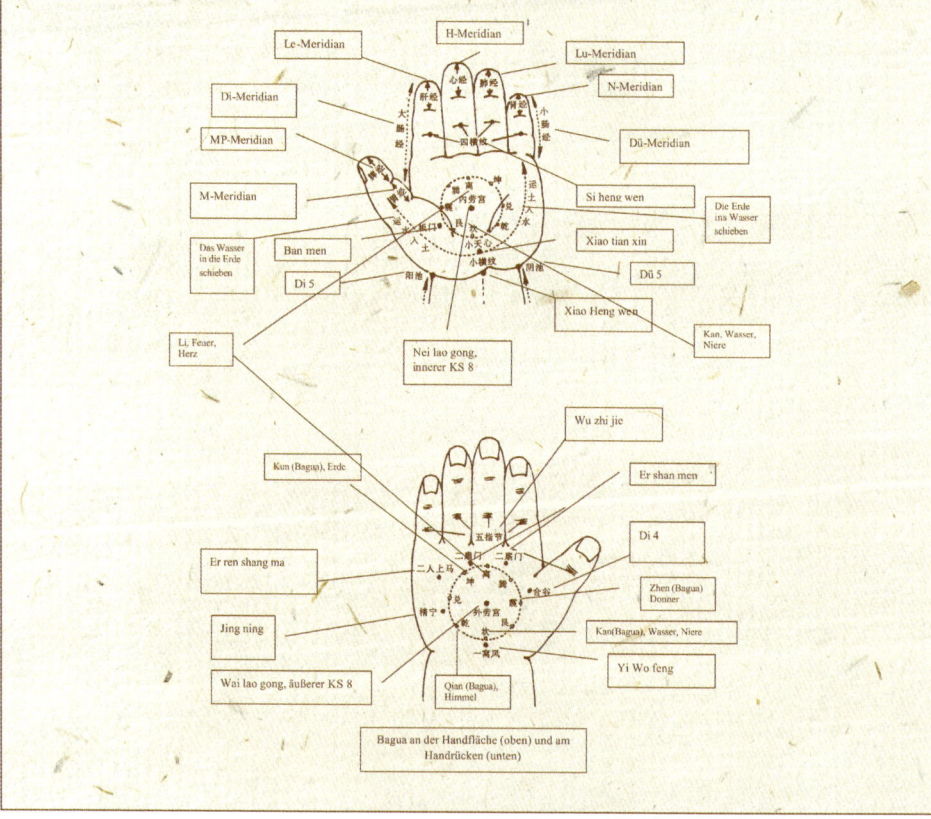

Bagua an der Handfläche (oben) und am Handrücken (unten)

中医保健

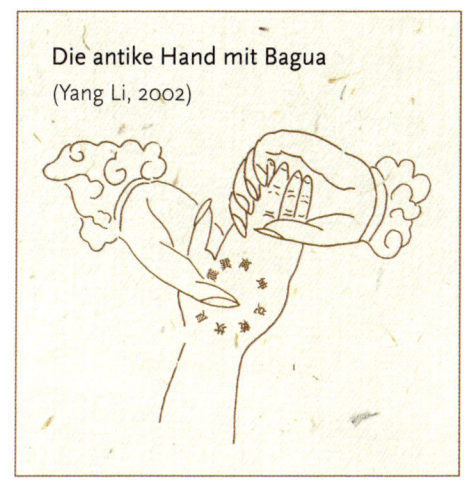

Die antike Hand mit Bagua
(Yang Li, 2002)

Die Gesichtsreflexzonen

Diese Gesichtsreflexzonen-Einteilung hier aus dem Lehrbuch der TCM Universität, 2002, dient in erster Linie für die Diagnose nach den unterschiedlichen Farb-, Form- und Glanzveränderungen an verschiedenen Zonen des Gesichtes. Neben der Mittellinie sind die Zonen spiegelbildlich zu finden.

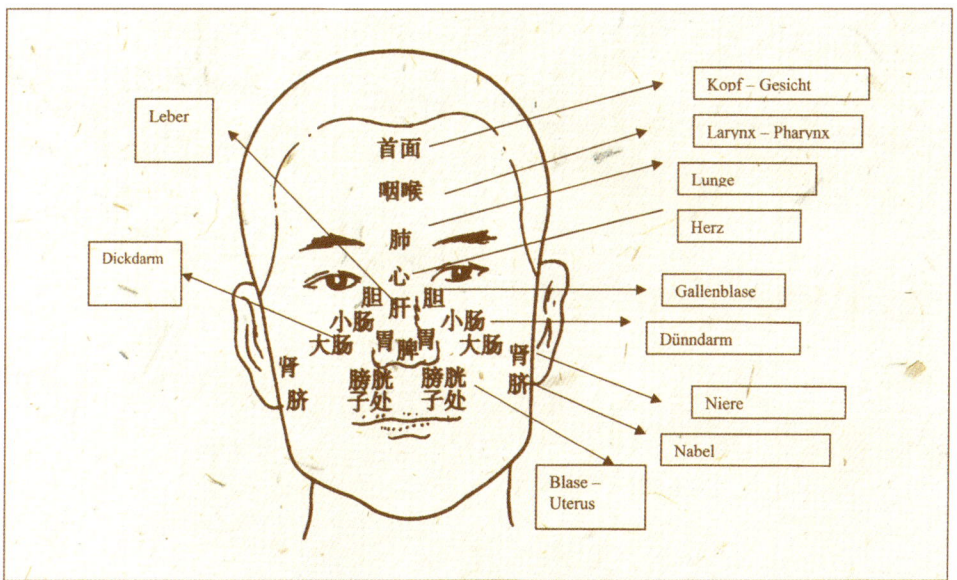

Organ-Präsentation am Gesicht, aus: Lehrbuch der TCM-Universität, 2003.

中医保健

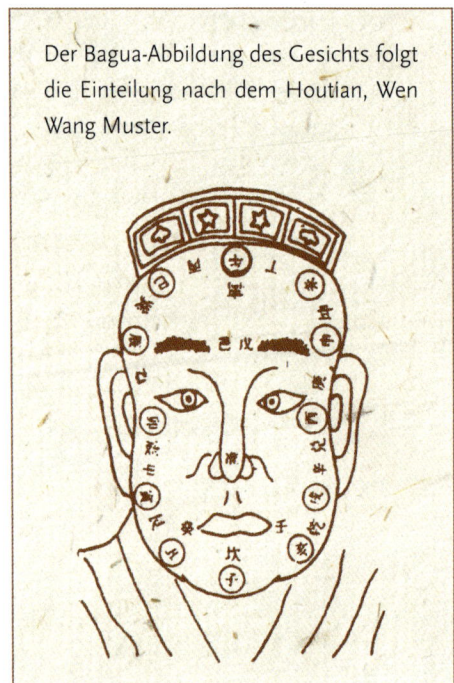

Der Bagua-Abbildung des Gesichts folgt die Einteilung nach dem Houtian, Wen Wang Muster.

Akupunktur

Die Akupunkturtherapie, auch Nadelakupunktur genannt, kommt aus China, wo sie seit mehr als drei Jahrtausenden praktiziert wird. Wir unterscheiden in der TCM die Behandlung am Meridiansystem mit Nadel und ohne, im Chinesischen wird diese Behandlungsform als Zhenjiu (Nadel und Moxibustion) bezeichnet. Die Nadel besteht aus Stahl oder Edelmetall – heutzutage bestehen die meisten Nadeln aus Spezialstahl.

In der Steinzeit wurden in China Nadeln aus Stein für die Akupunktur verwendet. Ein solch erhaltener Stein aus der inneren Mongolei (10.000 Jahre alt) weist eine typische Form auf. Man kann noch deutlich erkennen, dass die eine Seite rundlicher ist für das Drücken (Akupressur) und die andere Seite schon recht spitz für eine nadelähnliche Behandlung. Daran sieht man, dass die Akupressur viel älter ist als die Akupunktur.

In den späteren Jahren kamen Edelmetallnadeln (Gold, Silber) und dann Nadeln aus Bronze und Eisen dazu. In der Neuzeit finden wir fast auf der ganzen Welt nur noch Nadeln aus Stahl. Diese müssen sehr dünn, elastisch und mit einem handlichen Griff ausgestattet sein. Eine strenge Sterilisierung der Nadeln und der chirurgischen Instrumente ist selbstverständlich. Das Einlegen in hochprozentigen Alkohol oder das Auskochen ist nicht genug.

中医保健

Prof. Bischko, Österreicher und westlicher Pionier der Akupunktur, verwendete in den 50er und 60er Jahren noch die goldenen und silbernen Nadeln, die seine französische Akupunkturtradition widerspiegeln. Interessant diesbezüglich ist, dass die Franzosen die Akupunktur in ihrer früheren Kolonie Vietnam kennen gelernt haben und nach Europa gebracht haben. Die vietnamesischen Ärzte bevorzugten damals die Nadeln aus Gold und Silber.

Danach wurde goldenen Nadeln eine tonisierende und silbernen Nadeln eine sedierende Wirkung nachgesagt. Ältere Patienten in Österreich können sich noch sehr gut an diese Edelmetallnadeln erinnern. Gelegentlich fragen manche Patienten noch, ob wir solche Nadeln für sie verwenden.

Prof. Bischko empfiehlt für den Akupunkteur als anfängliches Besteck: 2 Gesichtsnadeln aus Gold, 2 Silbernadeln, 2 große Goldnadeln, 4 kleine Silbernadeln, 4 große Goldnadeln, 6 kleine Silbernadeln und 2 Japannadeln mit Führungsröhrchen (aus Silber oder Stahl). Ferner empfahl er noch 1975, dass bei jeder Akupunktursitzung immer Nadeln aus beiden Metallen verwendet werden sollen, allerdings nicht im Verhältnis 1 : 1, sondern stets 3- bis 4-mal so viel Silbernadeln wie Goldnadeln. Die Gold- und Silbernadeln verwenden wir heute nur mehr ganz selten, meist in der Ohrakupunktur, das ist die Akupunkturbehandlung der Ohrreflexzonen.

Die Akupunktur ist eine alternative, komplementäre Heilmethode. Sie wird an der Körperoberfläche mit reflektorischer Beeinflussung der Körperfunktionen praktiziert.

Die TCM legt seit jeher Wert auf Verbesserung der Lebensqualität. Das vorrangige Ziel ist die Abwehrstärkung des Organismus, die schonende Beseitigung von Noxen (= Quellen schädigender Wirkung) und Wiederherstellung der Normalfunktion. Der Wirkungsmechanismus der Akupunktur, für die Schmerztherapie effektiv und gut reproduzierbar, ist teilweise wissenschaftlich gut belegt.

Die Erkenntnisse der modernen Medizin über den Ablauf von Reflexen kennt die TCM naturgemäß nicht. Sie erkannte intuitiv und aus den Erfahrungen solche Beziehungen: Reize in Haut und Muskulatur werden (von Rezeptoren) wahrgenommen und auf bestimmten Bahnen (sensiblen Nerven) zum Zentralnervensystem (Rückenmark und Gehirn) geleitet und dort moduliert (gehemmt oder aktiviert) und die Antwort wird wieder auf Nervenbahnen zum Erfolgsorgan, z. B. Muskulatur, Eingeweide, Gefäße etc., geleitet.

In der modernen Zeit kommen neuartige Reizmethoden dazu: Laserlicht, elektrische Hautreizung mit einem TENS-Gerät (transkutane elektrische Nervenstimulation) und die Injektion schmerzlindernder Mittel (z. B. Xyloneural) an bestimmten Punkten – Neuraltherapie nach

Huneke (auch Infiltrationstherapie oder therapeutische Lokalanästhesie nach Dieter Gross genannt).

Das Meridian-System ist die chinesische Form der Reflexzonen. Hier Reflexzonentherapie wie Tuina-Massage, Akupunktur, Moxibustion, Schröpfen, TENS (transkutane elektrische Nervenstimulation) etc. anzuwenden, ist wirksam, ungefährlich und einfach. Besonders die Anwendung an den Meridianpunkten, die an den Händen, Unterarmen, Unterschenkeln und Füßen gelegen sind, wirkt mehrfach: Schmerzlinderung, Durchblutungsverbesserung, Muskelentspannung, Verbesserung der vegetativen Funktionen wie Atmung, Verdauung und der hormonellen Regulation.

Tuina-Therapie

Tuina ist für Ärzte und alle Therapeuten als eine komplementäre Therapie konzipiert, als eine Heilmassage Chinas. Nur die Akupressur ist die Bezeichnung für eine Laienmassage zur Selbstbehandlung. Diese Therapieform wird auch bei all jenen Fällen, die für Akupunktur und Moxibustion geeignet sind, mit Erfolg eingesetzt. Ihre Anwendung empfiehlt sich im besonderen Maße bei sensiblen und nadelempfindlichen Patienten sowie bei alten Menschen und Kindern. Besonders die Physiotherapeuten sind positiv überrascht, um wie viel leichter nach einer solchen Vorbereitung mit Druckpunktmassage die Heilgymnastik erfolgen kann. Für viele Physiotherapeuten ist diese Vorbehandlung mit chinesischer Massage zu einem Grundbestandteil ihrer Tätigkeit mit Schlaganfallpatienten geworden. Die Theorie, Indikation und Arbeitshypothese der Tuina und Akupunktur sind in der TCM identisch. Alle funktionellen, reversiblen Erkrankungen und Störungen können wir mit Tuina oder Akupunktur behandeln. Therapeuten, die Tuina anwenden, müssen natürlich die Anatomie, Physiologie, Pathophysiologie und Theorie der TCM (Meridianlehre, Organlehre, Modalitäten, Grundgriffe, Reizdosierung, Behandlungsplanung etc.) beherrschen.

»Die Tuina-Therapie gewährt einen hoch interessanten Einblick in die älteste Therapieform auf dieser Erde. Das Anfassen eines Menschen

中医保健

ist wohl der menschlichste Akt in der Medizin. Er bedarf auch keiner Hilfsmittel. Es ist wohl bezeichnend für unsere Zeit, dass die Ärzte diese Methodik im Wesentlichen vernachlässigen, sie lassen sie meist von geschulten Physiotherapeuten durchführen.

Dennoch bemerkt man in zunehmendem Maße eine Rückkehr bzw. ein neues Erwecken des Interesses der Ärzteschaft an der Massage. Dies ist sicherlich ein Verdienst der chinesischen Massage, die ein weit kompletteres Spektrum anbietet als die hier übliche Körpermassage. In vielen Belangen geht sie auch noch über die leider zu wenig geübte Bindegewebsmassage nach Teirich-Leube hinaus«. (Bischko, 1981)

»Keine andere Form des Einwirkens auf den Körper – sowohl beim Gesunden als auch beim Kranken – wird so häufig verlangt oder verordnet wie die Urform jeden Behandelns: die Massage. Das Behandlungsobjekt ist in der Mehrzahl der Fälle der Bewegungsapparat, der sich auch beim noch Gesunden durch seinen statischen Missbrauch bzw. auch durch seine dynamische Überbelastung häufig im Zustand einer latenten Erkrankung befindet.

Durch seine Behandlung, aber auch durch die Behandlung der Haut ist es möglich, Befindensstörungen aller Art, auch Erkrankungen innerer Organe, zu beeinflussen.

> Das Anfassen eines Menschen ist wohl der menschlichste Akt in der Medizin.

Es findet sich nirgends auch nur der geringste Ansatz zum Mystizismus, sondern das Bestreben, eine in Jahrhunderten entwickelte chinesische Empirie des Behandelns nach europäischen bzw. schulmedizinischen Gesichtspunkten in ihrer Indikation, Intensität, Dosierung und in den Techniken zu verfeinern und zu präzisieren.

So kommt es, dass man eigentlich wohlbekannte klinische Phänomene beschrieben sieht, wenn man z. B. die muskulotendinären Gefäße studiert, die doch so deutlich an die so genannten pseudoradikulären Phänomene erinnern«. (Tilscher, 1991)

Den Wirkungsmechanismus der chinesischen Massage können wir vereinfacht in zwei Punkten zusammenfassen:

1. Reflektorisches Geschehen. Der mechanische lokale Reiz bewirkt über den nervalen und humoralen Weg eine segmentale Reaktion in Eingeweiden, Muskulatur, Durchblutung etc.

2. Lokale Veränderungen. Durchblutung, Muskeltonus und Stoffwechsel im erkrankten Bereich werden zur Regeneration und Normalisierung angeregt.

Gesundheitspflege mit Selbstmassage nach Zonen

Diese Übungen fördern die körpereigene Regulation und verbessern die Abwehrkraft. Wir können dadurch Einfluss auf die Meridianzirkulation, Organfunktion, Zustand von Vitalenergie-Qi und Blut-Xue und dem Yin-Yang-Gleichgewicht im Körper nehmen.

Folgende 11 Zonen kommen zur Anwendung:

Gehirn, Augen, Nase, Ohren, Hals, Schulter, Arm, Hand, Brust, Bauch, Kreuz, Bein.

Diese Übungen müssen regelmäßig, konsequent und genau durchgeführt werden. Während der Selbstmassage soll man eine ruhige, stressfreie und zugluftfreie Atmosphäre schaffen.

Flankierende Maßnahmen wie Schlaf, Ernährung, körperliches Training und ärztliche Kontrolle dürfen nicht vernachlässigt werden.

Hand

Vorbeugend für Kopfschmerzen, Halsschmerzen, Zahnschmerzen, Palpitationen (Herzrasen), Schlafstörungen, Vergesslichkeit, kalte Finger, Zittern der Fingern etc.

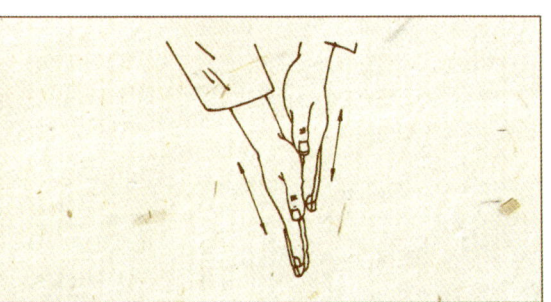

Beide Hände mehrmals fest reiben, bis die Handflächen warm werden.

中医保健

Beide Hände, wie beim
Händewaschen, reiben.

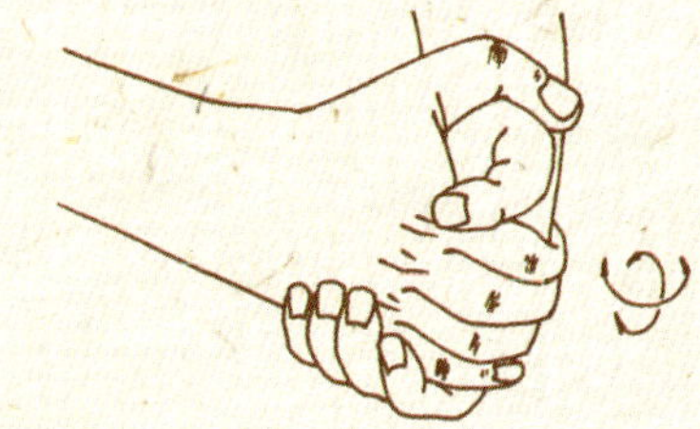

Hände krümmen, wie wenn
man einen Ball hält, und
die Fingerkuppen recht fest
gegeneinander klopfen.

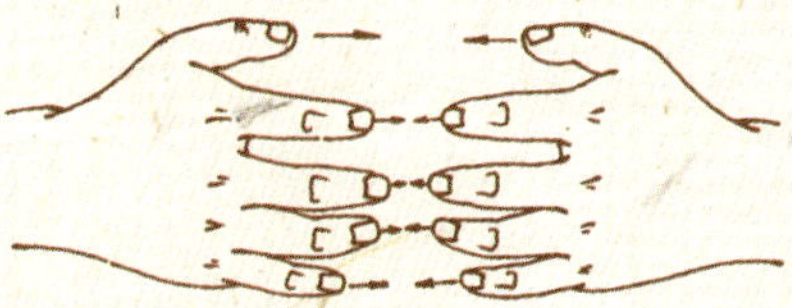

Mit Zeigefinger und Daumen
bei allen Nägeln seitlich je 3-mal
drücken.

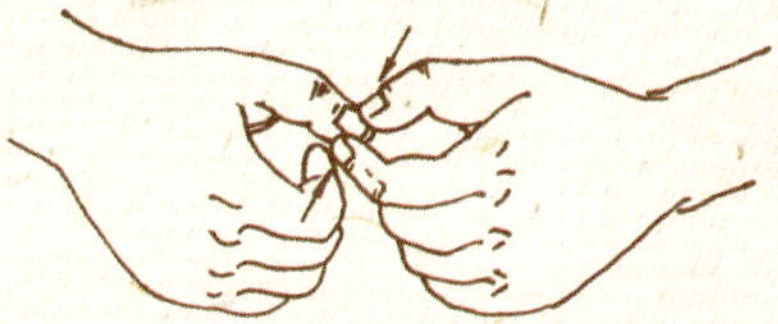

Mit Zeigefinger und Daumen
alle Nägel Streckseite gegen
Beugeseite jeweils 3-mal drücken.

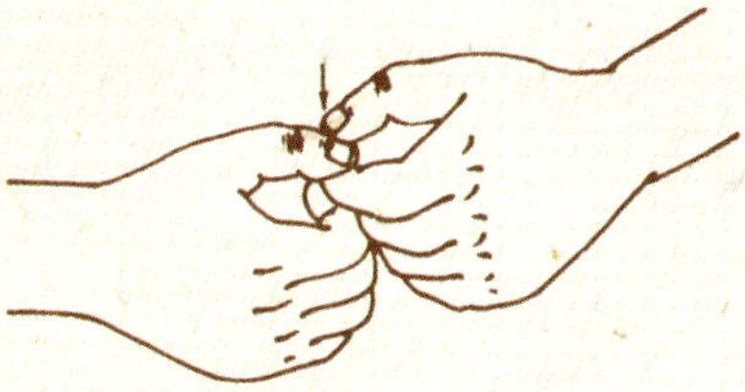

中医保健

Mit Zeigefinger und Daumen alle Finger, von der Kuppe bis zum Grundgelenk, Streckseite gegen Beugeseite 3-mal drücken.

Mit Zeigefinger und Daumen alle Finger von der Kuppe bis zum Grundgelenk, seitlich 3-mal drücken.

Die Daumen drücken und friktionieren (reiben) an Taiyang, die acht Finger an der Stirn reiben.

Dann die acht Finger wie beim Kämmen zum Hinterkopf bewegen. Einige Male wiederholen.

中医保健

Anschließend die geschlossenen
Zeige- und Mittelfinger auf LG 20
drücken.

Die Daumen am Punkt G 20
reiben.
Die acht Finger drücken von LG
20 entlang des Lenkergefäßes
über LG 16 bis zum Punkt LG 14.

Die acht Finger gleiten
massierend von Hinterkopf und
Hals über die Ohren nach vorne.

Dann über die Augen zur
Nasenwurzel. Die Mittelfinger
drücken die B 1-Zone, dann die
Taiyang-Zone, ca. 5- bis 10-mal.

中医保健

Mit gebeugten Fingern erst zart,
dann fester den Scheitel klopfen,
erst die Mittellinie, dann seitlich,
ca. 5- bis 10-mal.

Die Hände bedecken das Gesicht,
die Mittelfinger reiben die Zone
B 1, dann wandern sie entlang
des Nasenrückens nach unten
über die Mundwinkel bis zum
Unterkiefer, ca. 5- bis 10-mal.

中医保健

Augen und Sehen

Vorbeugend gegen Sehstörungen (Kurz-, Weit-, Alters- und Doppeltsehen) und andere Leiden am äußeren Auge.

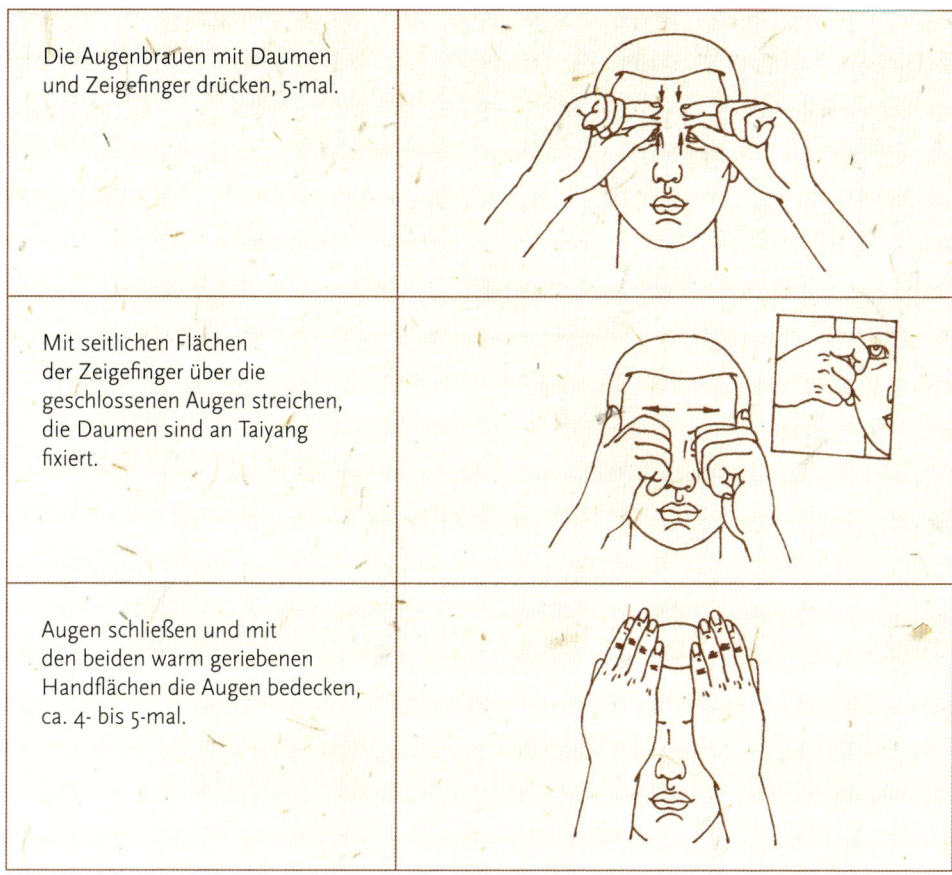

Die Augenbrauen mit Daumen und Zeigefinger drücken, 5-mal.	
Mit seitlichen Flächen der Zeigefinger über die geschlossenen Augen streichen, die Daumen sind an Taiyang fixiert.	
Augen schließen und mit den beiden warm geriebenen Handflächen die Augen bedecken, ca. 4- bis 5-mal.	

Verbesserung der Hirnleistung und Gesichtsdurchblutung

Vorbeugend gegen Migräne, Kopfschmerzen, Neurasthenie, Vertigo, Schlafstörungen, Durchblutungsstörungen im Gesicht, Haarausfall, Tinnitus, verlegte Nase, Flimmern vor den Augen; verzögert die
Gesichtsfaltenbildung.

Gesicht waschen, zuerst die
Hände warm reiben, dann das
Gesicht auf und ab reiben.

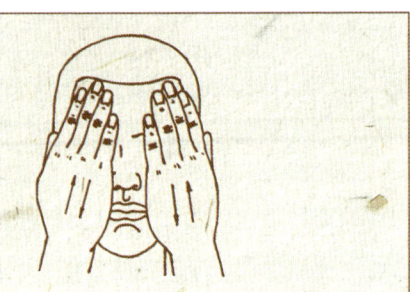

中医保健

Nase und Geruchsinn

Vorbeugend gegen Nasenrinnen, verlegte Nase, Nebenhöhlenentzündung, Anosmie (Verlust des Geruchssinnes).

Mit den Daumengelenken die medialen Enden (mittelwerts) der Augenbrauen drücken, dann entlang des Nasenrückens bis Nasenlochhöhe drücken, ca. 5- bis 6-mal. Di 20	
Ein Zeigefinger drückt auf die Nasenspitze, Zeigefinger und Daumen der anderen Hand drücken fest die Nasenflügel, ca. 10-mal.	

Ohren und Gehör

Vorbeugend gegen Tinnitus, Schwerhörigkeit und Schwindel.

Beide Ohrmuscheln mit den acht Fingern reiben, Daumen auf den Punkt G 20 legen.	
Nach 3-maliegen Kreisen der Zeigefinger in den Gehörgangöffnungen werden die Finger schnell entfernt, es entsteht dabei ein Geräusch wie »ba«; 3- bis 5-mal wiederholen.	
Handflächen auf die Ohren drücken, die Daumen liegen am Punkt G 20, wenn die seitlich gespreizten Ellbogen vibrieren, gibt es in den Ohren ein summendes Geräusch. Beenden, wenn die Muskeln an der Schulter ermüden.	
Zeigefinger liegt über dem Mittelfinger, beide sind hinter den Ohren, wenn jetzt die Zeigefinger abgleiten, dann gibt es im Ohr ein metallisches Geräusch, ca. 1- bis 2-mal.	

中医保健

Nacken und Hals

Vorbeugend gegen Nackenverspannung und -schmerzen, Halsschmerzen, Husten, Heiserkeit.

Erst mit 8 Fingern vom Hinterhauptrand bis zum LG 14 5- bis 10-mal drücken, dann seitlich am Rand des Trapezmuskels bis zum LG 14 5- bis 10mal friktionieren (reiben). LG 15, G 20, LG 14	
Mit dem Daumen den gegenüberliegenden G 20 drücken und reiben, dann nach unten bis zum Schlüsselbein drücken, links und rechts abwechselnd, 3- bis 5-mal.	
Kopf nach hinten neigen, mit dem Daumen und vier Fingern seitlich vom Kehlkopf nach unten gleiten bis zum Schlüsselbein, drücken, 3- bis 5-mal.	
Den Kehlkopf leicht zusammendrücken und zart nach links und rechts bewegen. Zum Schluss den Brustbeinoberrand drücken. KG 22	

中医保健

Schulter und Arm

Vorbeugend gegen Schulter-Arm-Beschwerden, Verbesserung bei halbseitiger Lähmung nach einem Schlaganfall etc.

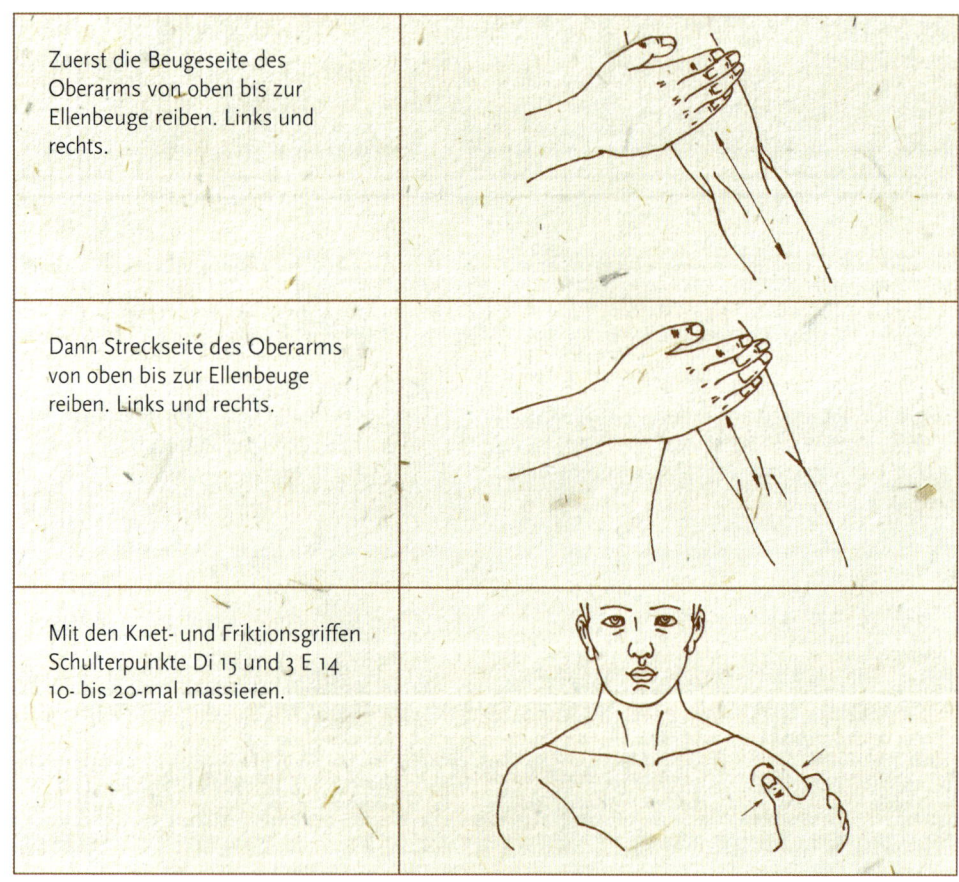

Zuerst die Beugeseite des Oberarms von oben bis zur Ellenbeuge reiben. Links und rechts.

Dann Streckseite des Oberarms von oben bis zur Ellenbeuge reiben. Links und rechts.

Mit den Knet- und Friktionsgriffen Schulterpunkte Di 15 und 3 E 14 10- bis 20-mal massieren.

中医保健

Mit den Knet- und Friktionsgriffen die Beuge- und Streckseite des Ellbogengelenks 10- bis 20-mal massieren. Danach die Gelenke lockern.	
Mit den Knet- und Friktionsgriffen die Beuge- und Streckseite des Handgelenks 10- bis 20- mal massieren. Danach die Gelenke lockern.	
Mit dem Kleinfingerballen bei lockerer Faust die Beuge- und Streckseite des Unterarms vom Ellbogen bis zum Handgelenk schnell und leicht klopfen.	

Brustregion

Vorbeugend gegen Brustschmerzen, Atembeschwerden, Leber- und Magenbeschwerden, Schluckauf.

Entlang des Schlüsselbeines mit zwei Fingern hin und her schieben. Links und rechts.	
Beim Mann: Entlang der Rippen schieben, 3- bis 5-mal.	
Bei der Frau: Entlang der Rippen schieben, 3- bis 5-mal, über die Brustdrüsen, zart.	
Entlang der Rippenbögen schieben.	

中医保健

Bauch und Zinnoberfeld

Vorbeugend gegen Blähungen, Verstopfung, Blasen-, Menstruations- und Sexualstörungen.

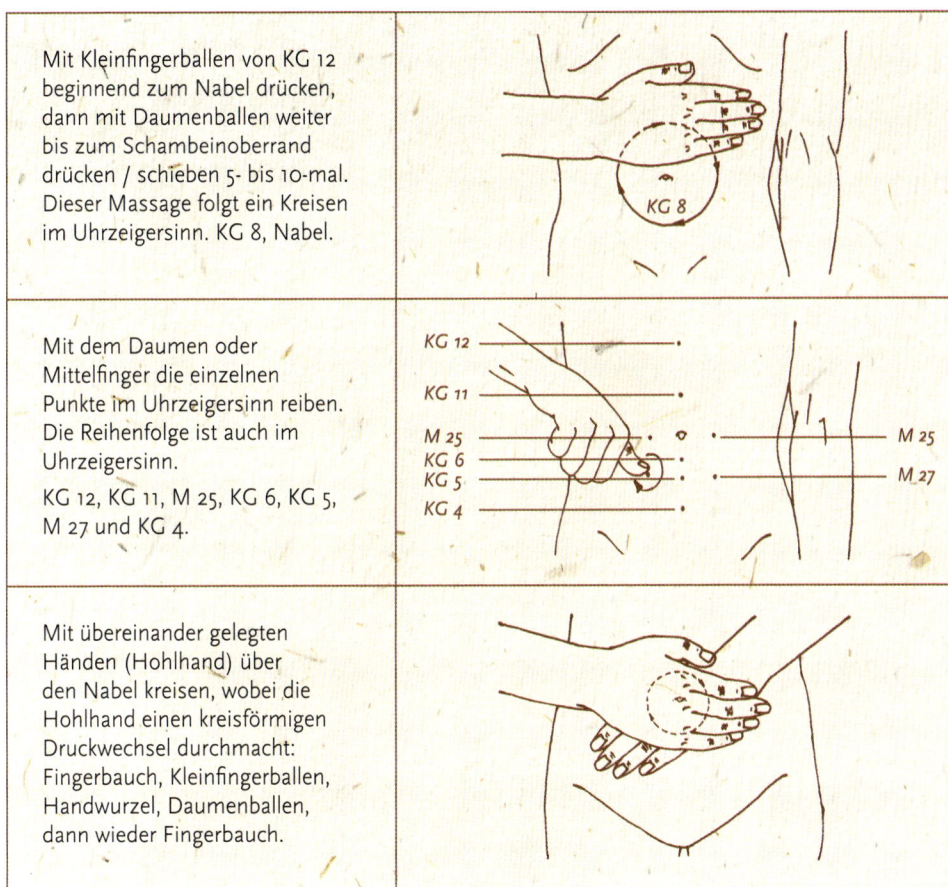

Mit Kleinfingerballen von KG 12 beginnend zum Nabel drücken, dann mit Daumenballen weiter bis zum Schambeinoberrand drücken / schieben 5- bis 10-mal. Dieser Massage folgt ein Kreisen im Uhrzeigersinn. KG 8, Nabel.

Mit dem Daumen oder Mittelfinger die einzelnen Punkte im Uhrzeigersinn reiben. Die Reihenfolge ist auch im Uhrzeigersinn.

KG 12, KG 11, M 25, KG 6, KG 5, M 27 und KG 4.

Mit übereinander gelegten Händen (Hohlhand) über den Nabel kreisen, wobei die Hohlhand einen kreisförmigen Druckwechsel durchmacht: Fingerbauch, Kleinfingerballen, Handwurzel, Daumenballen, dann wieder Fingerbauch.

中医保健

Lende, Niere und Kreuz

Vorbeugend gegen Rücken- und Kreuzschmerzen, Kraftlosigkeit im Kreuz und in den Beinen, Blähungen, Potenzstörungen, Prostatabeschwerden, Menstruationsstörungen.

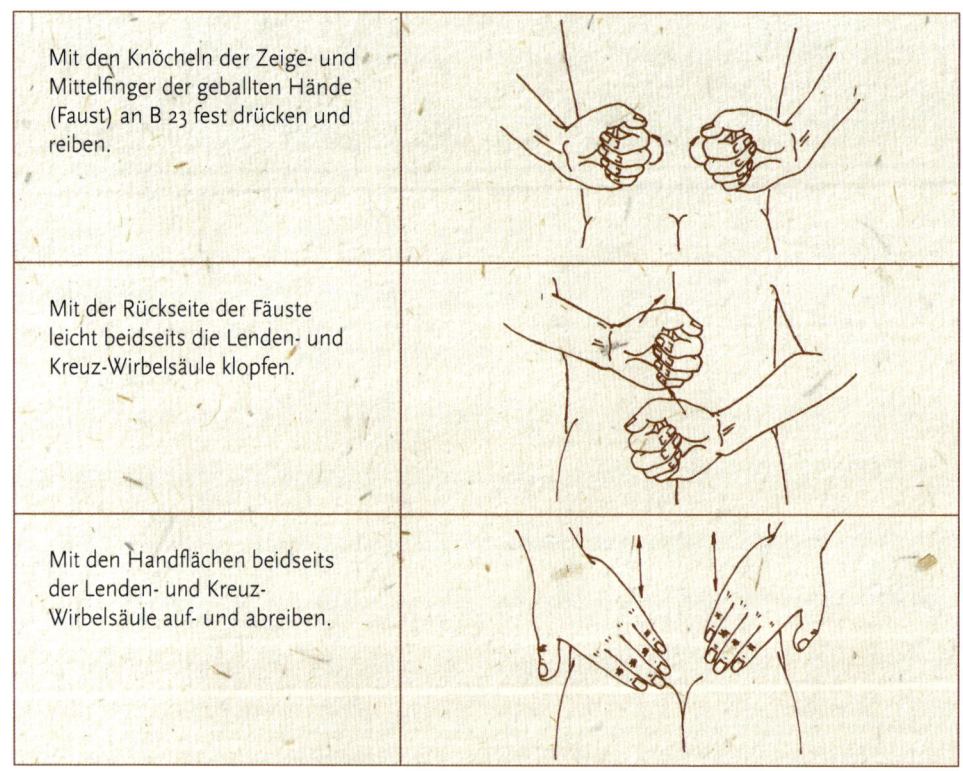

Mit den Knöcheln der Zeige- und Mittelfinger der geballten Hände (Faust) an B 23 fest drücken und reiben.	
Mit der Rückseite der Fäuste leicht beidseits die Lenden- und Kreuz-Wirbelsäule klopfen.	
Mit den Handflächen beidseits der Lenden- und Kreuz-Wirbelsäule auf- und abreiben.	

中医保健

Beine

Vorbeugend gegen Bluthochdruck, Schwindel, Palpitationen (Herzrasen), Beinschmerzen, Knieschwellung und Knieschmerzen, kalte Füße, Fersenschmerzen etc.

Mit beiden Handflächen fest von oben zum Knie hin und rasch zurück reiben.	
Mit Zeigefinger und Mittelfinger an den Knieaugen die Kniescheiben fixieren und mobilisieren.	
Mit Kleinfingerkante beiderseits die Kniescheiben fixieren und rasch auf und ab bewegen.	

中医保健

Die acht Finger vorne aufstützen, den Daumen hinten, die Waden von oben nach unten drücken und reiben.

Mit Daumen und Zeigerfinger die Achillessehne drücken, 4- bis 5-mal. Dann mit beiden Händen die Wade zusammendrücken und lockern.

Den N 1 an der Fußsohle drücken, friktionieren (reiben) und in Richtung Ferse schieben. Am Ende mit der einen Hand am Sprunggelenk halten, mit der Handfläche der anderen Hand die Fußsohle fest hin und her reiben.

Mit Zeigefinger und Daumen die Zehen der Reihe nach drücken und mobilisieren.

中医保健

Gesundheit und Entspannung

Schattenboxen – Taijiquan

Im dritten Jahrhundert nach Christi entwickelte der berühmte Arzt Huatuo aus Beobachtungen von Tierbewegungen eine Übungsfolge für den Menschen, die er »Wuquinx« (die fünf Tierübungen) nannte. Die Bewegungen von fünf Tieren – Tiger, Hirsch, Bär, Affe und Vogel – standen demnach Pate für das Trainingsprogramm seiner Patienten.

> »Der kluge Arzt heilt nicht, er beugt Erkrankungen vielmehr vor!«
>
> Huatuo

Huatuos Theorie war denkbar einfach: Bewegt der Mensch seinen Körper mehrmals täglich in Form der »Tierübungen«, fördert dies die Gesundheit, besonders in Bezug auf Verdauung und Kreislauf. Der Mediziner verglich dies mit dem Scharnier einer Türe, das durch ständigen Gebrauch nicht einrostet, sowie mit dem fließenden Wasser, das nicht faulig wird.

Seine Heilgymnastik erwies sich tatsächlich als eine der wirksamsten vorbeugenden Maßnahmen. Buddhisten, Dauisten und konfuzianische Gelehrte verwenden solche und ähnliche Übungskomplexe nach wie vor. Aber auch immer mehr westliche Mediziner haben erkannt, dass Atemübungen, Kreislauftraining, gezielte Entspannung und Selbstmassage mithelfen, die Abwehrkräfte ihrer Patienten zu verbessern. Nach chinesischer Philosophie soll dadurch das Gleichgewicht zwischen Yin (Körper) und Yang (Geist) wieder hergestellt werden, das im Krankheitsfall verloren geht.

Die Hintergründe und die Geschichte von Taijiquan – dieser friedlichen »Kampfsportart« – werden etwas ausführlicher beschrieben. Gerade dies ist für das grundlegende Verständnis der leicht durchführbaren Übungen wichtig.

Es genügt nämlich nicht, Taijiquan ein paar Mal zu probieren und dann auf ein Wunder zu warten, das sicher ausbleiben wird. Nur regelmäßige Durchführung, die auch Freude bereiten soll, garantiert den Erfolg.

Viele Hinweise, beispielsweise Atemtechniken, sind auch für die folgenden Kapitel (Qigong) wichtig.

Was ist nun Taijiquan?

Nach der Überlieferung begründete Chen Pu im 14. Jahrhundert eine Nahkampftechnik, die als Vorläufer des noch heute in China als Volkssport ausgeübten Schattenboxens gilt.

中医保健

1374 übersiedelte Chen Pu mit seiner Familie aus der Provinz Shanxi nach Chanyangcun. Wie populär er war, geht schon daraus hervor, dass noch heute rund 90 Prozent der Bewohner dieses Ortes, der nun Chenjiagou genannt wird, Chen heißen.

Eine wirkliche Schule des Taijiquan bildete erst sein neunter Nachfahre, Chen Wangting, im 17. Jahrhundert. Chen Wangting war ebenfalls eine schillernde Persönlichkeit in Chinas Geschichte. Als einer der Generäle der Ming-Dynastie hatte er große militärische Erfolge erzielt. Nach der Ablöse der Ming durch die Quing kehrte er in seine Heimat zurück, wurde Bauer und übte Taijiquan aus Freude an der Bewegung aus.

Später verfeinerte ein Nachfolger, Chen Chang-xing, der bis Mitte des 19. Jahrhunderts lebte, die Technik. Damals wurde Taijiquan noch ausschließlich innerhalb der weit verzweigten Familie Chen weitergegeben, nicht aber an andere Familien. Erst gegen Ende des 19. Jahrhunderts lernten andere Chinesen ebenfalls Taijiquan,

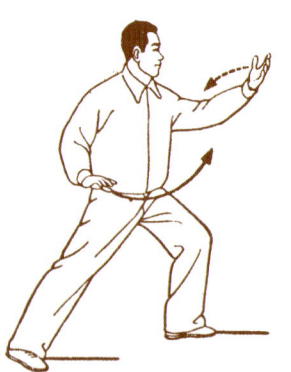

gründeten zahlreiche Schulen und sorgten auf diese Weise für die rasche Verbreitung der bald sehr beliebten Sportart.

Kann Taijiquan nun als Kampfsportart im strengen Sinne bezeichnet werden? Die chinesischen Formen der körperlichen Ertüchtigung werden als Washu (Kampfkunst) beziehungsweise Kungfu (körperliche und geistige Übungen) betrachtet. Man unterscheidet dann noch Kampftechniken mit bloßen Fäusten oder mit Waffen sowie äußere und innere Kampfmethoden.

So genannte äußere Kampftechniken fördern Schnelligkeit und Reaktion, um den Gegner mit größtmöglicher Geschwindigkeit und Härte außer Gefecht zu setzen. In Europa sind einige Abarten davon sehr populär – denken wir nur an Karate, Judo oder das koreanische Tae Quon Do.

Taiji-Boxen gehört jedoch zu den »inneren« Kampftechniken. Es wird ausschließlich die Selbstverteidigung trainiert: nicht angreifen, sondern gelassen den Angriff des Gegners abwarten und den günstigsten Zeitpunkt für eigenes Handeln herausfinden. Der Angreifer soll dann mit geringstem Krafteinsatz aus dem Gleichgewicht gebracht werden. Eine Verletzung des Feindes wird dabei vermieden, obwohl sie zweifellos möglich wäre. Wer das Übungsprogramm gut beherrscht, kommt täglich mit nur fünf Minuten Training aus. Es ist auch nicht besonders schwer, die 24 Figuren oberflächlich zu erlernen. Aber sie wirklich gut auszuführen, erfordert viel Fleiß und Eifer.

Die Übungen können von Talentierten schon in sechs Stunden erlernt werden; im Allgemei-

中医保健

nen kann man aber davon ausgehen, dass doch mehr als zehn Stunden nötig sind. Bis der Trainingswillige das Wesen des Taijiquan wirklich erfasst hat, bis Bewusstsein, Atmung und Bewegung vollkommen aufeinander abgestimmt sind, ist eine dreimonatige Übungszeit erforderlich. Bei den Übungen müssen wir von den Besonderheiten der Bewegungen des Schattenboxens ausgehen.

Entspannt und weich: Die einzelnen Figuren sind ruhig und besonnen auszuführen. Sie dürfen weder steif noch verkrampft wirken und müssen den Erfordernissen des Körpers entsprechen. Das heißt, beim Üben kann man zwar leicht ins Schwitzen kommen, man darf jedoch nie völlig außer Atem geraten. Nach dem Training soll man sich entspannt und erholt fühlen.

Unter den heute weltweit verbreiteten Gymnastikformen gibt es nur sehr wenige, die wie Taijiquan ein Gefühl der Entspannung hervorrufen, aber gleichzeitig den Körper trainieren und leistungsfähig machen.

Das ist sicher auch der Grund, warum sich auch westliche Ärzte dieser Technik zuwenden, wenn es gilt, Menschen mit psychosomatischen Beschwerden zu kurieren. Durch die geringe Belastung können nämlich auch Patienten mit schwacher Konstitution und ältere Menschen das Schattenboxen leicht lernen und ausüben.

Rhythmus: Zweiter wesentlicher Punkt als Grundvoraussetzung für richtiges Training ist der fortlaufende Rhythmus. Die Bewegungen dürfen keinesfalls heftig und ruckartig durchgeführt werden, sie sollen zudem ohne Unterbrechung und ohne besonderes Betonen einzelner Abschnitte erfolgen. Man stelle sich die Übung etwa so wie fließendes Wasser und dahinziehende Wolken vor (wenn dieser blumige, natürlich aus dem Chinesischen stammende Vergleich gestattet ist).

Im Gegensatz zu anderen traditionellen Kampfsportarten fehlen beim Schattenboxen heftige Bewegungen. Vor allem die Bewegung der Arme ist immer in abgerundeter Form durchzuführen. Wir sprechen daher auch von abgerundeter Übung. Die Praxis hat gezeigt, dass ein abgerundeter Bewegungsablauf günstigen Einfluss auf den gesamten Körper nimmt – Überlastungssyndrome können bei dieser Sportart nicht auftreten.

Die Bewegungen der Arme, des Rumpfes und der Beine sollen koordiniert, also harmonisch sein und auch mit der Atmung – auf die wir noch genauer zu sprechen kommen – und der geistigen Entspannung im Gleichklang stehen. Zentrum jeder Bewegung ist der Rumpf, insbesondere die Lendenwirbelsäule.

Wichtig ist die Konzentration im Training. Während einer Taiji-Übung soll der Übende seine Aufmerksamkeit ausschließlich auf den Bewegungsablauf richten.

Ein Beispiel für den Bewegungsablauf

Wenn Sie bei einer Gymnastikübung beide Arme heben, so registrieren Sie nicht, dass dieser Tätigkeit ein Befehl des Gehirns vorangegangen ist. Das Heben der Arme erfolgt sozusagen automatisch.

Anders bei Taijiquan: Hier müssen Sie vor dem Heben der Arme überlegen, wie der Bewegungsablauf vor sich zu gehen hat – erst dann dürfen die Arme hochgehoben werden. In diesem Augenblick wird eingeatmet. Bewegt man später die Arme wieder nach unten, möge man sich vorstellen, irgendetwas nach unten zu drücken. In Gedanken senkt der Übende (wenn er bereits ein gewisses Niveau erreicht hat) »Energie« nach unten in den Bauchraum.

Das ist ausschließlich eine Frage der Konzentration, eine Art autogenes Training. Die mit Fortdauer des Trainings steigende Konzentrationsfähigkeit ermöglicht es uns aber, schädliche Einflüsse erfolgreich abzuwehren. Gestresste Manager zum Beispiel erhalten durch Schattenboxen die ideale Chance, sich geistig von beruflichem Ärger zu lösen. Beim Senken der Arme wird ausgeatmet.

Das aktive Denken darf, genauso wie die Bewegung, nicht aufhören. Geist und Körper sind demnach miteinander verbunden. Ein alter Spruch soll das verdeutlichen: Der Geist ist der General – er befiehlt dem Körper aktiv zu sein.

Entscheidend für die Wirksamkeit des Schattenboxens ist deshalb auch vollkommene Ruhe. Vor der Übung soll man sich unbedingt entspannen. Das mag anfangs durchaus nicht zufrieden stellend gelingen, soll den Trainierenden aber in keiner Weise entmutigen. Beginnen Sie mit einer Kontrolle der Körperposition. Im Klartext: Überlegen Sie ganz bewusst, ob der Körper in der richtigen Haltung verweilt, ob Rumpf und Arme entspannt sind und ob die Atmung gleichmäßig ist.

Erst nach Erfüllung dieser Voraussetzungen beginnt die Übung. Diese Einstellung soll während des ganzen Trainings beibehalten werden, nie darf ein Bewegungsablauf verkrampft erfolgen – selbst bei komplizierten Übungen nicht. Beim Erlernen der Figuren führen Sie die Bewegungen lieber langsamer durch. So erhält der Übende die Garantie, dass er trotz intensiven Trainings nicht ermüdet.

Gezielte Entspannung des Körpers bedeutet nicht Schlaffheit der Muskulatur oder Unaufmerksamkeit – im Gegenteil: Wenn die Taiji-Übung verlangt, dass der Oberkörper gerade, entspannt steht, so soll damit erreicht werden, dass der Körper größere Standfestigkeit

中医保健

erhält. Die noch ausführlich beschriebene Grundhaltung verleiht dem Körper jene Stärke, die die Chinesen als innere Energie bezeichnen und die das Grundprinzip des Schattenboxens darstellt.

Bei den einzelnen Übungen ist genau auf den vorgeschriebenen Wechsel von belastetem und unbelastetem Bein zu achten. Der Anfänger hat meist bei der richtigen Körperhaltung Schwierigkeiten. Er muss lernen, den Körperschwerpunkt zu verlagern. Da während des Trainings oft die Bewegungsrichtung der Beine geändert wird, ist es wichtig zu wissen, welches Bein belastet werden muss. Der Körper soll bei jeder Übung in eine angenehme Lage versetzt werden. Vor einer Drehung den Körper bewusst stabilisieren, ehe das Bein gehoben und ein Schritt gemacht wird. Vor einer Vorwärts- oder Rückwärtsbewegung zuerst mit dem Bein den Boden berühren, dann erst langsam den Schwerpunkt ändern. Es fällt gar nicht so leicht, das geschriebene Wort in die Tat umzusetzen. Aber dem wirklich Interessierten wird es schon nach kurzer Zeit gelingen, das Wesen des Taijiquan zu erfassen.

Für die richtige Haltung der einzelnen Körperteile gibt es einige einfache Richtlinien.

Für den Kopf gilt: Um eine Verkrampfung der Nacken- und Schulterpartie zu verhindern, heben Sie den Kopf stets leicht an. Drehen Sie den Kopf nicht nach links oder rechts, weil er bei den Übungen dem Rumpf folgen soll. Das Kinn wird leicht zur Brust gedrückt, der Mund bleibt geschlossen. Auch das Gesicht darf nicht verkrampft werden. Die Zunge soll an den Gaumen stoßen. Die Augen bewegen sich mit dem Rumpf und schauen meist zur vorderen Hand.

Am Rumpf unterscheidet man zwischen Brustbereich und Lendenwirbelsäule. Die Brust wird nicht nach vorne gestreckt, aber auch nicht eingezogen.

Trachten Sie, die Brustmuskulatur natürlich zu entspannen. Erst dann ist eine natürliche Atmung und auch eine lockere Bewegung in den Schultergelenken möglich.

Die Lendenwirbelsäule spielt eine ganz entscheidende Rolle. Die richtige Haltung dieses Abschnittes verschafft Wohlbefinden während der ganzen Übung.

Denken Sie bitte immer daran, dass die Lendenwirbelsäule eine Achse, ein Zentrum aller Bewegungen darstellt.

Nimmt man hier eine falsche Position ein, so wird die Übung unterbrochen. Stellen Sie sich intensiv vor, die Lendenwirbelsäule bewege sich nach unten – unter keinen Umständen nach vor drücken, damit sie bei der Drehung auch tatsächlich mobil bleibt. Durch Senken der Lendenwirbelsäule kann man die Kraft in den Beinen trainieren und auch die Standfestigkeit üben.

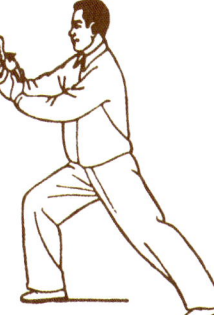

Verhaltensmaßregeln betreffen auch die Hüfte. Bewegen Sie die Hüfte weder nach links noch nach rechts. Spannen Sie zudem die Gesäßmuskeln leicht an.

Die Atmung

Ein weiterer sehr wichtiger Bestandteil des Schattenboxens ist die richtige Atmung. Nach der chinesischen Medizin wird die Lebensenergie mit der Atmung aufgenommen. Die moderne westliche Physiologie konnte ebenfalls intensive Zusammenhänge und Wechselwirkungen zwischen Muskeltonus (Spannungszustand) und Atmungsvorgängen feststellen. Die Atemmotorik gilt als Schaltstelle zwischen bewusstem und unbewusstem Nervensystem sowie zwischen Muskelanspannung und Psyche.

Bei allen Entspannungs- und Meditationstechniken macht man sich diese Erkenntnis zunutze. Der automatische, unbewusste Atemrhythmus wechselt unter äußerem Einfluss wie Aufregung, Ärger usw. gleichzeitig mit der Körperhaltung, dem Muskeltonus, der Mimik, der Stimmungslage in eine der Situation angepasste Zwangsatmung.

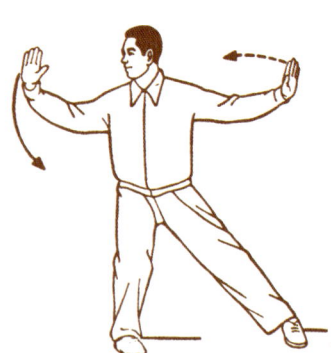

Jede Behinderung des Atmungsprozesses erzeugt, für jeden Menschen mühelos feststellbar, Angst. Wer einmal miterlebt hat, wie der Asthmakranke nach Luft ringt, kennt die intensive Angst, die aus Atemnot resultiert. Wir können also sagen, dass alle Umstände, welche die Funktion der Atmung behindern, Angst herbeiführen. Der Atmung kommt damit für den Organismus ebensolche Bedeutung zu wie dem Blutkreislauf.

Spannungen, ob seelisch-, körperlich- oder umweltbedingt, führen zu einer Behinderung des Atmungsprozesses und dadurch zu Angst. Die chinesische Medizin hat daher auf richtige Atmung immer sehr geachtet. Sie spielt in der aktiven Gesundheitspflege eine zentrale Rolle. Schon im alten China wusste man, dass über die Atmung Zugang zur Seele zu finden ist.

Die Chinesen kennen sechs Stufen der Atemtechnik:

▶ Reguläre Atmung (Ziran-Huxi)

▶ Irreguläre Atmung (Qiang-Huxi)

▶ Erweiterte irreguläre Atmung (Tiaoxi)

▶ Vertiefte reguläre Bauchatmung

▶ Weitere Steigerung der tiefen Atmung – Kehlkopfatmung (Houxi)

▶ Innere Atmung – Embryonalatmung (Taixi)

中医保健

Für Taiji brauchen wir meistens nur die reguläre Atmung, die vertiefte reguläre Atmung und die irreguläre Atmung.

Reguläre Atmung: Sie wird auch natürliche Atmung genannt und ist eine Atmungsform, die wir praktisch immer anwenden. Sie wird nicht vom Bewusstsein gesteuert und passt sich automatisch unseren Bedürfnissen an. Der Anfänger des Schattenboxens sollte sich während der Übung vorläufig nur auf die Bewegung konzentrieren und nicht auf die Atmung achten. Nach einiger Zeit wird die Konzentration auf die Bewegung zur Gewohnheit. Die Atmung soll der Bewegung einfach folgen, soll nicht zwanghaft werden.

Wenn wir sitzen oder Leistungssport betreiben, atmen wir anders als bei Taijiquan. Das Geheimnis der regulären Atmung im Taijiquan liegt darin, dass die Bewegungen des Schattenboxens locker und nicht verkrampft ausgeführt werden – ganz im Gegensatz zur Anstrengung beim 100-Meter-Lauf oder gar im Fußball, bei dem von lockerer Bewegung wirklich keine Rede mehr sein kann.

In richtig ausgeführten Bewegungen des Taijiquan liegt Ruhe. Diese Ruhe geht auf die Psyche weiter. Wir erreichen so einen Entspannungszustand, der mit Halbschlaf zu vergleichen ist: Auch da werden die Atemzüge kürzer und entspannter. Der Unterschied zum Schlaf liegt darin, dass beim Schattenboxen die Stoffwechselaktivität in keiner Weise herabgesetzt wird, sich aber das Großhirn dennoch in einem Zustand relativer Ruhe befindet.

Bei **vertiefter regulärer Atmung** spricht man von natürlicher Tiefatmung. Sie ist eine höhere Stufe der oben genannten Atmung und sollte erst angewendet werden, wenn alle technischen Seiten des Schattenboxens vom Übenden gut beherrscht werden. Das heißt, der Übende muss die Bewegungsfolge bereits ohne große geistige Anstrengung automatisch durchführen können. Erst dann kann er versuchen, Bewegungsablauf und Atmung zu koordinieren.

Vorgang: Kurz und leicht einatmen, lang und kräftig ausatmen. Durch verlängertes Ausatmen können die Lungen eine beachtliche Menge Luft ausströmen, was wiederum die Aufnahme einer entsprechend großen Menge Luft ermöglicht. Die Lunge wird gleichsam durchlüftet; es gelangt mehr Sauerstoff ins Gehirn, was sich wiederum positiv auf den Gemütszustand auswirkt. Man fühlt sich nach der Übung frischer, erholter, fröhlicher – eben entspannter als vorher.

Die Betonung des Ausatmens verstärkt zudem die Elastizität der Lunge sowie die der Atemmuskulatur. Die Reserven der Atmungsfunktion werden größer (erhöhte Vitalkapazität). Nicht nur die Leistungsfähigkeit steigt dadurch, richtige Atmung stellt auch eine gute Vorbeugungsmethode gegen Lungenüberblähung (Emphysem) dar. Wenn der Trainierende die vertiefte reguläre Atmung noch nicht so gut beherrscht, darf er ohne weiteres hin und wieder zur regulären Atmung zurückkehren.

Die irreguläre Atmung: Sie wird auch »verkehrte« Bauchatmung genannt und ist eine unnatürlich wirkende Atmung, wie schon ihr Name aussagt. Beim langsamen und tiefen Einatmen wird der Bauch leicht eingezogen, beim Ausatmen wird er hingegen nach außen gedrückt. Mit »Bauch« ist hier die Region unterhalb des Nabels gemeint. Diese Atemtechnik hat sich vor allem für jene als günstig erwiesen, die an Bindegewebsschwäche leiden. Mit Hilfe der irregulären Atmung kräftigt man den Organismus. Im Zusammenhang mit Schattenboxen soll damit aber erst begonnen werden, wenn die Technik und die vorher erwähnten Atemvorgänge bereits gut beherrscht werden.

Wann soll nun eingeatmet, wann ausgeatmet werden?

Dafür gibt es einige Grundregeln:

Einatmen: Eingeatmet wird beim Aufrichten des Körpers, beim Anwinkeln der Arme und beim Anheben der Beine. Ausgeatmet wird beim Niederhocken, beim Strecken der Arme, bei Schritten und allen Bewegungen, die nach unten auf einen bestimmten Punkt gerichtet sind. Nochmals: Für den Anfänger wird es besser sein, sich vorerst nicht auf die Atmung

zu konzentrieren, sondern vielmehr auf die Bewegung. Bei Positionswechsel einatmen, beim Wegstoßen (Vorstrecken) der Handflächen oder der Faust ausatmen. Leichtes und entspanntes Einatmen ermöglicht ein Gefühl der Schwerelosigkeit, des Schwebens.

Ausatmen: Beim Ausatmen jedoch wird der Körper etwas schwerer und sinkt nach unten. Physiologische Untersuchungen haben gezeigt, dass die Muskelkraft bei der Ausatmung größer ist. So wird verständlich, warum beim Wegstoßen ausgeatmet werden soll: Nur auf diese Weise nützt der Athlet seine Schlagkraft maximal aus. Um den Körper schnell drehen zu können, muss er möglichst leicht sein; daher in diesem Augenblick einatmen.

Nun wollen wir noch den Begriff des »Dantian« erklären. Dauisten verstehen darunter eine Stelle des Körpers, an der bei Männern die Samen, bei Frauen die Fruchtbarkeit aufbewahrt wird. Den betreffenden Ort sucht man einen bis vier Querfinger unterhalb des Nabels. Laut chinesischer Philosophie wird totale Entspannung dadurch erreicht, dass man sich bei Atem- und Entspannungsübungen geistig auf das Dantian einstellt.

Übertragen auf die westliche Medizin: Im Bauchraum haben wir vor allem parasympathische Nerven, welche die Eingeweide unwillkürlich versorgen. Die während der Übung eintretende tiefe Atmung bewirkt vermehrte Beweglichkeit

中医保健

des Zwerchfells. Dieses wiederum massiert die Baucheingeweide, wodurch sich die Durchblutung in dieser Region verbessert. Der Übende empfindet das als Wärmegefühl. Da die Temperatursteigerung nur sehr gering ist, bedarf es schon eines weit fortgeschrittenen Stadiums, um die Veränderung wahrnehmen zu können.

Beachtet der Patient (oder besser: der Mensch, der durch unsere Übungen nicht zum Patienten werden soll ...), dass bei der Einatmung der Beckenboden leicht hochzuheben ist, um ihn beim Ausatmen wieder locker zu lassen, dann steht ihm eine hervorragende Gymnastikübung zur Verfügung, die gleichermaßen vorbeugend wie heilend auf chronische Leiden im kleinen Becken (Hämorrhoiden, Prostatitis usw.) wirkt.

Das Tempo

Für den Erfolg des Schattenboxens ist auch das Tempo der Bewegungsabläufe von großer Bedeutung. Bei langsamem Tempo gelingt die geistige Entspannung leichter. Ebenso bestehen bessere Möglichkeiten selbst zu kontrollieren, ob die Übungen richtig vorgenommen werden. Die Reaktionsfähigkeit leidet darunter bestimmt nicht. Untersuchungen

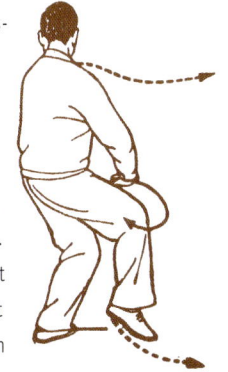

haben gezeigt, dass die Reaktionsfähigkeit langjährig Übender wesentlich besser ist als jene anderer.

In welcher Umgebung soll Taijiquan betrieben werden?

Nach Möglichkeit an der Sonne, in ruhiger Lage, an der frischen Luft – demnach am besten im Freien. Aber auch gut gelüftete Räume eignen sich als Trainingsorte. Anfänger können durchaus mit Hilfe passender Musik üben. Sehr empfehlenswert ist das Training in der Gruppe.

Ideale Zeit für die Übung ist der frühe Morgen oder der Abend. Notfalls können auch zwischen der Arbeit einige Übungen durchgeführt werden. In der Früh kann das Training intensiver sein. Abends würde zu langes Training »aufputschen« und den Schlaf stören. Der Gesunde kann täglich etwa eine Stunde üben.

Chronisch Kranke und Geschwächte sollen Schattenboxen nur unter ärztlicher Aufsicht betreiben. Sie müssen besonders regelmäßig und mit Ausdauer trainieren. Der Erfolg stellt sich oft erst nach einigen Monaten ein, was manchmal zum vorzeitigen Aufgeben veranlasst. Wenn sich der Puls nach einer Serie von Übungen um 20 bis 40 Schläge pro Minute erhöht und auch eine leichte Ermüdung feststellbar ist, hat der Patient richtig trainiert.

Da das Schattenboxen – wie mehrfach angedeutet – eine langsame Bewegungsart ist, erübrigen sich Aufwärmen und besondere Vorbereitungsübungen (im Gegensatz zu jeder anderen Sportart). Viel wichtiger ist die Konzentration auf das Training.

Das Ende des Übungsablaufes

Nach Beendigung des Übungsablaufes soll einige Minuten ruhiges Auf- und Abgehen auf dem Programm stehen. Atmung, Kreislauf und vegetative Funktionen können sich so wieder auf den Normalzustand einpendeln.

Durch die Verlagerung des Körpergewichtes von einem Bein auf das andere wird die Muskulatur anfangs besonders stark beansprucht. Die Kräftigung der Beinmuskeln führt zu besserem Kreislauf, zur Vermeidung von Krampfadern und zur Verstärkung der Lungenfunktion.

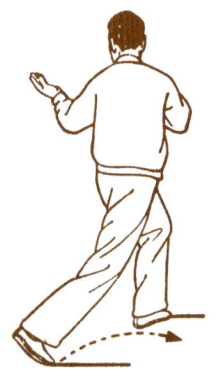

Beachtet der Übende folgende Punkte, kann er einem »Muskelkater« vorbeugen oder – wenn das Malheur bereits passiert ist – diese unangenehme, häufige Begleiterscheinung körperlichen Trainings gut behandeln:

▶ Steigern Sie die Intensität der Übungen langsam.

▶ Vergessen Sie nicht auf das schon erwähnte ruhige Gehen nach dem Training!

▶ Verwickeln Sie schmerzende Stellen mit einem feuchten Handtuch, nehmen Sie ein warmes Fußbad oder Vollbad. Massieren Sie Massageöl leicht in die Haut ein.

Schwangerschaft muss nicht im Widerspruch zum Training stehen. Lediglich von jenen Übungen, bei denen man tief in die Hocke gehen muss, sollte Abstand genommen werden. Alle anderen Übungen können problemlos bis knapp vor der Entbindung durchgeführt werden (allerdings unbedingt behutsam, am besten unter ärztlicher Anleitung).

Ansonsten wirkt sich Taijiquan während Menstruation und Stillzeit positiv auf das Wohlbefinden aus.

Bevor wir endlich mit dem praktischen Teil beginnen, soll kurz auf die Krankheiten eingegangen werden, gegen die Schattenboxen als unterstützende Maßnahme eingesetzt werden kann. Dazu zählt auf jeden Fall die so genannte

中医保健

vegetative Erschöpfung – ein Zustand der Leistungsschwäche, verbunden mit zahlreichen Störungen infolge einer Disregulation des unbewussten Nervensystems (Verstopfung, Magenschmerzen, Herzjagen – andere Ursachen dieser Zustände sind aber unbedingt durch einen Arzt auszuschließen, bevor man mit dem Training beginnt).

Während der Gesunde die natürliche Müdigkeit als eher angenehm empfindet, fühlt sich der Erschöpfte abgeschlafft, zugleich jedoch hektisch (»kribbelig« würde man im Volksmund sagen).

Taijiquan vertreibt diese Symptome und auch Konzentrationsschwäche, Reizbarkeit, Stimmungsschwankungen (oft eine Belastung für die Umgebung!), Lustlosigkeit, Druckgefühl im Kopf, klopfender Kopfschmerz, Schwindelanfälle, Schlafstörungen, Herzjagen, Magenbeschwerden, Verstopfung und Durchfall, aber auch Potenzstörungen, die psychische Ursachen haben (das trifft auf mehr als 90 Prozent aller Fälle zu). Der Patient kann dennoch organisch völlig gesund sein. Wegfallen des ausübenden Momentes (Stress im Beruf, Aufregungen im Privatleben) garantiert zudem keine Rückkehr zum Normalzustand.

Die »angeknackste« Psyche lässt sich nicht im Handumdrehen wieder reparieren. Aber mit Hilfe des Schattenboxens gelingt eine Verbesserung schon nach relativ kurzer Zeit.

Wir betreiben mit Taijiquan eine aktive, geistige Entspannung. Kursteilnehmer erzählen, dass sie sich nach dem Training plötzlich wieder wohl und erholt gefühlt haben, was vorher in keiner Weise der Fall war. Der Übende benötigt aber viel Geduld: Nach einigen wenigen Übungsstunden kann noch kein Nutzeffekt eintreten.

Personen mit Herzleiden, Bluthochdruck, Gelenkbeschwerden können nach ärztlicher Rücksprache Schattenboxen statt einer anderen Heilgymnastik betreiben. Mindestens einmal während der ersten zehn Übungsstunden sollte der körperliche Zustand von einem Arzt kontrolliert werden.

Nun hinein in die Praxis! Wie Sie der Abbildung unten entnehmen, erfolgen alle Richtungsangaben gemäß einem Ziffernblatt. Beginnen Sie bitte so, dass sich 12 Uhr vor Ihnen befindet und 3 Uhr rechts. Merken Sie sich einfach irgendeine Stelle, die Sie als 12 Uhr bezeichnen wollen. Eine Drehung auf 1 Uhr ist demnach eine Drehung um 30 Grad, eine Drehung von 7 Uhr auf 10 Uhr eine Drehung um 90 Grad.

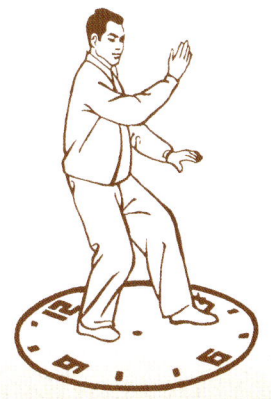

Der Trainingskatalog besteht aus 8 Serien mit insgesamt 24 Bewegungsfolgen.

Beginnen wir mit Serie I (besteht aus 3 Bewegungsfolgen)

1. Beginn – Qi Shi
(umfasst die Abb. 1a bis 1d)

Der Übende nimmt eine aufrechte Haltung ein. Die Zehen zeigen nach vorne, die Arme hängen locker mit den Handflächen nach innen an der Seite. Geradeaus blicken! Kopf und Nacken aufrecht halten und das Kinn dabei etwas zur Brust ziehen (nicht jedoch Bauch einziehen und Brust herausstrecken!). Entspannt, aber konzentriert sein.

Die Arme nun langsam bis in Schulterhöhe heben, die Handflächen zeigen nach unten. Mit dem linken Bein schulterbreit zur Seite steigen. Einatmen! Arme nach kurzer Zeit wieder bis in Nabelhöhe senken. Gleichzeitig werden bei aufrechtem Oberkörper die Knie leicht gebeugt und die Handinnenflächen sanft nach innen gedrückt. Die Ellbogen strecken sich dabei in Richtung Knie aus. Ausatmen!

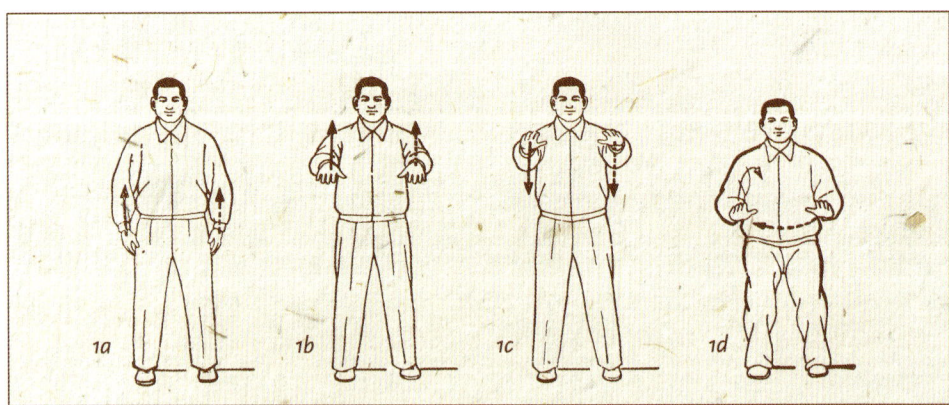

中医保健

2. Des Wildpferdes Mähne gleichmäßig teilen – Yema Fenzong
(umfasst die Abb. 2a bis 2o)

Den Körper leicht nach rechts verlagern und auf 1 Uhr drehen. Das Gewicht wird auf das rechte Bein verlegt. Heben Sie nun die rechte Hand, bis der Unterarm horizontal vor der Brust liegt. Die linke Hand bewegt sich gleichzeitig im Kreis nach unten, bis sie sich unter der rechten Hand befindet. Die Handflächen liegen einander gegenüber, als ob sie einen Ball festhalten wollten (wir werden diese Stellung im Folgenden als »Ballhaltung« bezeichnen). Den linken Fuß stellt man nun mit der Spitze neben den rechten. Dabei auf die rechte Hand blicken (Abb. 2a und 2b).

Nun den Körper nach links auf 10 Uhr drehen, während der linke Fuß einen Schritt vorwärts macht und etwa auf 8.30 Uhr zeigt. Das linke

Knie beugen und das Gewicht auf das linke Bein verlagern. Jetzt rechtes Bein strecken, dabei die Fersen auf den Boden pressen. Während Sie sich nach links wenden, heben Sie gleichzeitig den linken Unterarm schräg bis in Augenhöhe. Die Handfläche zeigt nach innen und schräg nach oben, die Ellbogen sind leicht angewinkelt. Die rechte Hand wird weiter mit der Handfläche nach unten neben die Hüfte gebracht, die Finger zeigen nach vorne. Sehen Sie dabei auf die linke Hand (Abb. 2c, 2d und 2e).

Langsam den Oberkörper so rückwärts bewegen, als ob Sie sich hinsetzen wollten. Das Gesicht nun wieder nach rechts verlagern. Die linke Fußspitze leicht anheben und nach außen drehen, den Fuß dann wieder absetzen. Linkes Knie beugen und den Körper nach links auf 5 Uhr drehen. Gewicht nach links verlagern, »Ballhaltung« einnehmen (linke Hand oben). Nun

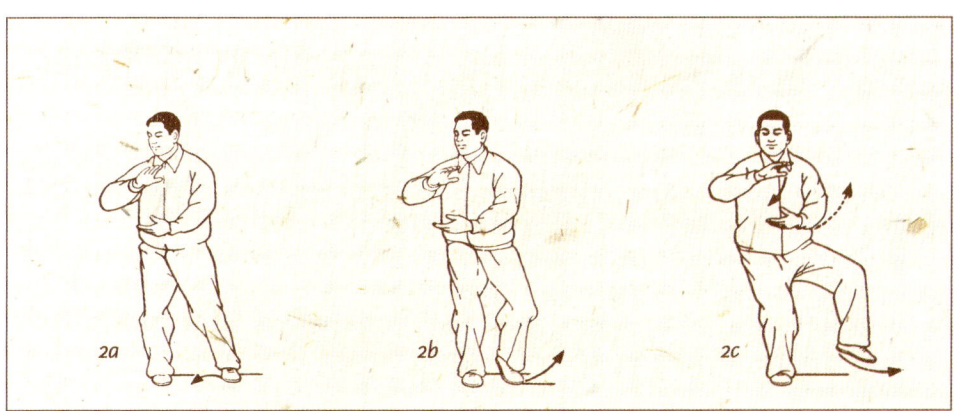

2a   2b   2c

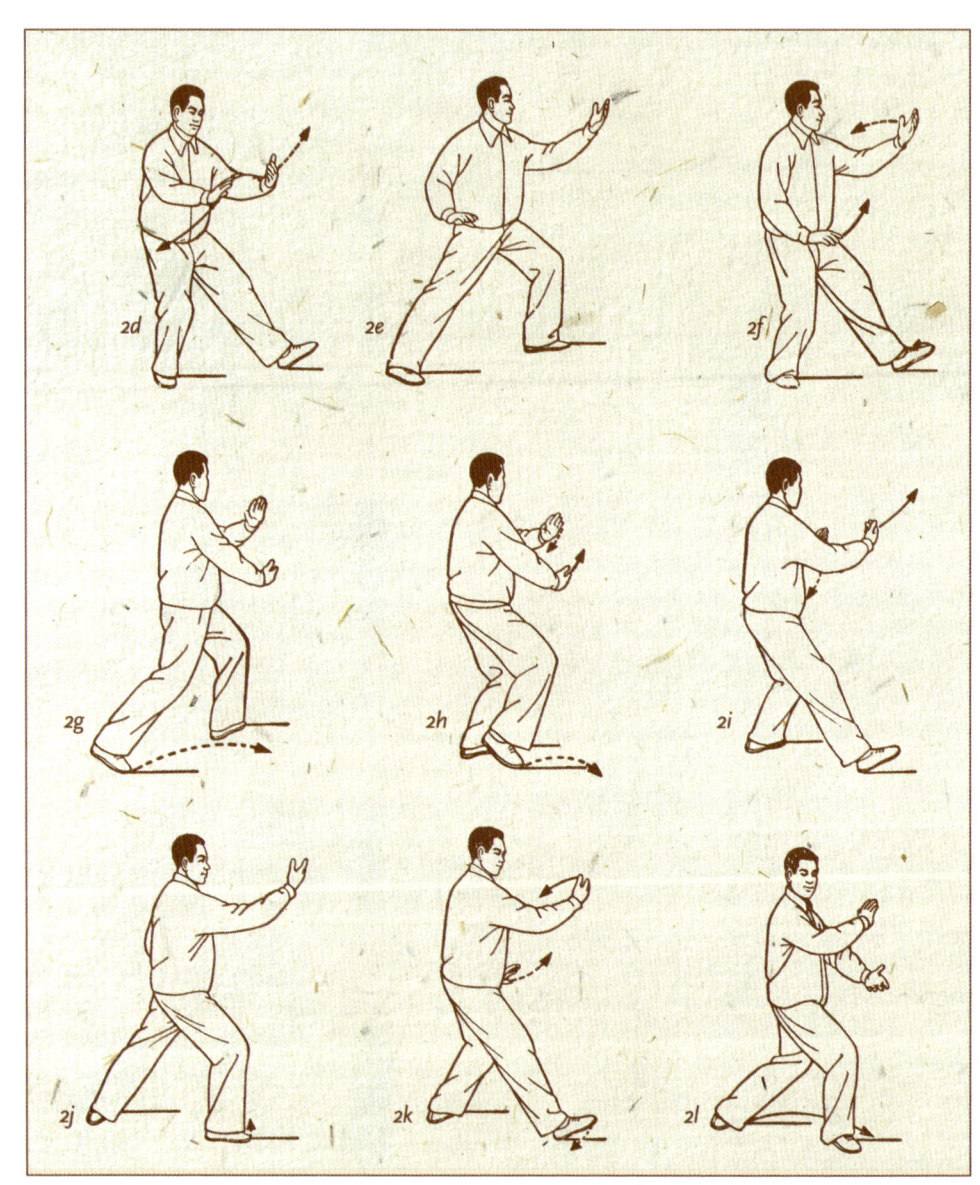

中医保健

den rechten Fuß vorholen und mit der Spitze neben den linken stellen. Auf die linke Hand blicken (Abb. 2f, 2g und 2h).

Machen Sie einen rechten »Verbeugungsschritt«, indem Sie mit dem rechten Fuß einen Schritt vorwärts machen, auf 9.30 Uhr drehen und das linke Bein strecken (die Ferse, beziehungsweise der Absatz bleibt auf dem Boden) sowie das rechte beugen. Gleichzeitig den Körper nach rechts auf 8 Uhr drehen, die rechte Hand schräg nach oben bis in Augenhöhe heben, die Handfläche nach innen und schräg nach oben zeigen lassen. Winkeln Sie den Ellbogen leicht an. Die linke Hand wird nun neben die linke Hüfte gebracht, die Handfläche zeigt nach unten, die Finger zeigen nach vor. Auf die rechte Hand schauen (Abb. 2i und 2j).

Jetzt werden die Bewegungen auf den Abbildungen 2f bis 2h wiederholt, dabei aber die Seiten vertauscht (Abb. 2k bis 2m). Nun auch die Bewegungen, die auf den Abbildungen 2i und 2j dargestellt sind, mit vertauschten Seiten wiederholen (Abb. 2n, 2a).

Denken Sie auch bei diesen Übungen immer daran, den Oberkörper aufrecht zu halten und den Brustkorb zu entspannen! Die Arme sollen sich in Bogenlinien bewegen, niemals ganz strecken. Bei Drehungen bildet die Taille die Achse. Die Geschwindigkeit muss gleichmäßig erfolgen. Bei Vorwärtsschritten den Fuß langsam, und mit der Ferse zuerst setzen. Bei der Schlussstellung blicken Sie auf 9 Uhr.

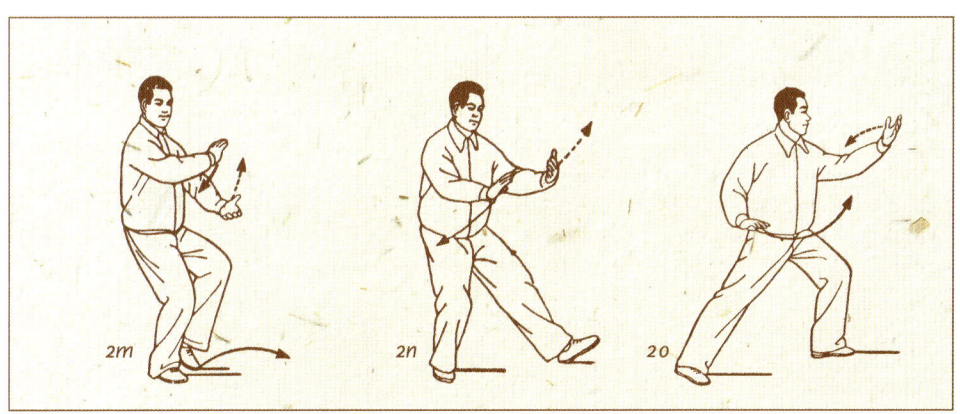

3. Der weiße Kranich breitet seine Schwingen aus – Bai he Liang chi
(umfasst die Abb. 3a bis 3c)

Den Oberkörper leicht nach rechts drehen (gegen 8 Uhr). Ballhalteposition links vor der Brust, linke Hand oben. Auf die linke Hand blicken (Abb. 3a).

Den rechten Fuß einen halben Schritt nach links zurückziehen und »hinsetzen« (Oberkörper nach hinten bewegen). Dann Oberkörper nach rechts wenden (auf 10 Uhr) und das Gewicht auf das rechte Bein verlagern. Auf die rechte Hand sehen. Dabei den linken Fuß ganz leicht nach vorne heben und mit der Spitze auf den Boden abstellen (was wir in Zukunft einen »leeren Schritt« nennen werden). Gleichzeitig den Oberkörper wieder nach links wenden (9 Uhr) und die rechte Hand heben, bis sie mit der Handfläche nach innen vor der rechten Schlä-fe liegt. Die linke Hand bewegt sich gleichzeitig nach unten bis zur linken Hälfte. Die Handinnenfläche zeigt nach unten, die Fingerspitzen zeigen nach vor.

Geradeaus schauen! (Abb. 3b und 3c). Bild 3c zeigt bereits den Übergang zur nächsten Bewegungsfolge an. Die Verlagerung des Gewichtes nach hinten soll mit dem Heben der rechten Hand in Einklang stehen. Das linke Bein leicht im Knie beugen. Bei der Schlussposition steht man in Richtung 9 Uhr.

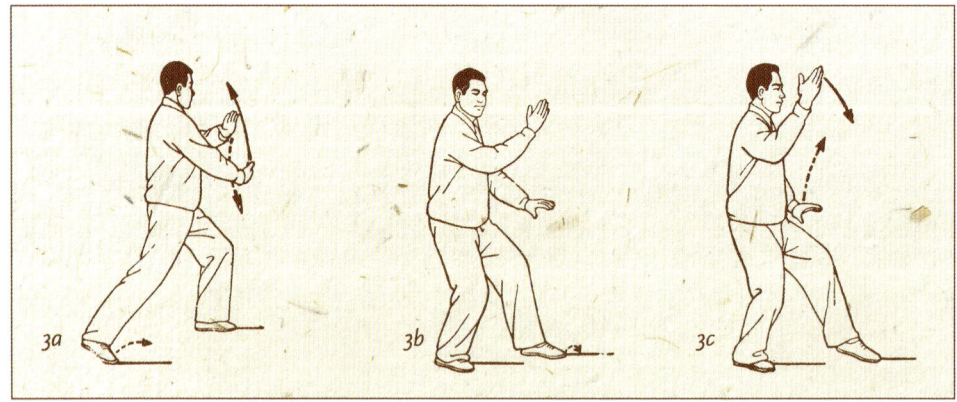

中医保健

Serie II
(besteht aus 3 Bewegungsfolgen)

4. Nach vorne gehen, über dem Knie
   abwehren und stoßen – Zuo You Lou
   Qui Yao Bu
   (umfasst die Abb. 4a bis 4o)

Den Oberkörper leicht nach links drehen (8 Uhr), die rechte Hand bewegt sich dabei nach unten, die linke nach oben. Den Oberkörper nun wieder nach rechts drehen (11 Uhr), die rechte Hand vor dem Bauch vorbeistreichen lassen und dann mit leicht angewinkeltem Arm und schräg nach oben zeigender Handfläche bis in Ohrhöhe heben, während sich die linke Hand zuerst in einer Aufwärts-, dann aber in einer Abwärtskurve bewegt. Die Handfläche zeigt schräg nach unten. Auf die rechte Hand blicken (Abb. 4a bis 4c).

Oberkörper nach links auf 9 Uhr drehen. Der linke Fuß macht einen Schritt in Richtung 8 Uhr, um einen Verbeugungsschritt einzuleiten.

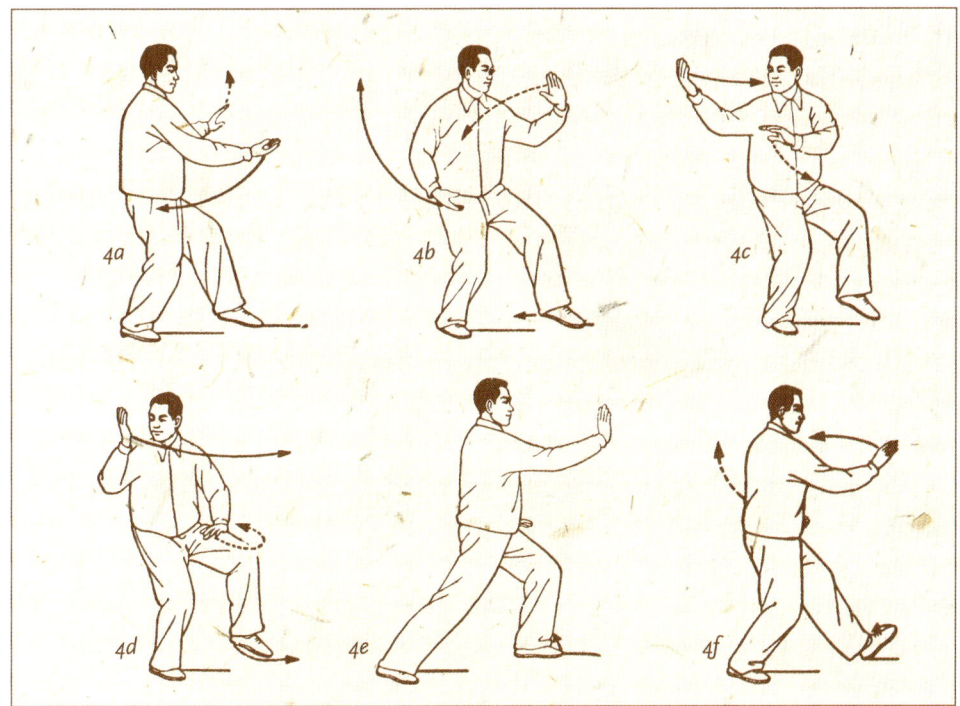

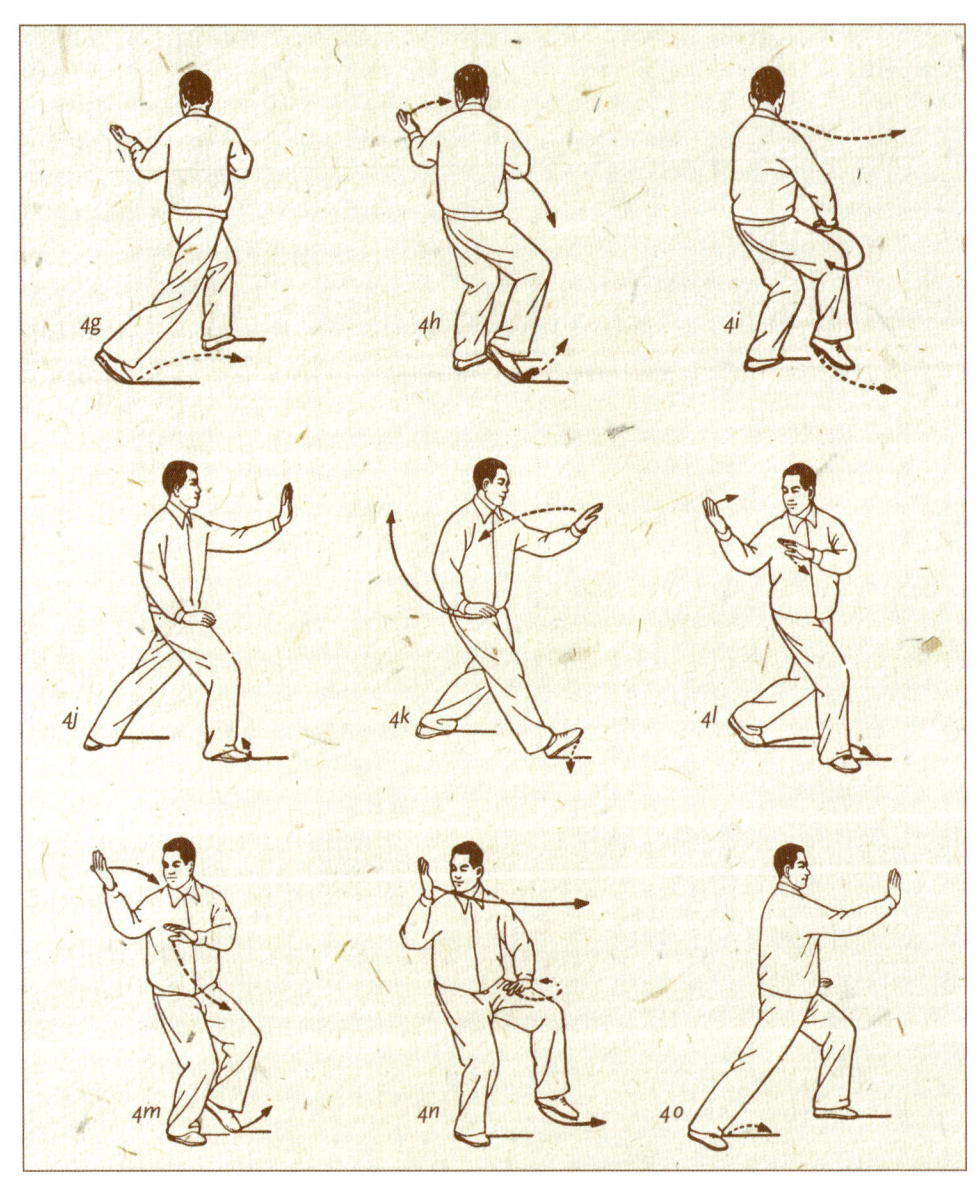

中医保健

Zur selben Zeit zieht die rechte Hand am rechten Ohr vorbei und schiebt sich in Nasenhöhe gleichzeitig mit der Körperdrehung nach vorn. Die Handfläche zeigt nach außen. Die linke Hand geht hinunter und kreist von innen nach außen um das linke Knie, bis sie vor der linken Hüfte mit nach unten zeigender Handfläche einhält. Auf die Finger der rechten Hand sehen (Abb. 4d und 4e).

Mit leicht gestrecktem rechten Knie »hinsetzen« (Oberkörper nach hinten verlagern) und das Gewicht auf das rechte Bein verlegen. Die Fußspitze des linken Fußes anheben und nach außen drehen, bevor der Fuß wieder abgesetzt wird. Das Bein dann langsam einknicken lassen, den Oberkörper auf 7 Uhr drehen und das Gewicht nun auf das linke Bein verlagern. Den rechten Fuß langsam neben den linken bringen und mit der Fußspitze auf dem Boden abstellen.

Zur selben Zeit die Handfläche der linken Hand nach oben wenden und die linke Hand mit leicht angewinkeltem Ellbogen an der Seite bis in Schulterhöhe heben, wobei die Handfläche schräg nach oben zeigt. Die rechte Hand beschreibt in der Zwischenzeit im Zuge der Körperdrehung einen Bogen schräg nach oben, bewegt sich dann nach links unten, bevor sie mit schräg nach unten zeigender Handfläche links vor der Brust einhält. Auf die linke Hand sehen (Abb. 4f bis 4h).

Anschließend werden die Bewegungen auf den Abbildungen 4d bis 4h wiederholt, dabei aber die Seiten vertauscht. Schließlich wiederholen Sie auch noch die Bewegungen der Abbildungen 4d und 4e, diesmal in der ursprünglich beschriebenen Weise.

Immer daran denken: Wenn die Hände nach vorne gestreckt werden, bleibt der Oberkörper aufrecht. Hüfte und Taille sollen entspannt sein. Beim Vorschieben der Handflächen Schulter und Ellbogen unten halten. Die Bewegungen der Handflächen sollen mit jenen der Taille und der Beine koordiniert werden. Der seitliche Abstand der Fersen darf nicht weniger als 30 Zentimeter betragen. Beim Ende der Übung blicken Sie wiederum in Richtung 9 Uhr.

5. Das Spiel auf der Leier – Shou Shi Pi Pa
(umfasst die Abb. 5a bis 5c)

Den rechten Fuß einen halben Schritt vorwärts in Richtung auf die linke Ferse bewegen. »Hinsetzen« und den Oberkörper leicht nach rechts drehen (10 Uhr). Das Gewicht auf das rechte Bein verlagern. Den linken Fuß nun anheben und leicht nach vorne bewegen. Die Ferse absetzen und so einen linksseitigen »leeren Schritt« machen. Gleichzeitig wird die linke Hand bis auf Höhe der Nasenspitze angehoben, wobei die Handfläche nach rechts zeigt und der Ellbogen etwas angewinkelt ist. Die rechte Hand bewegt sich nach unten, bis sie an der Innenseite des linken Ellbogens angelangt ist (mit der Handfläche nach links). Auf den Zeigefinger der linken Hand blicken (Abb. 5a. bis 5c). Beim Ende der Übung wieder in Richtung 9 Uhr schauen.

6. Rückwärts schreiten mit beidseitigem Armewirbeln (den Affen abwehren) – Zuo You Dao Jüan Hong
(umfasst die Abb. 6a bis 6m)

Den Oberkörper leicht nach rechts wenden (von 9 auf etwa 11 Uhr). Die rechte Hand in Form eines Halbkreises am Bauch vorbei bewegen und mit der Handfläche nach oben und mit leicht angewinkeltem Arm bis in Schulterhöhe heben. Die Handfläche der linken Hand nach oben drehen und zugleich den linken Fuß mit der Spitze auf den Boden stellen. Wenn sich der Körper nach rechts dreht, zuerst in dieselbe Richtung blicken, dann den Kopf zurückdrehen und auf die linke Hand schauen (Abb. 6a und 6b).

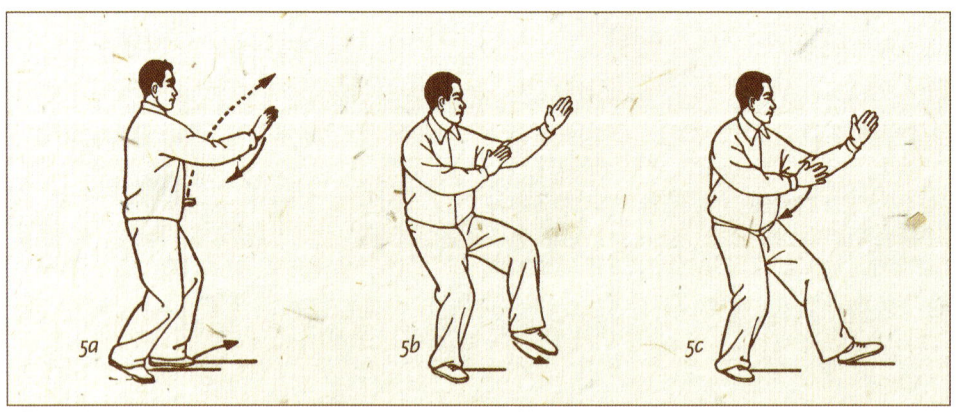

中医保健

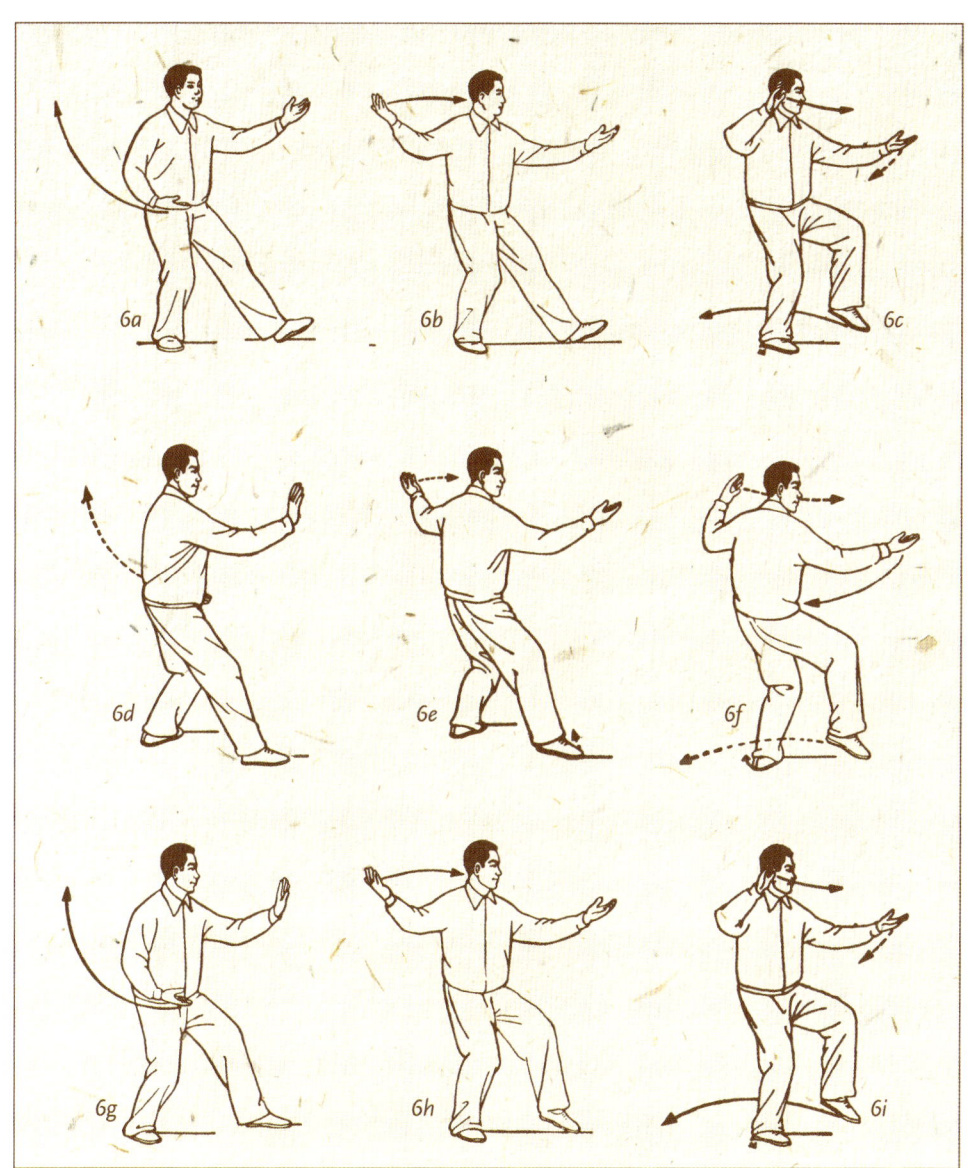

6a 6b 6c 6d 6e 6f 6g 6h 6i

Den rechten Arm beugen, bis die Hand das Ohr nahezu erreicht hat, dann die Hand mit der Innenseite nach vorne stoßen. Die linke Hand zurückziehen, bis sie neben der Hüfte liegt, die Handfläche zeigt nach wie vor nach oben. Zur selben Zeit den linken Fuß leicht anheben und einen Schritt nach hinten durchführen (auf etwa 3 Uhr), den Fuß langsam zuerst mit der Spitze dann mit der Ferse absetzen. Den Körper nun nach links drehen – (8 Uhr) und mit einer Gewichtsverlagerung auf das linke Bein – nach rechts einen »leeren Schritt« machen, wobei der rechte Fuß sich so weit dreht, bis er mit der Spitze nach vorne zeigt. Auf die rechte Hand sehen (Abb. 6c und 6d).

Den Oberkörper leicht nach links drehen (6 Uhr). Die linke Hand gleichzeitig seitlich und mit nach oben weisender Handinnenfläche bis in Schulterhöhe heben, zur selben Zeit die Handfläche der rechten Hand nach oben drehen. Wenn der Körper nach links gedreht wird, zuerst in diese Richtung sehen, dann den Kopf zurückdrehen und auf die rechte Hand schauen (Abb. 6e).

Nun werden die Bewegungen auf den Abbildungen 6c bis 6e mit vertauschten Seiten wiederholt (Abb. 6f bis 6h). Schließlich die Bewegungen der Abbildungen 6c bis 6e in ursprünglicher Weise nochmals durchführen (Abb. 6i bis 6k). Nun neuerlich vertauscht die Bewegungen von Abbildung 6c und 6d wiederholen (Abb. 6c und 6d).

Das Vorstoßen und Zurückziehen der Hände sollte niemals gerade, sondern im Bogen erfolgen. Schlussposition: 9 Uhr.

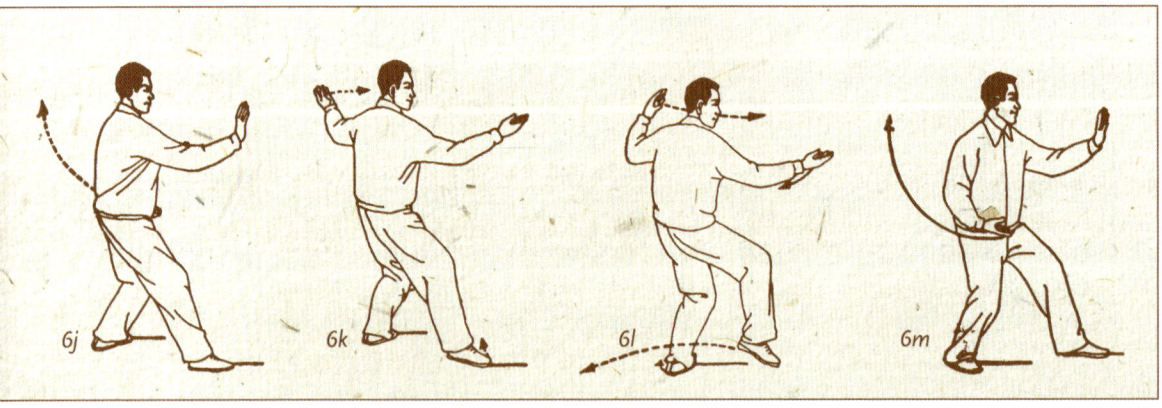

中医保健

Serie III
(besteht aus zwei Bewegungsfolgen)

7. Den Vogelschweif von links fassen – Zuo Lan Que Wei
(umfasst die Abb. 7a bis 7m)

Oberkörper leicht nach rechts drehen (auf etwa 11 Uhr, von der Schlussposition 9 Uhr der vorigen Bewegungsfolge), gleichzeitig die rechte Hand zur Seite führen und bis in Schulterhöhe heben. Die Handfläche zeigt nach oben (Abb. 7a).

Den Körper nun noch weiter nach rechts drehen (12 Uhr) und vor der rechten Brusthälfte in die bereits beschriebene Ballhalteposition gehen. Die rechte Hand ist dabei oben. Gleichzeitig wird das Gewicht auf das rechte Bein verlagert. Den linken Fuß neben den rechten ziehen und mit den Zehenspitzen auf dem Boden abstellen. Auf die rechte Hand blicken (Abb. 7b, 7c).

Oberkörper leicht nach links drehen (11 Uhr). Mit dem linken Fuß einen Schritt vorwärts machen (er zeigt dann auf etwa 8 Uhr). Den Oberkörper weiter auf 10 Uhr drehen, das linke Knie beugen, um einen Verbeugungsschritt einzuleiten, das rechte Bein bleibt gestreckt. In der Zwischenzeit wird der linke Unterarm in Schulterhöhe ausgestreckt, die Handfläche zeigt nach innen. Die rechte Hand fällt nun langsam nach unten, die Finger zeigen nach vor. Auf den linken Unterarm blicken (Abb. 7d und 7e).

Nicht vergessen: Wenn auch der Arm auszustrecken ist, bleibt er doch etwas abgerundet. Die Bewegungen der Hände, die Entspannung der Taille und das Beugen des Knies müssen miteinander im Einklang stehen.

Drehen Sie nun den Oberkörper leicht nach links (9 Uhr) und strecken Sie die linke Hand mit den Handflächen nach unten vorwärts aus. Die rechte Hand wird unter Drehung der Handfläche nach oben geführt, bis sie sich unter dem linken Unterarm befindet. Dann den Oberkörper nach rechts drehen (11 Uhr), beide Arme nach unten führen, als ob man vor dem Bauch einen Bogen zeichnen wollte. Die rechte Hand weiter zur Seite bewegen und in Schulterhöhe mit den Handflächen nach oben ausstrecken. Der rechte Unterarm liegt auf der Brust, die Handfläche nach innen gewandt. Zur selben Zeit verlagern Sie das Gewicht auf ihr rechtes Bein. Sehen Sie dabei auf die rechte Hand (Abb. 7f und 7g).

Oberkörper leicht nach links drehen (10 Uhr). Den rechten Arm beugen, die rechte Hand vor das linke Handgelenk platzieren. Den Oberkörper noch mehr nach links drehen (9 Uhr) und beide Hände langsam nach vor schieben, wobei die Handfläche der rechten Hand nach vor, die der linken Hand nach innen weist. Der linke Arm ist gebeugt. Inzwischen wird das Gewicht langsam auf das linke Bein verlagert, um einen Verbeugungsschritt einzuleiten. Schauen Sie auf das linke Handgelenk (Abb. 7h, 7i).

Werden die Hände nach vorne bewegt, bleibt der Oberkörper gerade. Während Sie die rechte Hand über das linke Handgelenk strecken und sie nach vorne neben die linke Hand führen, drehen Sie beide Handflächen nach unten. Hände etwa schulterbreit auseinander geben, dabei »zurücksetzen« und das Gewicht auf das leicht gebogene, rechte Bein verlagern. Die Spitze des linken Fußes leicht anheben. Beide Hände gleichzeitig bis vor den Bauch zurückziehen, wobei die Handflächen nach vor und auch ein wenig nach unten zeigen. Geradeaus schauen (Abb. 7j bis 7l).

Das Gewicht langsam auf das linke Bein verlagern, während sich die Hände (mit den Innenflächen nach vorne) schräg nach vor und nach oben bewegen, bis die Handgelenke in Schulterhöhe angelangt sind. Zur selben Zeit führt das gebogene linke Knie einen Verbeugungsschritt aus. Nach vor sehen. In der Schlussstellung schauen Sie wie immer nach 9 Uhr (Abb. 7m).

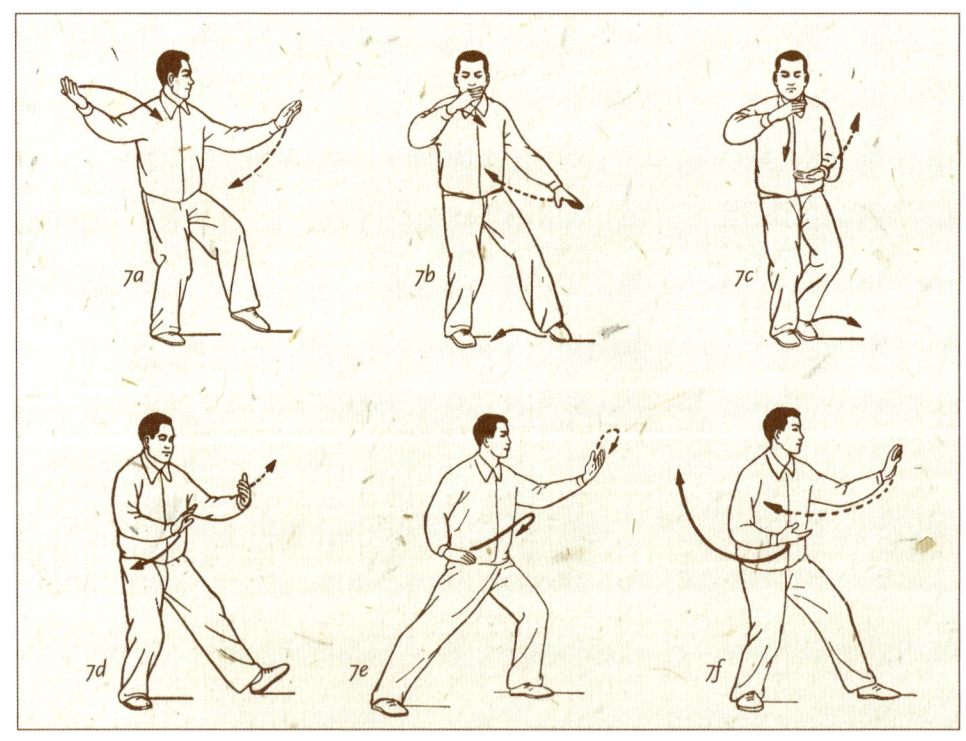

中医保健

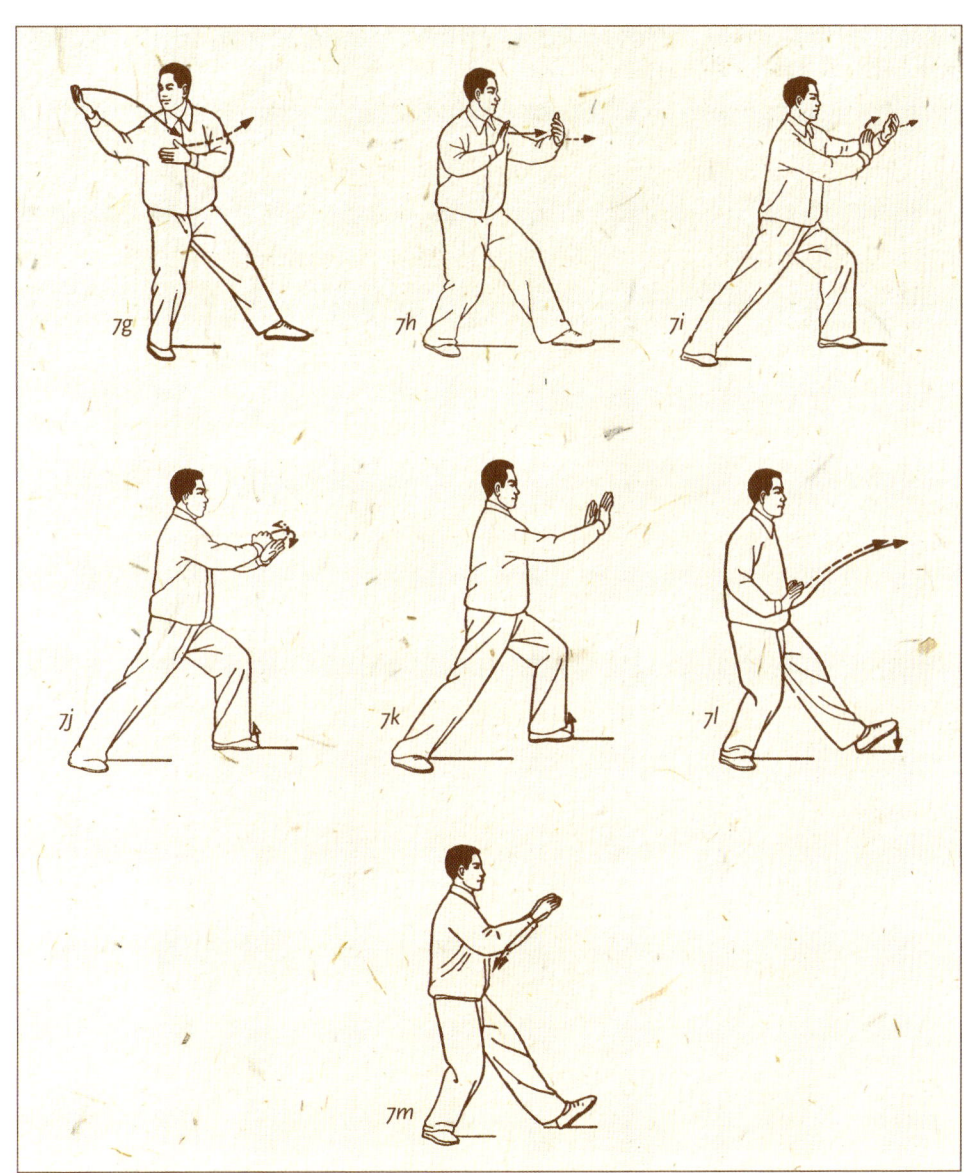

8. Den Vogelschweif von rechts fassen – You Lan Que Wei
(umfasst die Abb. 8a bis 8n)

Zurücksetzen und den Körper nach rechts drehen (12 Uhr). Das Gewicht auf das rechte Bein verlagern, die Spitze des linken Fußes nach innen drehen. Die rechte Hand führt nun in der Horizontalen einen Bogen nach rechts aus, bewegt sich dann am Bauch vorbei bis in Höhe des Rippenbogens. Die Handfläche zeigt nach oben. Auf diese Weise entsteht eine Ballhalteposition. Die linke Hand ist oben. Das Gewicht wird mittlerweile wieder auf das linke Bein verlagert. Der rechte Fuß wird mit etwas angehobener Ferse neben den linken gesetzt. Auf die linke Hand sehen (Abb. 8a bis 8d).

Die auf den Abbildungen 7d bis 7m dargestellten Bewegungsabläufe werden nun seitenverkehrt durchgeführt (Abb. 8e bis 8n). Schlussposition ist diesmal allerdings 3 Uhr!

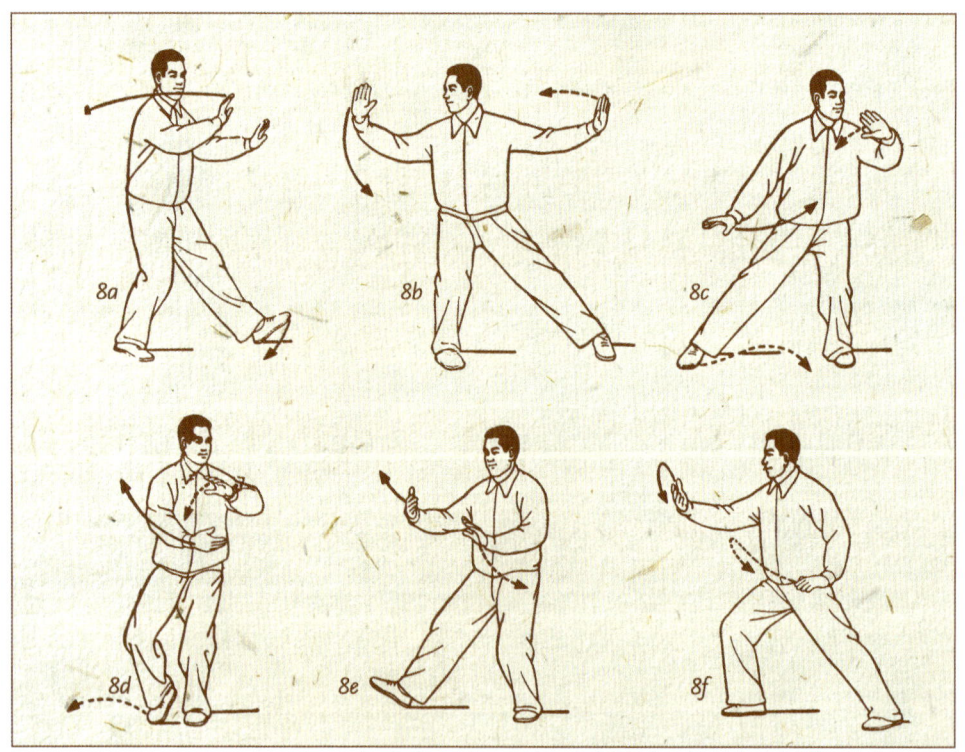

8a 8b 8c

8d 8e 8f

中医保健

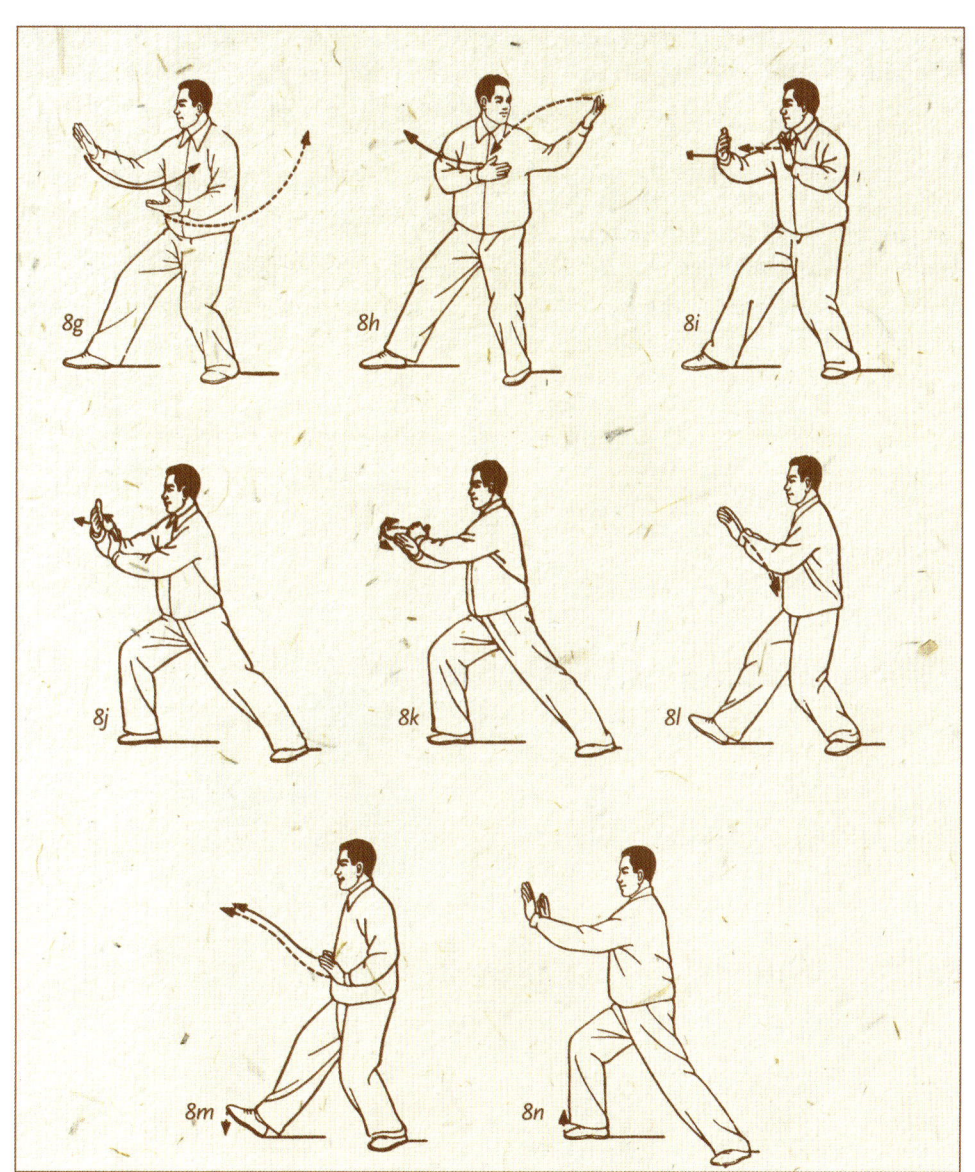

8g 8h 8i

8j 8k 8l

8m 8n

Serie IV
(besteht aus 3 Bewegungsfolgen)

9. Die Peitsche – Dan Bian
(umfasst die Abb. 9a bis 9f)

Zurücksetzen und das Gewicht langsam auf das linke Bein verlagern, während sich die Spitze des rechten Fußes nach innen dreht. Der Körper wendet sich nach links (von 3 Uhr auf etwa 11 Uhr). Beide Hände bewegen sich nach links, wobei die linke Hand oben geführt wird, bis sie seitwärts die Schulterhöhe erreicht hat. Die Handfläche zeigt dabei nach außen. Die rechte Hand liegt mit der Handfläche schräg nach innen vor den linken Rippen. Auf die linke Hand sehen (Abb. 9a und 9b).

Den Körper nun wieder nach rechts bewegen (auf etwa 1 Uhr) und das Gewicht auf das rechte Bein verlagern. Den linken Fuß neben den rechten bringen und auf den Zehenspitzen absetzen.

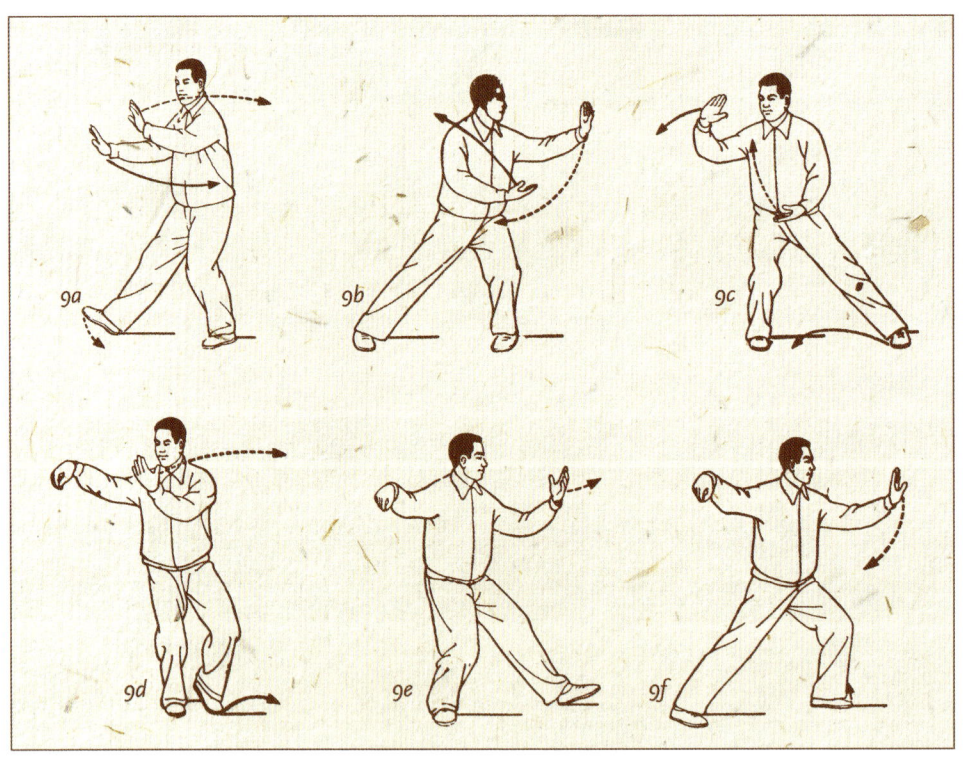

中医保健

Gleichzeitig die rechte Hand im Bogen nach rechts führen, bis sich der Arm in Schulterhöhe befindet. Handfläche nach außen. Während sich jetzt die Finger einkrümmen und die Hand nach unten abknickt (es entsteht ein »Haken«), bewegt sich die linke Hand im Bogen am Bauch vorbei (mit der Handfläche nach innen) bis vor die rechte Schulter. Auf die linke Hand sehen (Abb. 9c und 9d).

Den Körper auf 10 Uhr nach links drehen und mit dem linken Fuß einen Schritt in Richtung 9 Uhr machen. Das linke Knie zum Verbeugungsschritt einknicken lassen. Während so das Gewicht auf das linke Bein verlagert wird, dreht man die linke Handfläche nach außen. Die Fingerspitzen befinden sich in Augenhöhe, der Ellbogen ist leicht angewinkelt. Nun nach vor stoßen und auf die linke Hand sehen (Abb. 9e und 9f).

Wieder soll ins Gedächtnis gerufen werden: Oberkörper bleibt aufrecht, Taille entspannt. Der Ellbogen soll leicht nach unten gebogen sein. Die Schultern nicht hochziehen. Die linke Handfläche dreht sich in dem Moment, in dem die linke Hand nach vor stößt. Aber nicht schnell und abrupt drehen! In der Schlussposition sieht man wieder etwa nach 9 Uhr.

10. Die Wolkenhände – Yün Shou
(umfasst die Abb. 10a bis 10o)

Das Gewicht auf das rechte Bein verlagern und den Körper allmählich nach rechts drehen (1.30 Uhr). Die Spitze des linken Fußes anheben und nach innen drehen. Die linke Hand (mit schräg nach oben gedrehter Innenfläche) im Bogen am Bauch vorbei bis vor die rechte Schulter führen. Zur selben Zeit öffnet man die rechte Hand (den vorhin beschriebenen »Haken«) wieder und dreht die Handfläche nach außen. Dabei auf die linke Hand blicken (Abb. 10a bis 10c). Den Oberkörper langsam nach links drehen (auf 11 Uhr), das Gewicht auf das linke Bein verlagern. Die linke Hand führt im Bogen am Gesicht vorbei, wobei sich die Handfläche langsam nach außen dreht.

Die rechte Hand bewegt sich im Bogen am Bauch vorbei bis zur linken Schulter. Die Handfläche zeigt schräg nach innen. In der Zwischenzeit wird der rechte Fuß neben den linken Fuß gebracht (Abstand ca. 20 cm). Auf die rechte Hand sehen (Abb. 10d und 10e).

Den Oberkörper jetzt leicht nach rechts drehen (2 Uhr) und das Gewicht auf das rechte Bein verlagern. Die rechte Hand bewegt sich weiter nach rechts (Handfläche zeigt noch immer nach außen), während sich die linke Hand im Bogen am Bauch vorbei auf Schulterhöhe begibt (Handfläche nach innen gerichtet). Auf die linke Hand schauen (Abb. 10f bis 10h).

Nun werden die Bewegungen auf den Abbildungen 10d bis 10h wiederholt (Abb. 10i bis 10m) und dann erneut die Übungen der Abbildungen 10d und 10e durchgeführt (Abb. 10n und 10o). Die Wirbelsäule dient als Achse für alle Bewegungen des Oberkörpers; Hüfte und Taille müssen daher entspannt bleiben. Plötzliches Fallenlassen oder Aufrichten ist zu vermeiden. Schritte sollen langsam und gleichmäßig ausgeführt werden. Schlussposition: 10.30 Uhr.

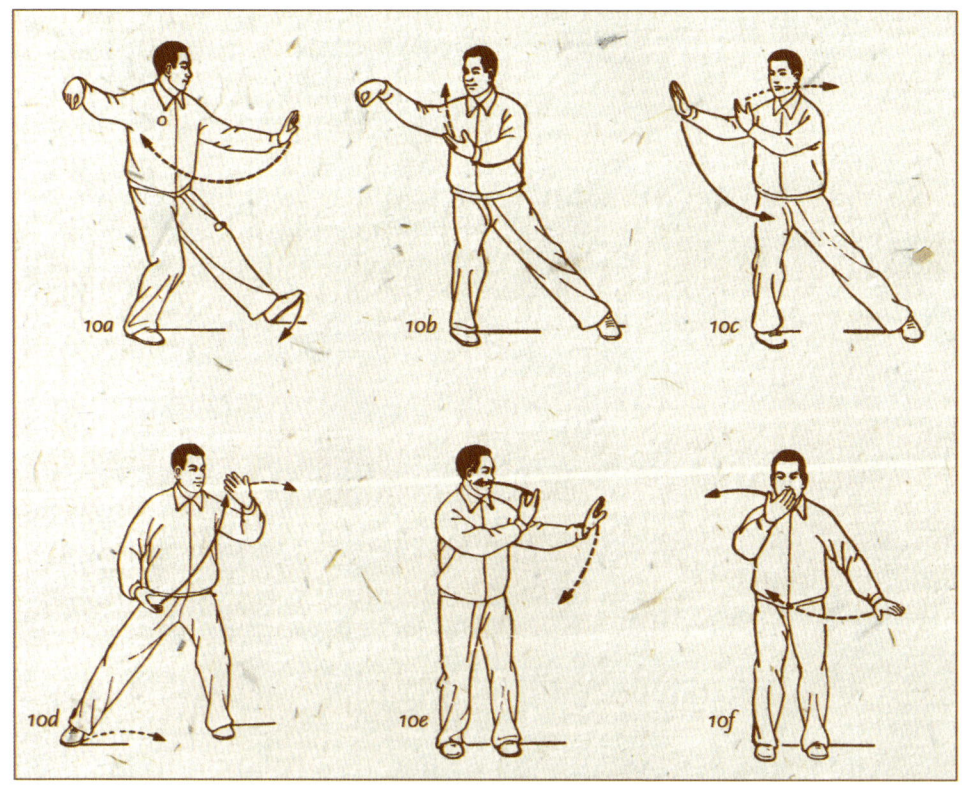

中医保健

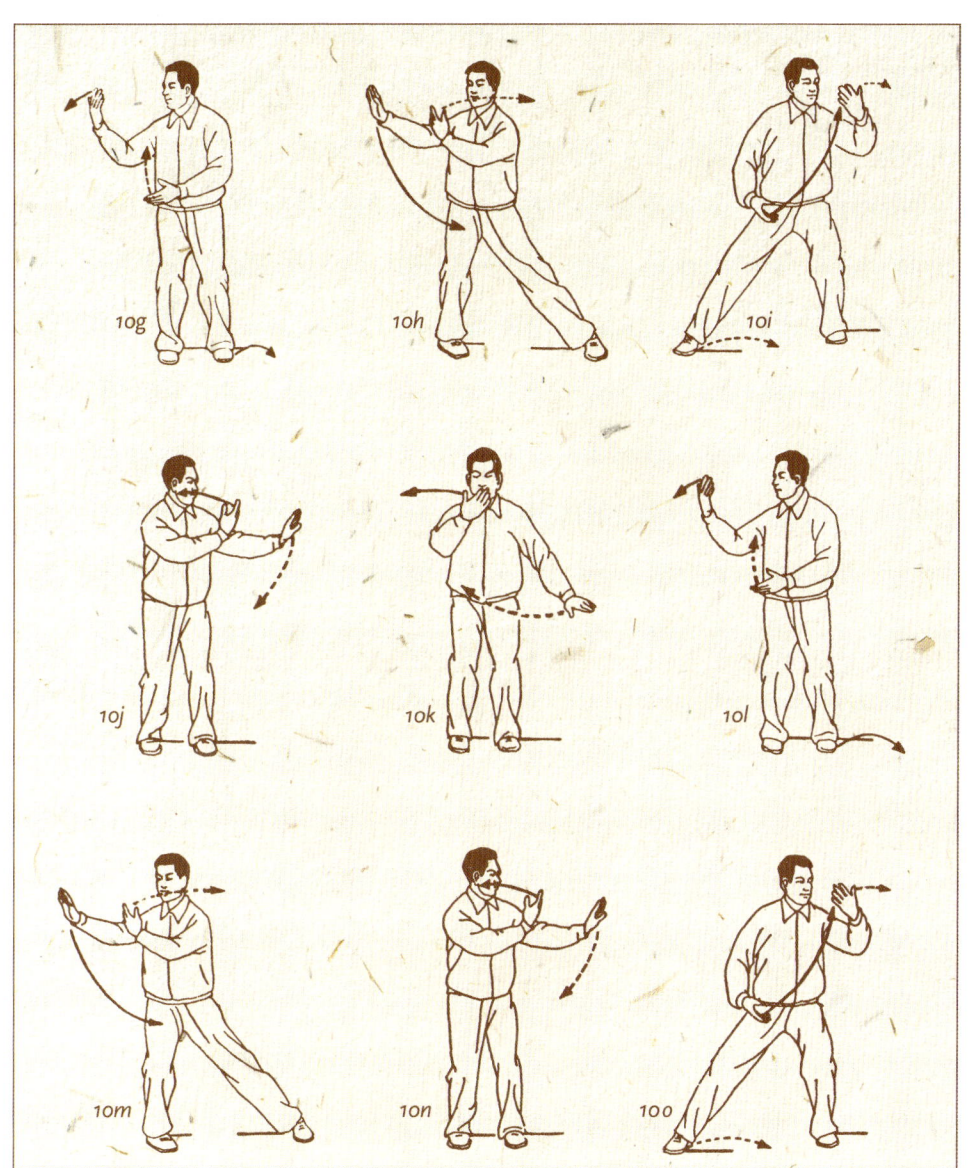

10g   10h   10i

10j   10k   10l

10m   10n   10o

11. Die einzelne Peitsche – Danbian
(umfasst die Abb. 11a bis 11e)

Den Oberkörper nach rechts auf 1 Uhr drehen. Die rechte Hand bewegt sich gleichzeitig nach rechts und bildet in einer etwas über Schulterhöhe befindlichen Lage einen »Haken« (vergleichen Sie bitte mit der vorhergehenden Übung), während die linke Hand im Bogen am Bauch vorbei mit nach innen zeigender Handfläche bis in Schulterhöhe geführt wird. Das Gewicht wird auf das rechte Bein verlagert, der linke Fuß ruht mit der Spitze auf dem Boden. Auf die linke Hand sehen (Abb. 11a bis 11c).

Nun werden dieselben Bewegungen, wie in Bewegungsfolge 9 dargestellt, ausgeführt. Die Bewegung auf den Abbildungen 11d und 11e entspricht also jenen auf den Bildern 9e und 9f. Die Schlussposition: 8.30 Uhr.

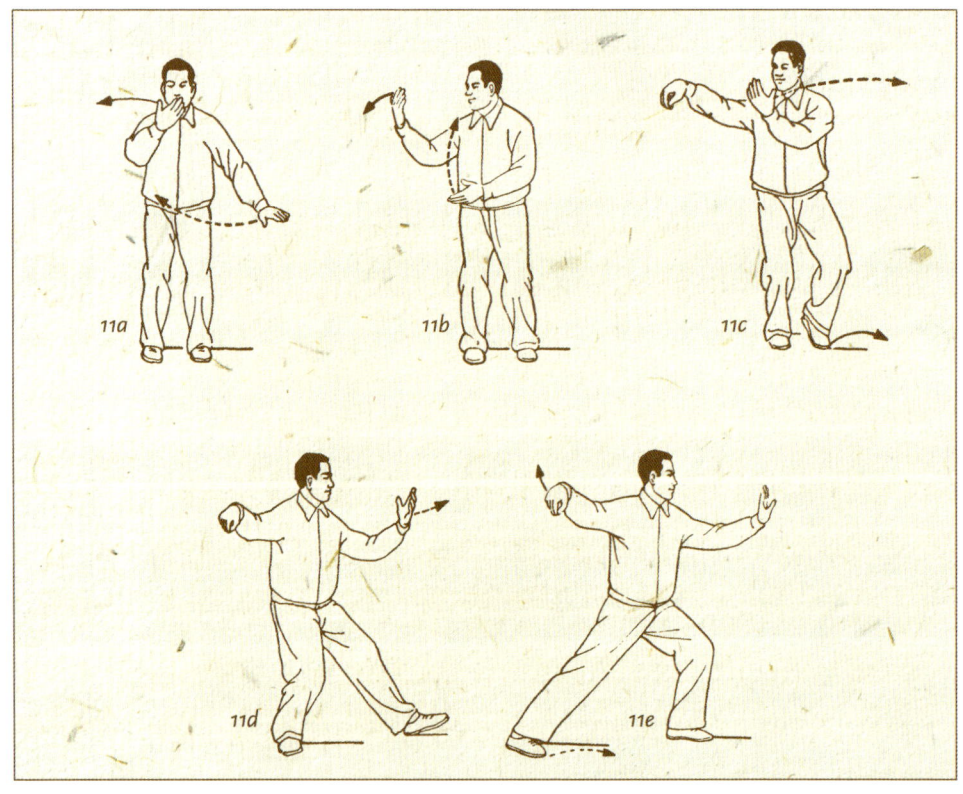

11a   11b   11c

11d   11e

中医保健

Serie V
(besteht aus 4 Bewegungsfolgen)

12. Auf hohem Ross – Gao Tan Ma
(umfasst die Abb. 12a und 12b)

Der rechte Fuß macht einen halben Schritt nach vor, dann wird das Gewicht auf das rechte Bein verlagert. Die rechte Hand nun wieder öffnen und mit leicht gebogenem Ellbogen beide Handflächen nach oben drehen. Der Körper wendet sich währenddessen leicht nach rechts (10 Uhr), wobei die rechte Ferse allmählich gehoben wird und so einen leeren Schritt einleitet. Nach links vorne schauen (Abb. 12a).

Den Körper leicht nach links drehen (9 Uhr), die rechte Hand zum rechten Ohr ziehen und nun mit nach vorne zeigender Handinnenfläche sowie nach oben gerichteten Fingern in Augenhöhe nach vorne stoßen. Die linke Hand senken,

bis sie vor der linken Hüfte liegt. Die Handfläche zeigt nach oben. Gleichzeitig den linken Fuß nach vorne bringen, die Fußspitze steht auf dem Boden. Auf die rechte Hand sehen (Abb. 12b).

Die Schultern niedrig halten, den rechten Ellbogen etwas nach unten durchdrücken. Bei der Gewichtsverlagerung den Körper niemals aufrichten oder beugen! Schlussposition: 9 Uhr.

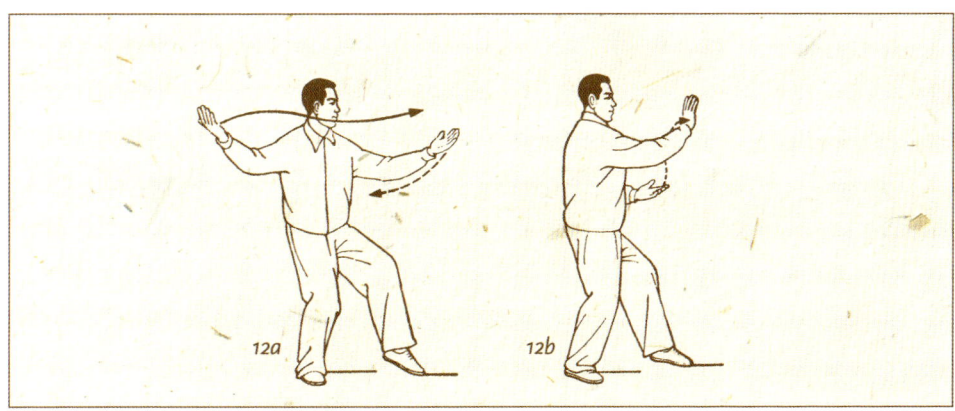

中医保健

13. Der rechte Beinstoß – You Deng Jiao
(umfasst die Abb. 13a bis 13f)

Der linke Arm wird gestreckt; die Handfläche der linken Hand ruht auf dem Handgelenk der rechten Hand; sie zeigt nach oben. Führen Sie nun die Hände, mit schräg nach unten weisender Handfläche im Bogen an die jeweilige Seite. Gleichzeitig machen Sie mit dem linken Fuß einen Schritt vorwärts in Richtung 8 Uhr. Die Zehen zeigen bei diesem linken Verbeugungsschritt leicht nach außen. Geradeaus blicken (Abb. 13a bis 13c).

Beide Hände beschreiben nun ihren Bogen weiter (erst nach außen, dann nach innen und oben), bis sie sich vor der Brust mit nach innen zeigenden Handflächen kreuzen. Die linke Hand liegt dabei wieder über dem rechten Handgelenk. Gleichzeitig muss der rechte Fuß neben den linken geführt werden – mit der Spitze auf dem Boden abstellen. Geradeaus auf die rechte Hand schauen (Abb. 13d).

Die Hände auseinander und in Höhe der Schulter zur Seite bewegen und mit leicht angewinkelten Ellbogen sowie nach außen zeigenden

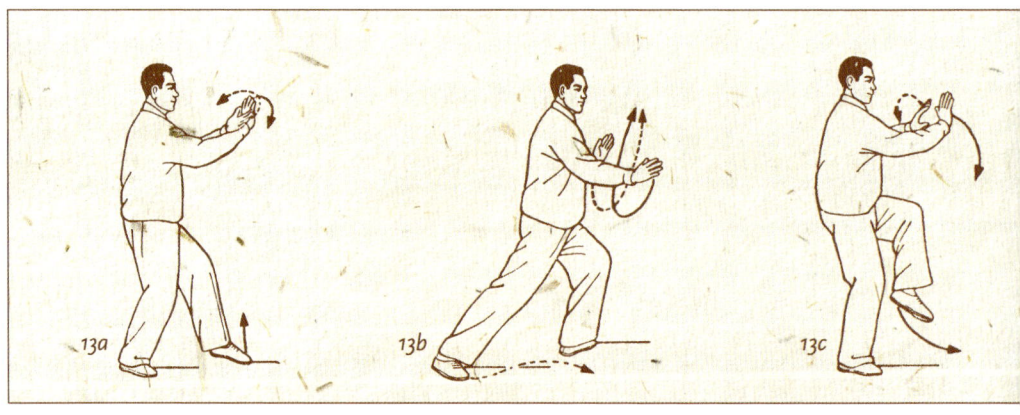

中医保健

Handflächen strecken. Zur selben Zeit wird das rechte Bein angehoben, im Knie gebeugt und dann allmählich nach vor in Richtung 10 Uhr ausgestreckt. Auf die rechte Hand sehen (Abb. 13e und 13f).

Achtung auf das Gleichgewicht! Die Handgelenke in Höhe der Schultern belassen. Beim Tritt mit dem rechten Fuß ist das linke Bein leicht angewinkelt. Die Kraft für den Tritt soll in der Ferse liegen. Die nach oben weisenden Zehen deuten dabei auch leicht nach innen. Die Trennung der Hände erfolgt gleichzeitig mit dem Tritt. Der rechte Arm liegt parallel zum rechten Bein. Schlussposition: 9 Uhr.

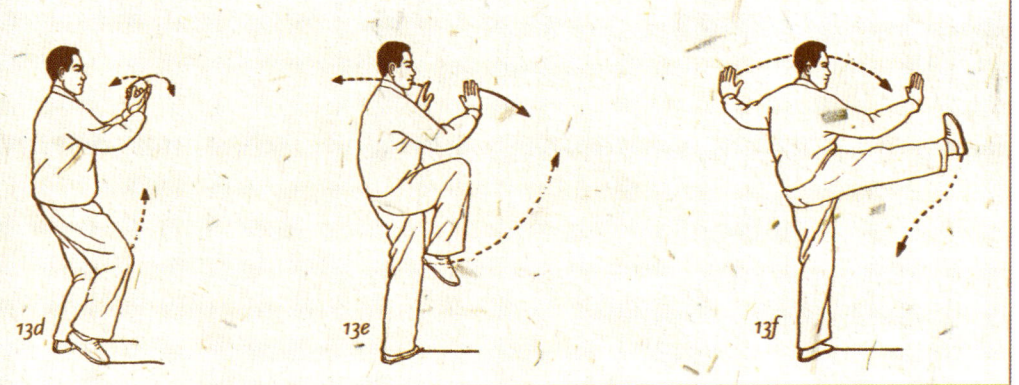

13d 13e 13f

14. Mit beiden Fäusten die Ohren des Gegners treffen – Shuang Feng Guan
(umfasst die Abb. 14a bis 14d)

Den rechten Fuß zurückziehen und so in Schwebe halten, dass der Oberschenkel waagrecht nach vorne zeigt. Die linke Hand nach oben und dann hinunter zur rechten Hand führen, bis beide Hände vor der Brust liegen. Die Handflächen zeigen nach oben. Nun vollführen beide Hände eine halbkreisförmige Bewegung an die beiden Seiten des rechten Knies. Geradeaus schauen (Abb. 14a und 14b).

Der rechte Fuß wird nun langsam rechts vor dem linken abgesetzt, während das Gewicht in einem Verbeugungsschritt auf das rechte Bein verlagert wird. Gleichzeitig beide Hände senken und dabei allmählich zur Faust ballen. Dann die Fäuste im Bogen nach oben führen, bis sie einander etwa in Ohrhöhe vor dem Gesicht mit schräg nach oben weisenden Knöcheln gegenüberliegen. Der Zwischenraum zwischen den Fäusten beträgt etwa 20 cm. Auf die rechte Faust sehen (Abb. 14c und 14d).

Kopf und Nacken gestreckt und aufrecht halten. Hüfte und Taille wie immer entspannt lassen. Die Fäuste dürfen nur locker geballt werden, die Schultern niedrig halten.

Ellbogen leicht anwinkeln – sie sollen dabei in einer natürlichen Lage bleiben. In der Schlussposition steht man in Richtung 10 Uhr.

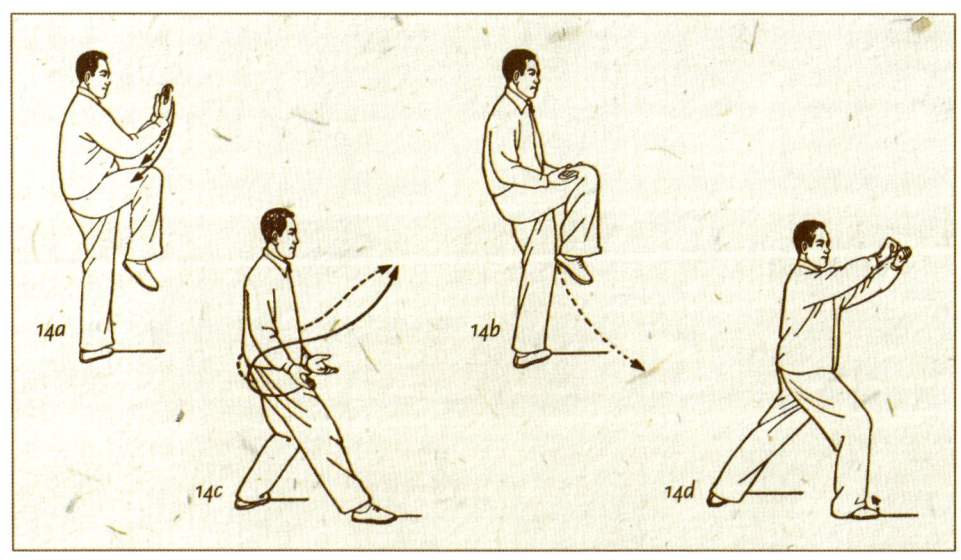

14a 14b 14c 14d

中医保健

15. Der linke Beinstoß – Zuo Deng Jiao
(umfasst die Abb. 15a bis 15f)

Das linke Bein beugen und zurücksetzen. Den Körper nach links auf 6 Uhr drehen, wobei die Spitze des rechten Fußes nach innen zeigt. Gleichzeitig die Faust öffnen und die Hände in einer halbkreisförmigen Bewegung voneinander trennen. Die Arme leicht über Schulterhöhe zur Seite strecken, die Handflächen zeigen nach vorne. Auf die linke Hand sehen (Abb. 15a und 15b).

Das Gewicht nun auf das rechte Bein verlagern. Den linken Fuß neben den rechten führen und mit der Spitze auf den Boden stellen. Gleichzeitig beide Hände im Bogen nach unten zur Seite und dann nach vorne innen führen, bevor

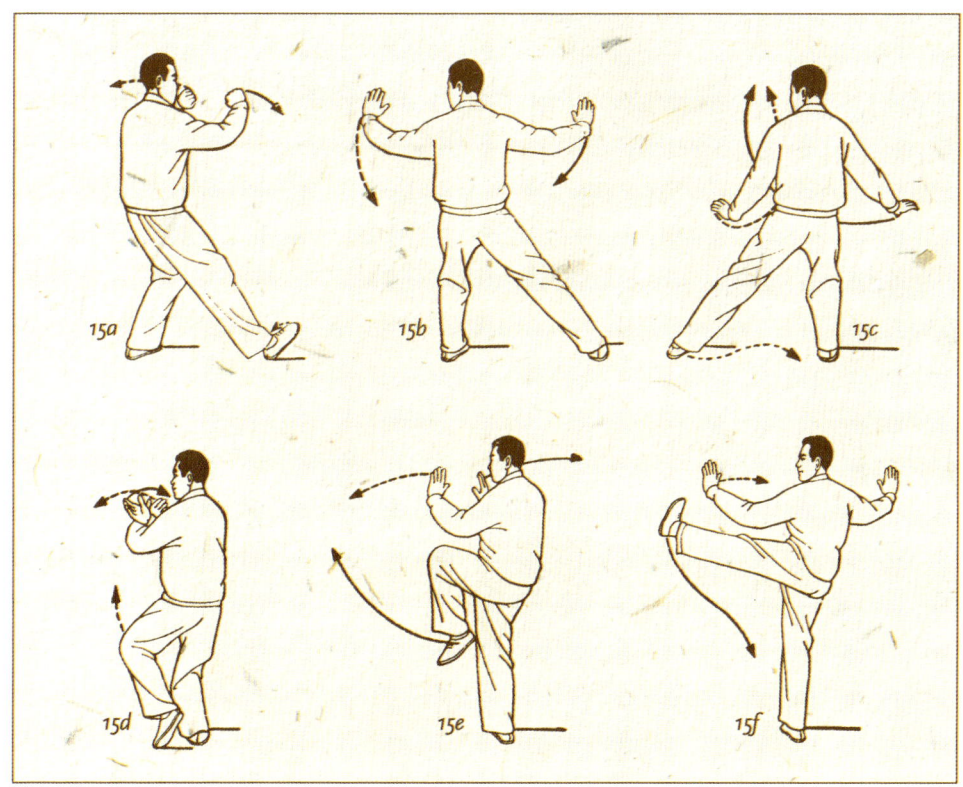

sie sich erneut vor der Brust kreuzen. Die linke Hand liegt auf dem Gelenk der rechten Hand, beide Handflächen zeigen nach innen. Auf die linke Hand schauen (Abb. 15c und 15d).

Die Hände voneinander trennen und seitlich in Schulterhöhe ausstrecken, wobei die Ellbogen leicht angewinkelt sind und die Innenflächen nach außen zeigen. Zur selben Zeit das linke Bein mit angewinkeltem Knie heben, dann den Fuß allmählich in Richtung 4 Uhr nach vorne stoßen. Auf die linke Hand sehen (Abb. 15e und 15f). Der Bewegungsablauf entspricht jenem auf den Abbildungen 13d bis 13f, wird aber seitenverkehrt durchgeführt. Schlussposition: 4 Uhr.

Serie VI
(besteht aus 2 Bewegungsfolgen)

16. Den Körper nach unten drücken und auf dem linken Bein stehen – Zuo Xiashi Duli
(umfasst die Abb. 16a bis 16g)

Den linken Fuß nun zurückziehen und in der Schwebe halten, so dass der Oberschenkel geradeaus nach vorne zeigt. Den Oberkörper nach rechts auf 7 Uhr drehen. Mit der rechten Hand einen »Haken« bilden; gleichzeitig die linke Handfläche nach oben drehen und im Bogen zur rechten Seite führen, bis die linke Hand mit schräg nach innen weisender Handfläche die rechte Schulter erreicht hat. Auf die rechte Hand sehen (Abb. 16a und 16b).

Auf dem rechten Bein langsam in die Hocke gehen und das linke Bein zur Seite strecken (3 Uhr). Die linke Hand entlang der Innenseite des linken Beines ausstrecken, die Handfläche zeigt nach vorne. Auf die linke Hand sehen (Abb. 16c und 16d).

Wenn das rechte Bein zur Gänze gebeugt ist, werden die Zehen des rechten Fußes leicht nach außen gedreht; das linke Bein wird mit leicht nach innen gebogener Spitze ausgestreckt. Beide Fußsohlen ruhen flach auf dem Boden. Die Spitze des linken Fußes liegt in einer Linie mit der Ferse des rechten Fußes. Den Oberkörper nicht zu weit nach vorne beugen.

中医保健

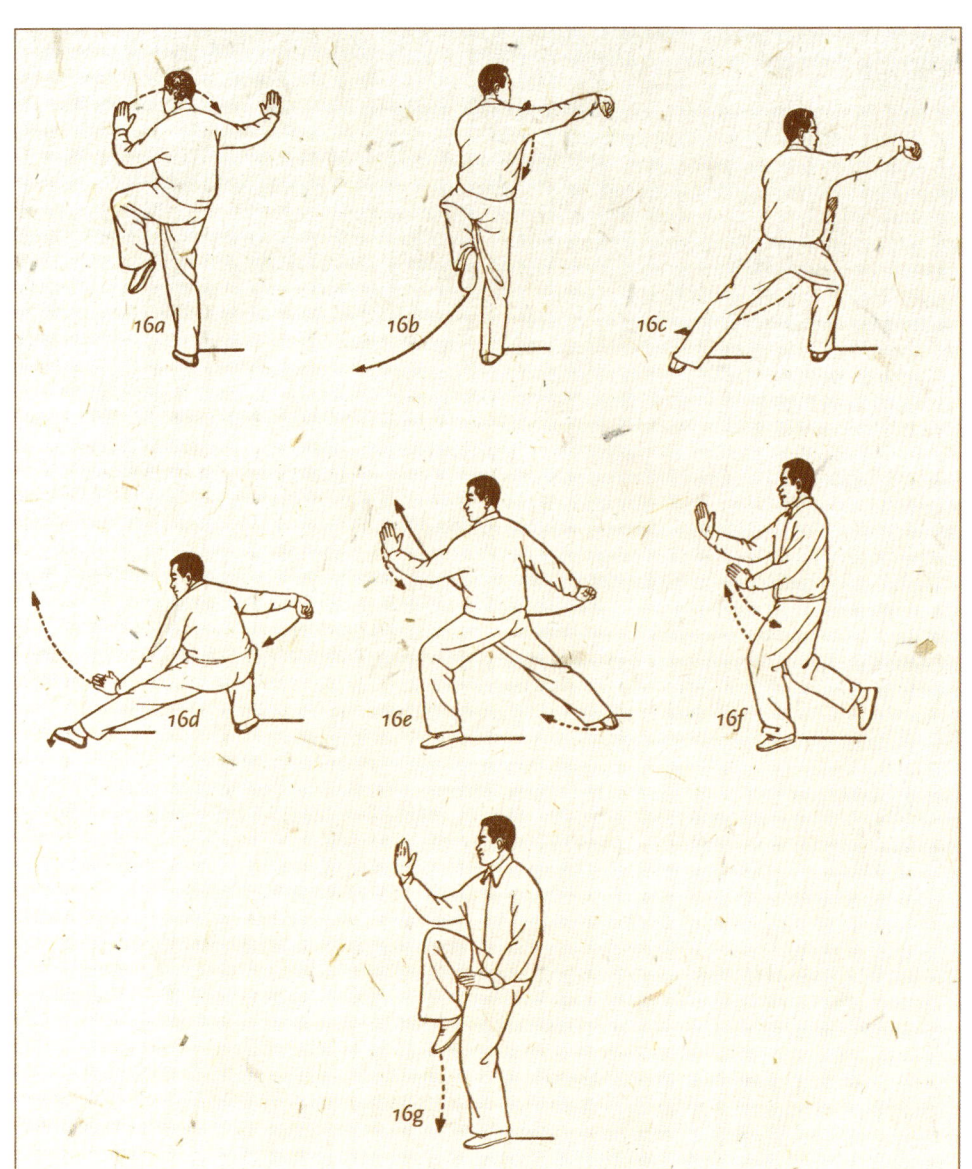

16a　16b　16c　16d　16e　16f　16g

Nun mit der Ferse als Angelpunkt die linke Fuß-spitze leicht nach außen drehen, so dass sie auf einer Höhe mit dem ausgestreckten Bein liegt. Während jetzt das rechte Bein gestreckt und das linke gebeugt wird, dreht man die rechte Fußspitze nach innen. Das Gewicht auf das lin-ke Bein verlagern. Den Oberkörper leicht nach links drehen (4 Uhr) und dann in einer Vor-wärtsbewegung allmählich heben. Gleichzeitig den linken Arm weiter ausstrecken – die Hand-fläche zeigt nach rechts – und die rechte Hand hinter den Rücken bewegen. Dabei werden die Finger zur Faust geballt. Auf die linke Hand se-hen (Abb. 16e).

Den rechten Fuß vorsichtig anheben und das rechte Knie so beugen, dass der Oberschenkel waagrecht liegt. Gleichzeitig die rechte Faust öffnen und die Hand am rechten Bein vorbei nach oben schwingen, bis sich der durchgebo-gene Ellbogen genau über dem rechten Knie be-findet. Die Finger zeigen dabei nach oben, die Handfläche nach links. Die linke Hand mit der Innenfläche nach unten neben die linke Hüfte platzieren. Auf die rechte Hand sehen (Abb. 16f und 16g).

Den Oberkörper unbedingt aufrecht halten! Das Standbein ist leicht angewinkelt. Wenn der rechte Fuß gehoben wird, sollte die Fußspitze in natürlicher Haltung nach unten zeigen. Die Schlussposition: 3 Uhr.

17. Den Körper nach unten drücken und auf dem rechten Bein stehen – You Xiashi Duli
(umfasst die Abb. 17a bis 17g)

Den rechten Fuß mit den Zehenspitzen vor den linken stellen. Mit den Zehenspitzen des linken Fußes als Drehpunkt, den Körper nach links auf 12 Uhr drehen, gleichzeitig die linke Hand an der Seite bis in Schulterhöhe heben und einen »Haken« bilden. Die rechte Hand bewegt sich im Einklang mit der Körperdrehung im Bogen vor die linke Schulter. Die Finger zeigen nach oben. Dabei auf die linke Hand sehen (Abb. 17a und 17b).

Jetzt folgen Wiederholungen aus der vorigen Folge: Führen Sie nun die Bewegungen auf den Abbildungen 16c bis 16g seitenverkehrt durch (Abb. 17c bis 17g). Immer daran denken: Den rechten Fuß leicht anheben, bevor das rechte Bein angewinkelt und zur Seite gestreckt wird. Schlussposition: 3 Uhr.

中医保健

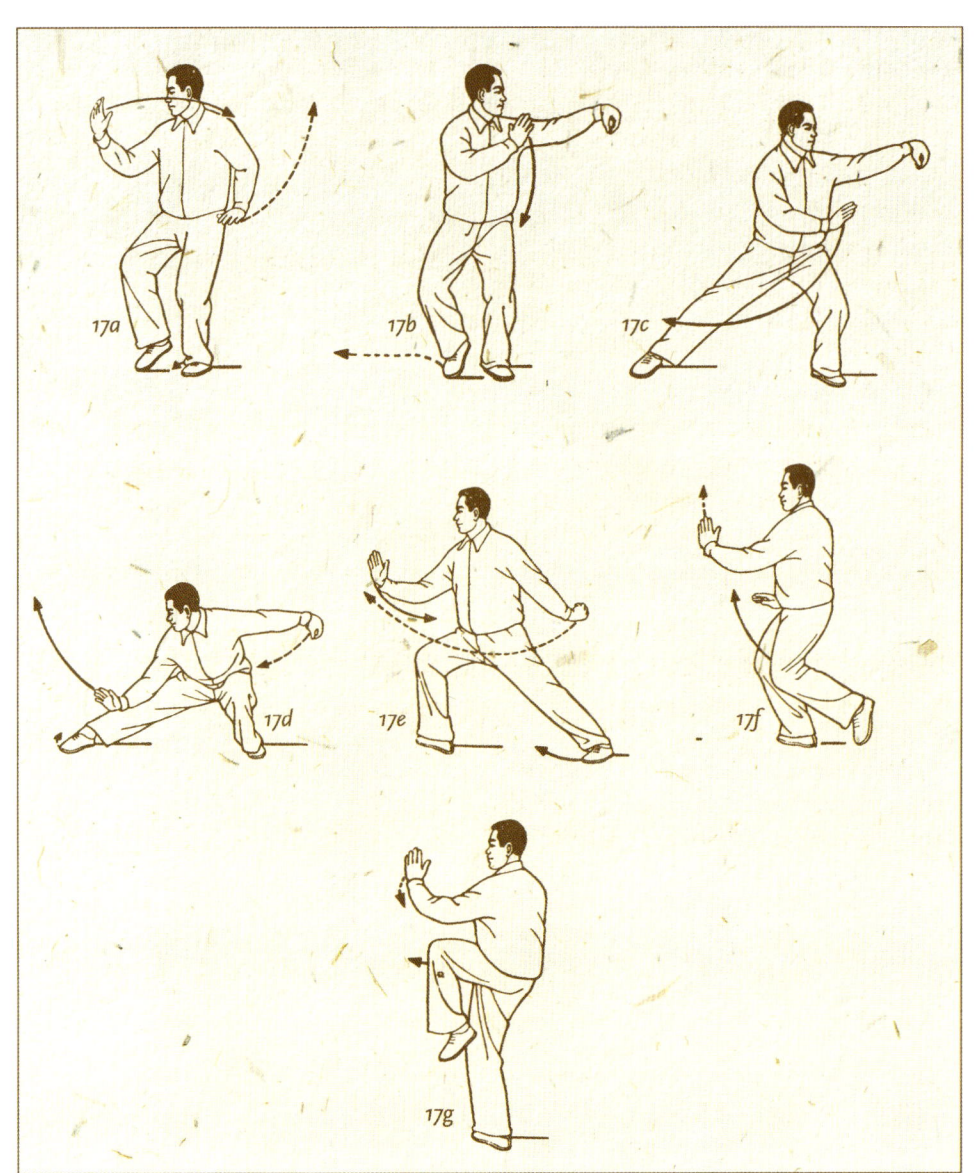

17a

17b

17c

17d

17e

17f

17g

Serie VII
(besteht aus 3 Bewegungsfolgen)

18. Das Schiffchen eines Webstuhls nach beiden Seiten führen – Zuo Yuo Chuan So
(umfasst die Abb. 18a bis 18k)

Den Körper nach links auf 1 Uhr drehen. Der linke Fuß senkt sich mit nach außen zeigender Spitze vor dem rechten. Nun werden beide Knie gebeugt, bis ein Sitz auf gekreuzten Beinen ent-

steht. Zur selben Zeit begeben sich die Hände vor der linken Brust in die Ballhalteposition. Die linke Hand ist oben. Dann den rechten Fuß neben den linken platzieren und mit den Zehenspitzen auf den Boden stellen. Auf den linken Unterarm sehen (Abb. 18a bis 18c).

Der Körper dreht sich nach rechts (4 Uhr), der rechte Fuß macht einen Schritt vorwärts in Richtung 5 Uhr, um einen Verbeugungsschritt einzuleiten. Gleichzeitig führen Sie die rechte Hand mit schräg nach oben weisender Handfläche bis

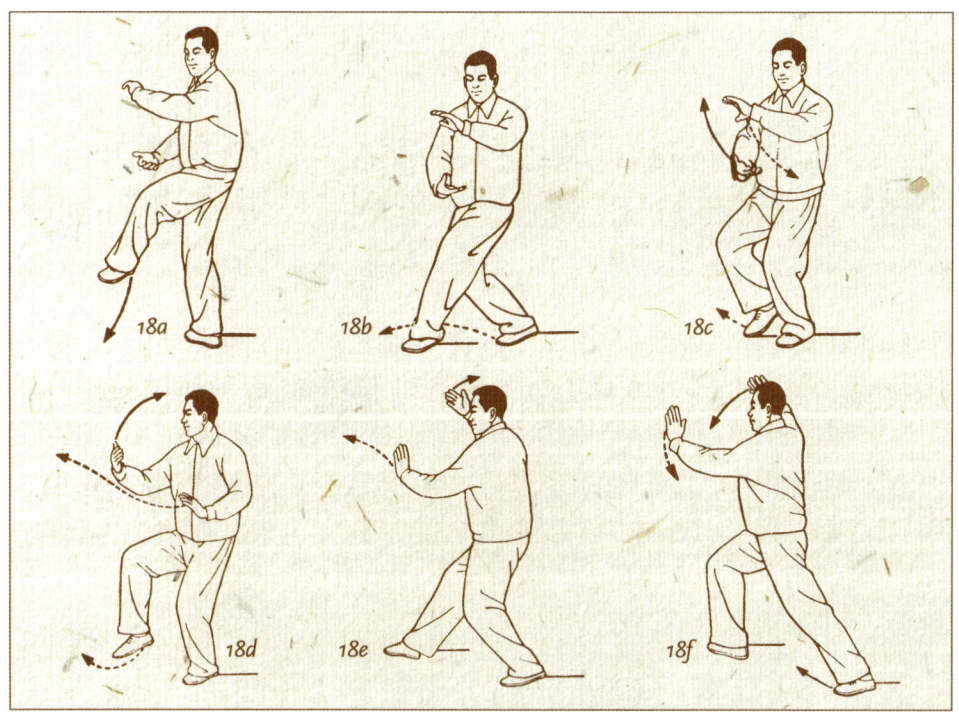

中医保健

knapp über die rechte Schläfe. Die linke Hand bewegt sich hingegen zuerst nach links unten und stoppt dann mit nach vorne zeigender Handfläche vor und aufwärts. Auf die linke Hand sehen (Abb. 18d bis 18f).

Den Körper nun leicht nach rechts drehen (5 Uhr) und das Gewicht etwas nach hinten verlagern. Die Zehen des rechten Fußes werden dabei ein wenig nach außen gedreht. Dann das Gewicht auf das rechte Bein zurückverlagern. Den linken Fuß mit den Zehen auf den Boden neben den rechten stellen und zur selben Zeit mit der rechten Hand vor der rechten Brusthälfte in die Ballhalteposition gehen. Auf den rechten Unterarm sehen (Abb. 18g und 18h).

Wiederholung: Abbildungen 18d bis 18f werden – seitenverkehrt – durchgeführt (Abb. 18i bis 18k). Wenn die Hand nach vorne stößt, auf keinen Fall vorbeugen. Auch die Schulter darf nicht angespannt werden. Beim Verbeugungsschritt beträgt der seitliche Abstand zwischen den beiden Fersen rund 30 cm. Schlussposition: 2 Uhr.

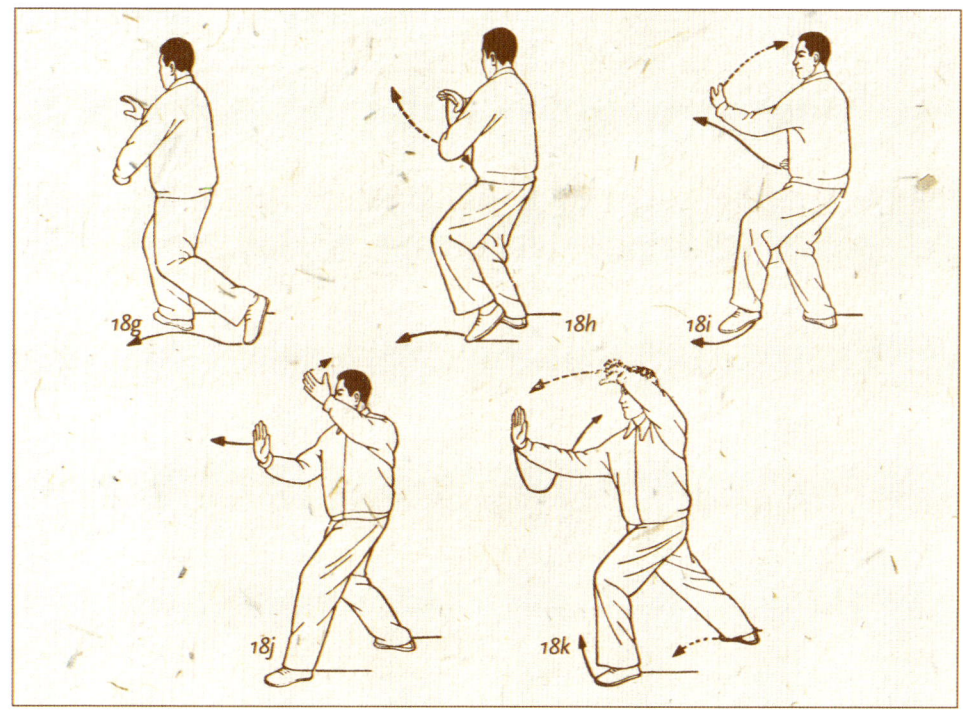

19. Die Seenadel vom Meeresgrund holen – Hai Di Zhen

(umfasst die Abb. 19a und 19b)

Der rechte Fuß macht einen halben Schritt vorwärts. Dann das Gewicht auf das rechte Bein verlagern, den linken Fuß ein kleines Stück nach vorne schieben und mit der Spitze absetzen (ein so genannter linksseitiger leerer Schritt). Den Körper gleichzeitig nach rechts wenden (4 Uhr). Die rechte Hand wird vor dem Körper zunächst gesenkt und dann bis neben das rechte Ohr angehoben und bei gleichzeitiger Körperdrehung auf 2 Uhr schräg nach unten vor den Körper geführt. Die Handfläche zeigt dabei nach links, die Finger zeigen schräg nach unten.

Zur selben Zeit bewegt sich die linke Hand im Bogen nach vorne unten, bis sie – mit der Innenfläche nach unten und den Fingern nach vorne – bei der linken Hälfte anhält. Nach vor auf den Boden sehen (Abb. 19a und 19b). Den Körper erst leicht nach rechts, dann nach links drehen. Nicht zu weit nach vor lehnen. Der Kopf muss aufrecht gehalten werden, das Gesäß wird eingezogen. Das linke Bein ist bei dieser Übung leicht gebeugt. Schlussposition: 3 Uhr.

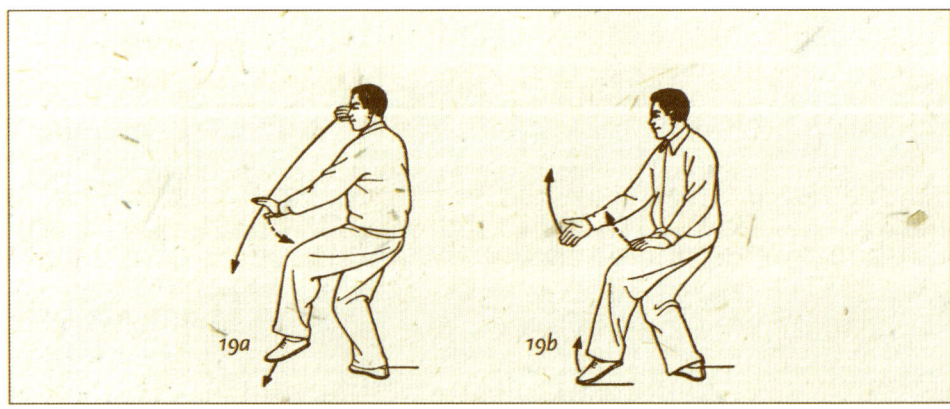

中医保健

20. Arme schwingen – Shan Tong Bi
(umfasst die Abb. 20a bis 20c)

Den Körper leicht nach rechts drehen (4 Uhr).
Der linke Fuß macht nun einen Schritt vorwärts
und leitet einen Verbeugungsschritt ein. Gleichzeitig den rechten Arm (Ellbogen angewinkelt)
emporheben, bis die Hand knapp über der rechten Schläfe liegt. Die Handfläche schräg nach
oben drehen, der Daumen soll dabei nach unten weisen. Linke Hand leicht anheben und mit
nach vorne zeigender Innenfläche in Nasenhöhe
vorstoßen. Auf die linke Hand sehen (Abb. 20a
bis 20c). Der seitliche Abstand zwischen den
Fersen beträgt 10 cm. Schlussposition: 3 Uhr.

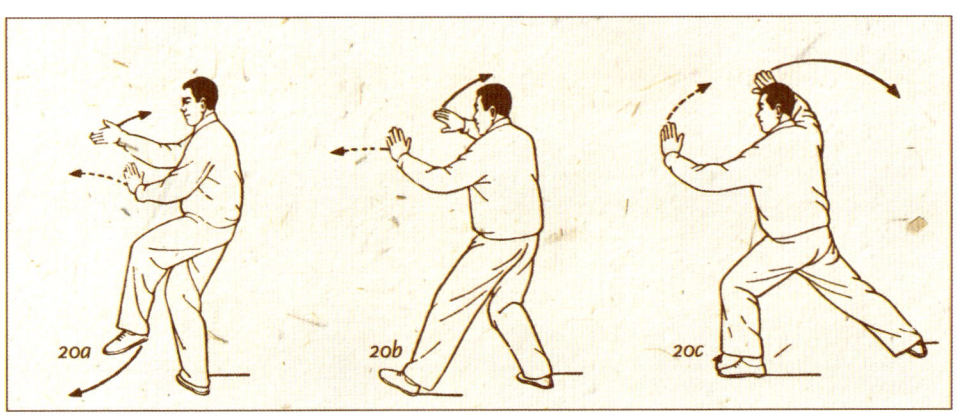

Serie VIII
(besteht aus 4 Bewegungsfolgen)

21. Körper wenden und Fauststoß – Zhuan Sheng Banlan Chui
(umfasst die Abb. 21 bis 21i)

Zurücksetzen und das Gewicht auf das rechte Bein verlagern. Drehen Sie den Körper nach rechts (6 Uhr) und die Zehen des linken Fußes nach innen. Das Gewicht auf das linke Bein zurückverlagern. Gleichzeitig mit der Körperdrehung wird die rechte Hand im Bogen nach rechts unten geführt, zur Faust geballt und mit dem Handrücken nach oben, am Bauch vorbei, vor die rechten Rippen gebracht. Im selben Moment heben Sie den linken Arm bis über den Kopf (die Handfläche zeigt dabei schräg nach oben). Geradeaus sehen (Abb. 21a und 21b).

Den Körper auf 8 Uhr drehen, die rechte Faust (mit dem Handrücken nach unten) vor die Brust stoßen. Parallel dazu die linke Hand vor die linke Hüfte führen – die Handfläche zeigt nach unten, die Finger zeigen nach vor. Gleichzeitig den rechten Fuß zurückziehen und mit nach außen gedrehten Zehen einen Schritt vorwärts machen, ohne dass der Fuß jedoch den Boden berührt. Auf die rechte Faust sehen (Abb. 21c und 21d).

Das Gewicht auf das rechte Bein verlagern und mit dem linken Fuß einen Schritt vorwärts machen. Die linke Hand führen Sie von der linken Seite her mit einer halbkreisförmigen Bewegung nach vorne oben (die Handfläche zeigt dabei etwas nach unten). Die rechte Faust wird in einer sanften Kurve mit dem Handrücken nach unten an die rechte Taille zurückgezogen. Auf die linke Hand sehen (Abb. 21e und 21f).

Das linke Bein beugen und einen Verbeugungsschritt machen. Gleichzeitig steht die rechte Hand in Brusthöhe nach vor (mit dem Handrücken nach rechts). Die linke Hand hinter den rechten Unterarm zurückziehen. Auf die rechte Faust sehen (Abb. 21g). Die rechte Hand darf nur ganz locker zur Faust geballt werden – nicht verkrampfen! Während die Faust zurückgezogen wird, dreht man den Unterarm zuerst nach innen, dann nach außen. Beim Vorwärtsstoßen der Faust sollte die rechte Schulter der Bewegung folgen und sich leicht strecken. Schlussposition: 9 Uhr.

中医保健

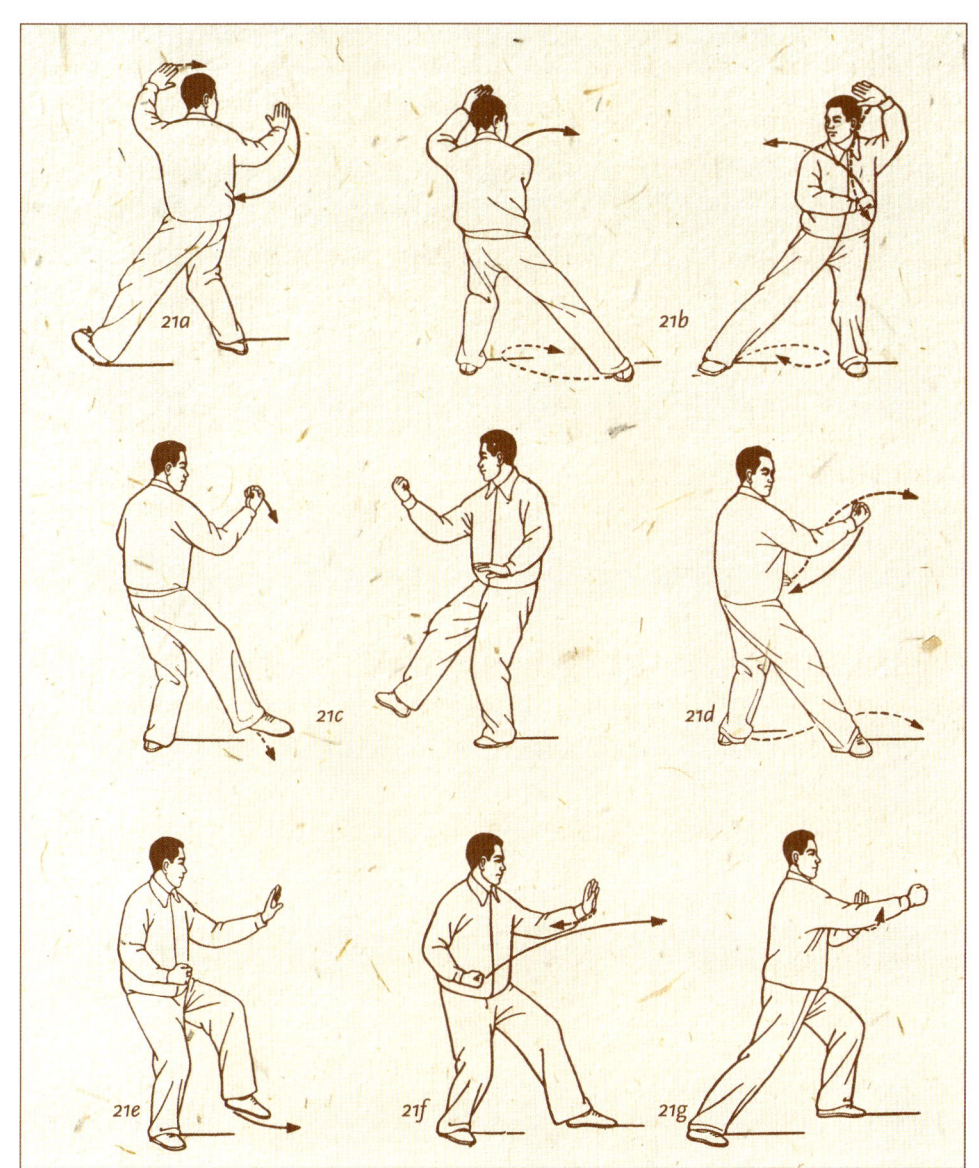

21a

21b

21c

21d

21e

21f

21g

22. Dicht verschließen, Blockade –
Ru Feng Sibi (umfasst die Abb. 22a – 22f)

Strecken Sie die linke Hand von ihrer Position unter dem rechten Handgelenk nach vorne aus und öffnen Sie gleichzeitig die rechte Faust. Die Handfläche wird nach oben gedreht, die Hände trennen sich und werden langsam zurückgezogen. Nun zurücksetzen und dabei die linke Fußspitze anheben. Dann das Gewicht auf das rechte Bein verlagern. Geradeaus schauen (Abb. 22a bis 22c). Die nach vorne geöffneten Hände vor der Brust zuerst senken, dann wiederum nach vorne und oben stoßen. Diese Bewegung endet, wenn sich die Handgelenke in Schulterhöhe befinden. Die Handflächen zeigen immer nach vorne. Zur selben Zeit das linke Bein beugen. Sie machen nun wieder einmal einen Verbeugungsschritt. Zwischen den Händen hindurchschauen (Abb. 22d bis 22f).

Beim Zurücksetzen nicht nach hinten lehnen, die Gesamtmuskeln bleiben gespannt. Die ausgestreckten Hände sollten nicht mehr als Schulterbreite voneinander entfernt sein. In der Schlussposition stehen Sie in Richtung 9 Uhr.

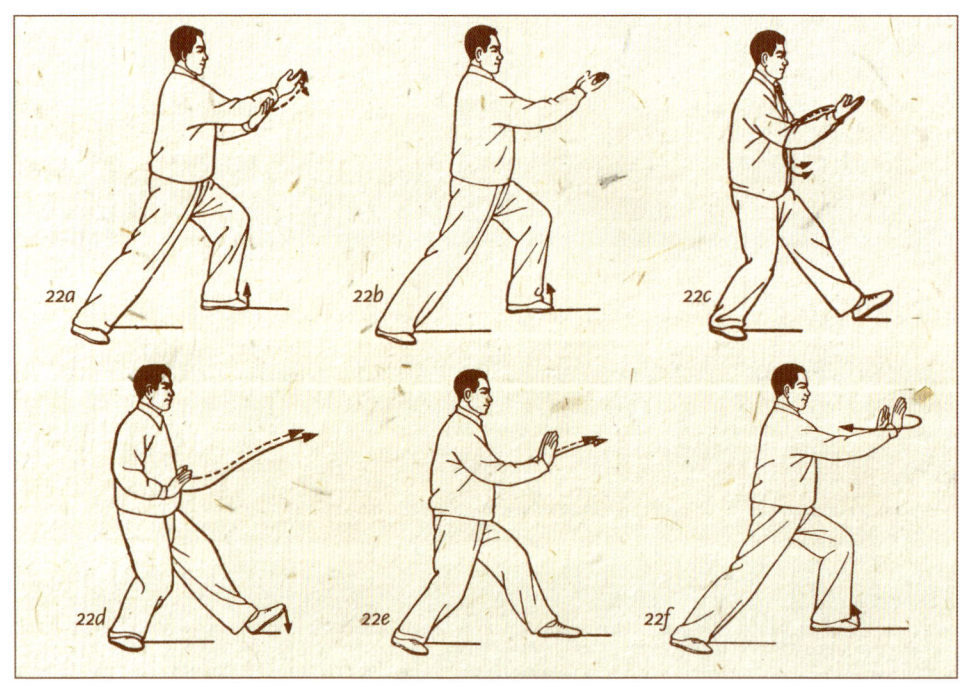

中医保健

23. Kreuzen der Arme – Shi Zi Shou
   (umfasst die Abb. 23a bis 23e)

Rechtes Knie beugen und zurücksetzen. Das Gewicht wird dabei auf das rechte Bein verlagert. Der Körper dreht sich nach rechts (1 Uhr), die Zehen des linken Fußes zeigen nach innen. Im Zuge der Körperdrehung bewegen sich die Hände in einem halbkreisförmigen Bogen zur Seite bis in Schulterhöhe. Die Innenflächen zeigen nach vor, die Ellbogen sind leicht angewinkelt. In der Zwischenzeit wenden Sie die rechte Fußspitze leicht nach außen.

Das Gewicht nun nach rechts verlagern und einen Verbeugungsschritt zur Seite machen. Dabei auf die rechte Hand schauen (Abb. 23a und 23b).

Das Gewicht jetzt langsam auf das linke Bein verlagern. Die rechte Fußspitze nach innen drehen. Dann den rechten Fuß parallel neben den linken, etwa schulterbreit voneinander entfernt, stellen. Dabei die Beine allmählich strecken. Gleichzeitig beide Hände nach unten führen und vor dem Bauch kreuzen (Abb. 23c).

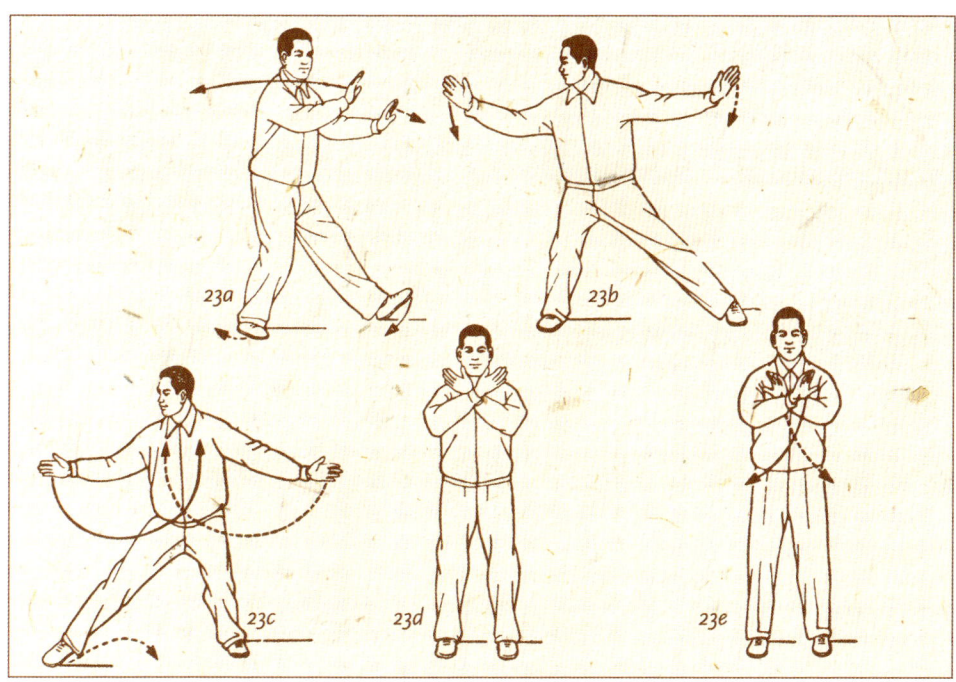

Die gekreuzten Hände bis auf Halshöhe heben. Die rechte Hand liegt dabei außen, beide
Handflächen weisen nach innen. Geradeaus
schauen (Abb. 23d und 23e). Nicht vergessen:
Wenn sich die Hände kreuzen oder wieder trennen, nicht nach vor beugen! Wenn die Füße in
parallele Stellung gebracht werden, den Körper natürlich aufrecht halten. Kopf oben, das
Kinn leicht angezogen – wie in der Einleitung
ausführlich beschrieben. Die Arme in einer etwas gerundeten, bequemen Haltung belassen.
Schlussposition: 12 Uhr.

24. Endstellung – Shou Shi
(umfasst die Abb. 24a und 24b)

Beide Handflächen nach vorne unten drehen.
Die Hände werden dabei gleichzeitig neben die
Hüfte gebracht. Geradeaus schauen (Abb. 24a
und 24b).

Vergessen Sie nicht – den ganzen Körper entspannt lassen! Wenn die Hände gesenkt werden, besonders auf tiefe Entspannung konzentrieren. Nachdem der Atem wieder gleichmäßig
geworden ist, den linken Fuß neben den rechten
stellen.

Machen Sie nach dem Übungsprogramm einen
kurzen Spaziergang – erst dann erlangen Sie die
angestrebte Erholung.

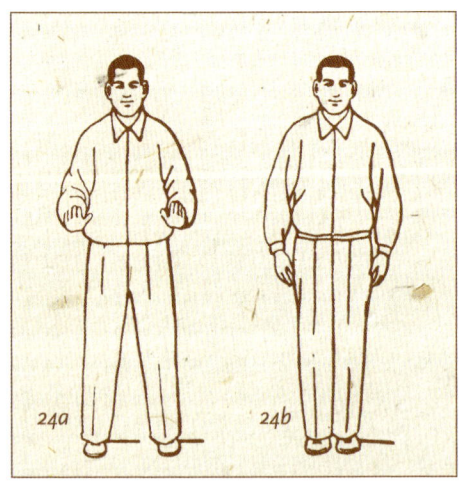

中医保健

Qigong

Qi wird in der TCM als generelle Lebensenergie oder Energie des Spirituellen angesehen. (siehe Kapitel Vitalenergie-Qi). Gong bedeutet üben, arbeiten.

Qigong (wörtlich »Arbeiten mit Qi«) ist ganz allgemein die Kunst, sein Qi zu sammeln, aufzubauen, zu stärken, zu regulieren und ins Fließen zu bringen. Es ist salopp ausgedrückt die chinesische Version der Yoga-Übungen bzw. des autogenen Trainings. Es gibt auch Ähnlichkeiten zwischen Qigong und den Yoga-Übungen. In beiden Fällen spielt die Atmung eine Schlüsselrolle.

Wichtig sind die »3-Elemente-Atmung«, eine entspannte Körperhaltung und Meditation. Die TCM sagt dazu, dass durch diese Übung das Qi im Körper in Harmonie gebracht wird. Qigong ist also geeignet, das vegetative Nervensystem, das endokrine System und das Immunsystem im Sinne einer Therapie, aber auch zur Prophylaxe, zu aktivieren.

Wenn im Körper das Yin-Qi und das Yang-Qi harmonisch und stark sind, dann sprechen wir von starkem, aufrechtem Qi. In solch einem Fall kann das negative, exogene Qi nicht in den Körper eindringen. Durch Bewegung stärken wir das Yang-Qi, in der Ruhe regeneriert sich Yin-Qi. Deshalb ist das Qigong seit alters her eine wichtige Maßnahme der Gesundheitspflege.

Ferner unterscheiden wir ein Qi im Inneren des Körpers und ein Qi (Waiqi) außen am Körper. Das Waiqi kann von bestimmten Personen (so genannten Qigong-Therapeuten) aktiv abgegeben werden. Über das Wesen des äußeren Qi herrscht noch immer ein großes Fragezeichen. Es gibt dafür keinen analogen Begriff aus der modernen Medizin. Jeder Körper besitzt außen ein schwaches elektromagnetisches Feld.

Es ist immer noch nicht geklärt, ob das Waiqi existiert und ob die Suggestion des Waiqi eines Qigong-Meisters auch wesentlich für den Therapieerfolg verantwortlich ist. Es besteht kein Zweifel, dass der Qigong-Therapeut eine gute psychologische Schulung haben muss.

Die moderne Forschung hat ergeben, dass, wenn ein Qigong-Meister aus seinen Händen, meist KS 8, Energie (Qi) abgibt, diese nur nach vorne bis zu einer Entfernung von 3,5 m mit einer Geschwindigkeit von 20 – 50 cm/sec zu messen ist; von der Rückseite des Qigong-Meisters kann kein messbares Signal abgeleitet werden. Diese Strahlung aus positiven und negativen Ladungen, aus Mikropartikeln bestehend, kann ein Lasergitter von 60±2 µm, nicht aber eine Glaswand, passieren.

Bei einem Qigong-Meister ist während seiner Aktivität die allmähliche Zunahme (nach 3 – 4 Minuten) einer Infrarotstrahlung zu messen, welche eine Erhöhung der Hauttemperatur an Oberarm, Unterarm und der Hand um 0,7 Grad

Celsius zeigt. Das Maximum an der Handfläche kann sogar 2 Grad Celsius höher sein. Die Temperatur normalisiert sich nach Beendigung der Aktivität (= Konzentration). Die »Selbstakupunktur« durch Atem- und Konzentrationsübungen ist in der Praxis möglich, indem der Übende seine Gedanken bestimmten Körperzonen zuwendet.

Schon vor mehr als 20 Jahren hat der Autor auf die Bedeutung und die Techniken des Qigong bei der Behandlung von chronischen Leiden aufmerksam gemacht. (Meng/Zeitler, Chinesische Atem- und Konzentrationsübungen, Haug Verlag, 1980)

Qigong zur inneren Stärkung (Neiyanggong)

Diese Übungen werden im Liegen auf der Seite, im Sitzen oder auf dem Rücken liegend durchgeführt. Diese Form dient der Therapie bei chronischen Leiden, meist Erkrankungen des Magen-Darm-Traktes (siehe Seite 185).

Qigong zur Kräftigung (Qiangzhuanggong)

Auch hier wird im Liegen, Sitzen, Stehen und im Freistil geübt. Diese Art empfiehlt sich zur sanften Kräftigung des Körpers (siehe Seite 188).

Qigong mit Massage und Bewegung kombiniert (Baojiangong)

Diese Art eignet sich besonders für ältere Menschen für ihre tägliche Fitnessübung. Mit Akupressur und Qigong kann der alte Mensch viel zur Gesundheit und für ein langes Leben beitragen. In China wird dies als Baojiangong bezeichnet. Baojiangong besteht aus 24 Übungen (siehe Seite 193).

Die drei Dantians

Dantian wird auch Zinnober-Feld (Neidantian, Felder der inneren Pille) genannt und ist ein Energiezentrum unterhalb des Nabels. Die von außen dem Körper zugeführten Pillen werden als Wai Dan bezeichnet.

Für die Konzentration im Qigong sind die drei Dantian-Zentren besonders wichtig. Das Oberste im Körper, Shangdantian, heißt Niewan und entspricht dem Yintang LG 25 (PdM – Point du Merveille). Das Mittlere, Zhongdantian, heißt Zanzhong und entspricht dem KG 17. Das untere Dantian ist Xiadantian, heißt Qihai, entspricht dem KG 6.

Die 3 Dantias sind die 3 Meditationszonen beim Qigong; der Qi-Kreislauf beginnt an der Nase, steigt ventral (bauchwärts) entlang des Konzeptionsgefäßes (KG) bis zum Beckenboden (KG 1), dann in der Wirbelsäule (Lenkergefäß – LG) aufwärts über Hinterkopf und Scheitel

中医保健

und wieder bis zur Nase. Zunge leicht an den harten Gaumen gedrückt bedeutet, dass sich hier das KG und das LG schließen. Den Beckenboden leicht zusammendrücken bedeutet, dass sich hier das KG und das LG schließen. Die Niere kontrolliert unter anderem die Atmung. Mit Atemübungen (Qigong) wird die Niere, also die Lebensquelle, gestärkt.

Qi-Bewegung im kleinen Kreislauf-Xiaozhoutian: zwischen den Augen beginnen, ventral (KG) zum unteren Dantian (KG 6) bewegen, dorsal (in Richtung Rücken) in die Region LG 4, entlang des Lenkergefäßes zurück.

Vorsicht ist geboten bei Schwangerschaft und Menstruation. Absolut verboten ist Qigong bei latenten und bekannten psychotischen Erkrankungen.

Neiyanggong

Neiyanggong ist eine uralte Form des inneren Qigongs zur Gesundheitspflege. Diese Qigong-Form wurde von Liu Duzhou (Qigong-Lehrmeister) an Liu Guizhen weitergegeben. Liu Guizhen wendet diese Form seit den 50er Jahren mit großem Erfolg in Rehabilitationskliniken an: Durch die meditative Atmung in bestimmter Körperhaltung (Liegen oder Sitzen) wird das Qi im Dantian gestärkt. Besonders der körperlich geschwächte Patient soll die Übung im Liegen praktizieren. Erst wenn sich die körperliche Ver-

fassung gebessert hat, kann man zum Üben im Sitzen übergehen. Wenn nach einer bestimmten Zeit der Appetit zunimmt, so muss der Patient die Menge der Nahrung entsprechend steigern. Mit leerem Magen darf man Neiyanggong auf keinen Fall üben.

Die drei Übungspositionen

Liegen auf der Seite: Der Patient liegt auf einem nicht zu weichen Bett in der Seitenlage. Der Polster soll etwa handbreit, d. h. die Schulterhöhe ausgleichend, sein. Eine Hand befindet sich auf dem Oberschenkel, die andere Hand, mit der Handfläche nach oben, vor dem Gesicht. Die beiden Beine sollen leicht gebeugt und entspannt liegen. Die Augen werden bis zu einem kleinen Spalt geschlossen, der Blick ist auf die Nasenspitze gerichtet. Der Mund bleibt geschlossen. Ein- und ausgeatmet wird nur mit der Nase. Bei Bedarf kann man den Körper mit einem dünnen Tuch zudecken.

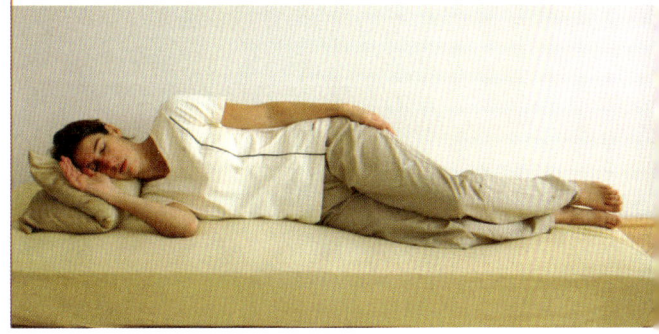

Liegen auf dem Rücken: Der Patient liegt auf dem Rücken. Der Polster soll etwa 2 Handbreit hoch sein. Die Beine sind gestreckt, eventuell mit einem flachen Polster unter beiden Kniegelenken abgestützt. Die Hände sind locker neben den Oberschenkeln angelegt. Die Augen werden bis zu einem kleinen Spalt geschlossen, der Blick ist auf die Zehenspitzen gerichtet. Der Mund bleibt geschlossen. Nur mit der Nase ein- und ausatmen. Eventuell den Körper mit einem dünnen Tuch zudecken.

Sitzend üben (Droschkenkutschersitz): Der Patient sitzt auf einem Hocker so, dass beide Füßen auf dem Boden sind, die Kniegelenke sollen einen Winkel von 90 Grad haben. Die Beine sind in Schulterbreite gespreizt. Die Hände liegen auf den Oberschenkeln. Die Augen werden bis zu einem kleinen Spalt geschlossen, der Blick ist auf die Zehenspitzen gerichtet. Der Mund bleibt geschlossen, der Kopf ist leicht nach vorne geneigt. Der Patient sitzt aufrecht und atmet nur durch die Nase ein und aus.

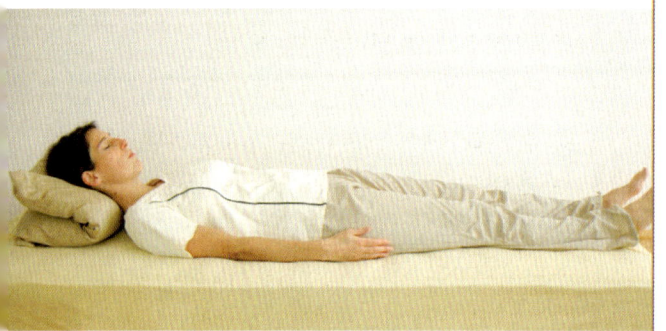

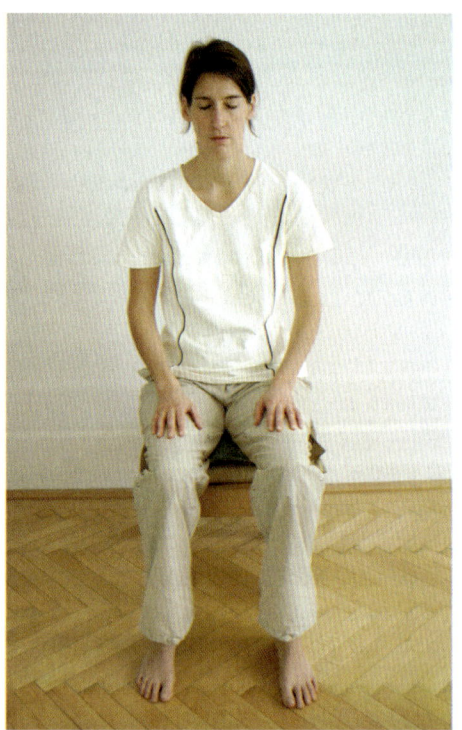

中医保健

Die drei Atemtechniken

Bei Neiyanggong steht die Atemtechnik im Vordergrund.

Im Dreiertakt »Ein-Pause-Aus« atmen mit Zungenbewegung und Memorieren. Der Patient beginnt mit lockeren Atemzügen durch Nase und Mund. Er stößt bei der Einatmung mit der Zunge an den Gaumen und begleitet gleichzeitig mit seinen Gedanken den Luftstrom bis zum Unterleib (Qi Chen Dan Tian, Qi senkt zum Dantian). Die Zunge verweilt für kurze Zeit am Gaumen, dabei wird nicht ein- und auch nicht ausgeatmet. Die Zunge geht wieder herunter, dann die Luft ausatmen. Diese Art der Atmung wird regelmäßig wiederholt. Gleichzeitig zählt der Patient lautlos eins beim Einatmen/Hochheben der Zunge, zwei beim Verweilen der Zunge am Gaumen und drei beim Ausatmen/Senken der Zunge. Er wiederholt die Atmung, zählt immer wieder eins, zwei, drei. Wenn das nach einigen Tagen recht gut funktioniert, dann kann der Patient übergehen zum Denken von positiven, beruhigenden Silben wie »Ich bin ruhig«. Die Verweildauer der Zunge am Gaumen (Atmung anhalten!) wird durch Satzverlängerung erreicht (nicht länger als neun Silben). In der Tat ist dies eine Vertiefung der Atmung. Die Atmung muss immer zwanglos, natürlich und gleichmäßig sein. Man soll nie das Gefühl haben zu ersticken. Diese so genannte weiche Form der Atmung eignet sich besonders für geschwächte Patienten.

Im Dreiertakt »Ein-Aus-Pause« atmen mit Zungenbewegung und Memorieren. Nur durch die Nase einatmen, Zunge hochheben und die erste Silbe memorieren. Ohne Pause langsam durch die Nase ausatmen mit Memorieren der zweiten Silbe und Senken der Zunge. Während der folgenden Pause denkt man an die dritte Silbe. Diese harte Form der Atemtechnik eignet sich für jüngere, kräftigere Patienten.

Im Vierertakt »Ein-Pause-Ein-Aus« atmen mit Zungenbewegung und Memorieren. Mit der Nase erst wenig Luft einatmen, Zunge hochheben und die ersten Silbe memorieren, dann eine kurze Pause mit Memorieren der zweiten Silbe, danach nochmals tief einatmen mit drittem Memorieren, dann ohne Unterbrechung gleich langsam ausatmen und gleichzeitig die Zunge herunterlassen. Schwer erlernbar.

Bei der Atemübung denkt man ohne Zwang an eine Stelle (Dantian), die sich etwa 2 Querfinger unter dem Nabel (KG 6/Qihai) befindet. Nach etwa 20 Tagen hat man ein Gefühl, als ob die Atemluft bis in den Bauchraum gelangen würde. Später verlegt man den Gedanken z. B. an die große Zehe (MP 1 bzw. Le 1), nach einer gewissen Zeit spürt man in den großen Zehen ein Wärmegefühl.

Allgemein kann die Atmung auch in drei Formen gesehen werden: Erstens die ganz natürliche Ein- und Ausatmung für Ungeübte. Zweitens die Zwerchfell- bzw. Bauchatmung: bei Einatmung wölbt sich die zuerst die Brust vor, dann die Bauchdecke (saugt die Luft an), bei Ausatmung zieht sich zuerst die Bauchdecke ein (presst die Luft aus), dann auch der Brustkorb. Drittens die so genannte irreguläre Atmung, die man nur bei der Qiangzhuanggong anwenden soll. Hier wird während der Einatmung die Bauchdecke eingezogen, bei der Ausatmung die Bauchdecke vorgewölbt. Diese irreguläre Form verursacht hohen Druck im Bauch- und Thoraxraum, daher soll man nur unter Anleitung üben.

Qiangzhuanggong

Qigong-Übungen sind zur allgemeinen Stärkung. Die Durchführung hat viele Ähnlichkeiten mit Neiyanggong. Beim Sitzen soll die Hüfte etwas mehr hinter dem Körper sein, die Brust darf nicht vorgedrückt sein. Die beiden Hände liegen vor dem Unterbauch auf dem Schenkel. Die vier Finger der einen Hand werden in die Handfläche der anderen Hand gelegt, der Daumen drückt auf den Daumen der anderen Hand. Wenn ein Bein eingeschlafen ist, kann man es mit der einen Hand etwas massieren bzw. man wechselt das Sitzbein. Wenn der Patient nicht mehr so sitzen kann, so darf er einige Lockerungsbewegungen machen. Wenn der Patient in keiner dieser Positionen sitzen kann, so darf er auch in der Sitzposition des Neiyanggongs (Droschkenkutschersitz) üben.

Die drei Positionen

Die drei Positionen sind: Sitzen, Stehen und Frei.

Sitzen

Türkensitz: das »einfache Beine-Unterschlagen«; der rechte Unterschenkel kommt auf dem linken Unterschenkel zu liegen; oder der linke liegt auf dem rechten Unterschenkel.

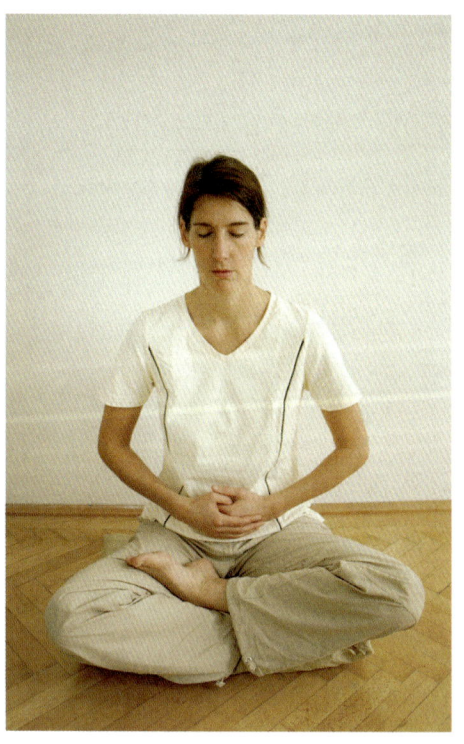

中医保健

Lotussitz: das »doppelte Beine-Unterschlagen«; der rechte Unterschenkel liegt auf dem linken Unterschenkel, dann wird der linke Unterschenkel noch gehoben und kommt auf dem rechten Unterschenkel zu liegen. Die beiden Fußsohlen liegen auf den Oberschenkeln und schauen nach oben.

Schneidersitz: das »natürliche Beine-Unterschlagen«; die Beine verschränken sich ganz natürlich und ohne Zwang.

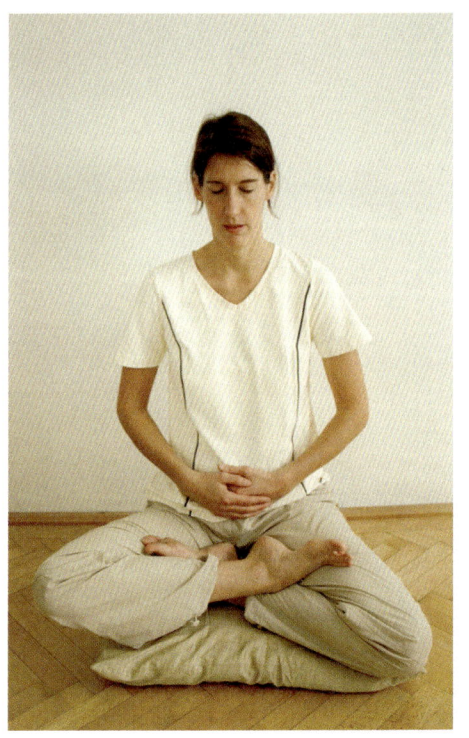

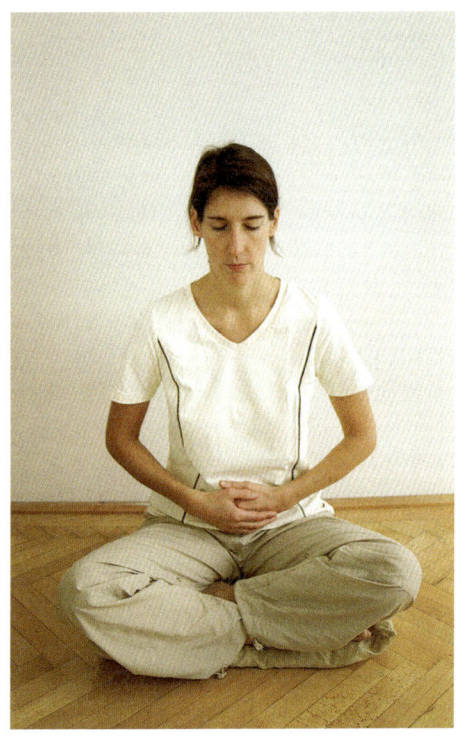

Stehen (Ballhalten)

Man steht aufrecht, den Kopf gerade, leicht nach vorne geneigt, spreizt die Beine in Schulterbreite, leichte Hockstellung im Kniegelenk. Beide Arme sind leicht gebeugt vor dem Unterbauch oder vor der Brust, in einer Stellung, wie man einen Ball hält. Diese Übung verlangt eine gute körperliche Verfassung. Man übt täglich zweimal, frühmorgens und abends; wichtig ist, dass man sich dabei und danach wohl fühlt und nicht müde ist. Diese Übung kann man im Zimmer vor einem offenen Fenster und auch im Freien durchführen.

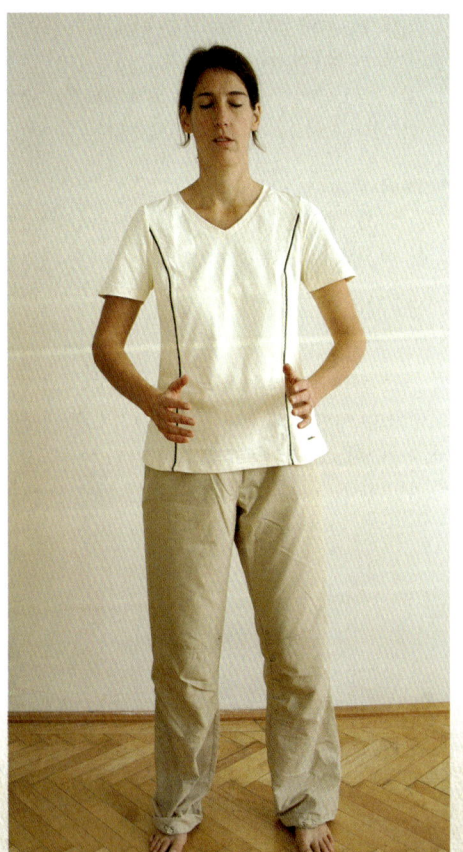

Frei

Man kann an jedem Ort und in jeder Körperstellung üben. Ideal ist ein ruhiger Ort mit guter Luft. Man konzentriert sich mit seinen Gedanken auf das Dantian. Personen mit schlechtem Allgemeinzustand sollten zuerst die Übungen im Liegen oder Sitzen machen, erst wenn sie kräftiger sind, kann man es auch im Stehen versuchen.

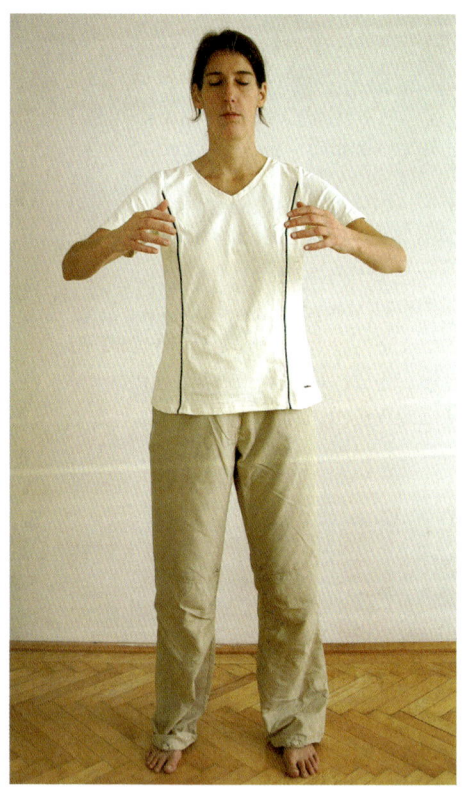

中医保健

Die drei Atemtechniken

1. **Die natürliche Atmung durch die Nase:** Die Atemzüge müssen gleichmäßig, dünn und langsam sein. Diese Atemtechnik eignet sich für ältere, geschwächte Personen.

2. **Die tiefe Atmung:** Der Bauch wölbt sich bei der Einatmung vor und zieht sich bei der Ausatmung ein, ohne Intervalle. Allmähliche Zunahme der Atemtiefe bis 6- bis 8-mal pro Minute. Sie eignet sich für Personen mit vegetativen Störungen wie Neurasthenie (Nervenschwäche), chronischer Erschöpfung, Obstipation (Verstopfung), Schlafstörungen, Konzentrationsstörungen etc.

3. **Die irreguläre Atmung:** Bei der Einatmung dehnt sich der Thoraxumfang und der Bauch zieht sich ein. Bei der Ausatmung wölbt sich der Bauch vor und die Brust zieht sich ein. Man erreicht eine Stärkung der Bauchmuskulatur. Bei dieser Atmungsform muss man besonders gelassen, langsam, ruhig, dünn, tief, lang und gleichmäßig atmen.

Alle diese Übungen zwanglos ausführen. Bei der Nasenatmung Mund schließen. Die Zunge stößt leicht an den harten Gaumen. Die Übungen mit vertiefter Atmung und irregulärer Atmung dürfen nicht unmittelbar nach dem Essen praktiziert werden. Hingegen kann man die Übung mit ruhiger Atmung (Neiyanggong) sowohl vor als auch nach dem Essen machen.

Geistige Konzentration und Entspannung

In der Qiangzhuanggong steht die Meditation – die geistige Konzentration – im Vordergrund.

Atemzähltechnik: Lautlos wird bei der Atmung (Ein- und Ausatmung) bis 10 oder 100 gezählt, dann erneut von 1 bis 10 oder 100 zählen. Wenn man durch andere Gedanken vom Zählen abgekommen ist, dann muss man wieder von vorn beginnen.

Atembegleittechnik: Diese Form ist natürlicher als die Atemzähltechnik. Man begleitet mit seinen Gedanken die Atembewegung. Die reine Luft gelangt von der Nase langsam bis zum Beckenboden, dann wird die verbrauchte Luft vom Beckenboden wieder aufwärts mit den Gedanken bis zur Ausatmung begleitet.

Dantian-Technik: Das Behüten des Dantians (meist KG 6/Qihai) mit seinen Gedanken. Man stellt sich vor, Dantian ist ein Ort, wo sich ein Blatt auf der Wasseroberfläche auf und ab bewegt.

Wenn sich dabei viel Speichel ansammelt, dann in vielen kleinen Portionen langsam schlucken. Man beendet jede Übung mit einigen Lockerungsübungen.

Therapieempfehlung

	Stufe 1 1. Woche	Stufe 2 2. – 4. Woche	Stufe 3 ab der 5. Woche
Übungsposition	liegen oder frei sitzen	frei sitzen oder im Schneidersitz	sitzen oder stehen
Atemtechnik	natürliche bis gering tiefere Atmung	tiefe Atmung	tiefe Atmung
Ort der Konzentration (meditative)	Atemzähltechnik, Atembegleittechnik	Atembegleittechnik, Dantian-Technik	Dantian-Technik
Zahl und Dauer der Übungen (ambulante Patienten nur 1- bis 2-mal täglich)	täglich 3- bis 4-mal jedes Mal 15 – 20 Minuten	täglich 3- bis 4-mal jedes Mal 30 Minuten	täglich 3- bis 4-mal jedes Mal 30 – 45 Minuten
Ziele	• korrekte Position • Atem soll ruhig, dünn, stabil sein, aber noch Reserven vorhanden sein • Ausschalten von Störgedanken	• Atmung etwas tiefer, bis zum Dantian begleiten • kommt in die Ruhe • Übung ist eine Gewohnheit	• Atmung ist dünn, lang und tief • ist ruhig • deutliche Besserung der Beschwerden, Übung bereitet große Freude

Von Zhou Dahong, der Zhongshan-Uniklinik Guangzhou 1978.

中医保健

Baojiangong

Gesundheitspflege Baojiangong besteht aus 21 Teilübungen. Jede dieser Übungen wirkt auf die Durchblutung, das Nervensystem und die Muskelfunktion. Ferner stärken sie den Widerstand des Körpers und das psychische Wohlbefinden. Diese Übungen sind nicht anstrengend und eignen sich deshalb besonders für ältere Menschen. Wenn man diese Übungen täglich macht, ist eine Verbesserung der Befindlichkeit in ein bis zwei Wochen deutlich zu verspüren. (Liu Guizhen, 1958)

Die 21 Übungen des Baojiangong

1. Übung:

Ausgangsposition ruhiges Sitzen: Der Übende sitzt mit verschränkten Beinen, die Augen werden leicht geschlossen. Er soll versuchen an nichts zu denken, mit vier Fingern wird der Daumen leicht gehalten, die beiden Händen liegen auf den Oberschenkeln. Die Wirbelsäule wird natürlich gerade gehalten. Die Zunge stößt leicht an den Gaumen. Man behütet mit seinen Gedanken das Zinnoberfeld (Dantian, etwa 2 Fingerbreit unter dem Nabel). Es wird durch die Nase 50-mal ein- und ausgeatmet. Anfangs

soll man ganz zwanglos atmen, nach einiger Zeit kann man auf vertiefte Atmung umstellen. Wenn man nicht so viel Zeit hat, so kann man auch weniger als 50-mal ein- und ausatmen. Nach Beendigung dieser Übung die Zunge wieder lockerlassen.

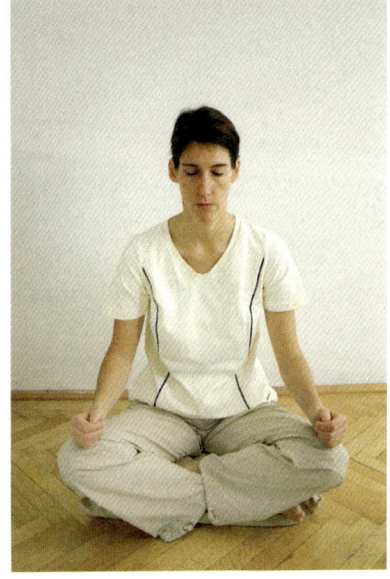

1

2. Übung

Für das Ohr: A) Zuerst mit beiden Händen die Ohrmuschel auf- und abmassieren, links und rechts je 18-mal. B) Dann mit beiden Händen das Ohr zudecken, die Finger kommen an das Hinterhaupt, man legt den Zeigefinger auf den

Mittelfinger, dann rutscht man mit dem Zeigerfinger abrupt herunter und klopft so auf das Hinterhaupt, etwa 24-mal. Im Ohr soll sich das wie Trommelschläge anhören. Diese Übung eignet sich besonders zur Vorbeugung und Verbesserung des Ohrensausens, der Altersschwerhörigkeit, Spannungs- und Nackenkopfschmerzen und Schwindel.

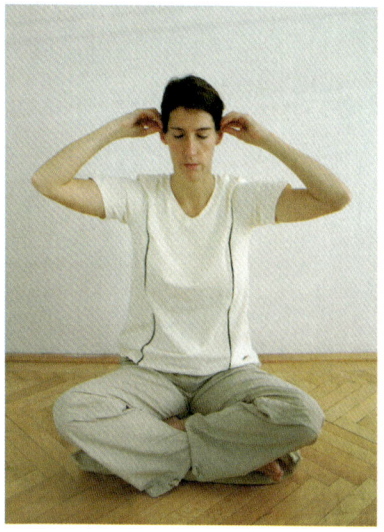

2 A

2 B

3. Übung

Das Zähneklopfen (keine Abbildung): Man konzentriert sich und beißt dabei mit den Oberkiefern und Unterkieferzähnen 36-mal leicht zu, die Zähne sollen dabei nicht zu kräftig aufeinander schlagen. Diese Übung dient zur Kräftigung der Zähne und Vermeidung von Zahnlockerung.

4. Übung:

»Die Zunge im See umrühren« (keine Abbildung): Die Zunge kreist im Mund außerhalb an den Zahnreihen, nach links und nach rechts je 18-mal. Den dabei vermehrt produzierten Speichel nicht gleich hinunterschlucken.

5. Übung:

Mundspülen (keine Abbildung): Mit dem angesammelten Speichel wird 36-mal im Mund gegurgelt, dann wird er in 3 kleinen Portionen geschluckt. Beim Schlucken muss man den Speichel in Gedanken bis zum Dantian (Zinnoberfeld) begleiten; nach längerer Zeit wird dann das Schlucken mit Geräuschen verbunden sein. Diese Übung dient zur Prophylaxe von bitterem Mundgeschmack, trockener Zunge, Halsschmerzen und sie verbessert die Verdauung.

中医保健

6. Übung

Nasenreiben: Mit den Daumenrücken gegeneinander warmreiben, dann damit beiderseits den Nasenrücken 18-mal reiben. Die Punkte Di 20 (Yingxiang, der Duftempfänger), beiderseits des Schwerpunkts mäßig etwa 30 Sekunden drücken. Das beugt Erkältungen vor.

7. Übung

Für die Augen, Mugong: Die Daumenrückseiten gegeneinander reiben, bis sie warm werden. Dann damit 18-mal zart die Augenlider massieren, anschließend noch je 18-mal zart die Augenbrauen massieren, als letztes schaut der Patient je 18-mal nach links und rechts bei geschlossenen Augen. Diese Übung beugt Augenleiden vor und verstärkt die Sehkraft.

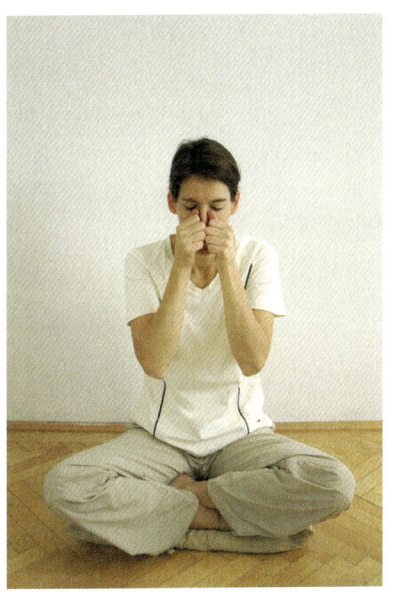

6

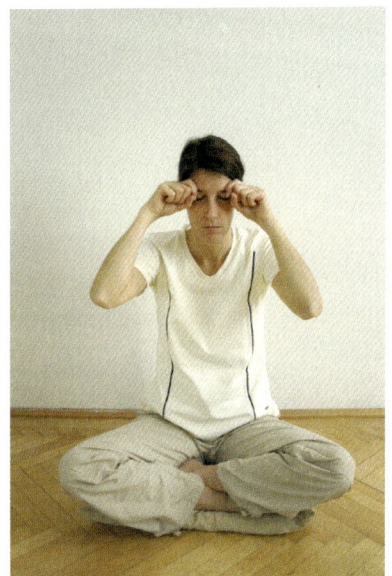

7

8. Übung:

Für das Gesicht: Die beiden Handflächen gegeneinander warmreiben, dann die Hände von der Stirn entlang beiderseits des Nasenrückens nach unten bis zum Unterkiefer führen, von da dann über die Wange zur Stirn zurück, auf und ab, 36-mal. Dies beugt Faltenbildung vor und fördert die Durchblutung der Wangen.

9. Übung:

Für Nacken, Xianggong: Die beiden Hände verschränken sich hinter dem Nacken, Blick nach oben, Kopf nach hinten neigen, die Hände leisten dem Nacken Widerstand, 3- bis 9-mal. Verhindert Schulterschmerzen und Schwindel.

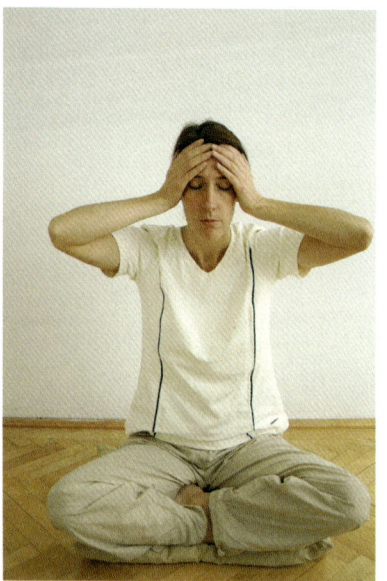

8

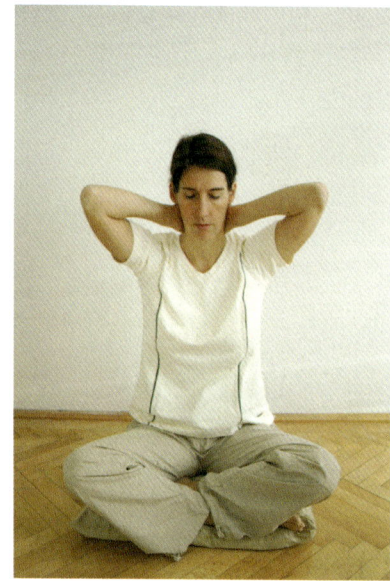

9

中医保健

10. Übung:

Für die Schulter: Mit der linken Hand die rechte Schulter, dann mit der rechten Hand die linke Schulter je 18-mal im Kreis massieren. Verhindert Schulterschmerzen.

11. Übung

Für die Paravertebralregion, Jiajigong: Ellbogen leicht beugen, die Hände zur Faust schließen, dann den Arm abwechselnd nach vorne und hinten bewegen, 18-mal. Diese Übung stärkt die Eingeweidefunktion.

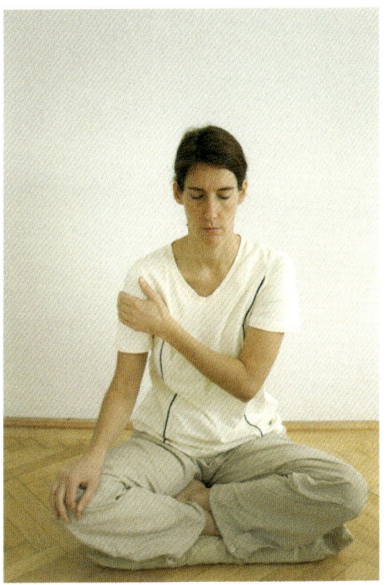

10

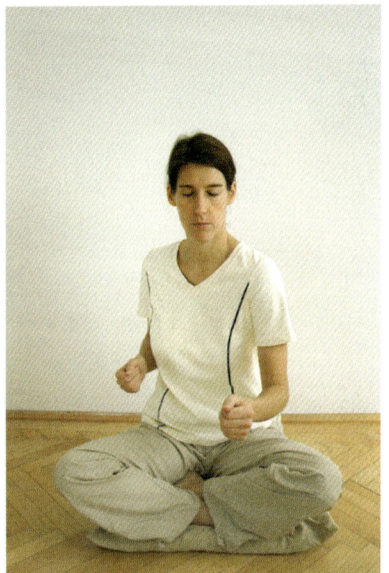

11

中医保健

12. Übung

Für Lenden, Cuoneishen: Zuerst die beiden Hände warm massieren, dann mit den warmen Händen beiderseits des Kreuzes (entlang des Blasenmeridians = 2 fingerbreit neben den Dornfortsätzen) auf und ab massieren, je 18-mal. Diese Übung beugt Kreuzschmerzen und Unterleibsbeschwerden vor.

13. Übung

Für Steißbein, Cuoweilü: Mit den Zeige- und Mittelfingern beider Hände die Gegend beiderseits des Kreuzbeines je 36-mal massieren. Sie beugt Beckenbodenschwäche vor.

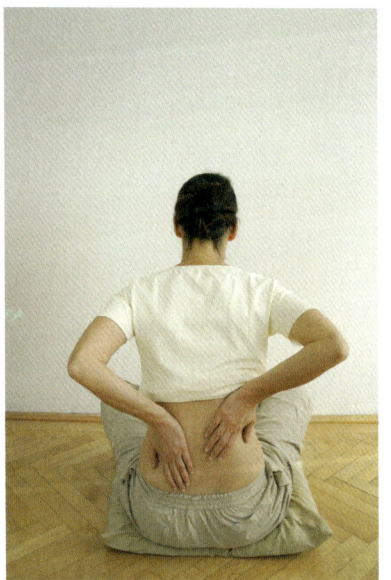

12

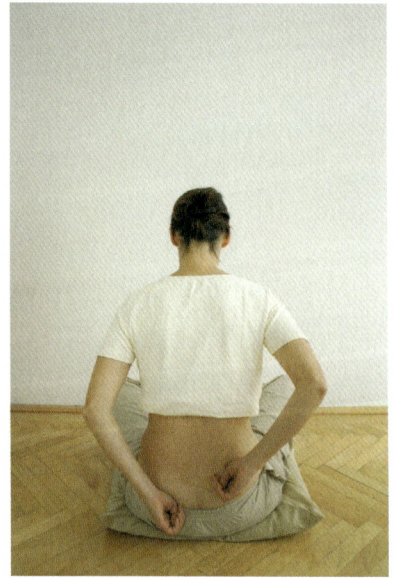

13

中医保健

14. Übung

Für Dantian, Ca Dan Tian, entspricht den KG 6, Meer der Energie, einem der 3 Energiezentren:

a. Zuerst die beiden Hände warmreiben, dann mit linker Hand und rechter Hand je 100-mal um den Nabel reiben, dann noch die Region unterhalb des Nabels (KG 6, Dantian) massieren. Dies verbessert die Darmtätigkeit, die Verdauung und es entsteht ein angenehmes Wärmegefühl im Unterleib.

b. Wenn Potenzstörungen vorliegen wie erektile Dysfunktion, dann mit einer Hand den Hodensack halten, die andere Hand reibt die Dantian-Region 81-mal, dann wechseln die Hodensack haltende und Dantian reibende Hand ab und die Übung wird nochmals 81-mal gemacht. Bildhaft gesprochen wurde damit »der Ofen am Unterleib«, die Energiequelle (Niere), angeregt.

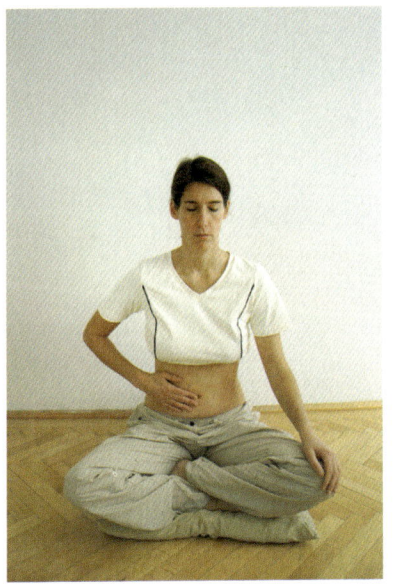

14

中医保健

15. Übung

Für die Knie: Mit beiden Händen gleichzeitig beide Knie je 100-mal massieren. Sie beugt der Kniearthrose vor.

16. Übung

Für die Niere, Cayongquan: in der Fußreflexzonenmassage ist N 1 die Zone für Solar Plexus, in der TCM der 1. Punkt des Nierenmeridians: Mit der linken und rechten Hand die Zone an der Fußsohle (Mitte zwischen den Fußballen) je 100-mal massieren. Diese Übung stärkt die Niere, verbessert den Kreislauf, den Schlaf und den Schwindel.

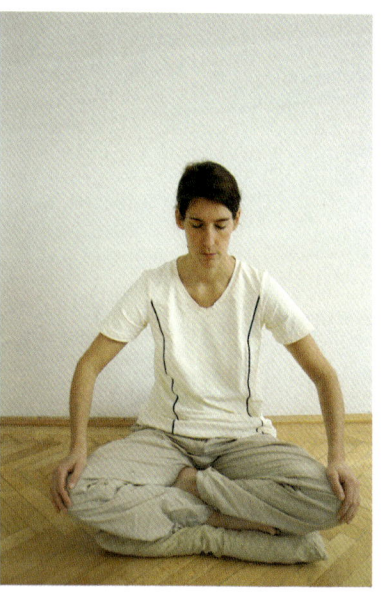

15

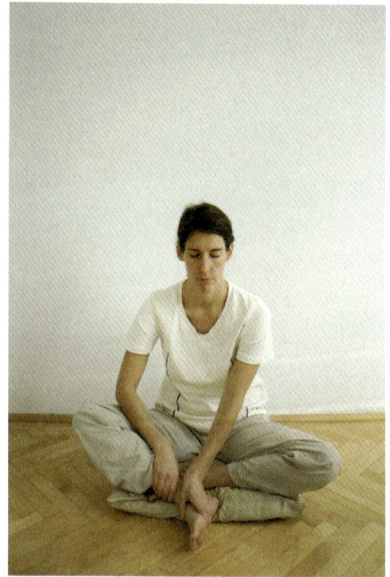

16

中医保健

17. Übung

»Übung des Webers«: Sitzen im Langsitz, die Handflächen schauen nach außen, die beiden Hände zu den Füßen drücken, den Oberkörper nach vorne beugen, jetzt ausatmen; danach kehren die Hände wieder zurück, diesmal aber schauen die Handflächen auch innen und man atmet ein; 36-mal.

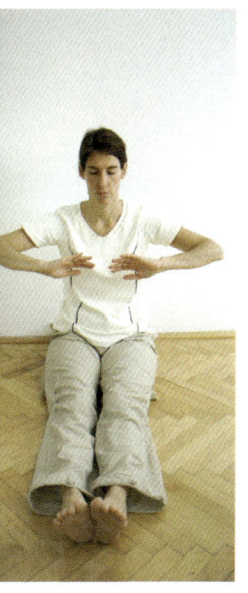 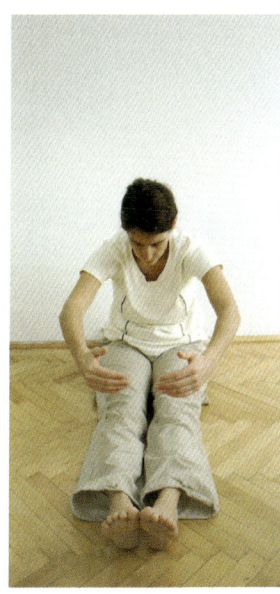

17

18. Übung

Mit dieser Übung will man den Wundermeridian Gürtelgefäß (Daimai) harmonisieren, Hedaimai: Man sitzt im Türkensitz, die 4 Finger der einen Hand werden von der anderen Hand gehalten. Man schaut mit dem Oberkörper von links nach rechts im Kreis 16-mal, dann von rechts nach links 16-mal. Beim Strecken der Brust einatmen und beim Vorbeugen ausatmen. Diese Übung stärkt die Funktion der Niere. Bevor man mit der nächsten Übung beginnt, soll man zuerst wie bei der Übung 1 ruhig sitzen und dabei die Atmung regulieren, also 50-mal ein- und ausatmen, dann langsam die Augen öffnen und aufstehen.

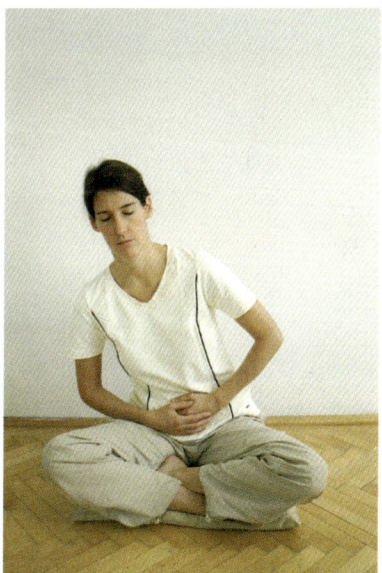

18

19. Übung

»Der Hand nachschauen«: Stehen.

a. Den Kopf gerade halten, die rechte Hand wird mit gestreckten Fingern und Handfläche zum Körper vor dem Gesicht gehalten, der Mittelfinger bildet mit der Nase eine Linie. Die Hand bewegt sich von der Gesichtsnähe in die Ferne, dann wieder zurück, die Augen fixieren immer die Finger, etwa 50-mal.

b. Auch Wolkenhand genannt (wie beim Schattenboxen, Taijiquan). Der rechte Arm ist leicht gebeugt vor dem Gesicht, die Handfläche zum Körper gewendet, Augen schauen zu den Fingern und verfolgen die Bewegung des Armes nach links und rechts. Diese Übung verbessert die Nackenmuskulatur und die Koordination Shen und den Gleichgewichtsapparat. Der Schwindel wird weniger.

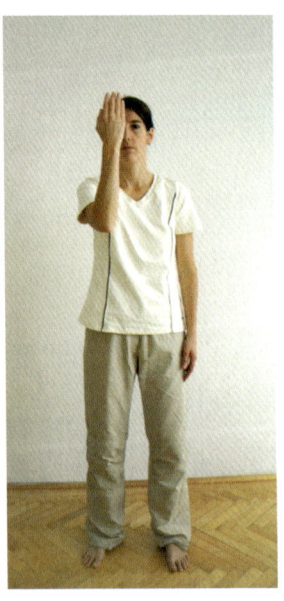 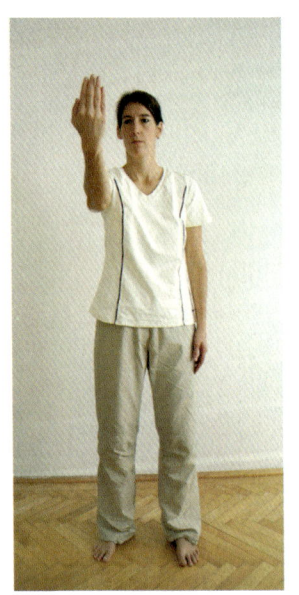 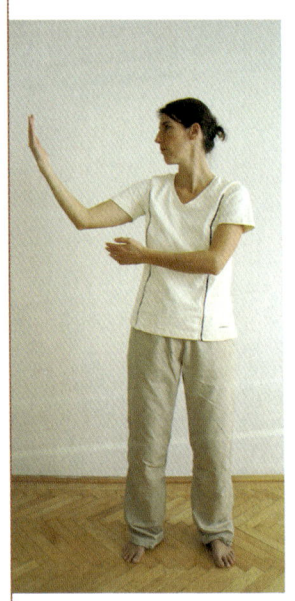 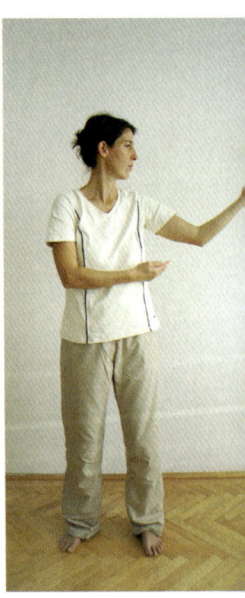

19 a | 19 b

中医保健

20. Übung

Hocken:

a. Ältere Personen sollten sich anfangs am Tischrand aufstützen. Die Beine in Schulterbreite spreizen. 3- bis 4-mal langsam niederhocken, langsam in die Tiefe gehen. Dann wieder langsam aufstehen. Diese Übung stärkt die Beinmuskulatur und den venösen Rückstrom aus den Beinen.

b. Frei, ohne anhalten, Beine in Schulterbreite gespreizt stehen. 3- bis 4-mal niederhocken und aufstehen. Diese Übung sollte man nur dann machen, wenn man kräftig und sicher ist.

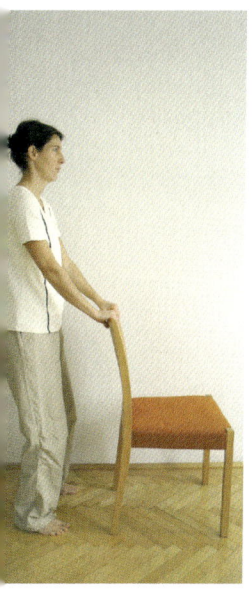 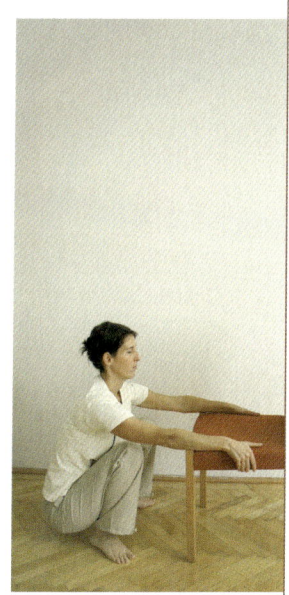

20 a

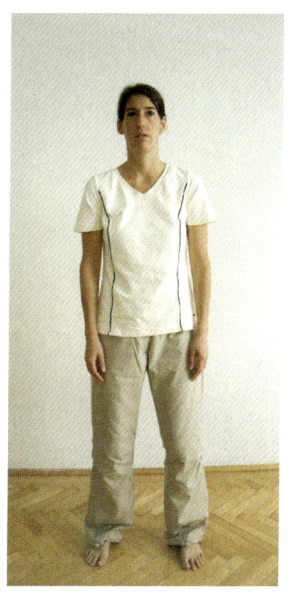 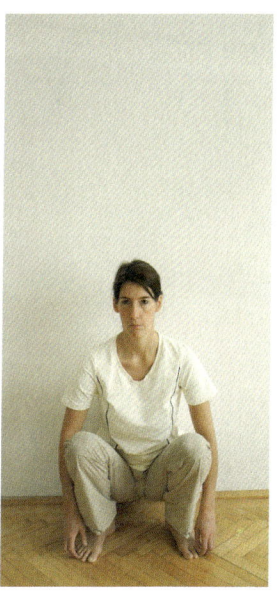

20 b

21. Übung:

Stehen auf einem Bein, »Einbeinstand des goldenen Hahnes«: Frei stehend, die beiden Arme seitlich des Thorax in Schulterhöhe gestreckt halten, mit der linken Fußsohle 5-mal zum rechten Knie, dann die Arme herunter und das linke Bein wieder auf dem Boden. Die gleiche Übung nur seitenverkehrt mit dem rechten Fuß.

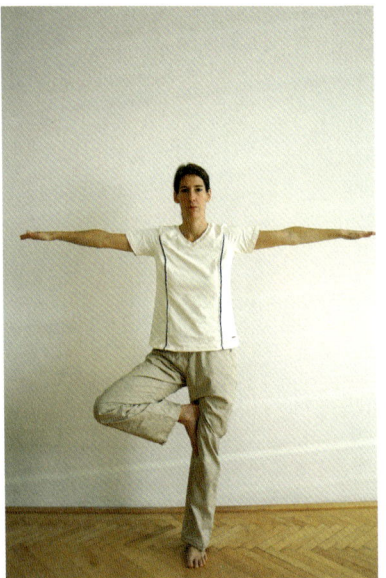

21

Die Übungen 20 und 21 sind präventive Maßnahmen, um Balance und Koordination zu trainieren. Das Risiko im Alter zu stürzen wird dadurch minimiert.

Diese 21 Übungen sollen täglich einmal durchgeführt werden, am besten in der Früh, eine halbe Stunde vor dem Frühstück. Eine weitere, intensivere Übung für die Verbesserung der Mobilität ist das regelmäßige Schattenboxen (siehe Seite 133).

中医保健

Die acht Brokat-Übungen – Baduanjin

Schon die Namensgebung dieser Übungen bringt zum Ausdruck, für wie wertvoll (dem Brokat, einem kostbaren Seidenstoff ähnlich) und schön diese Bewegungen erachtet werden. Die 8 Brokate sind etwa 800 Jahre alt. Da diese Übungsform im Stehen und Sitzen unterschiedlich praktiziert wird, lässt sie sich auch besonders gut an verschiedene Bedürfnisse anpassen. Begonnen wird mit der Meditation, der Gedanke konzentriert sich auf das Dantian. Man hält den Kopf so, als würde er an einem Seil hängen. Der Mund ist geschlossen, die Zunge berührt den Gaumen, die Augen schauen nach vorne, der Körper ist entspannt, die Atmung gleichmäßig.

Jede Übung kann mit Kraftanstrengung oder ohne Kraftanstrengung durchgeführt werden. Wenn sie mit Kraftanstrengung durchgeführt wird, dann muss diese stetig und gleichmäßig sein. Diese Übung kräftigt die Muskulatur der Brust und der Wirbelsäule, daher ist sie auch als Wirbelsäulenturnen, z. B. bei Rundrücken, bei schwacher Rückenmuskulatur und unausgeglichener Muskelentwicklung des Rückens sehr gut geeignet.

Jede dieser acht Übungen hat neben allgemeinen Wirkungen auch eine spezielle, die auf die Organsysteme (wie Milz/Magen, Niere/Blase etc.) zielt.

1. Himmel-stützend, den 3 E harmonisieren

Position: Gerade stehen. Die Arme seitlich am Körper, die Augen schauen geradeaus.

Wirkung: Es regulieren die aufsteigenden und absteigenden Qi- und Wasser-Wege des Dreifach-Erwärmers. Alle Yin- und Yang-Eingeweide, alle Wege der körperlichen Stoffe (Ying, Wei, Wasser und Qi) werden positiv reguliert. Druck in der Brust, Meteorismus (Blähsucht), Inappetenz (Appetitlosigkeit) etc. werden gebessert.

Durchführung:

a. Langsam beide Arme seitlich vom Körper hochheben, beide Hände über dem Kopf verkeilen, die Ferse vom Boden heben.

b. Beide Handflächen zum Himmel drehen, beide Ellbogen kräftig strecken, als ob beide Hände kräftig den Himmel stützen, beide Fersen maximal hochheben, so für eine kurze Zeit verweilen.

c. Beide Hände lockern, die Arme langsam seitlich am Körper zurückführen, die Fersen bleiben noch gehoben.

d. Beide Fersen langsam senken, zurück in die Ausgangsposition. Jede Übung kann man 8- bis 16-mal durchführen.

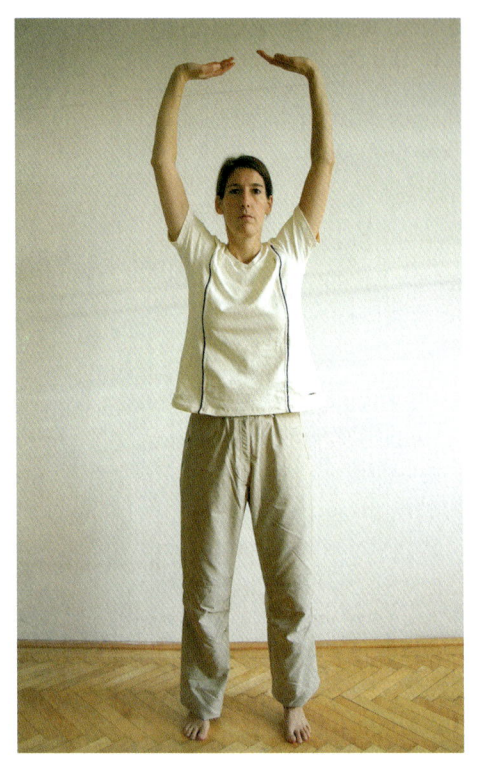

中医保健

2. Links und rechts den Bogen spannen wie beim Adler-Schießen

Position: Gerade stehen, Fußspitzen eng zusammen.

Wirkung: Die Atmungsexkursion wird verbessert, die Arme werden mobilisiert. Besonders gut für Personen mit Lungenleiden und Schulter-Arm-Syndrom.

Durchführung:

a. Mit dem linken Fuß nach links seitlich einen Schritt machen, beide Beine im Reitersitz, die Oberschenkeln sollen möglichst parallel zum Boden sein, Körper ist aufrecht, beide Armen gekreuzt vor der Brust, rechter Arm außen, linker Arm innen, Finger gespreizt, den Kopf nach links drehen, die Augen sind auf die rechte Hand gerichtet.

b. Faustschluss der linken Hand, Zeigefinger nach oben gespreizt, der Daumen gerade. Beide bilden ein »U«. Die linke Hand gestreckt, die rechte Hand zur Faust ballen und mit gebeugten Ellbogen nach rechts ziehen, wie beim Bogenschießen, Ellbogenspitze nach rechts strecken, beide Augen sind auf den linken Zeigerfinger gerichtet.

c. Die Faust links öffnen, von links zur Brust zurückführen, gleichzeitig die Faust rechts öffnen und zurück zur Brust, beide Armen kreuzen sich vor der Brust, linker Arm au-

ßen, rechter Arm innen. Der Kopf wird nach rechts gedreht, die Augen auf die linke Hand gerichtet.

d. Faustschluss rechts, Zeigefinger nach oben gespreizt, der Daumen gerade. Beide bilden ein »U«, die linke Faust nach links gestreckt, rechten Arm gerade strecken, gleichzeitig linke Faust schließen, mit gebeugten Ellbogen kräftig nach links ziehen, wie beim Bogenschießen, Ellbogenspitze nach links strecken, beide Augen sind auf den rechten Zeigerfinger gerichtet.

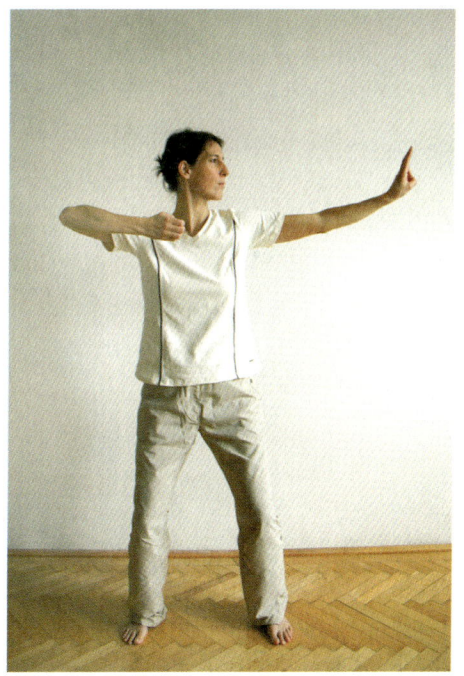

3. Einen Arm heben, um Milz und Magen zu regulieren

Position: Gerade stehen. Die Arme seitlich am Körper, Augen schauen geradeaus.

Wirkung: Diese Übung verbessert die Verdauungsfunktion (Aufsteigen des Milz-Qi und Absteigen des Magen-Qi)

Durchführung:

a. Die Finger der linken Hand zusammenschließen, Hand über dem Kopf, fest strecken, Handfläche nach oben, die Finger nach rechts gerichtet, gleichzeitig die rechte Hand mit Handfläche zum Boden fest nach unten drücken, die Finger sind nach vorne gerichtet.

b. Die linke Hand sinkt von links nach unten, drückt fest mit der Handfläche zum Boden, die Finger zeigen nach vorne, gleichzeitig die rechte Hand mit der Handfläche nach oben über den Kopf fest strecken, die Finger zeigen nach links.

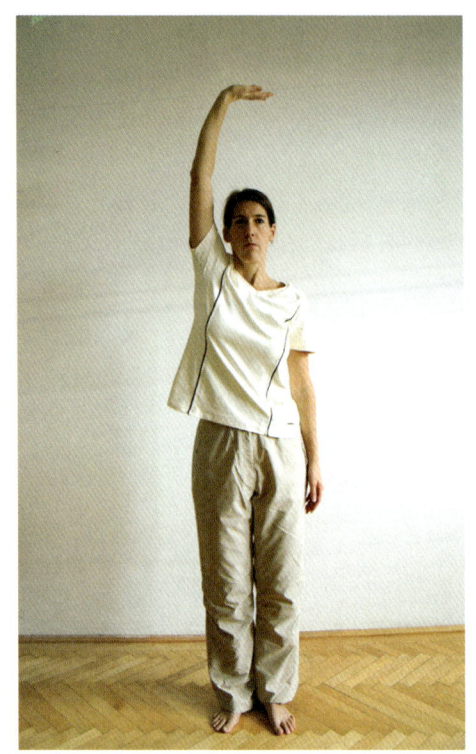

中医保健

4. »Nach hinten schauen«, körperlichen und psychischen Stress vergessen

Position: Gerade stehen. Die Handfläche fest seitlich am Körper, Augen schauen geradeaus.

Wirkung: Mit dieser Übung wird das Blut-Xue und die Essenz-Jing gestärkt, die Psyche ausgeglichen, das Jingqi in den Eingeweiden erholt sich nach körperlichem und psychischem Stress. Wu Lao (die fünf körperlichen Stresssituationen): Langes Schauen, Liegen, Sitzen, Stehen und Gehen. Qishang (die sieben Träume): Übersättigung schadet der Milz; große Zornausbrüche schaden der Leber; plötzliches, schweres Heben und lang auf kaltem Boden sitzen schadet der Niere; Frieren des Körpers und Kaltes trinken schadet der Lunge; Kummer und Sorgen schaden dem Herz; Wind, Regen, Kälte und Sommerhitze schaden dem Körper; starker Schreck, Angst und Unbeherrschbarkeit schadet dem Willen.

Durchführung:

a. Brust nach vorne drücken, beide Schulten etwas nach hinten strecken, gleichzeitig den Kopf nach links drehen und nach hinten schauen.

b. Kopf und Schulter in die Ausgangsposition bringen, die Augen schauen nach vorne.

c. Brust nach vorne drücken, die Schulter etwas nach hinten strecken, gleichzeitig den Kopf nach rechts drehen, die Augen schauen nach hinten.

d. Kopf und Schulter in die Ausgangsposition bringen, die Augen schauen wieder nach vorne.

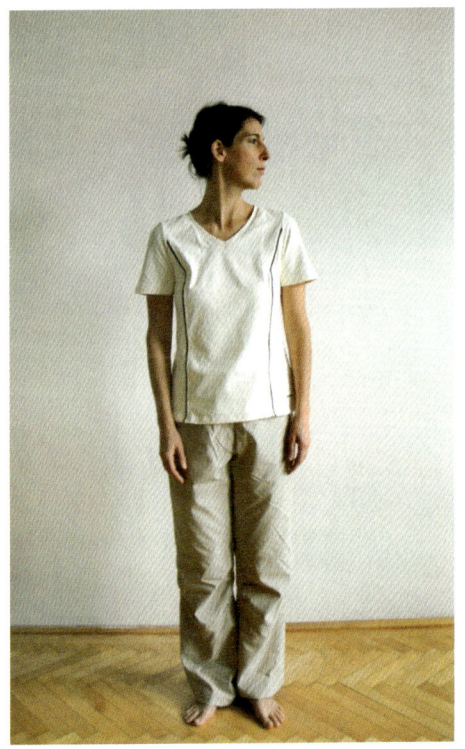

5. »Kopf wackeln, Schwanz wedeln« um das Herz-Feuer zu löschen

Position: Die Beine etwa drei fußbreit spreizen, hocken wie im Reitersitz auf einem Pferd, Hände auf den Knien, die Öffnungen der Hand (Hukou-Tigermaul) zeigt zum Körper, der Rumpf ist aufrecht.

Wirkung: Das Wackeln des Kopfes senkt das Feuer im Herzen, mit dem Schwanz wedeln lässt das Nieren-Wasser zum Herzen aufsteigen (um zu löschen).

Durchführung:

a. Den Rumpf nach links vorne beugen, den Kopf senken, gleichzeitig nach links kreisen (Kopf wackeln), dabei gleichzeitig mit der Hüfte etwas nach rechts schwenken (Schwanz wedeln), danach in die Ausgangsposition zurückkehren.

b. Der Rumpf und der Kopf kreisen von links hinten bis zur hinteren Streckung, dann wieder in die Ausgangsposition zurück.

c. Den Rumpf nach rechts vorne beugen, den Kopf senken, gleichzeitig nach rechts kreisen (Kopf wackeln), dabei mit der Hüfte etwas nach links schwenken (Schwanz wedeln), danach in die Ausgangsposition zurückkehren.

d. Der Rumpf und der Kopf kreisen von rechts hinten bis zur hinteren Streckung, dann wieder in die Ausgangsposition zurückkehren.

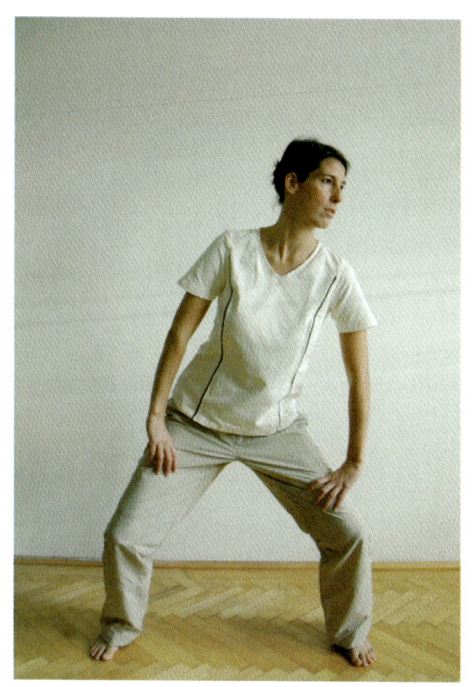

中医保健

6. Klammern an den Füßen um die Niere zu stärken

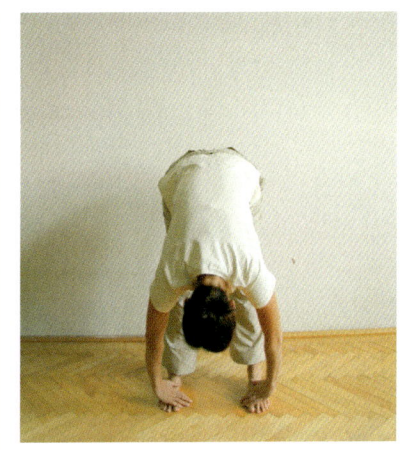

Position: Gerade stehen.

Wirkung: Es stärkt die Lenden-Region und dadurch die Niere. Das angesammelte Qi im Dantian kann sich von den Lenden und Nieren entlang der Wirbelsäule (Lenkergefäß) zum Kopf bewegen.

Durchführung:

a. Den Rumpf langsam nach vorne beugen, die Kniegelenke bleiben gerade, gleichzeitig die Armen senken, berühren der Zehen oder Knöchel, der Kopf ist etwas gehoben.

b. In die Ausgangsposition zurückkehren.

c. Beide Hände hinter dem Rücken mit den Handflächen in das Kreuz-Steißbein drücken, der Rumpf wird langsam nach hinten gestreckt.

d. In die Ausgangsposition zurückkehren.

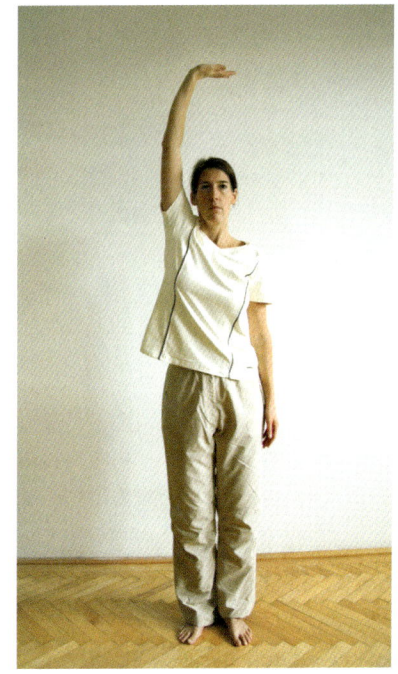

中医保健

7. »Fäuste schließen und zornig schauen stärkt das Qi«

Position: Beine in »Reitersitz«-Position, beide Fäuste seitlich der Lenden.

Wirkung: Es stärkt die Muskulatur der Brust, der Arme, des Rückens und der Beine. Die Öffnung der Fäuste verstärkt das Gefühl des Schließens und Öffnens des Dantian. Der Reitersitz stärkt das Qi der Niere und der Beine. Das Qi kann einerseits beim Ausstrecken der Faust vom Lenkergefäß 14 (Dazhui) zu der Hand dorsal und von der Handfläche zu KG 17 (Tanzhong) zurückströmen. Andererseits kann das Qi auch vom Scheitel (Dingmen) entlang des Konzeptionsgefäßes (KG) zum Dantian zurück.

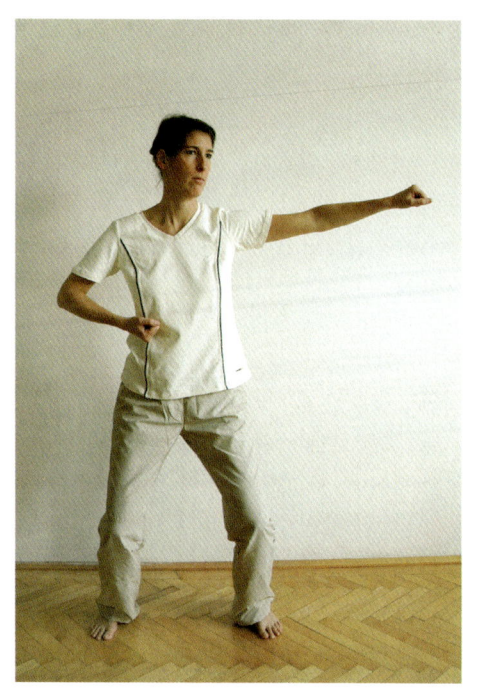

Durchführung:

a. Mit der linken Faust langsam nach vorne ausstoßen, der Arm wird gerade, die Faustöffnung schaut zum Boden, gleichzeitig die rechte Faust fester schließen und mit dem rechten Ellbogen nach hinten stoßen, die Augen schauen nach vorne.

b. Die linke Faust zur Lende zurückholen, in die Ausgangsposition gehen.

c. Mit der rechten Faust langsam nach vorne stoßen, die linke Faust fester drücken, sonst wie vorhin bei Punkt a.

d. Die rechte Faust zur Lende zurückholen, in die Ausgangsposition gehen.

中医保健

8. »Mit sieben Rütteln alle Krankheiten los werden«

Position: Gerade stehen. Die Handflächen sind fest seitlich am Körper, Augen schauen geradeaus.

Wirkung: Es stärkt den Blasen- und Nierenmeridian.

Durchführung:

a. Die Brust nach vorne drücken, die Kniegelenke fest straffen, mit dem Kopf fest nach oben stoßen, gleichzeitig mit den Fersen maximal vom Boden hoch.

b. Die Fersen senken, in die Ausgangsposition zurückkehren.

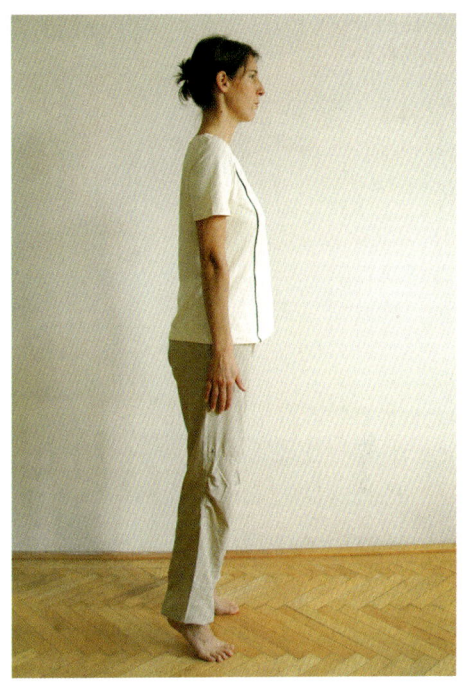

中医保健

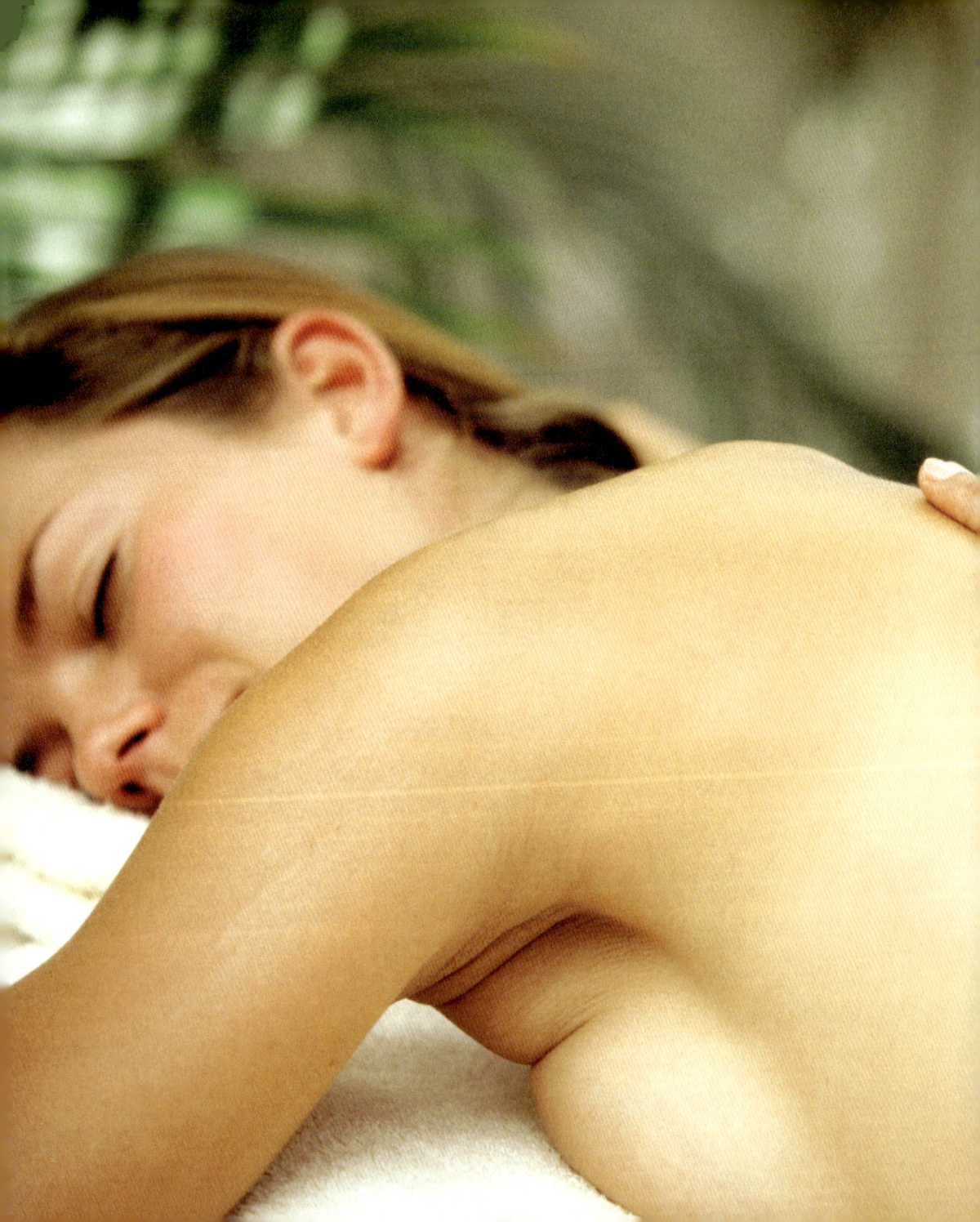

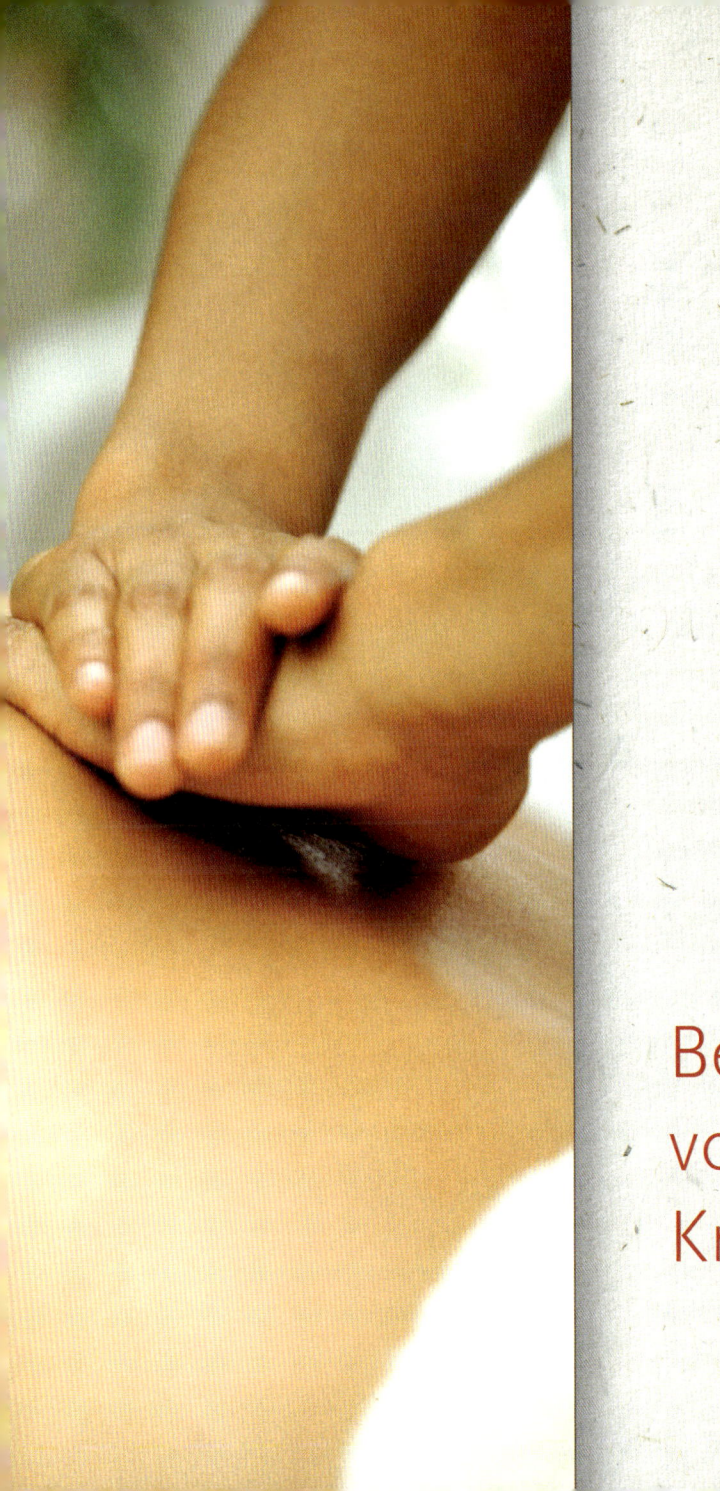

Behandlung

von

Krankheiten

Traditionelle chinesische Massage

Die chinesische Massage ist eine Behandlungsform der traditionellen chinesischen Medizin. Die Grundlage und die Anwendungsbereiche sind der Akupunktur gleich, nur anstelle der Nadel wird hier die Hand eingesetzt, um an bestimmten Punkten des Körpers einen heilenden und regulierenden Reiz zu setzen, um einen Regulationsvorgang im Körper in Schwung zu bringen.

Wenn die Massage zur Therapie (Behandlung von Kranken) angewendet wird, dann ist unbedingt die Verordnung eines Arztes notwendig. Sonst wird die chinesische Massage auch für Gesundheitspflege bei gesunden Personen angewendet, um einer eventuellen Störung vorzubeugen.

Wir sprechen dann auch von Vorsorge, Vorbeugung vor Saisonerkrankungen und Steigerung der Leistungsfähigkeit.

Eine Mitarbeit des Patienten ist nach der Philosophie der chinesischen Gesundheitslehre unbedingt erforderlich. Mit Mitarbeit ist nicht nur die Einhaltung von Behandlungsterminen gemeint, sondern auch die Befolgung von Empfehlungen des behandelnden Arztes. Sehr oft kommt es zu einer allmählichen Neuorientierung der Ernährung, des Tagesablaufes, der geistigen Einstellung zur Gesundheit etc.

Eine chinesische Massage dauert etwa 20 – 30 Minuten. In der Regel ist eine Serie von 10 – 12 Sitzungen erforderlich, meist 1 – 2 Sitzungen pro Woche. Ob eine Kombination mit anderen Heilverfahren noch angezeigt ist, muss der Arzt entscheiden.

Grundsätzlich hat die Massage uralte Tradition. Sie wurde zur Linderung und Beruhigung von Schmerzen verwendet. Der Begriff stammt aus dem Griechischen: »massein« bedeutet »kneten«. Nachdem jahrhundertelang nur Laien die Kunst der Massage überliefert haben, beschäftigte sich erstmals P. H. Ling am Zentralinstitut für Gymnastik in Stockholm »wissenschaftlich« mit diesem Thema. Er unterschied damals noch nicht zwischen Gymnastik und Massage; deshalb nannte man diese Form auch »schwedische Massage«. Heute ist das »Muskelkneten« eine Behandlungsform, die auf den Erkenntnissen der modernen Neurophysiologie beruht.

Massage wird in erster Linie lokal angewendet, im Sinne einer Reflextherapie. Dazu zählen auch die Bindegewebsmassage sowie die immer populärer werdende Reflexzonenmassage der Füße. Schmerzzustände aller Art, Störungen im Bereich des Bewegungsapparates (besonders Wirbelsäule und Gelenke), aber auch die große

中医保健

Gruppe der vegetativen Leiden (basierend auf einer Fehlsteuerung des unbewussten Nervensystems) lassen sich mit Massage behandeln. Bei letztgenannter Gruppe wird die traditionelle chinesische Massage besonders erfolgreich angewendet.

Ihre Anwendung empfiehlt sich im besonderen Maße bei sensiblen und nadelempfindlichen Patienten sowie bei alten Menschen und Kindern. Besonders die Physiotherapeuten sind positiv überrascht, um wie viel leichter nach einer solchen Vorbereitung mit Druckpunktmassage die Heilgymnastik erfolgen kann. Für viele Physiotherapeuten ist diese Vorbehandlung mit chinesischer Massage zu einem Grundbestandteil ihrer Tätigkeit mit Schlaganfallpatienten geworden.

Die Massage, die für die Behandlung von Krankheiten in China eingesetzt wird, heißt Tuina oder Anmo. Weitere Bezeichnungen für die chinesische Massage sind: Meridian-Massage, Punktmassage, Akupunkt-Massage, Tsubo, Shiatsu, Reflexzonen-Massage des Fußes etc.

Akupressur

Die genaue Kenntnis der Massagetechnik und der Regeln sowie die Beherrschung der Anatomie, Physiologie, Pathophysiologie und Theorie der TCM (Meridianlehre, Organlehre, Modalitäten, Grundgriffe, Reizdosierung, Behandlungsplanung etc.) bilden die Basis für eine erfolgreiche Akupressur. Wenn der Laie eine Selbstmassage (Akupressur) macht, so nur unter fachkundiger Anleitung eines in chinesischer Massage ausgebildeten Arztes oder Masseurs. Diese kennen die Griffe und das Programm und werden außerdem den Laien darauf aufmerksam machen, dass er sich nur bei einer vom Arzt gestellten Diagnose selbst massieren darf.

Da die Akupressur eine Form der chinesischen Heilmethode ist, basiert sie auf der gleichen Grundlage wie die Akupunktur. Durch Massieren und Drücken (Pressur) an bestimmten altbewährten Körperzonen (Akupunkturpunkte werden auch als Radarstellen des Körpers bezeichnet) und Körperabschnitten (Meridiane, die ähnlich einem Bewässerungskanalsystem die Aufgaben uns bekannter Systeme – Blutgefäße, Lymphbahnen, Nerven, kinetische Kette der Muskulatur – inkludieren) wird das gestörte Gleichgewicht zwischen Yin und Yang (z. B. Sympathikus/Parasympathikus, Einatmung/Ausatmung, männliches Prinzip/weibliches Prinzip etc.) wieder hergestellt.

Formen der Akupressur

1. Akupressur als Mittel zur Stärkung und Prophylaxe. Hier kennen wir seit Jahrtausenden bewährte Programme aus China.

2. Akupressur als Selbsthilfe. Ein deutscher Arzt schrieb einmal: »Niemand kann die Sorge um Leib und Leben für die Dauer an andere delegieren. Auch die tüchtigsten Ärzte sind immer nur Helfer des Kranken. Je nach Art und Schwere der Erkrankung wechselt der Anteil, den der Arzt zur Linderung oder Heilung beitragen kann.« Zur Selbstbehandlung schrieb er: »Verantwortungsbewusste Selbstbehandlung kann nicht bedeuten, dass man eine Do-it-yourself-Medizin betreibt. Die eigene Anstrengung, einen krankhaften Zustand des Organismus zu heilen, muss sich jeweils an den medizinischen Kenntnissen orientieren.«

3. Die Akupressur durch einen Fachmann. Der Österreichische Arbeitskreis für traditionelle chinesische Massage (Leiter Dr. Alexander Meng) bildet seit Jahrzehnten Ärzte, Heilbademeister und diplomierte Masseure in chinesischer Massage und Akupressur aus. Hier kann der Laie Information und passive Akupressur erhalten. Für chronische Leiden sind etwa 10 bis 12 Sitzungen erforderlich. Dies ist selbstverständlich nur nach einer erfolgten ärztlichen Untersuchung möglich.

Die Chinesen gehen von folgender Vorstellung aus: Haut und Muskulatur sind wie Mauern des Körpers gegen äußere Einflüsse (gegen Kälte, Wärme, Feuchtigkeit usw.). Die Haut ist die erste Mauer. Durch Massage erreicht man eine bessere Durchblutung der Haut bzw. des Muskels und des Bindegewebes. Das bedeutet auch nach den Prinzipien der westlichen Medizin eine Steigerung der Abwehrkräfte. Ein gut durchbluteter Organismus ist erwiesenermaßen widerstandsfähiger.

Nach chinesischer Philosophie bilden die Gelenke »Schranken«. Sie sind als Kontrollstellen für die Zirkulation der Energie und des Blutes im Meridiansystem zu sehen. Liegt im Bereich eines Meridiankreislaufes eine Blockade vor, so entsteht lokaler Schmerz. Kälte und Feuchtigkeit können neben anderen Ursachen Auslöser derartiger Blockaden sein.

Deshalb sind die Gelenke und deren Umgebung (Gelenke werden ja durch Muskeln, Sehnen, Gelenkkapsel und Haut besonders geschützt) in der chinesischen Massage wichtige Stellen, um Störungen vorzubeugen. Die Massage regt den Meridiankreislauf an und beseitigt auf diese Weise oft rasch eine Blockade. Mit anderen Worten: Das in der chinesischen Medizin so entscheidende »Gleichgewicht« ist dann wieder hergestellt.

Auf Vorbeugung wurde in China übrigens schon immer großer Wert gelegt. Das beweist die Geschichte. In früheren Zeiten bezahlten die Chinesen ihre Ärzte so lange, bis jemand aus der Familie erkrankte. Dies wurde dann als Versagen des Arztes gewertet und die Geldquelle des Mediziners versiegte. Es ist daher kein Wunder, dass sich die chinesischen Ärzte besonders

中医保健

bemühten, Krankheiten schon im Ansatz zu verhindern. In der Kunst der Vorbeugung entwickelten sie so großes Können, dass heute, Jahrtausende später, Kollegen in aller Welt von den damals erarbeiteten Grundlagen profitieren.

Auch die Jahreszeit spielte im Vorbeugungssystem eine entscheidende Rolle. Dem Herbst ordnete man Husten, Atemwegserkrankungen und Verkühlungen zu, dem Winter Gelenk- und Knochenleiden, dem Frühjahr Leberleiden und Stimmungsschwankungen (Depressionen) und schließlich dem Sommer Erkrankungen im Bereich des Magens und des Darmes. Nach diesem System wurde der Körper gezielt gestärkt.

Eine Fülle aktiver Maßnahmen zur Kräftigung der Abwehrsituation gab es damals und gibt es natürlich auch noch heute. Zum Beispiel betrieben die Chinesen einige Wochen vor der »Saison« Schnupfenmassage und linderten auf diese Weise die unangenehmen Symptome von Erkältungskrankheiten.

Die Reaktionen sind ähnlich denen der klassischen Massage

Die lokale Wirkung der Massage auf die Durchblutung, auf die Muskulatur wird schon während der Massage vom Patienten als deutlich angenehm empfunden: warme Hände, Füße, Lockerung der Verspannungen an Kopf, Rücken und Nacken etc.

Die allgemeine Wirkung und Fernwirkung der Massage wird unmittelbar nachher (Minuten bis Stunden) oder erst nach Tagen wahrgenommen: ruhigerer Schlaf, positive Auswirkungen auf Konzentration, Verdauung, Kreislauf, Blutdruck, Atmung, Sexualfunktion etc.

Nachdem die chinesische Massage in erster Linie eine Heilmassage, d. h. gezielte, individuelle Behandlung ist, erwarten wir auch eine direkte Besserung der Störungen. Daher sehen wir hier Reaktionen, wie wir sie auch von der Akupunktur kennen.

Die Reaktionen treten meist innerhalb der ersten 5 – 6 Behandlungen auf, d. h. eine Besserung der Beschwerden ist genauso möglich wie auch eine Erstverschlechterung. Die Erstverschlechterung dauert aber meist nur einige Stunden bis max. 2 Tage an, dann klingt die Verschlimmerung der Beschwerden ab und entweder der ursprüngliche Zustand oder, was häufig ist, ein deutlich besserer Zustand stellt sich ein. Der Therapeut muss den Patienten auf diese mögliche vorübergehende »negative Reaktion« aufmerksam machen.

Der Patient, der nur dann an seine Gesundheit denkt, wenn er bereits leidet, wird von den Chinesen als Sklave seines Leidens betrachtet. Die Mediziner des Fernen Ostens fordern von ihren Patienten, selbst einen aktiven Beitrag für ihre Gesundheit zu leisten. Genau dazu wollen wir die Leser dieses Buches motivieren. Die Ratschläge und empfohlenen Übungen beziehen sich auf alle Sinnesorgane, Schultergürtel, Beckengürtel, Wirbelsäule, Beine, Arme, Atmungsorgane und das unbewusste Nervensystem ganzheitlich.

Etwa 200 Jahre vor Christi Geburt entstand das Werk »Grundlagen der inneren Medizin« (Huang Di Nei Jing Suwen), das älteste erhalten gebliebene ärztliche Lehrbuch Chinas. Dort kann man nachlesen: »Durch häufiges Erschrecken und durch Panik werden Muskulatur und Haut gelähmt, indem die Kanäle nicht mehr reibungslos funktionieren. Dieses Symptom kann durch Massage bekämpft werden.«

> »Älter werden ohne Beschwerden« heißt die Devise.

Die Selbstanwendung der chinesischen Massage

Was darf der Patient von dieser Methode erwarten? Wer noch gesund ist, erreicht durch Selbstmassage bestimmter Stellen eine Stärkung der Abwehrkraft. Er ist in der Folge nicht mehr so krankheitsanfällig. Bei chronischen Beschwerden, denen die moderne Medizin (aus Zeitmangel?) vielfach eher hilflos gegenübersteht, – wie etwa Erkrankungen des Bewegungsapparates, Wetterfühligkeit, allgemeine Schwäche, Schlaflosigkeit usw. – verhindert die chinesische Massage zumindest eine Verschlechterung; sie kann aber in vielen Fällen auch eine Verbesserung erreichen. Grundvoraussetzung dafür ist allerdings die regelmäßige Anwendung.

Nach Rücksprache mit dem behandelnden Arzt kann die Massage jede andere Behandlungsform wirkungsvoll unterstützen. Bei akutem Krankheitsverlauf darf sich der Patient auf keinen Fall selbst behandeln! Das nun folgende Programm basiert auf traditioneller chinesischer Gesundheitspflege.

Die schriftliche Überlieferung kann man bis zur Sui-Dynastie (581 bis 618) zurückverfolgen. Der – damals – berühmte Arzt Chao-Yuanfang hat die Bedeutung der Selbstmassage in einem Buch zusammengefasst.

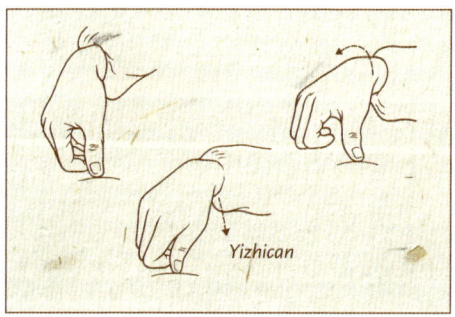

Die Massagetechnik der TCM stammt zum Teil aus dem buddhistischen Kloster Shaolin, wie hier die Yizhican-Technik.

中医保健

Die sechs Grundgriffe

Für die vorbeugende Selbstmassage benötigen wir sechs Grundgriffe: An (drücken), Mo (streichen), Tui (schieben), Na (zwicken bzw. kneten), Rou (reiben bzw. friktieren) und Yao (kreisen, passive Bewegungen).

An (drücken): Der Patient drückt entweder mit der Fingerbeere oder mit dem Nagel. Die Abbildungen 1 bis 4 zeigen verschiedene Möglichkeiten des Drückens. Auf die Kopfhaut wird beispielsweise mit den Fingernägeln gedrückt.

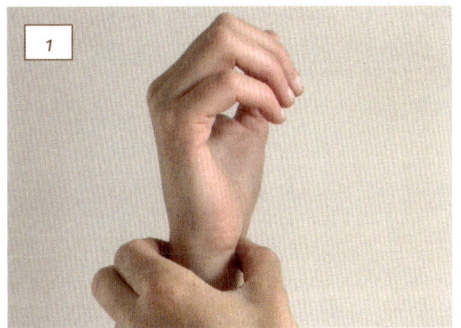

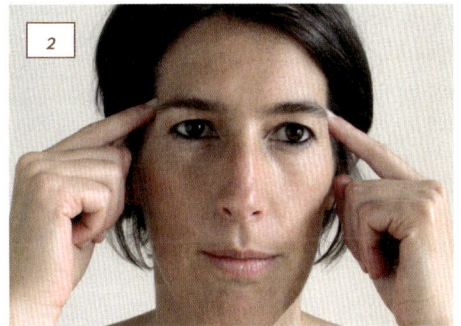

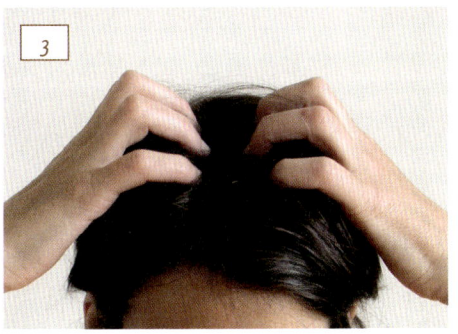

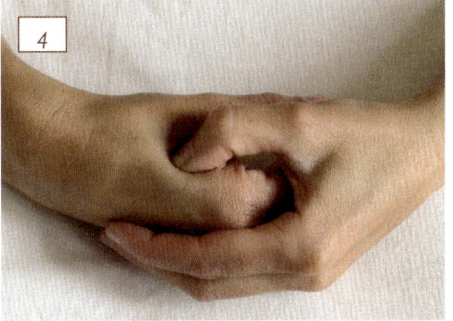

中医保健

Mo (streichen): Gestrichen wird mit dem Handballen oder mit der Handwurzel, aber auch mit den Fingern. Welche Möglichkeiten es da gibt, entnehmen Sie bitte den Abbildungen 5 bis 9.

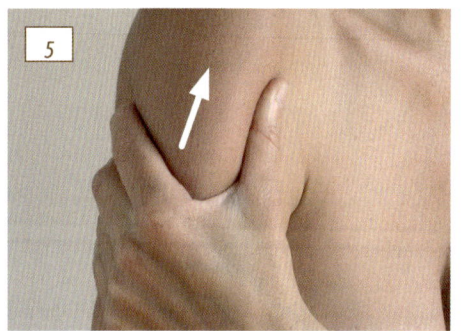

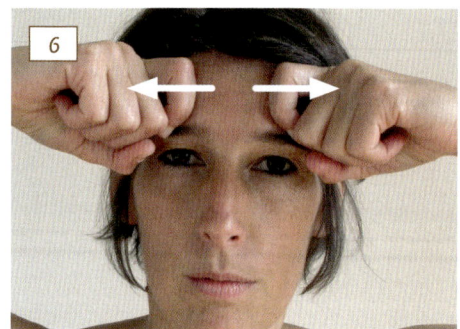

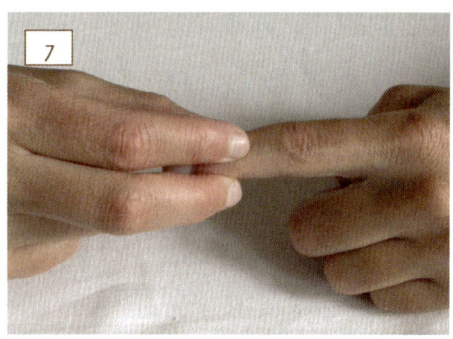

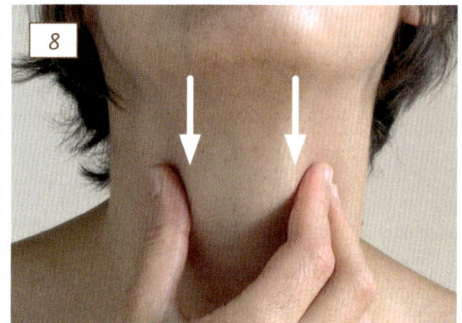

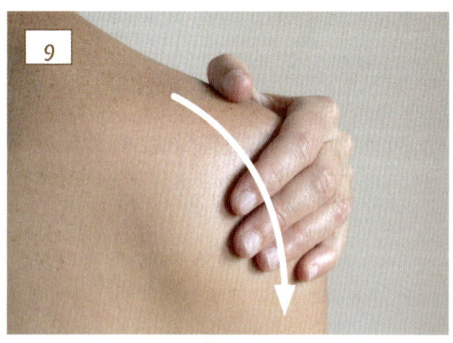

中医保健

Tui (schieben): Verwenden Sie einen oder mehrere Finger oder auch die Handwurzel. Wie Sie den Deltamuskelbereich schieben, zeigt Abbildung 10.

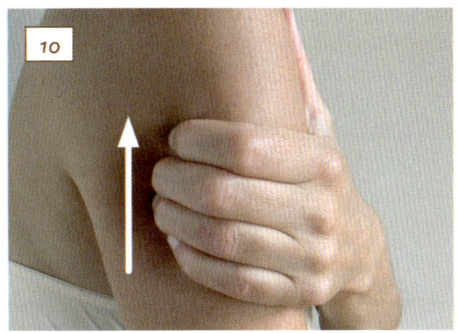

Na (zwicken oder kneten): Wie diese Form der Massage ausgeübt werden soll, sehen Sie auf den Abbildungen 11 und 12.

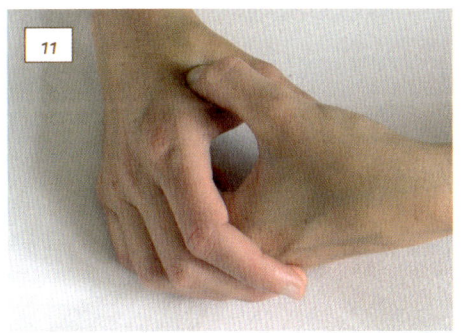

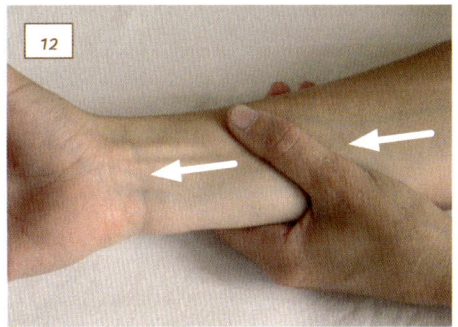

中医保健

Rou (reiben bzw. friktieren): Setzen Sie dafür die Fingerbeere oder die Handwurzel ein. Die Bewegung ist jener der An-Technik ähnlich, nur wird eben nicht konstant gedrückt, sondern vibrierend, beziehungsweise kräftig gerieben. Ein Beispiel für den richtigen Bewegungsablauf entnehmen Sie Abbildung 13.

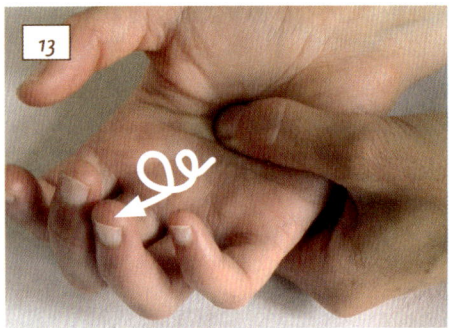

Yao (kreisen, passive Bewegung): Hier wird vor allem das Gelenk des Patienten bewegt, wie Sie den Abbildungen 14 und 15 entnehmen können.

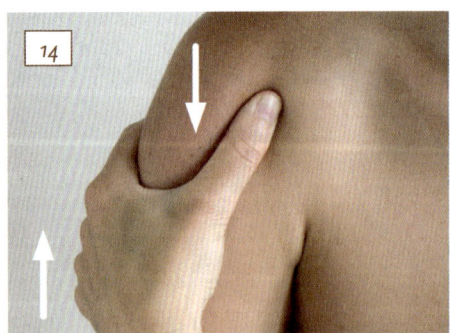

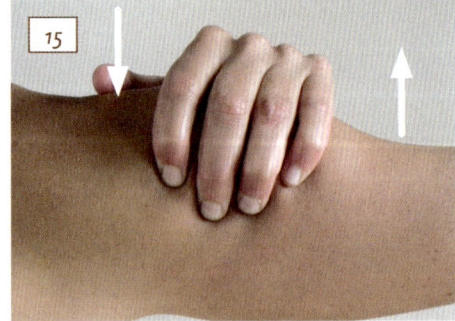

中医保健

Die Reizdosierung in der Tuinatherapie

1. DEQI

DE bedeutet ankommen, bekommen, erreichen; QI meint die Vitalenergie, die Funktion, die Information durch den Reiz. In anderem Zusammenhang bedeutet Qi auch Atmung, Luft und energetische Substanz. Dieser Begriff erlaubt uns, den Massagereiz individuell nach Kondition des Patienten zu dosieren. Das Gefühl der Wärme, des Kribbelns, des Muskelkaters, der Schwere, welches sich lokal, flächig oder streifenförmig wie der Meridianverlauf ausbreitet, bezeichnen wir als das DEQI-Gefühl. Es ist eine Maßeinheit für die Reizdosierung in der TCM (Tuina und Akupunktur). Sehr oft sind es hier die lokalen Punkte und Zonen, welche wir mit dieser Reizdosierung massieren.

2. Drei Dosierungsformen

Tonisierung, BUFA

Meint so viel wie »dazugebend«: Hier verspürt der Patient gerade das Auftreten von DEQI. Bei chronisch kranken, sehr sensiblen und geschwächten Patienten verwenden wir das BUFA. Es sind meist zarte und oberflächliche Griffe.

Sedierung, XIEFA

Meint so viel wie »wegnehmend«: Das DEQI-Gefühl ist stark, aber gerade noch tolerierbar. Wir verwenden diese sedierende Dosierung meist bei jüngeren, kräftigen und akut erkrankten Patienten. Sehr oft sind es Fernpunkte, an welchen der Massagereiz so dosiert wird.

Neutral, ZHONGEFA

Meint so viel wie »harmonisierend«: Das DEQI-Gefühl liegt zwischen BUFA und XIEFA. Diese Reizdosierung wird am häufigsten in der Praxis verwendet.

3. Reizparameter

Welche Möglichkeit haben wir, um das DEQI-Gefühl zu dosieren und die unterschiedliche Wirkung einer Massage-Behandlung zu erzielen? Um eine regulierende Wirkung zu erzielen, muss der Patient auf den Massagereiz reagieren bzw. ihn registrieren. Im SHI-Zustand (= Zustand der Fülle) ist ein starker Reiz das Richtige und wird vom Patienten gut vertragen. Im XU-Zustand (= Zustand der Leere) ist nur der schwache Reiz sinnvoll, da der Patient sehr sensibel, geschwächt ist. Daher muss dieser leere, chronische Zustand durch kleine, zarte Regulationsschritte verbessert werden.

Die sechs Teile der vorbeugenden Massage

Die Chinesen teilen den Körper im Zusammenhang mit ihrer Massagetechnik in sechs Regionen ein: Der erste Teil betrifft den Fuß bis zum Knie, der zweite Teil den Oberschenkel bis zum Kreuzbein, der dritte Teil die Kreuz- und Bauchregion, der vierte Teil reicht von der Hand bis zum Ellbogen, der fünfte Teil umfasst den Schulter- und Halsbereich, der sechste Teil schließlich Kopf und Gesicht.

中医保健

Erster Teil der Massage (vom Fuß bis zum Knie):

Beeinflussen Sie den Milz-Pankreas-Meridian, den Leber-, Galle- und Blasen-Meridian (Vorbeugung gegen Kopfweh, Augenschmerzen, Magenbeschwerden, Verstopfung, Durchfall, Blähungen, Knie-beschwerden, Schmerzen im Sprunggelenk, Regelstörungen, Nackensteifheit, Husten, Kreislaufstö-rungen, Muskelschwäche, Harnverhaltung, Schmerzen im unteren Teil der Wirbelsäule, Potenzstö-rungen, Nachtschweiß), indem Sie mit Daumen und Zeigefinger die einzelnen Zehenspitzen zwicken (Abb. 16) – 5-mal. Dann mit Daumen und Zeigefinger die einzelnen Zehengelenke mit eingangs be-schriebenen Rou-Griffen bearbeiten (Abb. 17) – 5-mal.

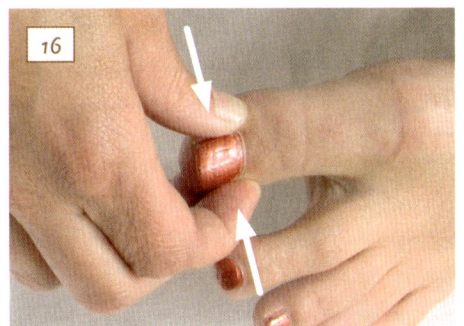
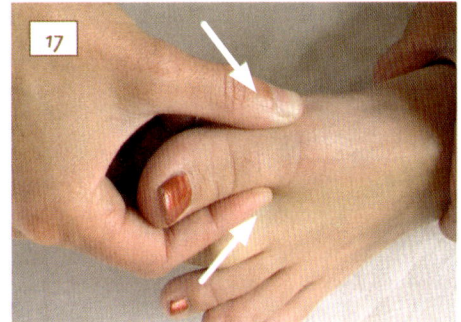

Bearbeiten Sie in Rou-Technik folgende Stellen:

Äußere und innere Knöchelspitze (Abb. 18), unterhalb des äußeren und inneren Knöchels (Abb. 19), die Stelle zwischen Knöchel und Achillessehne innen und außen (Abb. 20) – jeweils 20-mal wie-derholen. Diese Massage dient als Vorbeugung von Menstruationsstörungen, Halsschmerzen und Schlaflosigkeit.

Nun folgt die Zone in der Fußmitte, die in Rou-Technik massiert wird. Besonders wichtig: Die Stelle zwischen dem großen und dem kleinen Zehenballen (Abb. 21) – 20-mal massieren. Dadurch wird der Nierenmeridian beeinflusst, man erreicht vorbeugende Wirkung gegen Kopfschmerzen.

Außerdem fördert diese Behandlung die Speichelsekretion.

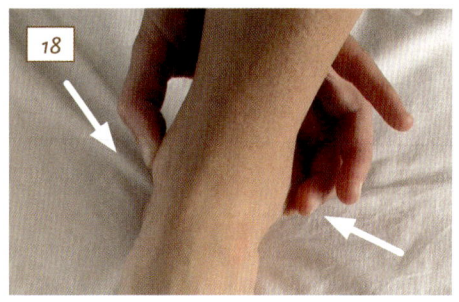
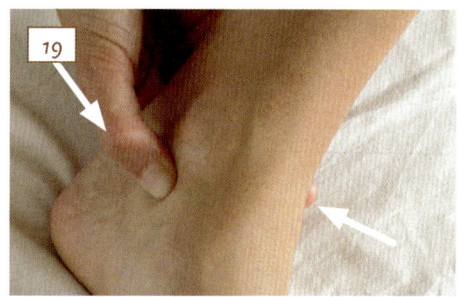
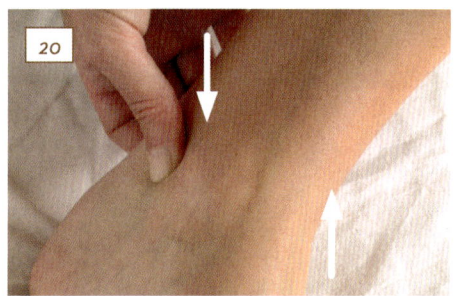
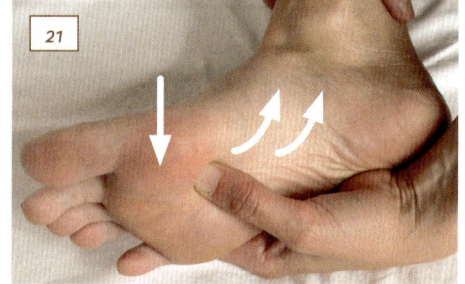

Das Sprunggelenk wird passiv auf folgende Weise bewegt (Yao-Technik): Mit einer Hand die Stelle oberhalb des Sprunggelenkes umfassen, mit der zweiten Hand den Fuß passiv bewegen: Kreisen, strecken, beugen – je fünfmal (Abb. 22 und 23).

Jetzt den Unterschenkel mit beiden Händen massieren (streichen) – 20-mal (Abb. 24). Mit zwei Fingern die auf Abbildung 25 bezeichneten Stellen seitlich unterhalb der Kniescheibe in An- und Rou-Technik massieren – 20-mal. Das so genannte Kranichdach (oberhalb der Kniescheibe) 20-mal mit dem Daumen drücken (Abb. 26). Den Kniebereich sowohl in Rou- als auch in Mo-Technik 20-mal massieren (Abb.27 und 28) und mit beiden Händen streichen – 20-mal (Abb. 29).

Damit beugen Sie Kreuzschmerzen und Krämpfen der unteren Extremität (Wade usw.) vor. Das ganze Programm eignet sich hervorragend zur Verhinderung von Knieschmerzen, aber auch zur Linderung bereits bestehender chronischer Kniebeschwerden.

中医保健

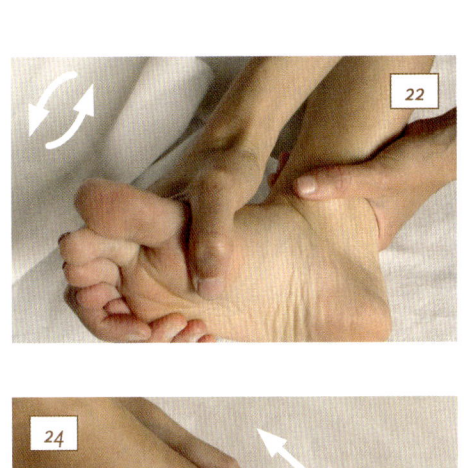

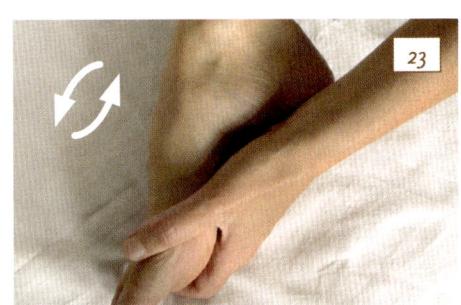

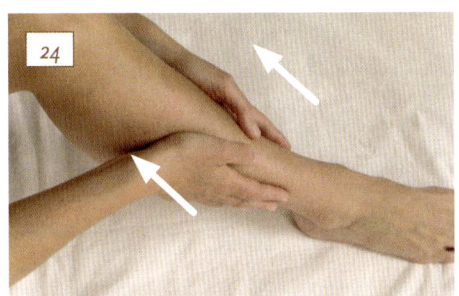

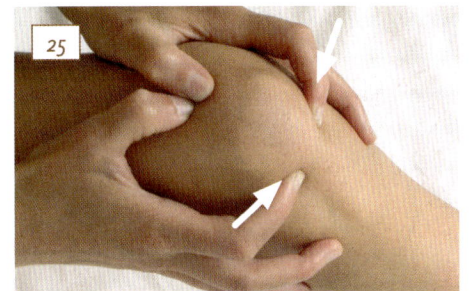

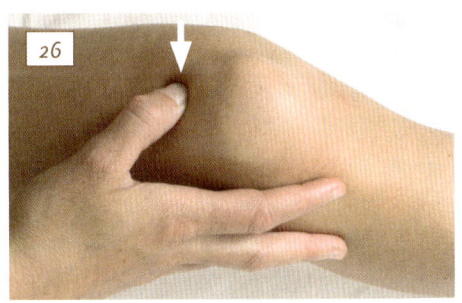

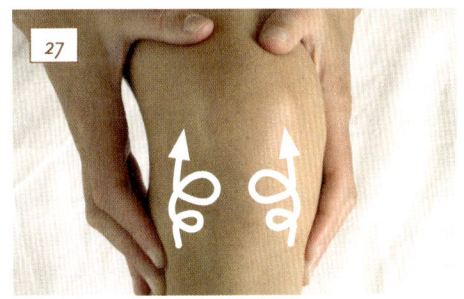

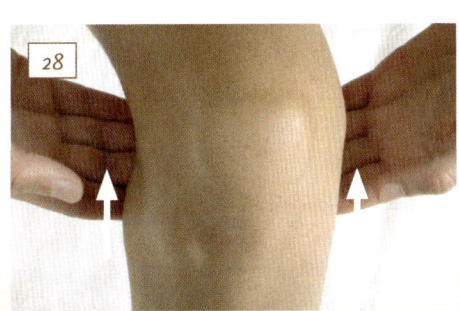

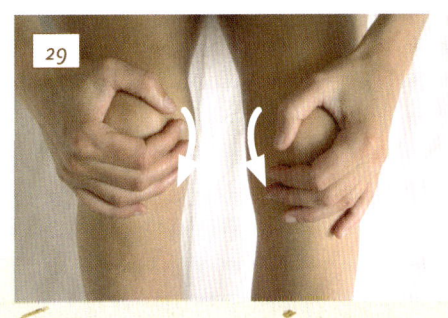

Zweiter Teil der Massage (vom Oberschenkel bis zum Kreuzbein):

In sitzender Position mit beiden Händen den äußeren Oberschenkelbereich 10-mal in Mo- und Rou-Technik massieren (Abb. 30 und 31). Hilft gegen Hüftbeschwerden.

Mit den acht Fingerbeeren den Kreuz- und Steißbeinbereich in Mo- und Tui-Technik folgendermaßen massieren: zuerst die Mittellinie entlang (Abb. 32), dann beiderseits entlang des Rückenstreckermuskels – 20-mal (Abb. 33).

Diese Massage dient als Vorbeugung von lokalen Gelenkbeschwerden, Kreuzschmerzen, Menstruationsstörungen, vorzeitigem Samenerguss, Anusvorfall und Fehlsteuerung des unbewussten Nervensystems.

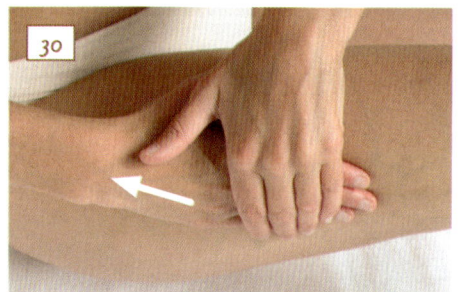
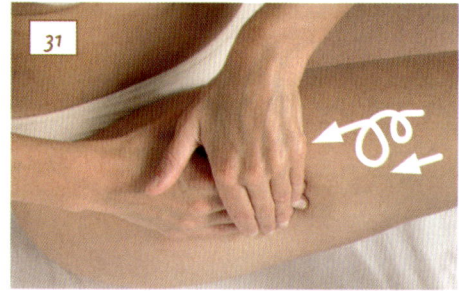

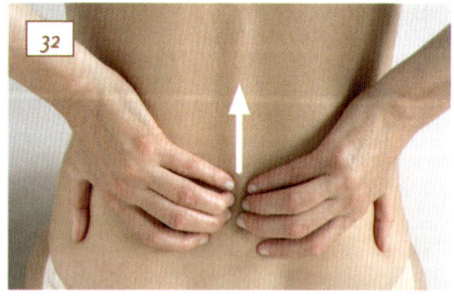
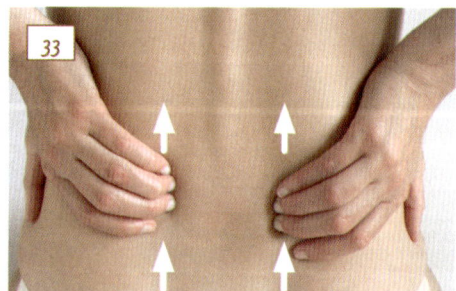

中医保健

Dritter Teil der Massage (Kreuz- und Bauchregion):

Mit den acht Fingerbeeren die Rückenmuskulatur (Strecker) in Höhe des vierten Lendenwirbels in Mo-Technik 20-mal massieren (Abb. 34). Man nennt diesen Bereich »Kreuzaugen«.

Mit dem Handteller bzw. den Fingerbeeren das »Tor des Lebens«, wie diese Region in der chinesischen Medizin genannt wird, mit der Mo-Technik 20-mal massieren. Legen Sie dabei die eine Handinnenfläche auf den Nabel, während die andere Hand unterhalb des zweiten Lendenwirbeldornfortsatzes massiert. Beide Hände massieren abwechselnd (Abb. 35).

Mit der gesamten Handfläche den Nabel und seine Umgebung in Mo-Technik massieren (abwechselnd je 20-mal). Dabei liegt die eine Handinnenfläche auf dem »Tor des Lebens«, während die andere Hand massiert (Abb. 36).

Die Übungen des dritten Massageteils beugen vielen Erkrankungen im Urogenitaltrakt (Nieren, Blase, Harnwege) sowie im Nervensystem und im Verdauungssystem vor. Die regelmäßige Massage dieser Zonen stärkt den Körper ganz allgemein.

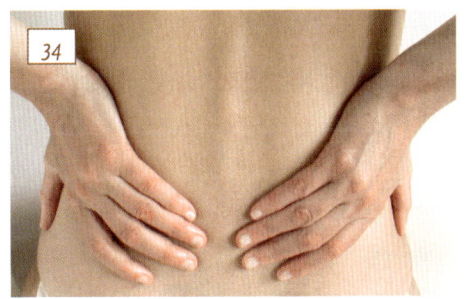

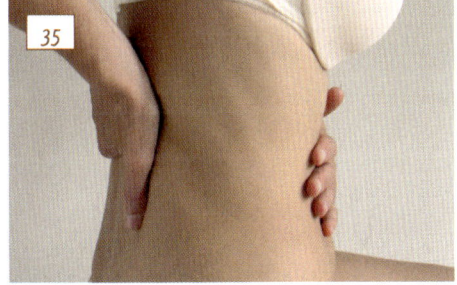

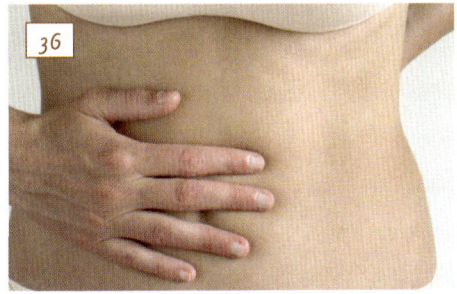

Vierter Teil der Massage (von der Hand bis zum Ellbogen):

Mit Daumen und Zeigefinger die einzelnen Fingerspitzen zwicken – je 5-mal (Abb. 37). Dadurch werden folgende Meridiane angesprochen: Herz und Kreislauf, Sexualität, Lunge, Dickdarm, Dünndarm und dreifacher Erwärmermeridian. Die zu beeinflussenden Krankheitsbilder entnehmen Sie bitte der Meridian-Beschreibung.

Mit Daumen und Zeigefinger die einzelnen Finger der zweiten Hand in Mo- und der Tui-Technik massieren – je 10-mal (Abb. 7, Seite 222). Der jeweilige Finger der anderen Hand wird dabei auch gedreht.

Mit dem Daumen der einen Hand den Handteller der anderen in Rou-Technik massieren – 20-mal (Abb. 38). Ebenso den Handrücken 20-mal in Tui- oder Rou-Technik massieren (Abb. 39). Mit Daumen und Zeigefinger gleichzeitig beiderseits 20-mal die Stelle in der Mitte der Handgelenkfalte mit der An- und Rou-Technik massieren (Abb. 40).

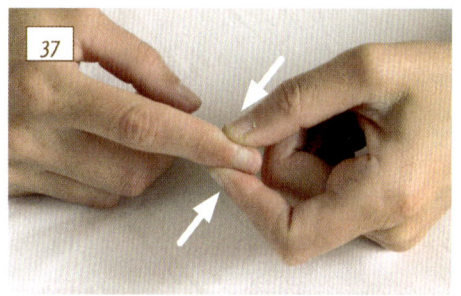

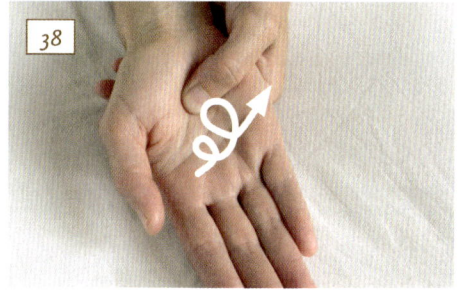

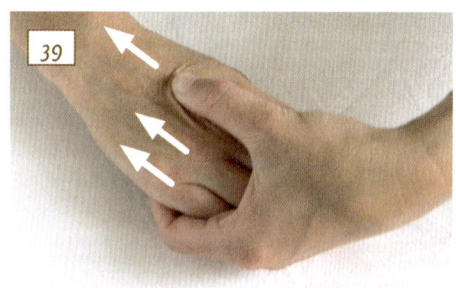

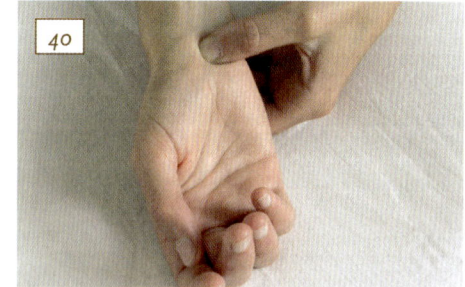

中医保健

Mit der einen Hand die Stelle oberhalb des Handgelenkes fassen und mit der anderen Hand 10-mal aktive Bewegungen machen – beugen, strecken, kreisen usw. (Abb. 41).

Mit Daumen und Zeigefinger gleichzeitig die Stellen in der Mitte zwischen Ellbogenbeuge und Ellbogenspitze bei gestrecktem Arm 20-mal in Rou-Technik massieren (Abb. 42). Mit der Handfläche Ellbogenspitze und Ellbogenbeuge je 20-mal streichen (Abb. 43). Aktive Ellbogenbewegungen (beugen und strecken) durchführen.

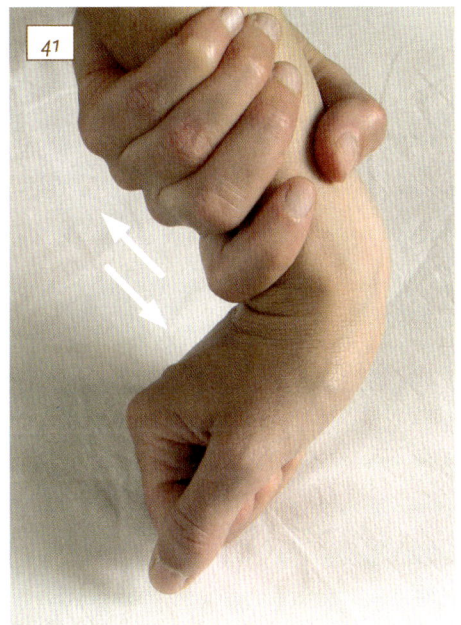

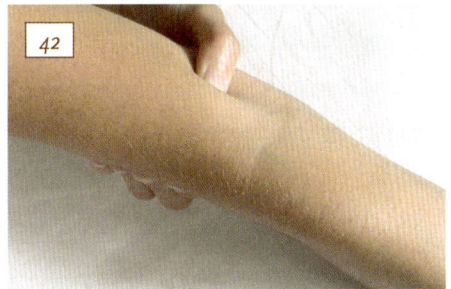

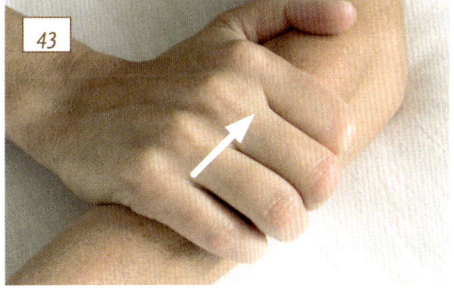

Fünfter Teil der Massage (Schulter- und Halsbereich):

Mit vorgewärmten Händen (reiben Sie einfach die Handinnenflächen gegeneinander) das Schultergelenk und seine Umgebung 20-mal in Mo-Technik massieren (Abb. 44). Wenn man im Schultergelenk bedingt durch Zugluft usw. »steif« ist, kann man mit drei Fingerbeeren entlang des Deltamuskels (Rand) 20-mal mit der Tui- oder Rou-Technik massieren.

Mit einer Hand das Schultergelenk schützen und dann mit dem Schultergelenk aktive Bewegungen machen (kreisen, heben) – 10-mal. Beide letztgenannten Übungen lindern rheumatische Beschwerden in diesem Bereich.

Den Daumen auf die eine Seite und die restlichen vier Finger auf die andere Seite des Kehlkopfes legen und eine leichte, rasche, streichende Massage durchführen. Es wird von oben nach unten massiert. Heben Sie dabei den Kopf leicht an. Jede Hand massiert 20-mal (Abb. 45).

Mit der linken Hand vom rechten Ohr zum Kehlkopf hin streichen, dann ebenso mit der rechten Hand – 20-mal (Abb. 46).

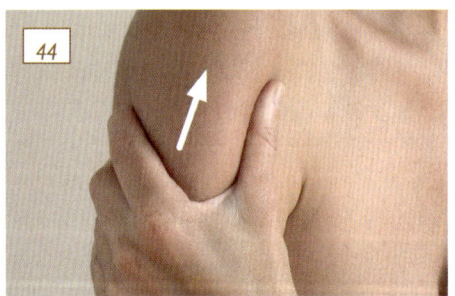

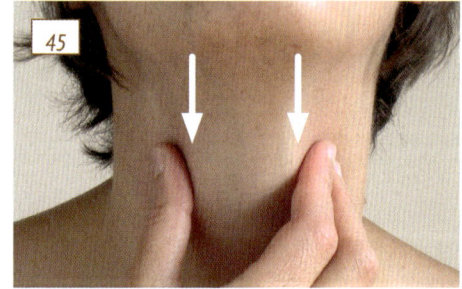

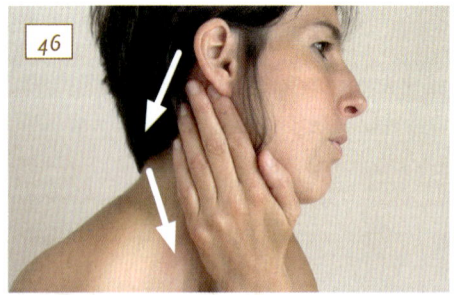

中医保健

Sechster Teil der Massage (Kopf und Gesicht):

Mit den acht Fingerspitzen zuerst die mittlere Kopflinie, dann die beiden Seitenlinien (Abb. 47 und 48) mit An- und Tui-Griffen (kämmen) massieren. Den An-Griff wenden Sie 10-mal pro Linie an, den Tui-Griff 20-mal. Die Mittellinie reicht von der Mitte des vorderen Haaransatzes bis zur Mitte des hinteren Haaransatzes. Die beiden Seitenlinien liegen auf einer Linie mit den Augen. Diese Massageübung beugt Migräne ebenso vor wie Schlafstörungen, Konzentrationsschwäche, Spannungsgefühl im Kopfbereich – dadurch auch Haarausfall – und leichter Erregbarkeit.

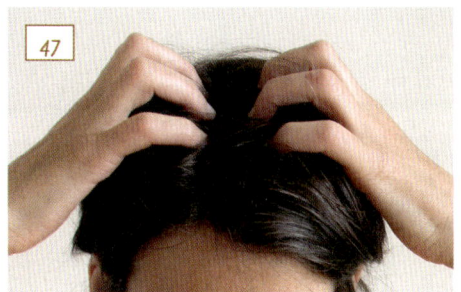
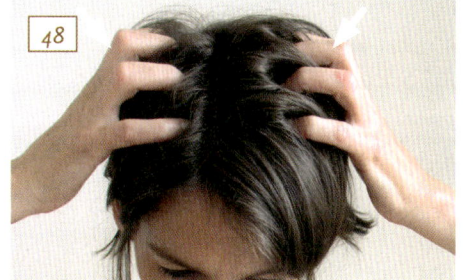

Die folgende Übung nennen die Chinesen blumig »Das Schlagen der himmlischen Pauken« – gemeint ist damit Klopfen auf das Hinterhauptbein über den Paukenhöhlen. Beide äußeren Gehörgänge werden dabei mit den Handtellern zugedeckt. Der Mittelfinger liegt auf dem Hinterhauptbein. Pro Sekunde klopft man mit den Zeigefingern 2-mal auf das Hinterhauptbein. Legen Sie zu diesem

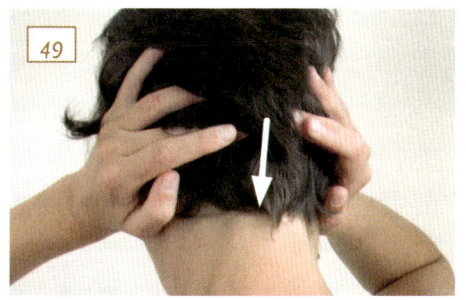

Zweck die Zeigefinger auf die Mittelfinger und lassen Sie den Zeigefinger richtiggehend »herunterschnalzen«. Während des Klopfens rollen Sie die Zunge ein und drücken sie leicht an den Gaumen. Sie werden ziemlich bald vermehrte Speichelbildung registrieren, erst nach 20-maligem Klopfen schlucken. (Abb. 49). Diese Übung fördert die Erhaltung der Hörfähigkeit, sie beugt zudem Ohrensausen vor.

中医保健

Mit dem Daumen die »Sonnen« in An- und Rou-Technik 40-mal massieren (Abb. 50). Die »Sonnen« finden Sie in der Verlängerung von Augenbraue und Augenwinkel.

Bei angewinkeltem Finger mit dem seitlichen Teil des mittleren Fingerknochens die Region um das Auge in Mo-Technik streichen, wobei die Finger durch Gegeneinanderreiben vorher aufgewärmt werden sollen. Je 10-mal ober- und unterhalb des Auges streichen (Abb. 51 und 52). Damit erreichen Sie vorbeugende Wirkung gegen Kurzsichtigkeit, außerdem ermüden Ihre Augen nach Anstrengungen nicht mehr so rasch.

Mit einem Daumen das Nasenloch auf der Seite zudecken, mit dem anderen Daumen die Stelle der so genannten »Duftempfänger« in Mo-Technik 20-mal massieren (Abb. 53). So beugt man Nasenschleimhautentzündung und auch Nebenhöhlenentzündung und Schnupfen vor.

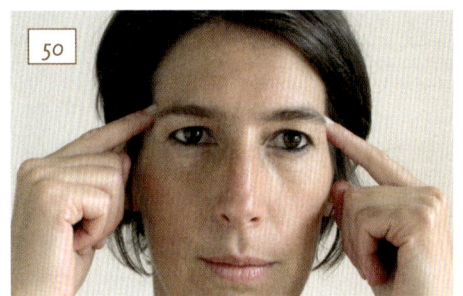
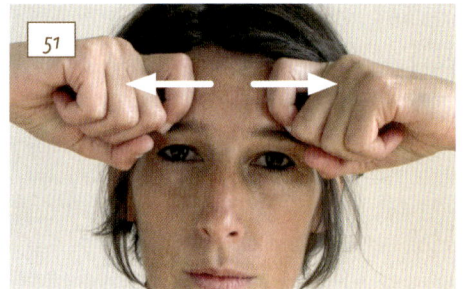
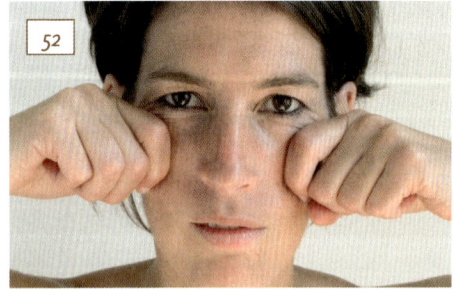
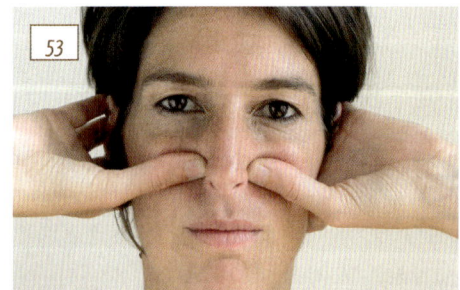

中医保健

Ein Zeigefinger liegt auf der Stelle zwischen Nase und Oberlippe, der zweite zwischen Unterlippe und Kinn. Mit beiden Fingern gleichzeitig horizontal in entgegengesetzter Richtung in Mo-Technik 20-mal massieren.

Die Stellen beiderseits der Mundwinkel vertikal in entgegengesetzter Richtung in Mo-Technik 20-mal massieren.

Die Stellen um die Augen und die »Sonne« mit vorgewärmten Fingerbeeren zuerst oberhalb der Augen (vom inneren Augenwinkel zur Sonne hin) dann unterhalb der Augen wieder vom inneren Augenwinkel zur Sonne hin in Mo-Technik je 20-mal massieren (Abb. 50). Streichen Sie mit vorgewärmten Handflächen dieselbe Region, wie im vorhergehenden Absatz beschrieben, 20-mal.

Sie haben nun ausführliche Anleitungen erhalten, wie Sie die Funktion Ihrer Organe günstig beeinflussen und diese gesund erhalten können. So beugen Sie vielen Krankheiten vor, die Menschen unserer Tage in jedem Alter quälen. In den folgenden Kapiteln werden wir konkret auf zahlreiche Krankheitsbilder eingehen, die durch chinesische Heilmethoden gebessert werden können.

Auch dabei spielt die Selbstmassage eine entscheidende Rolle. Hinzu kommt aber noch eine spezielle Technik, die – wie bereits erwähnt – fälschlicherweise als »Akupressur« bezeichnet wird, aber mit Nadeln (akus = Nadel) nur insofern etwas zu tun hat, als auch dafür die Akupunkturpunkte herangezogen werden.

Es war bereits ausführlich von den zwölf Meridianen die Rede – alleine sechs davon sind auch auf dem Fuß zu finden: Leber, Niere, Milz-Pankreas, Magen, Blase und Gallenblase. Diese Energiekanäle stehen mit den Eingeweiden in Verbindung. Physiologen nennen diese Beziehung »Eingeweide-Haut-Reflexe« und »Haut-Eingeweidereflex«. Störungen in einem Organ verursachen Änderungen im Energiekreislauf des betreffenden Meridians. Mit speziellen Untersuchungsmethoden kann man diese Störung an den so genannten Meridianpunkten sogar messen.

Der in traditioneller chinesischer Massage geschulte Behandler kann mit Hilfe der im Fall einer Störung deutlich schmerzhafteren Druckpunkte auf dem Fuß auch eine Vordiagnose stellen. Das heißt, er weiß natürlich nicht genau, welches Leiden den Patienten plagt, aber die Region, in der sich die Störung befindet, kann er anhand der Reaktion des Kranken auf die Massage zumindest eingrenzen.

Sehr häufig sind Punkte, die gestörten Organsystemen zugeordnet sind, nicht nur schmerzempfindlicher, sondern auch verändert: Wir finden Gewebsverhärtungen, die meist als »Hühneraugen« eingestuft werden. Fachgerechte Massage der Punkte dient der Beseitigung von Störungen, wobei natürlich keine Wunder erwartet werden dürfen. Die Schlüsse aus einer Vordiagnose mit Reflexzonenmassage müssen unbedingt dem Arzt überlassen bleiben, weil sonst die Gefahr besteht, ein schwerwiegendes Leiden zu übersehen bzw. mit untauglichen Mitteln zu behandeln.

So führen Sie Akupressur bzw. Reflexzonenmassage richtig durch

Leichte Reibung

Mit dem Daumen, der Handfläche oder einem anderen Teil der Hand wird die Haut leicht gerieben, bis eine deutliche Erwärmung spürbar wird.

Friktion oder Knetungen

Mit Daumen oder Fingern die Muskulatur gegen die Unterlage kreisend bewegen oder die Muskeln auch leicht anheben und zusammendrücken.

Drücken

Mit dem Daumenbauch oder auch mit mehreren Fingern zusammen einen Akupunkturpunkt 30 bis 60 Sekunden lang drücken. Die Druckstärke langsam steigern, dann allmählich locker lassen.

Klopfen

Diese Reiztechnik wird eher am Schluss einer Massage angewendet. Man klopft dabei mit leicht geballter Faust oder mit der Seitenfläche des kleinen Fingers. Achten Sie bitte darauf, dass die Kraft nicht aus der Schulter, sondern aus dem Handgelenk kommt. In den meisten Fällen wird in Richtung des Herzens bzw. des Venenrückflusses massiert. Wo es aber um Schmerzen in der Muskulatur (Schulter, untere Wirbelsäule) geht, kann ohne weiteres auch hin und her massiert werden. Wir haben in unserer Anleitung zur Selbstbehandlung häufige Krankheitsbilder ausgewählt und auf die Erwähnung von Griffen verzichtet, die sich nicht für Selbstmassage eignen.

中医保健

Hilfsmittel der Akupressur

Um die Selbstmassage wirkungsvoll auszuführen, bedarf es körperlicher Voraussetzungen. Sei es, dass die massierten Finger zu schmerzen beginnen, oder dass der Patient nicht in der Lage ist, den erforderlichen starken Druck auszuüben. Da ist es erlaubt, zu Hilfsmitteln zu greifen. In Frage kommen etwa kleine Kugeln aus Metall oder anderen Materialien, die die Haut nicht schädigen. Die Kugeln sollen ungefähr reiskorngroß sein. Man kann sie überall dort anbringen, wo der Akupunkteur seine Nadeln einstechen würde. Damit erreicht der Patient eine Verlängerung des heilenden Hautreizes.

Wenn die Behandlung keinen vorbeugenden, sondern heilenden Effekt haben soll, muss man sich darüber im Klaren sein, dass der Schmerz die Funktion eines Alarmsignals besitzt – also nicht ignoriert werden darf. Bei einem Schmerzzustand sozusagen frisch drauflos zu drücken, kann Sie sogar in Lebensgefahr bringen. Vor jeder Eigenbehandlung muss unbedingt die Diagnose eines geschulten Mediziners vorliegen, der auch entscheidet, ob Selbsttherapie im konkreten Fall zweckmäßig ist.

Weitere Hilfsmittel sind Naturbürsten oder Baumwollhandtücher. Scheuen Sie nicht diese Investition – kaufen Sie eine gute Körperbürste mit Naturborsten. Damit massieren Sie die entsprechenden Akupunkturpunkte am Fuß so lange, bis ein leichtes Schmerzgefühl eintritt.

Halten Sie die Bürsten immer sauber, weil sonst Infektionsgefahr besteht. Ist eine Hautstelle entzündet, darf dort keine Behandlung erfolgen.

Schließlich steht dem geschulten Behandler noch eine Methode zur Verfügung: Er führt eine lokale Erwärmung mit so genannten Moxazigarren herbei. Diese Zigarren sind aus Wermutkraut angefertigt, rund 5 mm dick und 20 cm lang. Sie werden angezündet und dann über einen Akupunkturpunkt gehalten – normale Zigaretten tun es aber auch. Der Behandelte soll dabei ein angenehmes Wärmegefühl empfinden. Auf keinen Fall dürfen Verbrennungen entstehen. Pro Punkt wird rund zwei Minuten lang erwärmt.

Ein weiteres Hilfsmittel kann man ganz einfach selbst basteln. Binden Sie etwa 15 Zahnstocher so zusammen, dass ihre Spitzen auf einer Ebene liegen. Mit dieser kombinierten »Nadel« stimulieren Sie Akupunkturpunkte durch Druck ein bis zwei Minuten lang.

Mitentscheidend für den Erfolg sind die Begleitumstände, unter denen die Massage durchgeführt wird. Das heißt, Sie sollten einen gut durchlüfteten, warmen und hellen Raum wählen und nach Möglichkeit auf einem Sessel sitzen. Vermeiden Sie störende Geräusche – Radio und Fernsehapparat sollen während der Behandlung ausgeschalten bleiben –, auch Gespräche stören. Wichtig ist auch zweckmäßige, nicht einengende Kleidung, damit das freie Durchatmen nicht behindert wird.

Zentraler Punkt ist N 1, der auf der Fußsohle in einer Delle im vorderen Drittel liegt. Wird er gereizt, so dient das der Kräftigung sowie der Beseitigung von Müdigkeit.

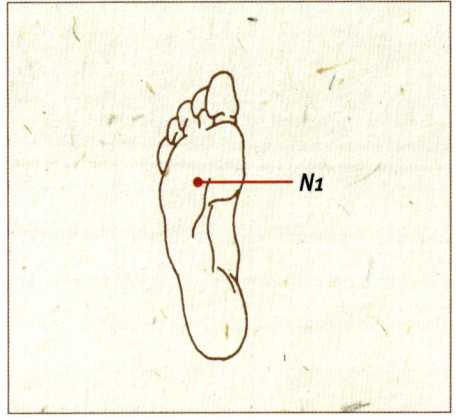

Um täglich schon vorbeugend durch lockeren Lauf auf dem Stand die Fußreflexzonen zu aktivieren, verwenden Sie am besten genoppte Gummimatten. Sie kräftigen durch lediglich fünfminütiges Training nicht nur den Kreislauf, sondern stärken durch den Reflexzonen-Massageeffekt auch die inneren Organe.

Vor allem Frauen leiden häufig an Durchblutungsstörungen in den Beinen (»kalte Füße«). Dagegen hilft feuchte Wärme. Ein chinesisches Hausmittel, das ebenfalls über eine Aktivierung der Reflexzonen wirkt: Kochen Sie Kartoffeln und wickeln Sie sie noch feucht in ein Handtuch. Nun die Füße darauf stellen.

Auf derselben Basis funktioniert eine Wasseranwendung, mit der Pfarrer Sebastian Kneipp große Erfolge erzielt hat: das Wechselfußbad.

Dafür benötigen Sie mindestens 1 Fußbadewanne – besser sind zwei, die Sie in die Badewanne oder Duschtasse stellen.

In die Fußbadewanne füllen Sie warmes Wasser (37 – 38 Grad C). Wenn eine 2. Wanne vorhanden ist, befüllen Sie diese mit temperiertem bis kaltem Wasser. Das Wasser soll bis unters Knie reichen.

Mit beiden Beinen 5 Minuten im warmen Wasser verweilen, dann für ca. 10 Sekunden in das kalte Wasser oder einen kalten Kniguss machen. Dann die Anwendung wiederholen.

Nach dem kalten Abschluss werden die Beine nur abgestreift und zwischen den Zehen abgetrocknet. Socken anziehen und mit Bewegung für Wiedererwärmung sorgen.

中医保健

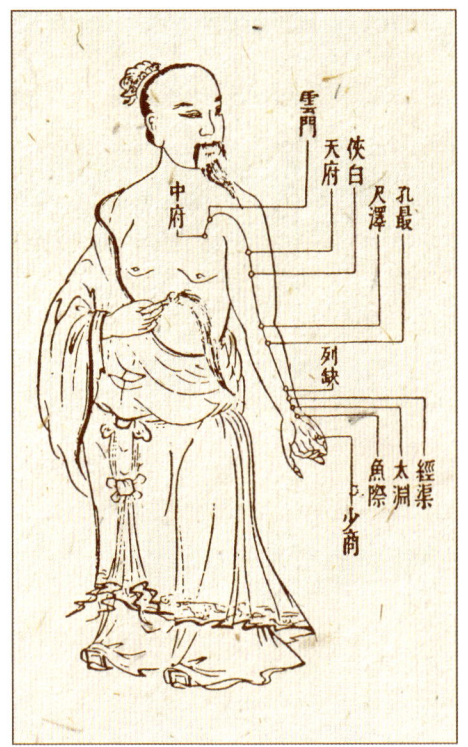

Die einzelnen Beschwerden

Schlaflosigkeit

Bis zum Morgengrauen wach zu liegen, um schließlich vor Erschöpfung in unruhigen, unerquicklichen Schlaf zu versinken – das ist das Schicksal vieler Menschen aller Altersstufen. Kaum jemals unterzieht sich der Betroffene der Mühe, nach den Ursachen zu forschen. Der Griff in den Medikamentenschrank ist ja tatsächlich viel einfacher, als aktiv an der Beseitigung des Übels mitzuarbeiten.

Da doch immer deutlicher ins Bewusstsein der Patienten tritt, dass derartige Arzneimittel arge Nebenwirkungen hervorrufen können und zudem das Problem doch nie an der Wurzel anpacken, geht der Trend immer intensiver zu Mitteln aus der Naturheilkunde. Diese können allerdings auch keine Wunder bewirken, wenn der an Schlaflosigkeit Leidende seine Lebensgewohnheiten und überhaupt die Einstellung zum Leben nicht ändert.

Während ältere Menschen häufig auf Grund von Blutdruckstörungen nicht einschlafen können, verhindert bei den Jüngeren meist Stress die ersehnte Erholung. Diesen Stress abzubauen, muss erstes Ziel jeder Behandlung sein. In diesem Bereich kann die chinesische Medizin besonders gut mit herkömmlichen Maßnahmen kombiniert werden.

Eine Möglichkeit: Mindestens dreimal wöchentlich locker laufen. Die Distanz ist egal, die Laufdauer soll aber rund 20 Minuten betragen.

Neben der gezielten Kreislaufbelastung ist vor allem das Vermeiden jeglichen Ehrgeizes sehr wichtig. Wer aus dem Büro nach Hause hetzt, hastig sein Tenniszeug einpackt, um mit »hängender Zunge« in Richtung Tennisplatz oder Sporthalle zu sausen, hat die Bedeutung sportlicher Betätigung als Stresslöser völlig missverstanden. Das Resultat kann nur noch größere innere und äußere Verspannung sein.

Nach dem Laufen ergänzen Duschprozeduren ideal das Programm. Das Wasser darf nur angenehm warm sein – nicht mehr als 35 °C. Lassen Sie es vorerst nur fünf Minuten lang ins Gesicht prasseln. Die Haltung soll dabei bewusst entspannt sein. Danach mit leichtem Schulter- und Beckenkreisen beginnen. Nach einigen Minuten Gymnastik spüren Sie förmlich, wie der Körper elastischer wird. Den Abschluss kann ein kurzer kühler Guss bilden. Bei Kreuzbeschwerden soll aber der Rücken davon ausgenommen bleiben. Auch das Abtrocknen kann mit gymnastischen Übungen kombiniert werden. Führen Sie die im Kapitel »Schattenboxen« (siehe S. 133) beschriebenen Atemübungen durch.

Noch eine andere Möglichkeit: Dem Badewasser zwei Liter Melissentee hinzufügen, dann 20 Minuten bei angenehmer Temperatur richtig gehend »treiben« lassen. Dabei langsam und tief atmen, wobei jeder Atemzug mitgezählt wird. Der Badende soll sich so sehr auf seine Atmung konzentrieren, dass er die Alltagssorgen, Ärger usw. vergisst. So sind ideale Voraussetzungen für einen ruhigen, gesunden Schlaf geschaffen.

Natürlich müssen auch **andere Lebensgewohnheiten** zu diesem »Programm« passen. Es ist schlecht, vor dem Schlafengehen noch üppig zu speisen. Eine leichte Mahlzeit rund zwei Stunden vor der Bettruhe schadet hingegen nicht.

Knapp vor Zubettgehen empfehlen wir einen »Schlaftrunk« – entweder ein Glas warme Milch mit etwas Honig, Kräutertee (Baldrian, Melisse, Hopfen) oder auch ein kleines Glas Bier.

Ein technischer Trick: Wer einen Kassettenrekorder mit Kopfhörern besitzt, kann eine Kassette mit sanfter Musik einlegen. Die leise Dauerberieselung mit Musik wirkt fast immer prompt.

Rund 15 % der Bevölkerung in den westlichen Industriestaaten schlafen schlecht. Ein Grund mehr, sich auch einmal mit anderen Methoden der Beruhigung auseinander zu setzen.

Akupunktur und chinesische Massage können in den meisten Fällen Medikamente vollwertig ausgleichen, ohne auch nur im geringsten

中医保健

schädliche Nebenwirkungen (psychische oder organische, z. B. Leber oder Nieren betreffend) hervorzurufen.

Die Chinesen wussten sich gegen Nervosität, Unausgeglichenheit und Rastlosigkeit – unmittelbare Ursachen von Schlaflosigkeit – hervorragend zu helfen.

Selbst Begleiterscheinungen mangelnden Schlafes, wie Appetitlosigkeit, Kopf- und Kreuzschmerzen, stellten bei konsequenter Durchführung der Ratschläge bald kein Problem mehr dar. Schlafgestörte sollten etwa eine Stunde vor dem Schlafengehen warm duschen und dann die Fußsohle bis zum Unterschenkel von unten nach oben massieren.

Besondere Zonen auf der Fußsohle sind N 1, die Fuß- und die Fersenmitte, N 6 und MP 6. N 6 trägt den klingenden Namen »Erleuchtetes Meer«, gehört dem Nierenmeridian an und liegt ganz knapp unter dem Innenknöchel.

Es handelt sich um einen Punkt, über den die Vitalfunktion (auch die Potenz) angekurbelt wird. Energieschwäche und psychische Labilität werden durch Massage des N 6 sehr günstig beeinflusst.

MP 6, der in einigen anderen Kapiteln ebenfalls eine wichtige Rolle spielt und daher noch ausführlich beschrieben wird, liegt vier Querfinger oberhalb der Spitze des inneren Knöchels am hinteren Rand des Schienbeines.

Massiert werden ferner folgende Körperpunkte: B 15, B 10, G 20, KG 15, KG 17 und H 7.

B 15 ist der »Zustimmungspunkt des Herzens« und liegt in der Höhe des 5. Brustwirbeldornfortsatzes, zwei Querfinger seitlich der hinteren Mittellinie. Den 5. Brustwirbeldornfortsatz finden Sie, indem Sie den Kopf nach vorne neigen und auf der Wirbelsäule eine auffallende Erhöhung tasten – das ist der Dornfortsatz des 7. Halswirbels. Jetzt müssen Sie nur fünf Fortsätze nach unten zählen. B 15 ist ein Punkt, dessen Massage stark auf die Psyche wirkt. In der chinesischen traditionellen Medizin hat das Herz neben seiner Kreislauffunktion als Pumpe auch eine wichtige Aufgabe im Zusammenhang mit der Seele. Im Westen kennen wir diesen Zusammenhang wohl auch, werden uns dessen aber kaum mehr bewusst. Nur Redensarten (ein »herzensguter« Mensch usw.) erinnern daran.

B 10 ist die »Himmelssäule« und liegt in Höhe der hinteren Haargrenze, etwa zwei Querfinger seitlich der hinteren Körpermittellinie. Dieser Punkt wirkt auch gegen Kopfweh.

G 20 finden Sie so: Tasten Sie auf dem Hinterkopf in der Nähe des Ohrläppchens eine Knochenerhöhung (Warzenfortsatz) – von hier mit dem Finger etwas in Richtung Mitte gleiten, bis Sie eine leichte Vertiefung fühlen. Dort liegt der »Windteich«, wie der Punkt im Chinesischen genannt wird.

KG 15 liegt am Ende des unteren Randes des Brustbeines. KG 17 befindet sich in der Brustmitte, genau zwischen den beiden Brustwarzen. Er wird in der Akupunktur als so genannter »Meisterpunkt für die Atmung« geführt.

H 7 schließlich ist »Das Tor der Götter« und liegt auf der Handgelenkquerfalte innen, an der Seite des kleinen Fingers. H 7 ist ein beliebter Punkt zur Harmonisierung der Seele.

Auch gegen Prüfungsangst und alle Formen von Nervosität wird er von Akupunkturärzten gerne benützt.

Bei Patienten mit zu hohem Blutdruck bewährt sich folgende Methode recht gut: Klopfen Sie mit der Faust oder den Fingerkuppen auf jede Fußsohle, je 100-mal.

Mit der Moxazigarre oder normalen Zigarette (der einzige Anlass, bei dem wir den Patienten zum Griff nach der Zigarette raten ...) können noch die Zonen MP 3 und MP 6 lokal erwärmt werden. MP 6 wurde schon beschrieben, MP 3 befindet sich knapp hinter dem Grundgelenk der großen Zehe, in einem Grübchen am inneren Rand des Fußes.

Da das Bekämpfen chronischer Schlaflosigkeit mit Schlafmitteln unweigerlich zu ständiger Dosissteigerung führt, ist es ratsam, den Teufelskreis so rasch wie möglich zu durchbrechen – bevor noch körperliche und geistige Schäden eingetreten sind.

Einen Akupressurpunkt, der sich gut zur Selbstbehandlung eignet, finden Sie auf der Spitze der zweiten Zehe, im äußeren Winkel des Nagelbettes.

Manchmal ist Schlaflosigkeit auf Mangelernährung zurückzuführen. Etwa ein Defizit an Kalzium kann Schlafstörungen verursachen. Kalzium ist in Milchprodukten enthalten – Milch, Jogurt oder Buttermilch. Daher auch der Tipp mit der heißen Milch als Schlaftrunk.

Auch Vitamin D (das die Aufnahme des Kalziums in den Körper bewirkt), Vitamin B und Magnesium haben in diesem Zusammenhang Bedeutung. All diese Substanzen nehmen Sie in ausreichendem Maß zu sich, wenn Ihre Mahlzeit vielseitig und damit gut ausgewogen ist.

Einseitige Diäten bringen ebenso wenig Besserung wie wahlloses Vollstopfen mit grundsätzlich gesunden Nahrungsmitteln.

Noch ein Tipp am Rande: Auf harten Betten schläft man erfahrungsgemäß besser.

中医保健

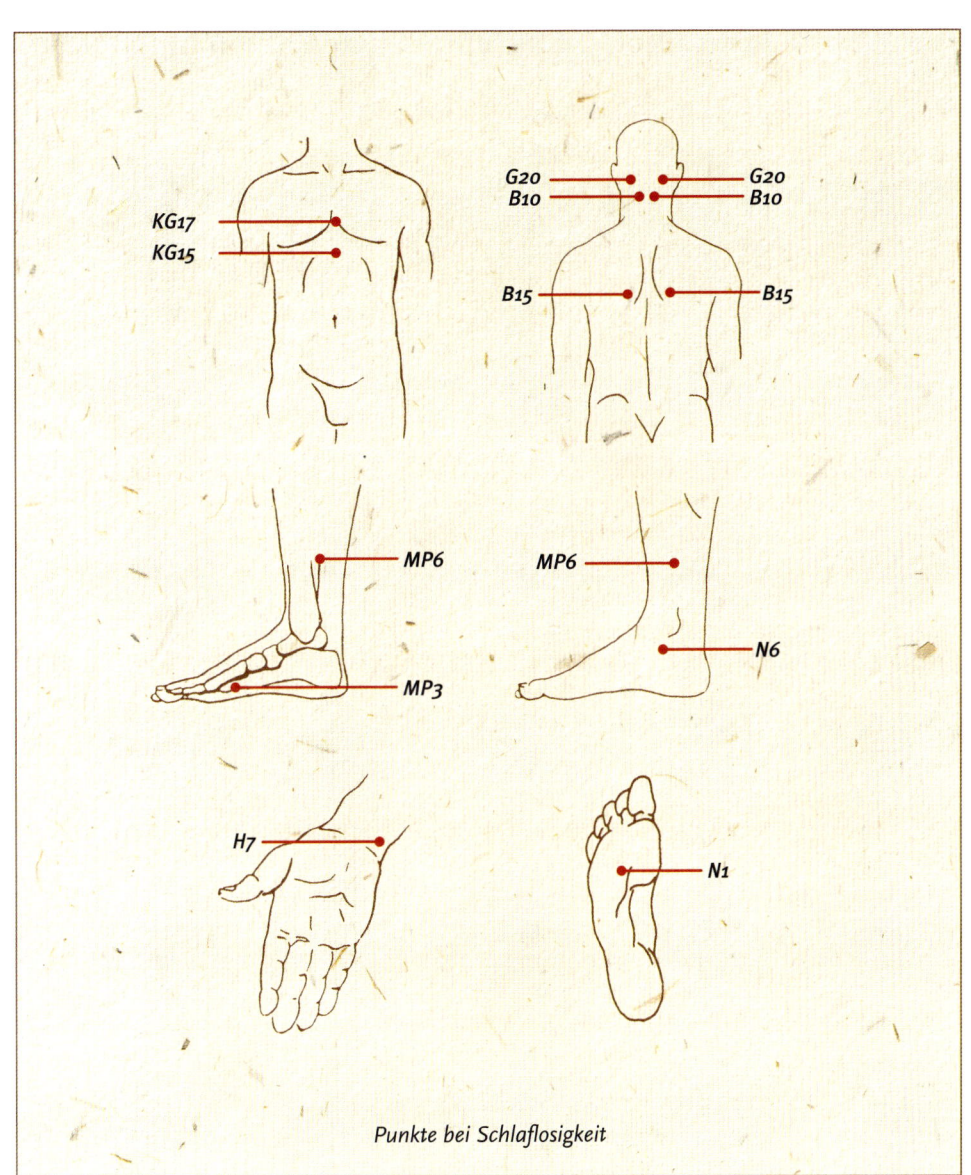

Punkte bei Schlaflosigkeit

中医保健

Übergewicht

Alle Österreicher wiegen insgesamt um rund 20 Millionen Kilogramm zu viel. Diesen Wert hat der Wiener Sozialmediziner Univ.-Prof. Dr. Michael Kunze einmal auf Grund statistischer Unterlagen errechnet. Eine Zahlenspielerei, die sich natürlich ebenso gut auf deutsche oder Schweizer Verhältnisse übertragen lässt. Bis zu zehn Kilo über dem Normalgewicht sind für den organisch gesunden Menschen nicht bedrohlich. Mehr als das stellt jedoch einen Hauptrisikofaktor für Herzinfarkt, Zuckerkrankheit, Hirnschlag, Gefäßleiden, Impotenz und schwerste Verdauungsstörungen dar.

Was versteht man nun unter dem Normalgewicht?

Seit jeher versuchen Fachleute dafür eine allgemein gültige Aussage zu treffen. Wir vertreten die Ansicht, dass das nicht möglich ist. Wir müssen den Menschen als Einzelwesen betrachten – mit jeweils verschiedenen körperlichen Voraussetzungen.

»Körpergröße minus 100« – auf diese simple Formel lässt sich die Beziehung »Normalgewicht« kaum bringen. Die Angabe kann allerdings als grobe Richtlinie dienen, wenn man andere Faktoren ebenfalls berücksichtigt: Vererbung (wer von der Anlage her schlank sein müsste, aber bei geringer Körpergröße 100 Kilo wiegt, muss anders beurteilt werden als jemand, dessen Körperbau höheres Gewicht bedingt) und auch eventuelle seelische oder körperliche Störungen sind zu bedenken.

Jeder Mensch hat sein eigenes Normal- bzw. Idealgewicht. Stark übergewichtige Menschen fühlen sich erfahrungsgemäß nicht besonders wohl. Dieses »Sich-Wohlfühlen« ist aber das entscheidende Kriterium. Ständige Müdigkeit, Potenzschwäche, übermäßige Schweißbildung – all das sind Anzeichen für zu hohes Körpergewicht. Zeigt hingegen jemand den Ansatz zu einem kleinen »Bauch«, ist jedoch restlos gesund und fühlt sich »pudelwohl«, so besteht kein Grund für eine Gewichtsreduktion.

Uns geht es weniger darum, Ihnen nun eine chinesische Wunderdiät anzupreisen – die gibt es nicht. **Wir wollen die Voraussetzungen für gezieltes Abnehmen verbessern.** Von der seelischen Seite (»Fresslust« kann mit chinesischen Methoden recht gut eingedämmt werden) und über eine Ankurbelung des Verdauungssystems, das bei übergewichtigen Menschen meistens nicht gut funktioniert.

Alle »Wunderkuren« haben sich im Zusammenhang mit der Gewichtsabnahme auf Dauer als sinnlos erwiesen. Eine Diät mit Abnahmegarantie zu kreieren, stellt überhaupt keine Schwierigkeit dar. Essen Sie drei Wochen nur Weintrauben und Kaviar oder Kartoffeln und Karotten oder vielleicht Rindfleisch mit Schlagobers (-sahne).

中医保健

Sie werden in jedem Fall stark Gewicht verlieren. Zum einen auf Grund der (ungesunden) einseitigen Ernährung, andererseits, weil Sie die vorgeschriebenen Speisen nach kurzer Zeit schon nicht mehr »riechen« können. Haben Sie dann nach mühsamen drei, vier oder mehr Wochen zehn oder manchmal sogar noch mehr Kilo »abgespeckt«, stürzen Sie sich erfahrungsgemäß mit schier unstillbarem Heißhunger auf alles Essbare – wenn es nur anders schmeckt als die Diät. Prophetische Gaben sind nicht erforderlich, um die Folgen vorauszusagen: Schon nach kurzer Zeit haben Sie Ihr früheres Gewicht erreicht. Ähnliches gilt auch für andere, wesentlich genauer zusammengestellte **Diätkuren,** die allesamt den Nachteil besitzen – man kann sie nicht auf Dauer durchführen. Nur dann aber bestünden echte Chancen, das Wunschgewicht auch zu halten. Ernährungsmaßnahmen müssen auf eine dauerhafte Änderung der Essgewohnheiten abzielen.

Diät ist etwas für kranke Leute, wobei auf die individuelle Situation Rücksicht genommen werden muss. Gesunde übergewichtige Menschen können grundsätzlich alles essen – das allerdings mit Vernunft.

Die Nahrung als Mosaik

Fehlt nur ein einziger Baustein, ist dieses Mosaik nicht mehr komplett. Die Bausteine der Nahrung sind Kohlenhydrate, Eiweiß, Fett sowie Vitamine und Mineralstoffe (Natrium, Kalzium, Kalium, Eisen, Kupfer, Jod usw.). Fehlen Bestandteile, so kann die Nahrung ihre Funktion, den Aufbau des Körpers zu besorgen und Energie zu liefern, nicht mehr optimal erfüllen.

Besteht hingegen ein Überschuss, wird dieser entweder ausgeschieden oder in »Depots« gespeichert. Alle Hauptbestandteile – Kohlenhydrate, Fett und Eiweiß – sind umwandelbar.

Körperspeck entsteht nicht nur durch zu üppigen Genuss von Fett. »Mehlspeis-Tiger« (Leute, die sich hauptsächlich von Kohlenhydraten ernähren) setzen Fett genauso rasch an.

Die »Energiezufuhr« sieht in den westlichen Ländern wie Österreich und Deutschland, viel zu gut aus. Internationale Ernährungsspezialisten schätzen, dass in diesen Nationen um etwa 27 Prozent zu viel Energie »getankt« wird. Dieser Überfluss oder Überschuss steht in ganz klarer Beziehung zu zahlreichen schweren Gesundheitsstörungen.

Der Maßnahmenkatalog enthält drei Punkte

1. Verminderte Zufuhr von »Brennstoff« (am besten nach dem Schema »Schlank ohne Diät«, bei dem es um kontrollierte Nahrungsaufnahme im Sinne einer vielseitigen, aber mengenmäßig geringen Ernährung geht). Radikalkuren,

die der Bekämpfung einer bereits bestehenden Krankheit dienen, sind immer ärztlich zu überwachen!

2. Mehr körperliche Bewegung. Vernünftiges Kreislauftraining, wobei keine Ausreden wie Zeitmangel, keine Gelegenheit usw. gelten. Sie können schließlich auch daheim laufen (etwa auf einer genoppten Gummimatte), regelmäßig Stiegen steigen anstatt den Aufzug zu benützen und möglichst viele Wege zu Fuß zurücklegen.

3. Methoden aus der chinesischen Heilkunde, die darauf abzielen, die Verdauung anzuregen und den Drang nach ständiger Nahrungsaufnahme herabzusetzen. Zusätzlich wird eine Verbesserung der seelischen Situation angestrebt, weil viele nur aus Nervosität oder wegen psychischer Unausgeglichenheit zu viel essen.

Zu Punkt 1: Gewöhnen Sie sich an, alles, was Sie essen, aufzuschreiben (Menge, Kalorien- oder Joulezahl der Mahlzeit, die Werte entnehmen Sie bitte den beiden im Kneipp-Verlag erschienenen Tabellen »Kalorien-Fibel« I und II). Nach einer Woche jeweils Bilanz ziehen.

Streben Sie nun über kleine Änderungen, z. B. statt einer Mahlzeit zwischen Frühstück und Mittagessen einen Apfel, zur Jause statt Mehlspeisen eine Scheibe Vollkornbrot, abends keine Hauptmahlzeit mit mehreren Gängen (streichen Sie wenigstens Vor- und Nachspeise, essen Sie nicht spät abends), Verzicht auf Naschereien während des Fernsehens (trinken Sie schluckweise immer wieder Wasser) – eine Reduktion der wöchentlichen Joulezahl an.

Kontrollieren Sie wöchentlich das Gewicht – mehr als maximal einen halben Kilo pro Woche sollen Sie nicht abnehmen!

Zu Punkt 2: Der »Körperofen« brennt umso schneller, je mehr der Mensch den Kreislauf in Schwung bringt.

Zwischen Übergewicht und mangelnder Bewegungsfreude besteht eine enge Wechselbeziehung. Dieser Kreislauf muss einmal durchbrochen werden – raffen Sie sich einmal zu einer sportlichen Betätigung, die Ihnen Freude bereitet, auf.

Schon nach ganz kurzer Zeit steigt die Bereitschaft, den Körper zu bewegen, von selbst.

Wenn Sie Sport regelmäßig betreiben, haben Sie bereits den Kampf gegen das Übergewicht gewonnen!

Zu Punkt 3: Gehen Sie dazu über, jeden Tag Ganzkörpermassage zu betreiben.

Nehmen Sie ein angenehm warmes und entspannendes Bad und streichen Sie mit einer Bürste (Naturborsten) oder mit den Fingern friktionierend vom Nacken her den Rücken entlang bis zum Steißbein. Bitten Sie am besten den Partner, Ihnen dabei behilflich zu sein.

中医保健

Legen Sie sich anschließend auf den Rücken, geben Sie eine Hand auf den Bauch und massieren Sie nun leicht hundertmal im Uhrzeigersinn und genauso oft dagegen rund um den Nabel. Dann werden sowohl Schulter als auch Fußsohle links und rechts mit der Handfläche je 36-mal kreisförmig massiert.

Drücken Sie nun folgende Punkte

KG 17 – er liegt zwischen den Brustwarzen genau in der Mitte des Brustbeines und gilt als so genannter »Meisterpunkt für die Atmung«.

KG 12 – diesen Punkt finden Sie, indem Sie vom Brustbein bis zum Nabel eine Linie denken. Halbieren Sie nun die Strecke zwischen Nabel und unterem Ende des Brustbeines (Schwertfortsatz). Genau in der Mitte liegt der Punkt KG 12. Er heißt auch »Mittlerer Kanal«.

KG 12 hat entscheidende Bedeutung für die Verdauung – bei chronischen Magenbeschwerden ist dieser Punkt oft besonders empfindlich. Schon leichte Massage bringt meistens rasch Erleichterung.

Der Zusammenhang mit der Reduzierung des Hungergefühls ist wie folgt erklärbar: Die Stärkung der Verdauungsfunktion sorgt dafür, dass die für den Körper wichtigen Substanzen aus der Nahrung besser aufgenommen werden. Der »Körpercomputer«, der uns mitteilt, wie viel wir essen müssen, um ausreichend mit Aufbau-stoffen versorgt zu sein, kann darauf reagieren. Haben wir genügend an Nahrungsbausteinen erhalten, so lässt das Hungergefühl beim gesunden Menschen automatisch nach.

KG 12 findet auch gegen zu niedrigen Blutdruck aus ähnlichem Grund Anwendung: Bekommt der Körper durch gut funktionierende Verdauung genügend Energie, so fällt Energiemangel als Ursache des Unterdruckes weg.

Di 11 liegt in der Ellbogenfalte (Arm leicht anwinkeln) am daumenseitigen Ende.

M 36 – ein häufig verwendeter Punkt, der »Dreimeilen des Fußes« genannt wird. Er befindet sich eine Handbreit unter der Kniescheibe, einen Querfinger seitlich außen. M 36 wird zur Kräftigung bei körperlichen und seelischen Erschöpfungszuständen gedrückt.

Angeblich »dopten« die Chinesen durch Akupunktur dieses Punktes ihre Soldaten, wenn diese lange Märsche zurückzulegen hatten. Vielleicht auch für müde Sportler unserer Breitengrade zur Aufputschung geeignet?

MP 6 liegt eine Handbreit über dem inneren Knöchel, am Hinterrand der Schienbeinkante.

B 21 – er liegt zwei Querfinger seitlich der hinteren Mittellinie in Höhe des Dornfortsatzes des 12. Brustwirbels.

Di 4 – befindet sich auf dem Handrücken zwischen dem 1. und 2. Mittelhandknochen. Wenn

Sie Daumen und Zeigefinger fest gegeneinander pressen, entsteht ein Muskelwulst. Drücken Sie auf den höchsten Punkt dieses Muskelwulstes und Sie stimulieren bereits den Punkt »Dickdarm 4«.

Sollten Sie auf Grund bereits bestehender gesundheitlicher Störungen eine Diät verschrieben erhalten haben, diese aber nicht konsequent durchführen, dann verwenden Sie neben regelmäßiger Ganzkörpermassage noch folgende Punkte:

KS 6 heißt »innerer Schranken« und liegt zwei Querfinger oberhalb der inneren Handgelenkquerfalte, in der Mitte zwischen Elle und Speiche. Dieser Punkt wirkt sich positiv auf die Psyche aus und hilft zudem gegen Müdigkeit und Brechreiz.

Falls Kopfschmerz auftritt, drücken Sie bitte die im entsprechenden Kapitel (S. 273) beschriebenen Punkte der »Sonne« (Taiyang – ein Fingerbreit vom seitlichen Rand der knöchernen Augenbegrenzung nach hinten).

G 20 – heißt »Windteich« und liegt etwas innerhalb des so genannten Warzenfortsatzes auf dem Hinterkopf (diesen Knochenvorsprung tasten Sie gleich hinter dem Ohrläppchen).

Im Zusammenhang mit Übergewicht treten sehr häufig Potenzstörungen auf. Da hilft Stimulierung durch Druck oder Erwärmung mit der Moxazigarre (oder normaler Zigarette, die

Sie so nahe an den Punkt halten, dass Sie die Hitze spüren, sich aber nicht verbrennen) folgender Punkte:

LG 4 – liegt unter dem Dornfortsatz des 2. Lendenwirbels. Hier müssen Sie zuerst den 4. Lendenwirbeldornfortsatz suchen, der in Höhe des oberen Beckenrandes liegt. Von dieser Stelle aus zwei Knochenvorsprünge auf der Wirbelsäule nach oben zählen. Chinesen nennen den Punkt »Mingmen«, was so viel wie »das Tor zum Leben« bedeutet.

KG 4 – liegt drei Querfinger oberhalb des oberen Schambeinrandes in der vorderen Mittellinie.

Schließlich noch B 23 – »Shenshu«, der »Zustimmungspunkt für die Niere«; die Niere übernimmt in diesem Zusammenhang in erster Linie die hormonelle Regulierung. Es geht vor allem um Hormone aus der Nebenniere, die im Sexualbereich und damit für die Vitalität wichtig sind.

Liegt der Fettsucht eine hormonelle Störung zugrunde, so muss diese natürlich gezielt vom Arzt behandelt werden. Die chinesischen Heilmethoden können hier aber sehr gute unterstützende Funktion ausüben.

中医保健

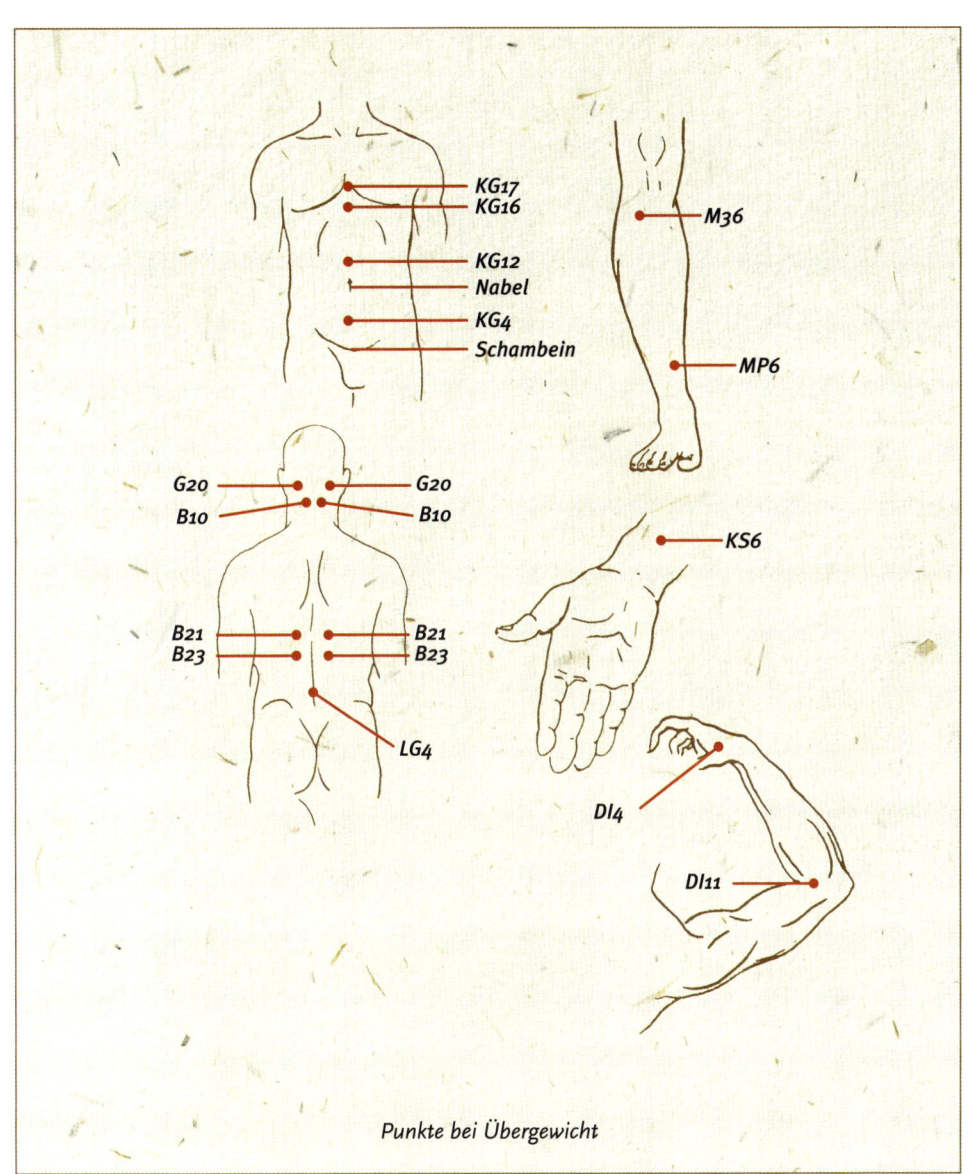

KG17
KG16
KG12
Nabel
KG4
Schambein
M36
MP6
G20   G20
B10   B10
B21   B21
B23   B23
LG4
KS6
DI4
DI11

Punkte bei Übergewicht

中医保健

Niedriger Blutdruck

Wenn von Blutdruckstörungen die Rede ist, denkt jeder unwillkürlich an Bluthochdruck. Dass auch zu niedriger Blutdruck nicht nur störend, sondern auf lange Sicht auch gesundheitsschädlich sein kann, wird den wenigsten Menschen bewusst.

Vor allem Frauen sind davon betroffen und nehmen die Begleiterscheinungen, wie Müdigkeit, Schwindelanfälle und auch Durchblutungsstörungen in den Beinen, meist nicht ernst.

Wer sich ständig schlapp und müde fühlt, sollte zunächst im Zuge einer ärztlichen Untersuchung feststellen lassen, ob seinem Zustand kein organisches Leiden (Schilddrüse, Infektion, Herz usw.) zugrunde liegt. Ist das nicht der Fall, stehen einige sehr gute Möglichkeiten zur Selbstbehandlung zur Verfügung.

Wir kommen auch in diesem Kapitel auf gesunde Lebensführung zurück, die ja eigentlich immer den »Schlüssel« zum körperlichen und seelischen Wohlbefinden darstellt.

Bei Leuten mit zu niedrigem Blutdruck ist auf jeden Fall die Bewegungstherapie von eminenter Bedeutung. Der träge Kreislauf muss kräftig angekurbelt werden – dann verschwinden die Symptome oft von selbst.

Manchmal bedarf es allerdings einer eingehenderen Behandlung.

Pfarrer **Sebastian Kneipp** empfahl, jeden Morgen Waschungen durchzuführen – am besten gleich neben dem Bett. Einen Waschlappen in kühles Wasser tauchen, etwas ausdrücken und dann vorerst mit kleinen Flächen beginnen. Am Anfang nur Arme, Brust und Nacken abwaschen. Erst nach einer gewissen Gewöhnungszeit kann eine Ganzwaschung vorgenommen werden. Danach am besten noch eine Viertelstunde ins Bett legen und aufwärmen.

Natürlich kann auch ein **kalter Guss** erfolgen. Schrauben Sie dafür den Brauseteil der Dusche ab und drehen Sie den Wasserhahn nicht zu stark auf. Das Wasser soll auf der Haut einen »Mantel« bilden und darf keinesfalls spritzen.

Der »Kneipp'sche Armguss«. Immer herzfern – also rechts – beginnen: Vom kleinen Finger außen bis über die Schulter gießen und innen zurück. Dann auf der linken Seite gießen. Den Guss wiederholen und anschließend das Wasser abstreifen.

Der »Kneipp'sche Knieguss«. Stellen Sie sich in die Badewanne und beginnen Sie mit dem kalten Guss am rechten Fuß. Führen Sie nun den Wasserstrahl seitlich der kleinen Zehe über den Vorderfuß zur Ferse mehrmals hin und zurück. Dann langsam an der Außenseite der Wade aufwärts bis knapp über die Kniekehle gießen. Die ganze Rückseite des Unterschenkels soll in diesem Augenblick von einer Wasserfläche bedeckt sein – ca. fünf Sekunden lang.

中医保健

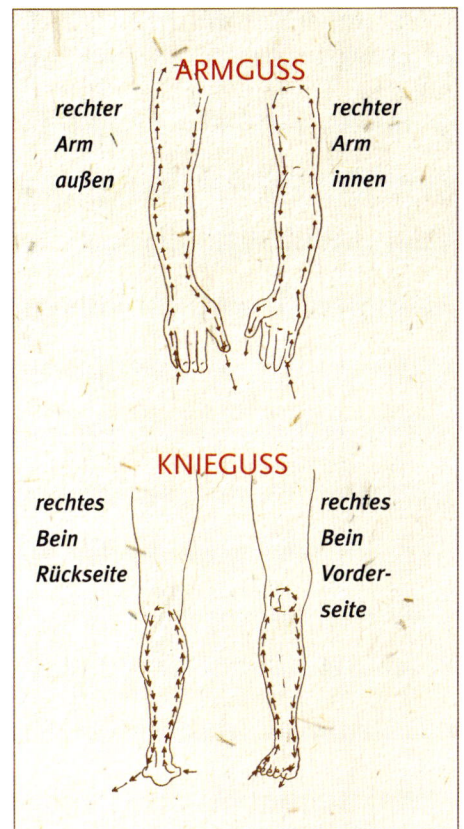

ARMGUSS

rechter Arm außen

rechter Arm innen

KNIEGUSS

rechtes Bein Rückseite

rechtes Bein Vorderseite

Schließlich den Strahl an der Innenseite des Unterschenkels wieder langsam zurück zur Ferse führen. Das linke Bein wird genauso behandelt. Wiederholen Sie diese Anwendung 2-mal.

Die Begießung der Vorderseite geschieht in gleicher Weise und erfolgt bis knapp über die Kniescheibe. Nun soll auch der Vorderteil des Beines gleichmäßig vom Wasser umspült sein. Zuerst rechts gießen, dann links. Von der Kniescheibe führen Sie den Strahl wiederum nach rechts und an der Innenseite des Unterschenkels dann abwärts zum Fuß.

Zuletzt werden auch noch die Fußsohlen begossen. Das Wasser von den Beinen nur flüchtig abstreifen, warme Socken anziehen und auf dem Stand einige Minuten laufen.

Nie auf die anschließende Erwärmung vergessen! Das ist das Grundprinzip jeder Kaltwasserbehandlung.

Ein gutes Mittel ist auch **Wassertreten.** Füllen Sie die Badewanne bis knapp unter das Knie mit kaltem Wasser, dann etwa eine Minute darin herumsteigen. Jedes Mal die Knie kräftig zur Brust ziehen. Nach dieser »Rosskur« bleibt einem gar nichts anderes übrig als sich fit zu fühlen.

Wen die große Mattigkeit mit Schwindelgefühl ausgerechnet im Büro überfällt, der möge die Wasserleitung aufdrehen und beide Handgelenke mit der Handfläche nach oben (Pulsregion) unter kaltes Wasser halten. Auch dieses Armbad nützt.

Von »innen« hilft eine Mischung aus Rosmarin- und Weißdornblütentee. Zwei Esslöffel davon mit einem Viertelliter kochenden Wasser übergießen, fünf Minuten ziehen lassen, abseihen und mit etwas Honig gesüßt trinken.

Alle Naturheilmaßnahmen können auf ideale Weise durch chinesische Heilmethoden unterstützt und ergänzt werden.

Drücken Sie auf der Fußsohle jeden Tag mehrmals kräftig den Punkt N 1. Auch die Punkte M 36 und KS 6 sollten intensiv bearbeitet werden. M 36 liegt eine Handbreit unter der Kniescheibe und einen Querfinger seitlich außen. KS 6, die »innere Grenze«, liegt drei Querfinger oberhalb der inneren Handgelenkquerfalte, genau in der Mitte der beiden Unterarmknochen.

Lokale Erwärmung mit der Moxazigarre oder Zigarette (die Marke ist in diesem Fall egal) empfehlen wir für die folgenden Punkte:

B 15 – »Zustimmungspunkt des Herzens«. Er findet sich in der Nähe des 5. Brustwirbeldornfortsatzes, zwei Querfinger seitlich der hinteren Mittellinie. Neigen Sie den Kopf nach vor, dann tasten Sie hinten im Nacken in Schulterhöhe eine besonders herausragende Knochenerhebung. Es ist der Dornfortsatz des 7. Halswirbels. Zählen Sie einfach fünf Fortsätze nach unten und finden den gesuchten Knochenvorsprung.

KS 7 – liegt genau in der Mitte der inneren Handgelenkquerfläche und ist ein sehr wichtiger Punkt.

KG 12 – heißt der »mittlere Kanal«. Sie finden den Punkt genau auf der vorderen Mittellinie, auf halbem Wege zwischen unterem Brustbeinrand und dem Nabel.

MP 9 – bei gebeugtem Knie liegt der Punkt genau unter dem inneren Knochenvorsprung des Unterschenkels. Angesprochen wird in erster Linie die Bauchspeicheldrüse.

N 6 – »Erleuchtetes Meer« liegt knapp unter dem Innenknöchel. Druck oder Erwärmung der Zone hilft auch gegen Potenzprobleme.

3 E 4 – Der Punkt befindet sich auf dem Handrücken, fast genau in der Mitte der Handgelenkquerfalte. Wirkt auch gegen Kopfschmerzen, Schulter- und Armbeschwerden.

Die Erwärmung und auch der Druck sollen bis zu einer Minute dauern. Die Behandlung dauert mindestens drei Wochen. Wer sie nicht konsequent durchführt, darf keine Erleichterung erwarten.

Patienten mit niedrigem Blutdruck neigen mehr als andere zur so genannten Wetterfühligkeit – das heißt, sie bekommen bei einem Wetterumschwung Kopfschmerz, Schwindelanfälle und manchmal auch starkes Angstgefühl. Auch dagegen kann das beschriebene Selbsthilfeprogramm wirkungsvoll eingesetzt werden.

Vergessen Sie aber unter keinen Umständen auf Bewegung! Raffen Sie sich dazu auf, täglich wenigstens einige Minuten am Stand zu laufen und dabei ordentlich ins Schwitzen zu kommen.

中医保健

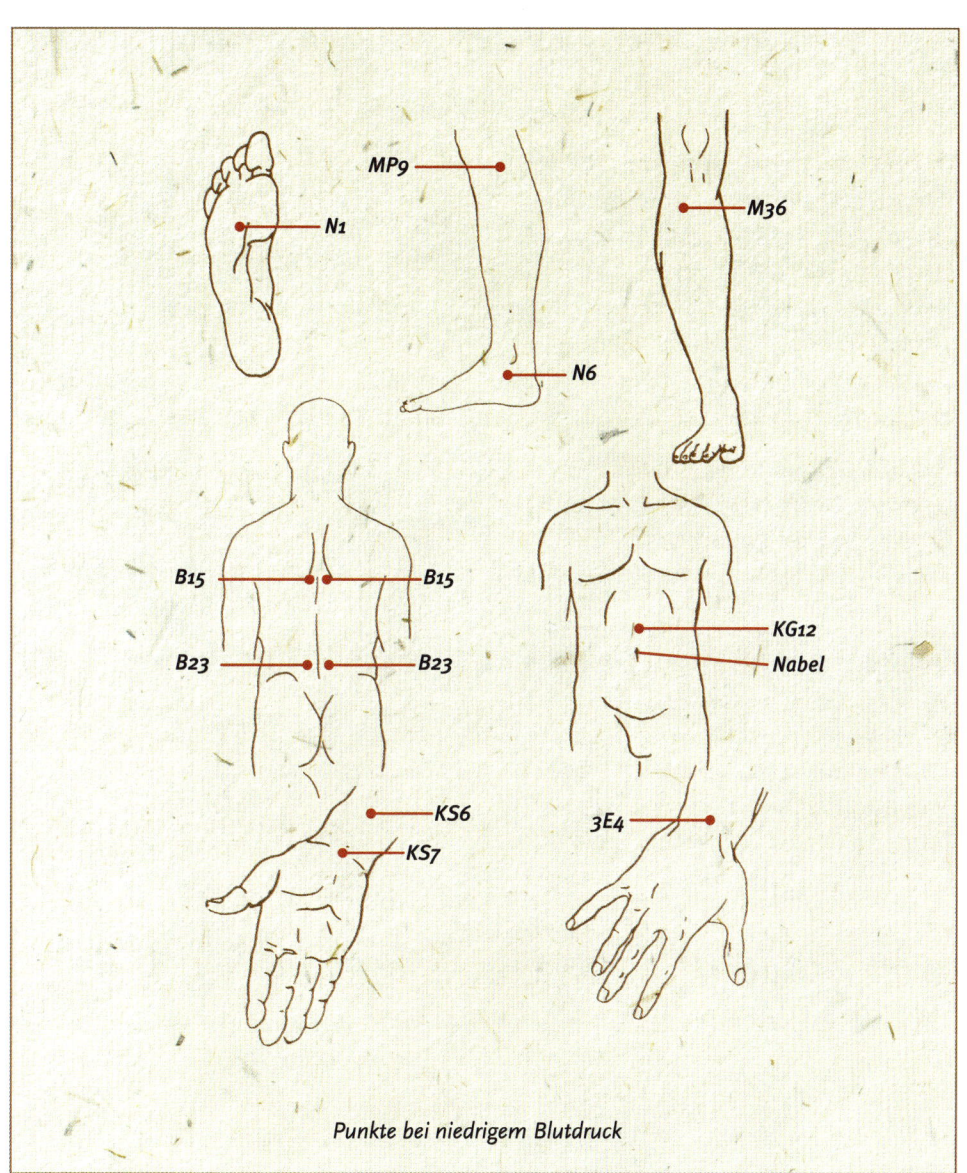

MP9

N1

M36

N6

B15   B15

B23   B23

KG12

Nabel

KS6

KS7

3E4

Punkte bei niedrigem Blutdruck

Herzklopfen

Herzjagen und Kurzatmigkeit treten bei organisch gesunden Menschen vor allem infolge Übermüdung, zu starker nervlicher Belastung (Stress), seelischer Unausgeglichenheit und Neigung zu Fettsucht auf. Ärzte sprechen von vegetativer Labilität und meinen damit, dass das unbewusste Nervensystem sozusagen »verrückt spielt«.

Die allerbeste Lösung ist ein langer, erholsamer Urlaub ohne Sorgen, Probleme, Existenzangst, familiäre Zwistigkeiten – ohne sämtliche störende Einflüsse also; dennoch können sich die wenigsten von uns tatsächlich diesen Problemen entziehen. Demnach bleibt nichts anderes übrig, als mit den Schwierigkeiten zu leben und die schädlichen Auswirkungen auf andere Weise zu vermeiden.

Vorbeugung und Behandlung zugleich erreicht man durch festen Druck auf MP 3 und B 65.

MP 3 liegt knapp hinter dem Grundgelenk der Großzehe, seitlich. B 65 befindet sich ebenfalls seitlich auf dem Fußrand, im vorderen Drittel. Beide Punkte sind im Falle der so genannten Störungen deutlich druckempfindlicher als ihre Umgebung und können auch dadurch ziemlich leicht gefunden werden.

Auch einige Handpunkte sind wirksam: H 7 (Handgelenkquerfalte innen, am Ende der Kleinfingerseite) sowie KS 8) trägt den eindrucksvollen Namen »Platz der großen Mühe« und liegt genau im Zentrum der Handfläche). Manchmal hilft der Druck auf diesen Punkt gegen den Nachschmerz von Gürtelrose.

Lassen Sie auch den Punkt Lu 1 von einem Partner massieren. Sie finden den Punkt zwei Querfinger unterhalb des seitlichen Schlüsselbeinendes. In Richtung Oberarmknochen drücken.

Auch das hilft: Legen Sie ein warmes Handtuch auf die Brust und atmen Sie ruhig ein und aus.

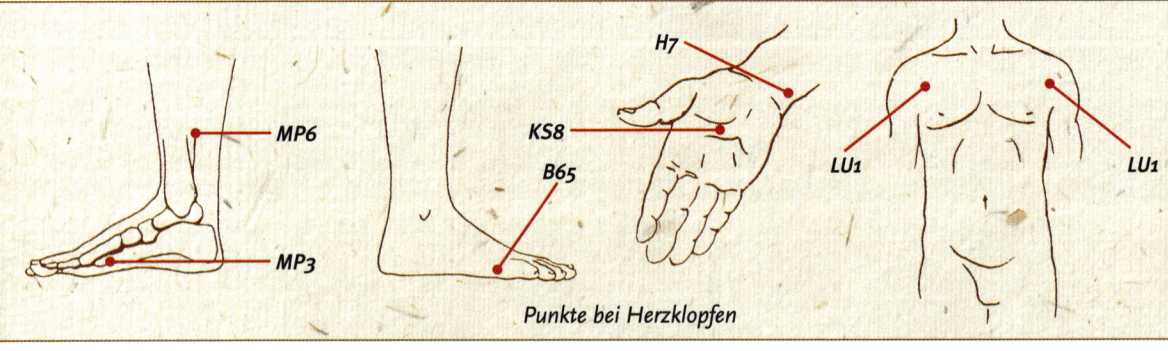

Punkte bei Herzklopfen

中医保健

Depressionen

Depressionen können ihre Ursachen in einer Störung des Gehirnstoffwechsels, in organischen Leiden (Leber!) oder auch im Verhalten der Umwelt gegenüber dem Kranken haben. Manche Arten von Depressionen bedürfen daher unbedingt ärztlicher Behandlung.

Aber in jedem Fall besitzt der Patient die Möglichkeit, den Heilungsprozess aktiv zu unterstützen. Dazu müssten antriebsgeschwächte, »lustlose« Menschen von einem verständnisvollen Partner veranlasst werden. Wir geben eine Anleitung, die aus der TCM stammt: Massieren Sie von der Kreuzgegend bis zur Fußsohle in kräftigen, streichenden Bewegungen (mind. 20 Min). Wählen Sie dazu drei nebeneinander liegende Bahnen aus – Sie massieren damit automatisch den Blasenmeridian. Der Behandlungserfolg wird größer sein, wenn Sie sich vorher warm duschen.

Folgende Punkte sind kräftig 20 Sekunden zu massieren:

KG 15 – an der Spitze des unteren Brustbeines;

M 25 – zwei Daumenbreiten seitlich des Nabels;

MP 3 – auf der Fußinnenseite, hinter dem Großzehengrundgelenk.

Die Intensität der Massagen soll wie immer langsam zunehmen, dann langsam wieder abnehmen. Massieren Sie auch noch den Punkt LG 20, den Sie auf der höchsten Stelle des Scheitels finden – man nennt ihn den »Punkt des hundertfachen Könnens«.

»Lebensspender« nennen die Chinesen den Punkt H 3, der am Ende der Ellbogenfalte auf der Kleinfingerseite liegt. Druck darauf wirkt wie ein mildes Antidepressivum, Energie und Lebensfreude werden dadurch wachgerufen.

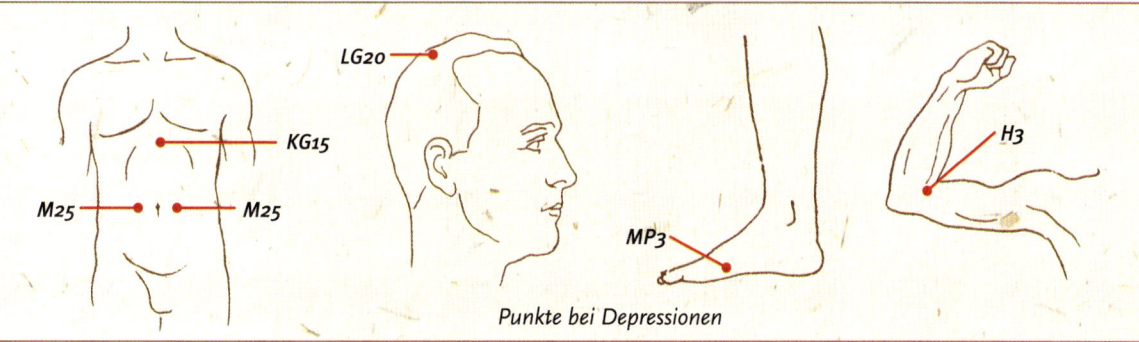

Punkte bei Depressionen

中医保健

Nikotinsucht

Im Lehrbuch für Pharmakologie und Toxikologie (Lehre von den Giften) ist zu lesen: »Unter den zahlreichen Umweltgiften, denen die Mensch-

Land	Männer (%)	Frauen (%)	Total
Österreich	40	21	30
Belgien	53	21	37
Dänemark	57	44	50
Deutschland	47	29	37
Finnland	33	18	26
Frankreich	50	29	40
Ungarn	50	25	38
Irland	38	32	35
Italien	46	18	32
Niederlande	44	35	39
Norwegen	39	31	34
Schweden	24	28	26
Schweiz	46	29	37
Großbritannien	36	32	34

So viele Menschen rauchen, trotz der Warnhinweise auf Zigarettenpackungen, gesetzlicher Werbebeschränkung und Rauchverbot in öffentlichen Gebäuden ...

heit ausgesetzt ist, liegt Tabak – gemessen an den nachweislich erzeugten Schäden – weitaus an der Spitze.«

Diese Führungsrolle hat der Tabak allerdings erst Anfang des 20. Jahrhunderts übernommen. Zwar hatte die Tabakpflanze schon vorher Kultur- und Medizingeschichte beeinflusst (Columbus beobachtete die Rauschwirkung an den Indianern und brachte das Kraut nach Europa), aber erst in neuerer Zeit erlebte der Tabak über die Herstellung und Verbreitung von Zigaretten einen weltweiten Boom.

Im Tabakrauch sind mehrere tausend Substanzen zu finden, von denen erst einige hundert eindeutig chemisch bestimmt werden konnten. So viel weiß man allerdings schon: Die meisten Bestandteile schädigen die Gesundheit, Kohlenmonoxid beispielsweise oder zahlreiche Krebserreger (Benzpyren, Nitrosamine, Schwermetalle). Wir wollen uns jedoch ein wenig näher mit dem Nikotin beschäftigen.

Nikotin ist ein Alkaloid aus den Blättern der Tabakpflanze und wirkt sich auf die Schaltstellen (Ganglien) des unbewussten (vegetativen) Nervensystems aus. Je nach Dosierung und Einwirkungsdauer hat Nikotin einen erregenden oder lähmenden Effekt. An Versuchstieren wurde festgestellt, dass nach einer Nikotininjektion der Blutdruck zuerst gestiegen, dann anhaltend gesunken ist.

中医保健

Für den Menschen liegt die tödliche Dosis Nikotin bei einem Milligramm pro Kilo. Ein Teeaufguss von rund fünf Zigaretten ist demnach mit größter Wahrscheinlichkeit tödlich.

Die Symptome einer akuten Vergiftung sind Kreislaufkollaps, Erbrechen, Durchfall, Krämpfe und schließlich Tod durch Atemlähmung.

Für Raucher sind nur die chronischen Vergiftungszustände bedeutsam. Das unbewusste Nervensystem, Kreislauf, Darm und Zentralnervensystem werden dabei »durcheinander gebracht«. Herz- und Kreislaufwirkung stellen sich schon beim ersten Zug ein und werden durch die folgenden Züge konstant gehalten. Nikotin kann zwar im Organismus sehr rasch abgebaut werden (über Nacht ist jemand, der noch am Vorabend viel geraucht hat, praktisch nikotinfrei), das Gift aktiviert jedoch Krebserreger.

Auf die Gefäße hat Nikotin eine vorerst nicht gleich verständliche Wirkung. Grundsätzlich führt es zur Erweiterung der Gefäße, bewirkt auf Dauer aber dennoch eine Verengung. Besonders unangenehm ist dies in Bezug auf die Herzkranzgefäße, jene Arterien, die das Herz mit Blut und damit mit Sauerstoff versorgen. Bei Rauchern steigt das Risiko von Herzanfällen ganz rapide. Die wahrscheinliche Ursache für diesen paradoxen Effekt: Nikotin erhöht den Cholesterinspiegel im Blut und begünstigt dadurch die berüchtigte Arteriosklerose, also die Gefäßverkalkung.

Arterienerkrankungen in den Beinen werden durch das Zigarettenrauchen sowohl ausgelöst als auch begünstigt. Das »Raucherbein« (Endstadium: Amputation) kann nur bei völligem Verzicht auf Zigaretten gebessert werden.

Nikotin erhöht aber auch die Ausschüttung von Salzsäure im Magen und steigert die Muskelaktivität (Motilität) des Verdauungstraktes. So kommt der gute Ruf der »Verdauungszigarette« zustande. Der Appetit wird gehemmt, Hungergefühle können leichter ausgehalten werden.

All diese an sich positiven Auswirkungen werden durch drohende Schäden bei weitem aufgehoben: Erhöhte Salzsäureproduktion steigert das Risiko von Magen- und Zwölffingerdarmgeschwüren, unter denen Raucher tatsächlich wesentlich häufiger als Nichtraucher leiden.

Dass das Ungeborene mit der Mutter mitraucht, wurde ja schon oft versichert. Offenbar zu wenig glaubhaft; denn viele Schwangere verzichten nach wie vor nicht auf die tägliche Zigarettenration. Kinder von Raucherinnen schleppen die Folgen des Mitrauchens oft ihr Leben lang mit.

Die üblen Konsequenzen des Rauchens sind damit noch nicht vollzählig. Schließlich bleiben ja noch die Rauchinhaltsstoffe übrig.

Größtenteils schlägt sich Teer in den Atemwegen nieder und sorgt im günstigen Fall für eine Entzündung der Luftwege in der Lunge (Bronchitis). Damit gehen aber neben dem Krebsrisiko (rund 95 % aller Lungenkrebstoten waren starke Raucher) auch erhöhte Infektionsanfälligkeit und Gefühlsstörungen einher. Geruchs- und Geschmacksstörungen sind – besonders bei starken Raucher – nicht selten.

Jeder Arzt sollte sich darüber im Klaren sein, dass Zigarettenrauchen der weitaus stärkste bekannte chemische Krankheitsauslöser ist. Tabak übertrifft diesbezüglich selbst den Alkohol. Um einem Patienten das Rauchen abzugewöhnen, bedarf es vor allem der hundertprozentigen Mithilfe des Betroffenen. Auch Medikamente können da nur unterstützende Wirkung haben. Es gibt nikotinhaltige Medikamente, die bei der Raucherentwöhnungstherapie eingesetzt werden. Das klingt anfänglich widersprüchlich – soll hier sozusagen der Teufel mit dem Beelzebuben ausgetrieben werden? Keineswegs. Versuche haben gezeigt, dass eine Reduzierung des Nikotingehaltes in den Zigaretten zu noch größerem Nikotinkonsum führt. Daraus schloss man, dass die Zufuhr von geringen Mengen Nikotin sich auf das Verlangen nach Zigaretten dämpfend auswirkt. Nikotinhaltige Medikamente stehen als Pflaster und Kaugummi zur Verfügung. Mit ihrer Hilfe gelingt es, die etwa 3 Wochen dauernden Entzugserscheinungen abzuschwächen. Die Zusammenarbeit mit einer Raucherberatungsstelle oder der Besuch einer Raucherentwöhnungsgruppe verbessert wesentlich die Chance, dauerhaft von der Zigarette loszukommen.

Wenn wir jetzt Rauchern chinesische Methoden anbieten, um sie von ihrer Sucht zu heilen, dann ist das ebenfalls als Unterstützung und nicht als Patentlösung anzusehen. Zumindest wird die hohe Rückfallquote ganz deutlich herabgesetzt.

So kann Selbstmassage unangenehme Entzugserscheinungen wesentlich entschärfen. Der Wille zum Aufhören bleibt so ungebrochen. Massieren Sie daher folgende Punkte täglich mehrmals je 30 Sekunden:

Di 4 – er liegt an der höchsten Stelle jenes Muskelwulstes, der sich bildet, wenn Sie Zeigefinger und Daumen fest gegeneinander pressen. An dieser Stelle drücken Sie stark gegen den an den Zeigefinger anschließenden Mittelhandknochen.

Auch gegen Kopfschmerzen, Zahnweh und Schnupfen erzielt man damit recht gute Erfolge. Bei psychosomatischen Störungen wird dieser Punkt ebenfalls gerne angewendet.

KS 6 – diesen Punkt finden Sie drei Querfinger oberhalb der inneren Handgelenkquerfalte, genau in der Mitte zwischen Elle und Speiche. Er gehört dem Meridian Kreislauf-Sexualität an.

M 36 – ein schon häufig erwähnter Punkt (»Dreimeilen des Fußes«). Er liegt eine Handbreit unter der Kniescheibe, einen Querfinger seitlich außen neben dem Schienbein. Nicht zuletzt dieser Punkt soll Fußballspielern von Nordkorea einmal bei einer Fußball-Weltmeisterschaft

中医保健

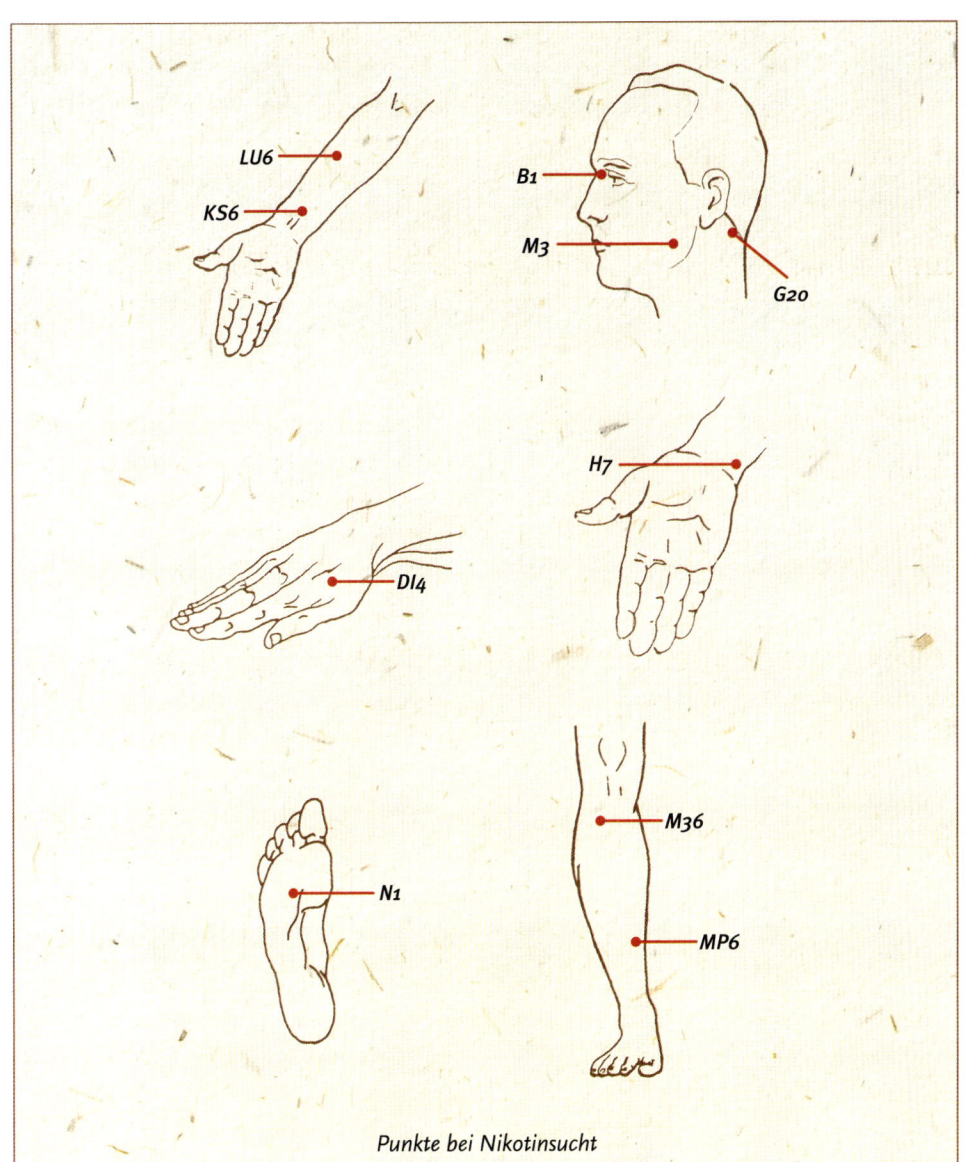

Punkte bei Nikotinsucht

中医保健

eine Sensation beschert haben: Nachdem die Spieler durch Spezialmassage gedopt worden waren, gelang es ihnen, die hoch favorisierten Italiener zu besiegen.

Lu 6 – wenn Sie die Speiche abmessen (jener Unterarmknochen, der auf der Daumenseite liegt) und diese Strecke halbieren, finden Sie auf der Innenseite des Unterarmes den gesuchten Punkt.

Entzugserscheinungen äußern sich auf verschiedene Weise. Falls »Kratzen« im Hals auftritt, können Sie zusätzlich noch den Punkt **M 3** sowie den Punkt **MP 6** drücken. **M 3** liegt im Unterkieferwinkel auf dem Kaumuskel. Wenn Sie die Zähne fest zusammenbeißen, tritt dieser Muskel ganz deutlich hervor. **MP 6** liegt eine Handbreit über dem inneren Knöchel, am Hinterrand des Schienbeines.

Achten Sie wie immer darauf leicht zu drücken, dann allmählich fester, um schließlich den Druck langsam wieder zu verringern.

Die richtige Durchführung der Akupressur ist Voraussetzung für die gewünschte Wirkung.

Raucher, die ehrlich bemüht sind, von ihrer Sucht loszukommen, fallen meist durch Unruhe und Nervosität auf. Mit Hilfe der chinesischen Heilkunst kann der »frisch gebackene« Nichtraucher die Nervosität sehr gut in den Griff bekommen. Hierbei soll der bereits vertraute Punkt **H 7** gedrückt werden. Er heißt nicht zu Unrecht »Tor zur Seele« und ist am Ende der inneren, dem kleinen Finger am nächsten liegenden Handgelenkquerfalte zu finden. Auch der Punkt **N 1** wurde bereits öfter empfohlen – er liegt zwischen vorderem und mittlerem Drittel der Fußsohlen in einer Mulde.

Sehr starke Raucher können eventuell bei Verzicht auf Nikotin vorübergehend unter ziemlich schweren Sehstörungen (Flimmern, sogar Sehausfall) leiden. Leichte Störungen, wie verschwommenes Sehen, sind mit Massage beeinflussbar.

Drücken Sie die Punkte **B 1** (im inneren Augenwinkel am Beginn des Tränenganges – chinesisch »Klare Sicht« genannt) und **G 20** (auf dem Hinterkopf – man tastet neben dem Ohrläppchen einen Knochenvorsprung, den so genannten Warzenfortsatz, lässt die Finger etwas zur Mitte gleiten und findet eine kleine Vertiefung. Dort liegt der Punkt **G 20**, der »Windteich«).

Akupressur kann natürlich Psychotherapie (am besten in der Gruppe), Sport und auch Ernährungsmaßnahmen nicht ersetzen, ergänzt aber jede Behandlung auf ideale Weise. Stichwort »Ernährung«: Viele Raucher beklagen sich über Gewichtszunahme im Zuge der Zigarettenentwöhnung. Lesen Sie bitte im Kapitel »Übergewicht« (siehe S. 246) nach und naschen Sie zum Ausgleich statt der üblichen Bonbons einfach eine Karotte oder einen Apfel.

中医保健

Haarausfall

Ein zuverlässiges Mittel gegen Haarausfall würde dessen Entdecker vermutlich zu einem der reichsten Menschen der Welt machen. Zu vielschichtig sind allerdings die Ursachen von Haarverlust, um jemals ein Patentrezept entwickeln zu können. Haarausfall kann an einigen Stellen kreisrund auftreten, aber auch den ganzen Kopf in dem Sinne betreffen, dass die Haare von Jahr zu Jahr schütterer werden.

Als **auslösende Momente** kommen neben einer erblichen Veranlagung eine ganze Reihe von Krankheiten in Frage: Hormonstörungen, Blutkrankheiten (Mangel an roten Blutkörperchen oder an Blutzellen überhaupt), fieberhafte Infektionskrankheiten, Eiterherde (Mandeln, Blinddarm, Zähne usw.), Ernährungsprobleme, Einfluss von Giftstoffen, Medikamente, aber auch der körperlich-seelische Erschöpfungszustand, der aus zu großem und lange andauerndem Stress entsteht.

Oft tritt Haarausfall nur vorübergehend auf, das Haar wird nach Überwindung der Ursache von selbst, ohne jede ärztliche Behandlung, wieder dichter und kräftiger. In den meisten Fällen allerdings gilt das Scherzwort: »Haarausfall ist eine Krankheit, bei der es keinen Rückfall gibt.«

Namhafte Hautärzte vertreten die Meinung, dass Haarausfall bei Männern ein völlig normaler Zustand ist, der sich aus der bestehenden hormonellen Situation ergibt. Jedes Ankämpfen dagegen wäre sinnlos. Das mag für jenen Haarausfall gelten, der erst in fortgeschrittenem Alter mit »Geheimratsecken« beginnt und dem Träger eigentlich nie eine völlige, »spiegelblanke« Glatze beschert. Wer jedoch schon Mitte 20 langsam, aber sicher sein Haupthaar verliert, sollte nichts unversucht lassen, diesen Zustand zu ändern. Teure Haarwuchsmittel, die in großen Mengen angeboten werden, haben allerdings erfahrungsgemäß nur in ganz seltenen Fällen die gewünschte Wirkung erbracht.

Grundsätzlich gilt es, die Ernährungssituation des Haares zu verbessern. Ist die Durchblutung der Kopfhaut gestört, so können keine Nährstoffe an die Haarwurzel gelangen. Das solcherart unterernährte Haar stirbt ab und fällt aus.

Alle durchblutungsfördernden Maßnahmen bringen daher Besserung: Diese sind aber nicht nur an Ort und Stelle zu setzen. Ein gut funktionierender Kreislauf und die Vermeidung von Risikofaktoren, die zur Verengung der Blutgefäße führen können (üppige Ernährung, Rauchen, Stress), sind Grundvoraussetzungen.

Die traditionelle chinesische Medizin bedient sich der Akupunktur und der Massage als Möglichkeit zur Selbsthilfe und auch zur Unterstützung anderer Behandlungsmethoden. Allerdings ist selbst bei Haarausfall aus den eingangs erwähnten Gründen eine fachärztliche Untersuchung zweckmäßig.

Die im Folgenden beschriebenen Massagegriffe dienen in erster Linie der Anregung der Kopfhautdurchblutung sowie auch der Beseitigung muskulärer Verspannungen, die bei nervösen Menschen fast immer auftreten:

⯈ Klopfen Sie den ganzen Kopfhautbereich mit den Fingerkuppen der linken oder rechten Hand nicht zu fest mindestens hundertmal ab. Kopfschmerz darf dabei natürlich nicht entstehen.

⯈ Nun wird die Kopfhaut vorsichtig, mit den Fingerkuppen vibrierend massiert (friktioniert) und sanft verschoben. Die Haare dürfen dabei nicht gerieben werden. Behandeln Sie den Kopf mehrere Minuten lang, mindestens 50-mal mit der Friktions- und Schiebetechnik. Ungeduldige haben wenig Chancen auf Erfolg.

⯈ Ziehen Sie regelmäßig (einige Male am Tag) an den Haaren. Dieser Griff ist besonders als Vorbeugung gegen Haarausfall geeignet. Fassen Sie jeweils ein Haarbüschel mit Daumen und Zeigefinger und ziehen es schräg nach unten. Aber nur zart und kurz ziehen – nicht gleich ausrupfen! Der Vorgang wird 20- bis 30-mal wiederholt.

Natürlich bietet auch die chinesische Massage einige sehr gute Möglichkeiten an. Drücken Sie die folgenden Punkte jeweils 30 Sekunden lang:

N 1 – einer unserer Hauptpunkte. Die traditionelle chinesische Medizin geht von der Annahme aus, dass Haarprobleme mit dem Organkreis Niere zusammenhängen. Der Nierenmeridian spielt daher bei Vorbeugung gegen Haarausfall und der Behandlung von sprödem, leicht fettendem Haar die Hauptrolle. Der Punkt liegt auf der Fußsohle.

N 3 – befindet sich zwischen Innenknöchel und Achillessehne.

N 16 – ein Querfinger seitlich des Nabels. Massieren Sie auch die ganze innere Seite des Unterschenkels in Längsrichtung vom Knöchel bis zum Knie.

Le 5 – suchen Sie diesen Punkt sechs Querfinger oberhalb des inneren Knöchels.

MP 9 – tasten Sie an der Innenseite des Kniegelenkes die obere Verbreiterung des Schienbeines. Darunter liegt der Punkt.

Ganz gut hilft auch eine Entschlackungskur, bei der Sie einige Wochen lang Süßigkeiten und fettreiche Speisen meiden sollten.

Trinken Sie täglich zwei bis drei Schalen Brennnesseltee. Kopfhautjucken und Schuppenbildung werden gut darauf reagieren.

Vergessen Sie bitte nicht, nach dem Waschen der Haare die Kopfhaut 30 Sekunden lang von der Stirn in Richtung Hinterkopf zu massieren.

中医保健

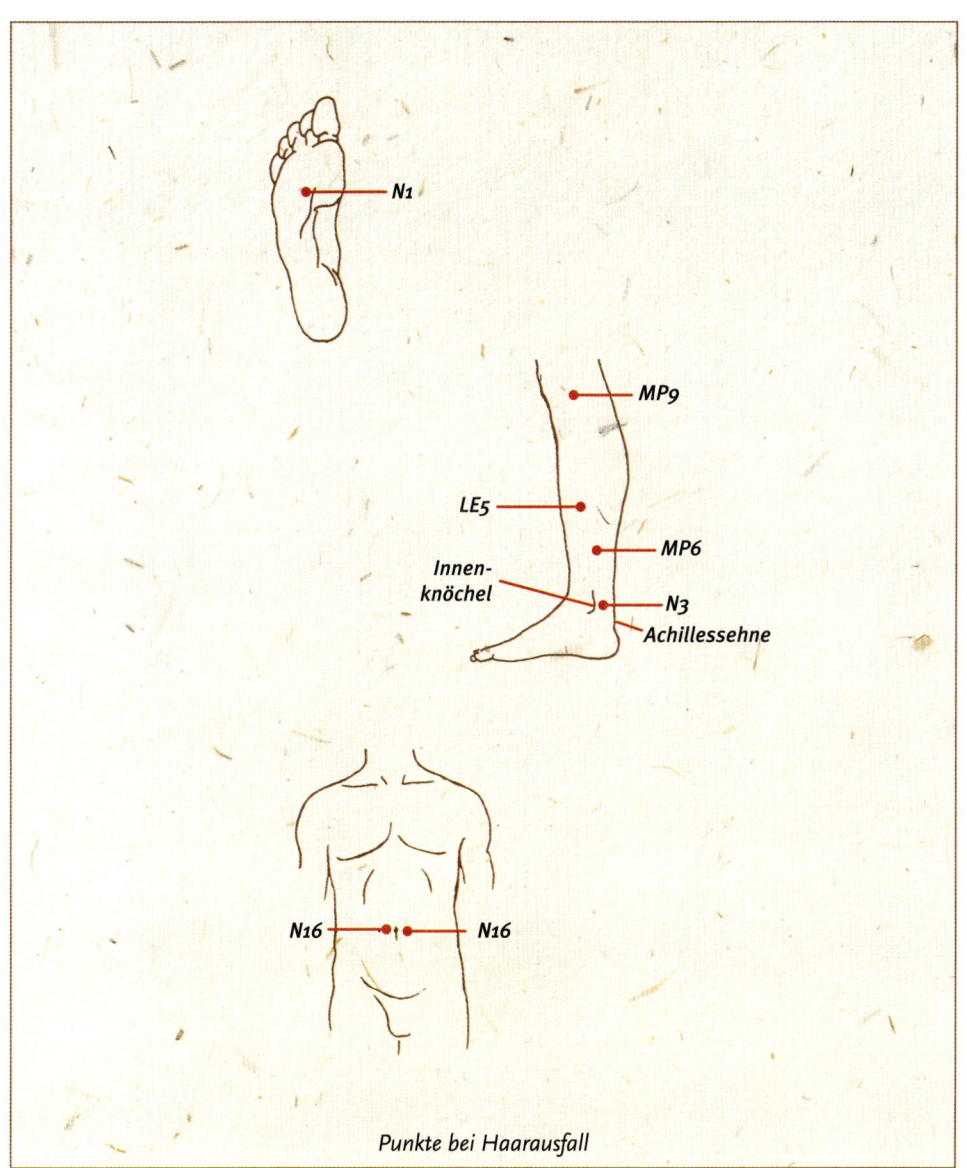

Punkte bei Haarausfall

Seekrankheit

Seekrankheit gehört in den großen Kreis der psycho-vegetativen Störungen, entsteht also durch eine Fehlsteuerung des unbewussten Nervensystems.

Schwindelgefühl und Übelkeit – die Hauptscheinungsbilder – haben demnach nichts mit Kreislaufstörungen zu tun, die etwa auf zu niedrigem Blutdruck beruhen.

In erster Linie ist der Magen von der Seekrankheit betroffen. Die »beleidigten« Magennerven beruhigen sich rasch, wenn Sie folgende Maßnahmen durchführen: Legen Sie sich in der Kajüte nur ganz flach hin – Übelkeit und Brechreiz verschwinden augenblicklich. Zudem hilft jede Form der Ablenkung, am besten ein Gespräch. Zur Beruhigung trägt auch Melissentee bei.

Vorbeugend können Sie drohender Seekrankheit mit Akupressur zu Leibe rücken. Die Symptome, die übrigens auch beim Fliegen auftreten, müssen schon zu Beginn bekämpft werden. Drücken Sie eine Stelle, die drei Millimeter hinter dem Nagelbett der zweiten Zehe liegt, ganz fest. Das kann unter Umständen höllisch weh tun, nützt aber ziemlich zuverlässig. Auch örtliche Erwärmung mit der Moxazigarre oder Zigarette, täglich fünf Minuten lang (nicht verbrennen!), hat recht gute vorbeugende Wirkung.

Beginnen Sie mit dieser Behandlung 14 Tage vor Antritt der Reise, in deren Verlauf Sie Seekrankheit oder Flugangst befürchten. Dann legen Sie eine dreitägige Pause ein; unmittelbar vor der Abreise führen Sie nochmals die Behandlung durch. Bei Übelkeit hilft generell (auch, wenn ganz andere Ursachen vorliegen) ein 30 Sekunden langer Druck auf den Punkt KS 6. Er befindet sich drei Querfinger über der inneren Handgelenkquerfalte zwischen Elle und Speiche. Meistens ist dieser Punkt so deutlich druckempfindlich, dass seine Auffindung keinerlei Schwierigkeit bereitet.

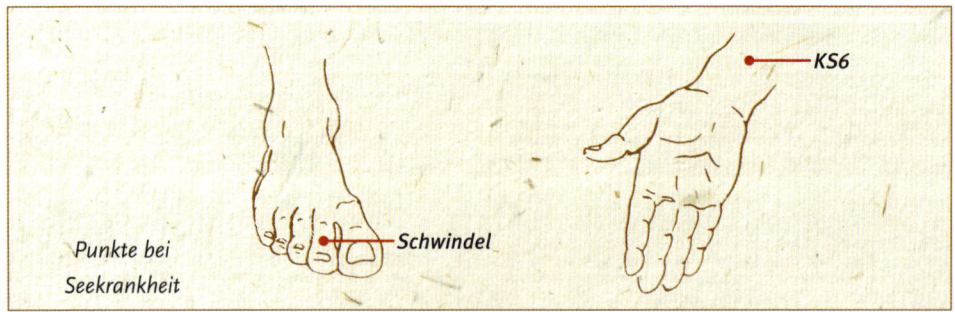

Punkte bei Seekrankheit

Schwindel

KS6

中医保健

Wechselbeschwerden

Auch die vielfältigen Zustände des Unwohl-fühlens, die Frauen meist zwischen dem 45. und 55. Lebensjahr befallen, hängen mit Unregelmäßigkeiten des unbewussten Nervensystems zusammen. Bei jenen Frauen, die schon in früheren Jahren unter entsprechenden psychosomatischen Krankheiten gelitten haben, treten Wechselbeschwerden umso deutlicher auf.

In erster Linie ist jedoch die hormonelle Umstellung Ursache des Menopause-Syndroms. Der Wechsel oder das Klimakterium beginnt mit unregelmäßigem Menstruationszyklus. Dann hören die monatlichen Blutungen völlig auf. Innerhalb eines Jahres nach der letzten Blutung stellen die Eierstöcke ihre Funktion ein. Wodurch es zu einem »Durcheinander« im Hormonhaushalt kommt.

Die Symptome können Hitzewallungen, Kopfschmerzen, Angstzustände, Depressionen, rheumatische Beschwerden, Appetitlosigkeit, Schweißausbrüche, Kältegefühl, Magenschmerzen, Unterleibsbeschwerden, starke Nervosität und vieles mehr sein. Über eine mögliche Hormonersatztherapie berät der Gynäkologe.

Gesunde Lebensweise wirkt sich in diesem Zustand überaus positiv aus. Die Erfahrung lehrt, dass Frauen, die nicht rauchen, viel Bewegung mach und sich vernünftig ernähren, solchen Störungen in weit geringerem Ausmaß unterworfen sind.

Erschwerend kommt aber auch bei vielen Frauen dazu, dass in dieser Zeit die Kinder meistens »flügge« werden und das Elternhaus verlassen; auch die Anziehungskraft auf das »andere« Geschlecht beginnt nachzulassen.

Natürlich kommen Frauen um den Wechsel nicht herum. Aber von den Möglichkeiten, den Übergang erträglich zu gestalten, sollte doch Gebrauch gemacht werden. Da man in dieser Phase zum Fettansatz neigt, muss täglich Sport auf dem Programm stehen. Nur viel Bewegung ist ein Garant für die Erhaltung des gewünschten Gewichtes.

Die Chinesen empfehlen Frauen in den Wechseljahren tägliches Bürsten der Innenseite der Beine von unten nach oben bis zum Bauch. Es kann auch mit der Hand kräftig gestrichen werden. Anschließend die Rückseite und das Kreuz massieren bzw. bürsten.

Folgende Punkte sind zu drücken:

MP 6 – vier Querfinger oberhalb der Spitze des inneren Knöchels am Hinterrand des Schienbeines.

MP 9 – an der Innenseite des Knies, knapp unterhalb des Schienbeinvorsprunges.

N 6 – knapp unter dem Innenknöchel.

Di 4 – pressen Sie Daumen und Zeigefinger fest gegeneinander. An der höchsten Stelle des Muskelwulstes, der sich daraufhin bildet, liegt der gesuchte Punkt. Gegen den Mittelhandknochen in der Verlängerung des Zeigefingers drücken.

G 3 – ein Querfinger oberhalb des oberen Randes des Jochbeines.

B 23 – in Höhe des 2. Lendenwirbeldornfortsatzes, zwei Querfinger seitlich der hinteren Mittellinie. Suchen Sie den 4. Lendenwirbel-

dornfortsatz in Höhe des Beckenoberrandes und zählen Sie dann zwei Knochenzacken nach oben.

B 32 – im 2. Sakralloch.

M 25 – zwei Querfinger seitlich des Nabels.

Auch die erwähnten Punkte MP 9 und MP 6 sollen jeden zweiten Tag rund 30 Sekunden lang erwärmt werden.

中医保健

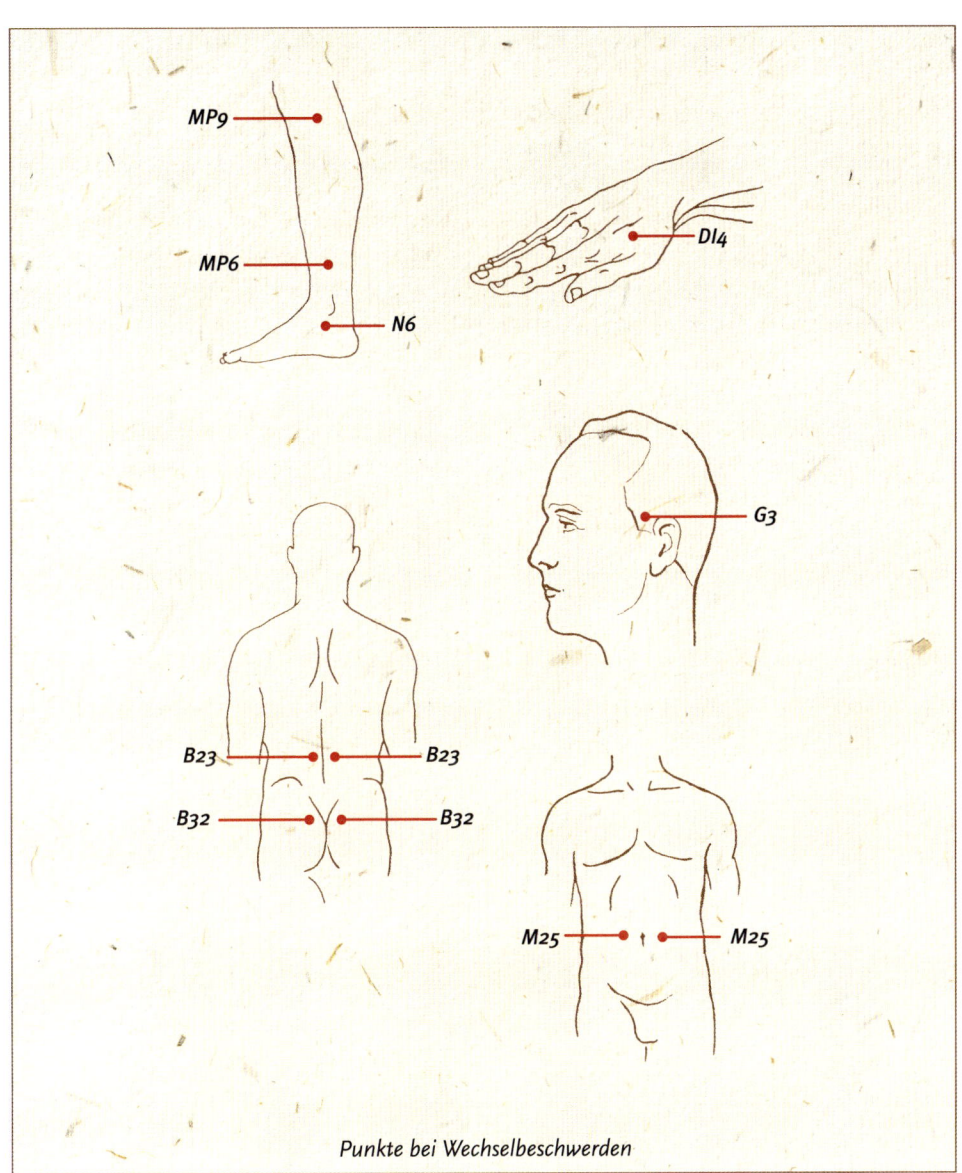

MP9

MP6

N6

DI4

G3

B23 — B23

B32 — B32

M25 — M25

Punkte bei Wechselbeschwerden

中医保健

Burn-out-Syndrom

Typische Beschwerden sind Müdigkeit, Verstimmtheit, Kopfschmerzen und Schlafstörungen. Nach Ansicht der TCM sitzt die Ursache im Organ Herz. Zusätzlich beteiligt sind Organe wie Milz/Pankreas, Niere, Leber und Magen. In der Schulmedizin denkt man hier an Neurasthenie, larvierte Depression, Psychosomatose oder Burn-out-Syndrom etc.

Als Ursachen kommen in Frage: psychische Belastungen, körperlicher Stress, Störungen in den oben genannten Organen.

Schmerzen, Stoffwechselstörungen, Schlafstörungen, Bewegungseinschränkung etc. bedeuten:

▶ Stauung im Meridian-System

▶ Störung des Gleichgewichts von Yin und Yang

▶ Störung in der Wechselwirkung der 5 Elemente

▶ Störung in den einzelnen Organsystemen

▶ Störung im psychisch-sozialen Bereich

Normalzustand ist das freie Fließen von Qi-Xue (Vitalenergie Qi und Blut Xue) in den Meridianen und das Gleichgewicht zwischen Yin und Yang.

Mögliche schädigende Faktoren

▶ Exogen, bioklimatisch: Alter, Trauma, Überlastung, Wind, Kälte, Feuchtigkeit, Trockenheit etc.

▶ Endogen, psychosomatisch: Freude, Angst, Sorge etc.

Die nicht analytisch, nicht morphologisch, nicht invasiv, aber ganzheitlich orientierte chinesische Medizin zeigt sich für bestimmte Indikationen als eine äußerst erfolgreiche Heilmethode. Sie ergänzt die analytisch, morphologisch, physikalisch, chemisch orientierte Medizin in idealer Weise.

Im Westen ist die TCM nur komplementär zur modernen Medizin anzuwenden. Die Integration der Akupunktur in die moderne Schmerztherapie ist ein sehr gelungenes Beispiel.

Kopfschmerzen, Müdigkeit, Verstimmtheit, Schlafstörungen haben aus der Sicht der TCM in erster Linie mit dem Herzen zu tun.

Das Gehirn, das Rückenmark und das Knochenmark werden in der TCM als eine Einheit betrachtet. Topographisch gesehen ist das Gehirn der TCM mit dem Gehirn der westlichen Medizin identisch, aber psychologisch wird in der TCM die Gehirnfunktion mit den Organen Herz, Leber, Gallenblase etc. in Zusammenhang gebracht. Das Herz wird der Funktion nach mit

中医保健

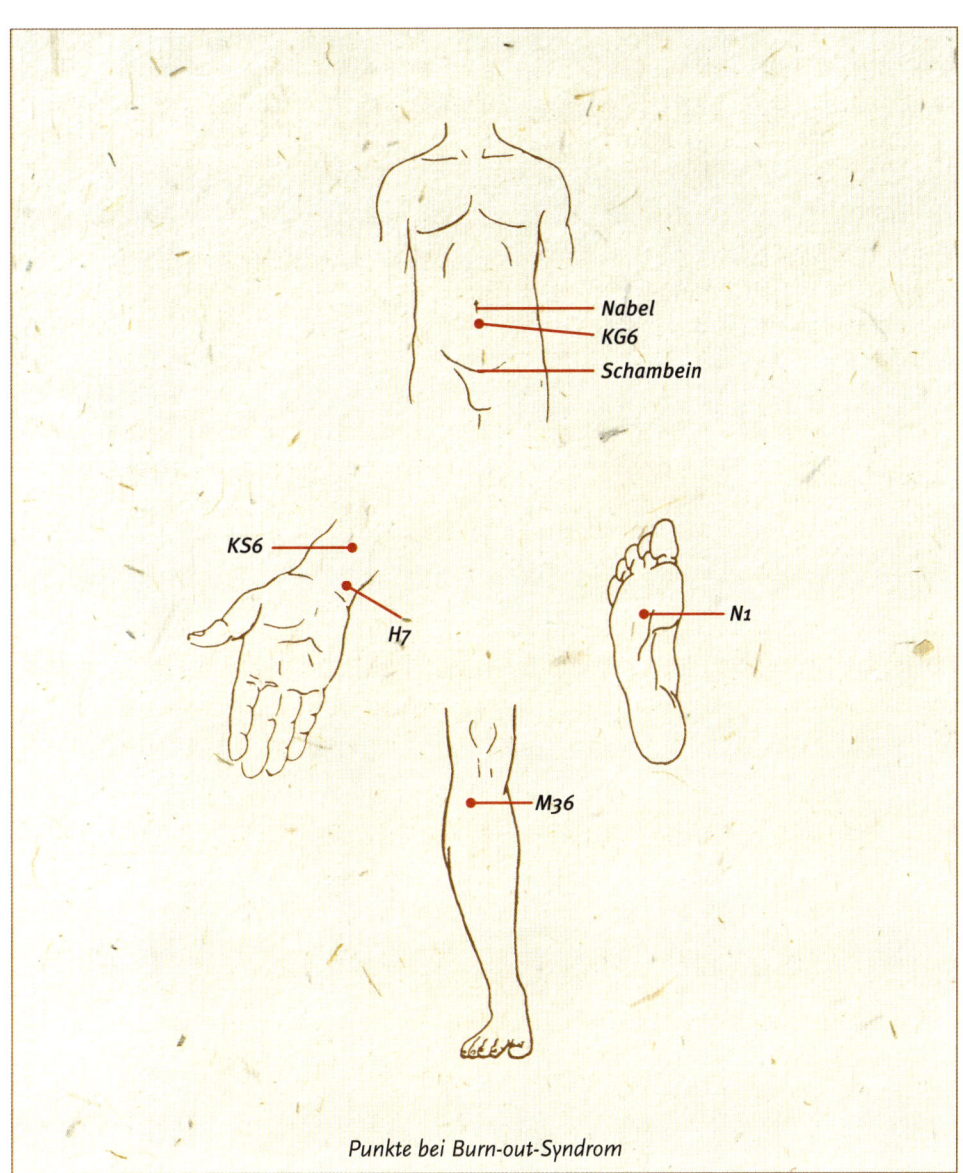

Nabel
KG6
Schambein

KS6
H7

N1

M36

Punkte bei Burn-out-Syndrom

中医保健

dem König des Staates verglichen. Besonders wichtig für uns ist die psychosomatische Kontrollfunktion des Herzens auf alle übrigen Organe. Das Gehirn wird in der TCM oft als Mark bezeichnet. Dadurch bringt die TCM eine enge Beziehung des Hirns mit den Knochen und der Niere zum Ausdruck. Bei der westlichen Diagnose einer Gehirnerkrankung sieht die TCM eine mögliche Beteiligung einer Nierenfunktionsstörung.

Häufige klinische Zeichen der Erkrankung des Gehirnes sind: Kopfschmerz (Cephalaea), Schwindel (Vertigo), manisch-depressives Zustandsbild, Epilepsie, Apoplexie (Schlaflosigkeit, Schlaganfall), Kollaps, Opisthotonus bei fieberhaften Erkrankungen, Demenz, Melancholie, Hysterie, Insomnie, viel Schlaf, Vergesslichkeit, Tremor, Schädeltrauma etc.

Was tun?

Wir suchen zuerst nach einer möglichst exakten schulmedizinischen Diagnose. Dann bemühen wir uns mithilfe der bestmöglichen, uns zur Verfügung stehenden Therapie der Schulmedizin dem Patienten zu helfen. Wenn diese schulmedizinische Therapie dem Patienten nicht optimal helfen kann, dann ist eine zusätzliche TCM-Therapie mit Akupunktur, TENS (transkutane elektrische Nervenstimulation) und Selbsthilfe angezeigt. Die Eingeweide arbeiten nicht optimal, die Blut- und Energiezirkulation ist gestört.

Es wird hier gerne vom Patiententyp mit Fülle-Symptomatik gesprochen, mit folgenden Symptomen: Ein- bzw. Durchschlafstörungen, Kopfschmerzen, rote Augen, leichte Erregbarkeit, Mundtrockenheit, viele Träume, innere Unruhe, Schwindel, Magen-Darm-Beschwerden etc.

Auf der anderen Seite gibt es den Patiententyp mit Leere-Symptomatik: Vergesslichkeit, feuchtwarme Fußsohlen und Handflächen, Mundtrockenheit, Müdigkeit, Depression, wenig Appetit, Stuhl ist meist weich und ungeformt, auch Kreuzschmerzen, Kopfschmerzen, Schwindel, Schreckhaftigkeit, Ängstlichkeit.

Die Behandlung unterscheidet sich in beiden Fällen hauptsächlich in der Reizdosierung und im Verlauf. Im Falle der so genannten Fülle kann der Behandlungsreiz stärker sein. Die Besserung tritt schneller ein. Im Falle der so genannten Leere muss man den Behandlungsreiz schwächer setzen. Man benötigt allgemein eine höhere Behandlungszahl.

Für die Behandlung des Burn-out-Syndroms werden die Punkte N 1, M 36, KS 6 und H 7 gedrückt; bei Anwendung der Moxibustion werden die Punkte M 36 und KG 6 erwärmt.

中医保健

Kopfschmerzen, Migräne

Kopfschmerz ist eine der häufigsten Beschwerden, mit dem der Patient den Akupunkturarzt aufsucht. Der chronische Kopfschmerzpatient hat in vielen Fällen eine langjährige Leidensgeschichte.

Bei mehr als 90 % aller Kopfschmerzen handelt es sich um Migräne und Spannungskopfschmerzen, wobei Männer, Frauen und Kinder betroffen sind. Weltweit treten bei mehr als 60 % der Bevölkerung verschiedene, wiederkehrende Kopfschmerzen auf. Frauen sind häufiger betroffen als Männer, meist im Alter zwischen 20 und 40.

Kaum ein Schmerzzustand lässt sich so schwer exakt definieren wie der Kopfschmerz. Das unangenehme Gefühl kann den Schädel betreffen, aber auch das Gesicht, die Nackenregion oder kann hinter den Augen lokalisiert sein. Vielfältig sind auch die Ursachen von Kopfschmerzen. Daher hat unsere Forderung nach ärztlicher Diagnose vor der Selbstbehandlung in diesem Fall am meisten Berechtigung.

Kopfschmerzen können so unerträglich sein, dass sie mitunter sogar Selbstmordgedanken auslösen. Sie sind nicht als Krankheit isoliert zu betrachten, sondern als Ausdruck eines Grundleidens, das beseitigt werden muss. Das Symptom zu bekämpfen, fällt mit Hilfe der Chemie oft relativ leicht – ein paar schmerzstillende Tabletten und der Schmerz weicht einem Gefühl dumpfer Betäubung. Doch gerade diese Medikamentengruppe kann gefährliche Nebenwirkungen hervorrufen.

Sollte also eine medizinische Untersuchung ergeben, dass Kopfweh im speziellen Fall keine ernsten Hintergründe hat, sondern auf Ursachen zurückzuführen ist, die man selbst wirkungsvoll bekämpfen kann, dann werden unsere Anleitungen helfen.

Wir beschäftigen uns in erster Linie mit einem Zustand, den man Migräne nennt, sowie mit Schmerzen, die auf Muskelverspannungen im Bereich der Wirbelsäule und auf gestörte Stoffwechselsituationen zurückgehen. Auch falsche Ernährung führt, häufiger als man annehmen möchte, zu starken Kopfschmerzen.

Was ist Migräne?

Vorerst einige grundsätzliche Angaben über Migräne. Die Anfälle verlaufen meist in drei Stadien:

Das **erste Stadium** dauert rund eine halbe Stunde und geht mit Einschränkungen des Sehvermögens einher. Es können so genannte »Flimmerskotome« auftreten, der Leidende sieht seine Umgebung nur noch unvollständig, vergleichbar einem fehlerhaften Mosaik. Wenn er die Augen schließt, erscheinen Flecken mit flimmerndem Rand. In dieser Phase tritt meist noch kein Schmerz auf. Allerdings kann es zu Schwindelgefühl, Gefühls- und Sprachstörungen kommen.

Das **zweite Stadium** äußert sich bereits in sehr starken Kopfschmerzen, die an die Grenze des Erträglichen gehen. Sie sind oft verbunden mit Brechreiz, aber auch mit Bauchkrämpfen. Der Anfall dauert meistens mehrere Stunden.

Dumpfer, aber nicht pulsierender Kopfschmerz kennzeichnet das **dritte Stadium,** das sogar tagelang anhalten kann. Begleitsymptom ist oft leichte Übelkeit.

Der Migräneschmerz beginnt meist halbseitig und wechselt vielfach während des Anfalles auf die andere Seite. Er kann aber durchaus auch doppelseitig auftreten.

Migränekranke sind während ihres Leidens überaus geräusch- und lichtempfindlich. Hier kann schon eine Behandlung ansetzen, die mit chinesischen Heilmethoden aber nichts zu tun hat: Legen Sie sich in einen abgedunkelten Raum und vermeiden Sie jegliche Geräusche (Radio, TV, Unterhaltung). Dazu eventuell ein feuchtes Tuch über die Augen legen. Selbst das Geruchsempfinden kann bei Migränekranken gesteigert werden. Jeder zweite Patient klagt über eine Einschränkung des Denkvermögens sowie Konzentrationsmangel.

Migräne-Test

Es liegt ein recht gutes Testverfahren vor (nach Dr. Biedermann, Stuttgart), das erlaubt, Migräneanfällige mit großer Wahrscheinlichkeit als solche zu entlarven.

Das ist der Fall, wenn die überwiegende Anzahl der folgenden Fragen mit »Ja« beantwortet wird.

▶ Sind Sie morgens grundsätzlich nicht gut aufgelegt?

▶ Sind Sie abends leistungsfähiger als am Morgen?

▶ Neigen Sie zur Überempfindlichkeit gegenüber Gerüchen (Tabak, Knoblauch, Kaffee usw.)?

▶ Sind Sie »lichtscheu«? (Stört Sie zum Beispiel das flackernde Licht einer Kerze?)

▶ Fühlen Sie sich in der Früh eher zerschlagen als munter?

▶ Leiden Sie mitunter unter Sinnestäuschungen?

▶ Haben Sie öfter Konzentrationsschwierigkeiten?

▶ Leiden Sie hin und wieder an Gedächtnislücken? (Sie beginnen ein Gespräch und wissen dann plötzlich nicht mehr, was Sie sagen wollten.)

中医保健

- Gibt es in der Verwandtschaft Migränekranke?

- Haben Sie Albträume?

- Müssen Sie bei Sonne oder Schnee eine Sonnenbrille tragen?

Wenn Sie also nach diesem Test herausfinden, dass Sie zu migräneartigen Kopfschmerzen tendieren, besteht kein Grund zur Verzweiflung.

Die Beschwerden lassen sich durch vernünftige Lebensweise schon im Ansatz verhindern (viel Bewegung in frischer Luft, Vermeidung von Alkohol und starkem Kaffee, Entspannungsübungen, gesunde, vielseitige Ernährung und nicht zuletzt auch vorbeugende chinesische Massage). Ist das Malheur – sprich: der Anfall – bereits passiert, schaffen chinesische Heilmethoden eher Abhilfe als schmerzstillende Tabletten.

Wann ist es sinnvoll eine Akupunktur zu machen?

Wenn der Patient das Pech hat, auf die bisherige Behandlung durch die Schulmedizin nicht optimal anzusprechen, dann die Akupunktur oft als der letzte Weg beschrieben.

Nach unserer Erfahrung kommt es in mehr als 70 % der Fälle zu einem positiven Ausgang der Behandlung.

Vor der Akupunktur muss eine den Kopfschmerz zugrunde liegende organische Erkrankung ausgeschlossen werden. Es gibt bis heute keine Labor- oder apparative Methode zur Diagnose von Kopfschmerzen. Daher muss der Arzt eine zeitaufwendige, schwierige Anamnese und einen klinischen Befund erheben. Der Akupunkturarzt hat hier eine Doppelbelastung (für SM und TCM).

Was sagt die TCM zu Kopfschmerzen?

Für eine optimale Behandlung ist eine exakte TCM-Differentialdiagnose (BIANZHENG) Pflicht. Aus der Sicht der TCM unterscheiden wir je nach dem Krankheitsbild 6 typische Arten von Kopfschmerzen:

- Stagnation von Leber-Qi

- Hyperaktivität des Leber-Qi bei Yin-Mangel

- Allgemeiner Mangel an Qi und Xue

- Phlegma verlegt die kleinen Äste des Meridiansystems

- Wind-Symptomatik

Die Bianzheng-Diagnose nach TCM ist für uns nur ein effizientes Konzept für die Akupunktur-Praxis. Es handelt sich hierbei um keine wissenschaftliche Erklärung.

中医保健

Ist Migräne mit Akupunktur heilbar?

Pro Behandlung verwendet der Arzt etwa 12 dünne Einwegnadeln. Das Setzen der Nadel ist schmerzlos. Dann wird die Nadel kurz händisch gedreht und für etwa 20 – 30 Minuten liegen gelassen. Ein sehr wohliges Gefühl verspürt der Patient während des Liegens. Dieses Gefühl kann Stunden und Tage danach noch vorhanden sein.

Die Wirkung tritt in den meisten Fällen innerhalb der ersten 6 Behandlungen auf. Nach einer Behandlungsserie von etwa 15 Sitzungen empfehlen wir eine Pause von 3 – 6 Monaten einzuhalten.

Alle Dauermedikamente gehen weiter. Die Menge des Bedarfmedikaments wird deutlich verringert. Eine Heilung ist auch bei optimalem Therapieeinsatz nicht möglich.

Ohrreflexzone, TENS (transkutane elektrische Nervenstimulation), Qigong, Akupressur und ev. Diätempfehlung runden die ganzheitliche Therapie der TCM ab.

Was spüre ich als Patient?

Wenn Nebenwirkungen auftreten, so sind es meist positive, etwa in der Art: »Man sagt, ich bin viel ruhiger geworden«.

Fallen sie jedoch negativ aus, dann muss der Arzt nochmals genau die Diagnose der SM (Schulmedizin) und TCM anschauen. Mit der Akupunktur wird die so genannte Selbstregulation, die Abwehr des vegetativen Rhythmus, angeregt und verbessert. Im Chinesischen heißt das: Die Harmonie zwischen Yin und Yang im Körper wieder herstellen.

Wie folgt lassen sich neben Migräne auch Kopfschmerzen, die von verspannter Nackenmuskulatur herrühren, erfolgreich behandeln:

Drücken Sie mit dem Daumen die Punkte MP 3, MP 4, B 63, B 10 und M 41 5-mal je 5 Sekunden lang sehr kräftig. Die Punkte können Sie zwar unseren Skizzen entnehmen, wir wollen die Lokalisation dennoch zusätzlich genau beschreiben.

Den Punkt MP 3 finden Sie knapp hinter dem 1. Mittelfußknochen. Er ist auch wirksam gegen Durchfall, Erbrechen und Darmbeschwerden verschiedener Art.

MP 4 heißt der »Fürstenenkel« und liegt auf der Fußinnenseite, etwa am höchsten Punkt des Fußgewölbes. Drücken Sie ihn bei Magenschmerzen und Darmbeschwerden.

B 63 ist das so genannte »Goldtor«. Die Stimulierung dieses Punktes nützt nicht nur gegen Kopfschmerzen, sondern beeinflusst auch Schmerzen im Sprunggelenk, in den Lenden und im Bein günstig. Der Punkt liegt einen Querfinger vor und unterhalb des äußeren Knöchels.

中医保健

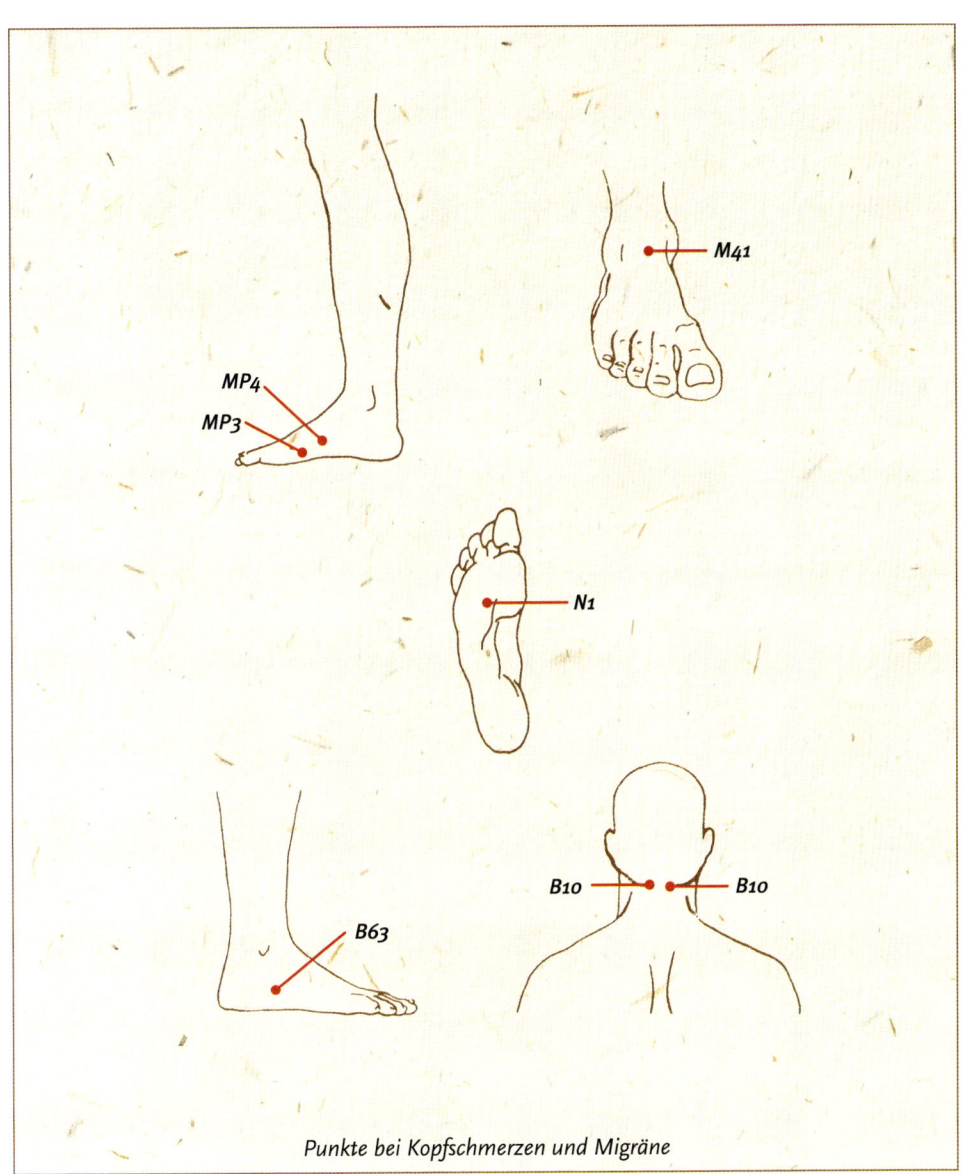

Punkte bei Kopfschmerzen und Migräne

B 10 heißt »Himmelssäule«, weil er am Ansatz des Kapuzenmuskels am Hinterkopf liegt. Sie finden die »Himmelssäule« etwa einen Querfinger seitlich der hinteren Körpermittellinie in Höhe des Haaransatzes. Neben Kopfweh kann man damit auch Nackensteifheit, Schlafstörungen, Schmerzzustände im Hals sowie Heiserkeit nach zu starker Beanspruchung der Stimmbänder lindern.

Einen weiteren Punkt gegen Kopfschmerzen finden Sie in der Mitte der vorderen Querfalte des Sprunggelenkes – es handelt sich um M 41, der auch der Linderung von Beschwerden im Sprunggelenk dienen kann.

Nachdem Sie die beschriebenen Punkte wie empfohlen gedrückt haben, gehen Sie bitte dazu über, den Fuß von der Sohle bis zum Knie leicht hin und her zu streichen, zu massieren. Danach Fußsohle und Unterschenkel etwas fester kneten. Nun wieder von der Fußspitze bis zum Knie streichen. Ist diese Behandlung abgeschlossen, drücken Sie mit dem Daumen oder mit Hilfe eines abgerundeten Holzstabes neuerlich den Punkt MP 4 sowie den Punkt N 1 mehrmals je 5 Sekunden lang. Der Schmerz, den Sie dabei empfinden, wird allmählich geringer – ein Zeichen, dass die Behandlung wirkt.

Jetzt kommt nochmals die »Himmelssäule« an die Reihe; der linke und der rechte Punkt B 10, der mit beiden Daumen gleichzeitig gedrückt wird. Verstärken Sie dabei etwas den Druck im linken Punkt B 10 (diese Übung wird auch als B10-Massage-Gymnastik bezeichnet).

Wir haben schon kurz erwähnt, dass Kopfschmerzen die verschiedensten Ursachen haben können. Darauf näher einzugehen, würde über den Rahmen dieses Buches hinausgehen. Die Warnung, Kopfweh nicht zu unterschätzen, sei aber nochmals wiederholt.

Bei folgenden Alarmsymptomen sollte unbedingt rasch ein Arzt aufgesucht werden:

▶ Wenn die Schmerzen plötzlich, sozusagen aus »heiterem Himmel« auftreten und der Betroffene sonst selten unter Kopfweh leidet.

▶ Wer in der Nacht mit Kopfschmerzen erwacht, sollte diese Erscheinung ernst nehmen und sich untersuchen lassen.

▶ Manchmal wird Kopfschmerz durch Husten verstärkt. Das kann harmlose Ursachen haben, aber auch von einer Störung des zentralen Nervensystems herrühren.

▶ Kinder, die unter Kopfschmerzen leiden, sind grundsätzlich zum Arzt zu bringen!

▶ Ältere Leute müssen plötzlich auftretende Kopfschmerzen als mögliches Alarmsignal vor einem Schlaganfall betrachten.

▶ Keine Selbstbehandlung bei Kopfschmerzen, die nach Sturz oder Schlag auf den Kopf entstanden sind!

中医保健

- Auch Kopfschmerzen, die mit Fieber oder Erbrechen einhergehen, dürfen nur von einem Arzt beurteilt werden.

- Bei Kopfweh im Zusammenhang mit Verwirrung unbedingt einen Arzt aufsuchen bzw. sollte ein Mitmensch für ärztliche Hilfe sorgen.

Anders ist es natürlich, wenn Sie nach einer feuchtfröhlichen Feier am nächsten Morgen mit einem »Kater« aufwachen. Dann leisten Ihnen die empfohlenen Maßnahmen ebenso gute Dienste. Sie sind aber auch nur als Unterstützung zu betrachten und können die schon besprochene vernünftige Lebensweise nicht ersetzen.

Kopfschmerz tritt nicht selten im Zuge einer starken nervlichen Anspannung auf. Dann eignet sich zur Behandlung neben Akupressur vor allem Schattenboxen (Taijiquan) als aktive Entspannungsübung. Auch alle passiven Entspannungsmaßnahmen, wie ruhiges Liegen in der Badewanne, helfen.

Sehr wichtig ist ausreichende Sauerstoffzufuhr. Vergessen Sie daher in Ihrem Behandlungsprogramm unter keinen Umständen auf Atemübungen, die im Kapitel »Schattenboxen« (S. 133) ausführlich beschrieben werden.

Psychosomatische Behandlung mit der Arbeitshypothese der TCM

Die Psyche ist stets ein fester Bestandteil der Basistheorie der TCM:

Organlehre, 5-Elemente-Lehre, Yin-Yang-Lehre und Krankheitslehre. Bei jeder organischen Störung kann eine psychische Symptomatik mit dabei sein. Auch jede intensive, lang anhaltende psychische Belastung kann organische Störungen verursachen und beeinflussen.

Deswegen wird bei jedem Patienten zuerst sein psychisch-geistiger Zustand beurteilt, um die Mitarbeit des Patienten zu sichern.

Die Wechselwirkung unter den 5 Elementen gibt dem Arzt noch die Möglichkeit, über Organe und ihre Wechselbeziehung zueinander die psychische Störung zu therapieren.

Für die psychosomatische Therapie aus der Sicht der TCM ist noch die Kenntnis von den so genannten »3 Schätzen des Körpers« wichtig: Psyche (Shen), Vitalenergie (Qi) und Essenz der Niere (Jing).

Energiequellen aus Sicht der TCM

Symptome des Burn-out-Syndroms wie Schlafstörungen, chronische Schmerzen, Depression etc. sieht die TCM als Folge eines Mangels an Vitalstoffen (Qi) aus der Atmung, aus der Verdauung und aus der Erbanlage an.

Lehre der 3 Erwärmer, die 3 Energiequellen

Thorax = oberer Erwärmer
Lunge, Herz
Sauerstoff aus der Atemluft (Atmungs-Qi)

Oberbauch = mittlerer Erwärmer
Magen/Pankreas
Nährstoffe, Blut etc. aus der Nahrung

Becken = unterer Erwärmer
Niere
Nebenniere-Hypophyse-Hypothalamus (Jing)

Die Behandlung erfolgt lokal über die organbezogenen
Punkte des Meridian-Systems durch:

Akupunktur, Tuina, Akupressur, Qigong, Schattenboxen, Ernährung etc.

中医保健

Augenprobleme

Viele Störungen des Wohlbefindens gehen von den Augen aus. Oft sind es Kopfschmerzen, aber auch Schwindelanfälle und lokales Schmerzgefühl können auftreten. Bereits bestehende Augenkrankheiten, wie der grüne oder graue Star, müssen natürlich fachärztlich behandelt werden. Aber chinesische Heilmethoden versetzen Sie in die Lage, Ihre Augen so gut zu trainieren, dass manche Leiden verhindert werden können.

Abnorm rasche Ermüdbarkeit der Augen, verbunden mit Sehstörungen (Verschwimmen der Buchstaben, Schwindelgefühl), sind häufig auf Sehschwäche zurückzuführen. Üblicherweise werden derartige Zustände mit Hilfe von Brillen zu beseitigen versucht. Damit lassen sich sicher gute Erfolge erzielen. Viele Menschen lehnen aber Brillen aus Eitelkeit ab.

In China tragen überdurchschnittlich wenig Menschen Brillen. Das liegt daran, dass in diesem Land schon den Schulkindern sehkraftstärkende Übungen beigebracht werden, noch bevor drohende Alarmsignale auftauchen (Kopfschmerzen, Flimmern vor den Augen, Schleier, gestörte Nah- und Fernsicht, Doppeltsehen, »Nachtblindheit« usw.).

Augengymnastik hat den Sinn, jene sechs Muskeln, von denen die Augäpfel bewegt werden, zu kräftigen. Diese Muskeln lassen sich – wie jeder Muskel des menschlichen Körpers – trainieren. Vorzeitige Erschlaffung führt zu einer Reihe von Problemen, wie eben auch Sehschwäche.

Die einfachen Übungen beanspruchen nur wenige Minuten am Tag, verbessern aber die Funktion dieses so wichtigen Organs oft in verblüffendem Ausmaß.

▶ Den Kopf gerade halten. Zu Boden blicken, dann in Richtung Himmel schauen.

▶ Zuerst so weit wie möglich nach links blicken, dann, analog dazu, möglichst weit nach rechts schauen.

▶ Nun vorerst hinauf blicken, dann seitlich über einen Augenwinkel hinaus, hinunter und nun seitlich über den anderen Augenwinkel hinausschauen.

▶ Mit den Augäpfeln langsam zuerst in die eine, dann in die andere Richtung rollen.

▶ Fixieren Sie einen Punkt im Zimmer in relativ kurzer Entfernung (höchstens ein bis zwei Meter) eine Minute lang – dann richten Sie den Blick aus dem Fenster auf einen vorher bestimmten, möglichst weit in der Ferne liegenden Punkt. Diese Übung mehrmals wiederholen.

Gegen Sehschwäche massieren die Chinesen im Augenbereich vier verschiedene Punkte, die alle auch in der Akupunktur eine Rolle spielen.

Behandeln Sie die eingezeichneten Zonen täglich ein- bis zweimal:

▶ **Tianying Zone:** Sie liegt unter dem inneren Augenbrauenende am knöchernen Rand der Augenhöhle. Mit dem Daumenballen jeweils 20- bis 30-mal kreisen. Immer beide Augen behandeln und nicht zu fest aufdrücken.

▶ Die **Jingming-Zone** ist am inneren Knochenrand der Augenhöhle zu suchen. Zuerst mit dem Daumen und dem Zeigefinger beide Punkte in Richtung Nasenrücken gegeneinander drücken. Dann nach unten, schließlich auch nach oben drücken. Üben Sie den Druck ungefähr 30-mal aus.

▶ **Sibai-Zone:** Der Punkt liegt auf einer senkrechten Linie durch die Augenbrauenmitte, einen Querfinger unter dem unteren Rand der knöchernen Augenhöhlenbegrenzung. Mit dem Zeigefinger 30-mal kreisende Bewegungen ausführen.

▶ **Taiyang-Zone:** Sie befindet sich etwa einen Querfinger seitlich der äußeren Augenhöhlenbegrenzung. Mit dem Daumen nach links und nach rechts jeweils 20-mal kreisen.

Wenn Zuckungen der Augenlider auftreten, so ist dies meist ein Zeichen von Übermüdung, die körperliche, aber auch seelische Ursachen (nervliche Erschöpfung) haben kann. Hier bestehen sehr wirksame Möglichkeiten, sich selbst Erleichterung zu verschaffen. Binden Sie rund 15

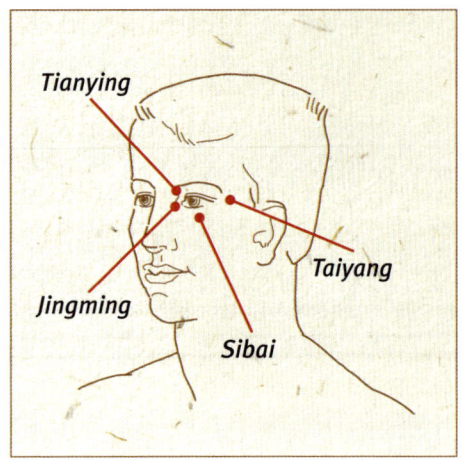

Zahnstocher fest zu einem Bündel zusammen. Die Spitzen sollen in einer Ebene liegen. Dann drücken Sie leicht die drei folgenden Zonen je 5 Sekunden:

Zone 1 (**B 10**): »Himmelssäule« – der Punkt liegt etwa zwei Querfinger seitlich der hinteren Körpermittellinie in Höhe der Haaransatzgrenze. Dort setzt der Kapuzenmuskel an.

Zone 2 (**M 5**): Entspricht der vorhin beschriebenen Sibai-Zone, einen Querfinger in senkrechter Linie durch die Augenbrauenmitte unter dem unteren Rand der knöchernen Augenbrauenbegrenzung liegend. Sibai heißt »die vier Weisen«.

Zone 3 (**G 3**): Nach Prof. Bischko knapp oberhalb der Mitte des Jochbeines (also in Nachbarschaft der Sibai-Zone).

中医保健

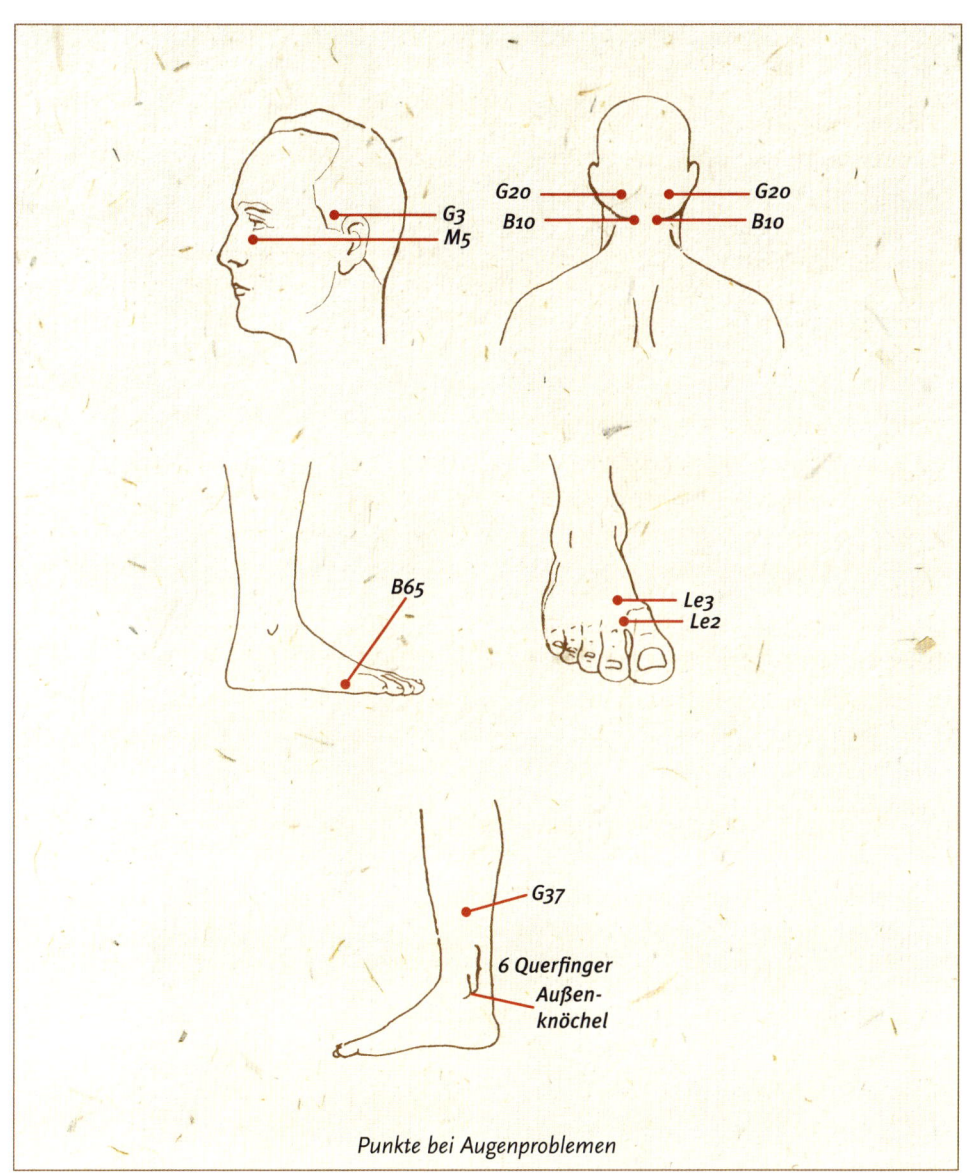

Punkte bei Augenproblemen

Nach größeren Anstrengungen durch Lesen oder Fernsehen empfiehlt es sich, auch folgende Punkte zu drücken:

B 65 – liegt seitlich am Fußrand, im vorderen Drittel, Le 2 – etwa einen halben Zentimeter hinter der »Schwimmhaut« zwischen der ersten und zweiten Zehe – hilft auch gegen Schlaflosigkeit und Neigung zum Bluthochdruck, Le 3 – »höchster Angriffspunkt«, vielleicht deshalb, weil er noch stärker als Le 2 wirkt. Der Punkt ist etwas oberhalb von Le 2 zu finden.

Recht gute Erfolge damit wurden übrigens bei der Behandlung spastischer Kinder erzielt. Es kam zur Krampflösung, die auch biochemisch nachgewiesen werden konnte.

In der Akupressur wird dieser Punkt deshalb auch gerne zur Erleichterung von Muskelkrämpfen gedrückt, allerdings auch bei seelischen Spannungszuständen, die mit Schlafstörungen, Appetitlosigkeit und Konzentrationsschwäche einhergehen.

G 37 – »strahlende Helle« – der Punkt liegt sechs Querfinger oberhalb des Außenknöchels.

Wie schon sein Name sagt, hat er mit den Augen zu tun. Tatsächlich bewirkt er in vielen Fällen eine Verbesserung von Kurzsichtigkeit, Nachtblindheit und von Migräne mit Sehstörungen. Außerdem reagieren auf die Massage dieses Punktes auch Schmerzen im Bereich des Unterschenkels positiv.

Eine **weitere, einfache Möglichkeit,** übermüdete Augen zu entspannen, besteht darin, sie mit beiden Handflächen zuzudecken. Betrachten Sie zunächst ein Bild in Ihrer Umgebung, dann die Augen schließen und mit den hohlen Handflächen bedecken. Es darf aber kein Druck auf die Lider ausgeübt werden. Nun mit den Ellbogen aufstützen und 5-mal tief atmen. Diese Übung dient auch der allgemeinen Entspannung.

中医保健

Zahnbeschwerden

Sie werden vielleicht auch schon die Erfahrung gemacht haben – Zahnschmerz tritt vornehmlich nachts oder an Wochenenden auf. Dann nämlich, wenn rasche ärztliche Hilfe schwer zu bekommen ist.

Bevor wir erläutern, wie Zahnschmerzen durch chinesische Heilmethoden gelindert werden können, ohne den Griff in den Medikamentenschrank tun zu müssen, noch einige Sätze zur Vorbeugung vor Zahnschäden sowie über Herdgeschehen, die ihren Ausgang häufig von den Zähnen aus nehmen.

Unsere Zähne halten zwar einen Kaudruck von 150 Kilogramm aus – sind demnach überaus widerstandsfähig –, dennoch zeigen sie sich in anderer Weise ziemlich anfällig für schädigende Einflüsse. Obwohl der Zahnschmelz, der die Zahnkrone außen überzieht, sogar härter als Stahl ist! Säure jedoch kann den Schmelz schon innerhalb relativ kurzer Zeit zerstören und damit Voraussetzungen für gefürchtete Zahnleiden wie Karies schaffen.

Tief greifende Wirkung auf die Gesundheit der Zähne hat daher **unsere Nahrung.** Völker, die unter primitiven Umständen leben, sich nur von Getreide, Fisch, Wild, Gemüse und Früchten ernähren, kennen Zahnschmerz höchstens dann, wenn im Zuge einer kriegerischen Auseinandersetzung mechanischer Schaden entstanden ist.

In so genannten »zivilisierten« Verhältnissen zu leben bedeutet aber gleichzeitig, gesunde Nahrungsmittel gegen raffinierten Zucker, Auszugsmehl und erhitztes Fett eingetauscht zu haben. Die Knochensubstanz der Zähne (Dentin) enthält, wie alle anderen Knochen des Körpers auch, Kalzium, Phosphor und Substanzen, deren Aufbau von Vitaminen abhängig ist.

Mangelerscheinungen, die trotz Überflusses möglich sind, führen zur systematischen Schwächung des Zahngerüstes.

Fehlt etwa Vitamin D, kann der Darm kein Kalzium aufnehmen – da hilft selbst kalziumreiche Kost nichts.

Fehlt es an Vitaminen des B-Komplexes, entstehen Veränderungen des Mundgewebes; die Widerstandskraft gegenüber Bakterien sinkt. Bei Vitamin-A-Mangel muss der Betroffene mit Schäden am Zahnschmelz rechnen.

Was es für die Zähne bedeutet, wenn dem Körper zu wenig Vitamin C zugeführt wird, konnten Seefahrer vor nicht allzu langer Zeit feststellen. Sie litten während langer Reisen durch Mangel an Obst und Gemüse an Skorbut. Die Zähne wurden locker und fielen schließlich aus.

Hauptfeind der Zähne und ihrer Umgebung ist der Zucker. Um den Zucker im Körper verarbeiten zu können, bedarf es größerer Mengen an Vitamin B, ein Mangel wirkt sich negativ auf das Zahnfleisch (aber auch auf die Nerven) aus.

Zucker sorgt außerdem für ein »saures« Milieu, in dem jene Bakterien gedeihen, die an den vorgeschädigten Zähnen ein Zerstörungswerk beginnen, dass wir alle unter dem Namen »Karies« nur zu gut kennen.

Noch häufiger als Karies tritt Parodontose auf, die sich in Zahnfleischschwund und Blutungsneigung (allerdings ohne Entzündung) äußert. Vernünftig ernährte Menschen, die auf Zucker (auch auf Süßigkeiten und Mehlspeisen) weitestgehend verzichten, leiden kaum an Parodontose.

Wobei es ausschließlich um den Missbrauch von Zucker geht. Gegen etwas Zucker in Tee oder Kaffee ist bei entsprechender Zahnhygiene nichts einzuwenden. »Vollstopfen« mit Süßigkeiten in früher Kindheit legt oft den Grundstein für spätere Zahnprobleme.

Wer auf den Genuss von zuckerhaltigen Nahrungsmitteln unter keinen Umständen verzichten möchte, muss noch genauer als bisher seine Zähne morgens und abends kräftig bürsten. Vor allem Kinder sollten auf genaues Zähneputzen besonders achten.

Unter Einfluss der erwähnten Stoffe bildet sich nämlich auf den Zähnen ein dünner Belag (Plaque), der Bakterien als Nährboden dient.

Wenn die Parodontose bereits so weit fortgeschritten ist, dass Entzündungen in der Tiefe der Zahnhöhle entstehen, gibt es für die Zähne in diesem Bereich kaum mehr Rettung. Oft verlaufen selbst schwere Zahnschäden viele Jahre hindurch »stumm« – sie verursachen keine örtlichen Beschwerden.

Tatsächlich aber beeinträchtigen Entzündungen und Eiterungen im Kieferbereich in den meisten Fällen den ganzen Organismus im Sinne einer »Vergiftung«.

Die Lage wird hauptsächlich bei »Zweitbelastung« kritisch. Das heißt, der Patient verspürt erst dann Beschwerden, wenn im Einflussbereich des »Herdes« eine weitere Störung auftritt. Die Abwehrkraft des Organismus ist dann so stark herabgesetzt, dass sich diese Störung – die ansonsten vielleicht mühelos verkraftet worden wäre – auszuwirken beginnt.

Konkret: Erkrankungen an Herz, Lunge, Darm, Haut oder Gelenken werden unter Herdbelastung akut und können den Patienten sogar in Lebensgefahr bringen.

In erster Linie leidet der Kranke an rheumatischen Beschwerden. Er klagt über Schmerzen an Stellen, an denen der Arzt kein Leiden feststellen kann. Die Beschwerden verschwinden oft ohne jede Behandlung; kommen aber nach einiger Zeit am selben oder auch an einem anderen Ort wieder.

Ärzte denken in diesem Fall an Herdgeschehen und untersuchen den Körper nach »Störstellen«. Sehr oft werden diese im Kopf gefunden,

中医保健

eitrige Nebenhöhlen, chronisch entzündete und bereits wild zerklüftete Mandeln oder, vielleicht am häufigsten, ein Zahn, an dessen Wurzelspitze sich ein kleiner Eitersack gebildet hat.

Die Behandlungsmethoden der Chinesen und der westlichen Mediziner unterscheiden sich wohl kaum. Mit der Einschränkung, dass sich in China viele Patienten auch beim Zahnziehen mit Hilfe der Akupunktur schmerzunempfindlich machen lassen.

Wenden Sie zur Schmerzlinderung Methoden an, die den Chinesen schon seit Jahrtausenden helfen.

Im Schmerzfall drücken Sie mit den Daumen 20 Sekunden lang kräftig die Punkte **MP 3** (knapp hinter dem 1. Mittelfußköpfchen) oder **M 36** (die »Drei Meilen des Fußes« genannt – eine Handbreit unter der Kniescheibe, einen Querfinger seitlich davon. Hilft auch gegen Übelkeit und Blutdruckstörungen.) Der Punkt **M 36** eignet sich übrigens auch für Moxabehandlung.

Treten die Schmerzen besonders arg in Unterkieferzähnen auf, empfiehlt sich die Druckmassage der Punkte **Di 4**, **Di 10** und **Di 11**, 20 Sekunden lang kräftig drücken.

Der Punkt **Di 4** liegt an der höchsten Stelle jenes Muskelwulstes, der dadurch entsteht, dass Sie den Daumen fest gegen den Zeigefinger pressen. Nun gegen den Mittelhandknochen in der Verlängerung des Zeigefingers drücken. **Di 4** hat in der Akupunktur und in der chinesischen Massage größte Bedeutung. Er wird von jedem Behandler sehr oft verwendet.

Die Wirkung von **Di 4** entsteht vornehmlich im Bereich des Gesichtes – Kopfweh, Zahnschmerz, Schnupfen, unangenehmes Druckgefühl im Kopf bei Fieber, aber auch Gelenkschmerzen im Arm und vegetative Störungen sind über diesen Punkt günstig zu beeinflussen.

Schließlich lassen sich damit auch Schlafstörungen und Nervosität beseitigen.

Di 10 wird die »Drei Meilen des Armes« genannt, hat ähnliche Bedeutung wie **M 36** und liegt zwei Querfinger unter **Di 11**. Einen weiteren Punkt zur Linderung von Schmerzen in den Unterkieferzähnen finden Sie direkt am Unterkiefer, knapp vor dem Kaumuskelrand (musculus masseter) – er wird als **M 8** (im Chinesischen: Daying) bezeichnet.

Speziell bei Unterkieferbeschwerden ist der Punkt **M 5** wirksam. Er befindet sich einen Querfinger unter dem knöchernen Rand der Augenhöhle, genau in der Mitte. Kräftig am besten mit den Zeigefingern beide Punkte **M 5** 20 Sekunden lang drücken.

Wenn neben Zahnschmerz ein Steifegefühl im Schulterbereich vorliegt, sollte auch Fußzonenbehandlung erfolgen. Massieren Sie dann den Punkt **MP 3**.

中医保健

Sanfte Massage der Halswirbelsäule und der Schulter bringt hier ebenso Linderung. Da Sie diese Bewegung aber nur sehr schwer selbst zufrieden stellend ausführen können, empfiehlt es sich, einen Partner darum zu bitten.

Wenn Akupunkteure ihre Patienten gegen Zahnschmerzen unempfindlich und bereit für eine Behandlung machen, stechen sie ihre Nadel auf dem Zeigefinger an der dem Daumen zugewandten Seite ein. Ziehen Sie entlang des Nagelbettes eine waagrechte Linie, dann eine weitere Linie entlang des Nagels. Dort, wo die beiden Linien einander schneiden, also etwa zwei Millimeter seitlich und oberhalb des Nagelfalzwinkels, liegt die gesuchte Stelle. Bei Akupressur verwenden Sie den Daumennagel der anderen Hand oder, noch besser, einen Zahnstocher.

Dem Zahnfleischbluten wirken Sie durch sanfte Massage entgegen (dreimal täglich). Befeuchten Sie die Fingerkuppe durch kreisendes Streichen. Möglicherweise blutet das Zahnfleisch anfangs noch stärker, aber nach etwa einer Woche kann mit deutlicher Besserung gerechnet werden.

中医保健

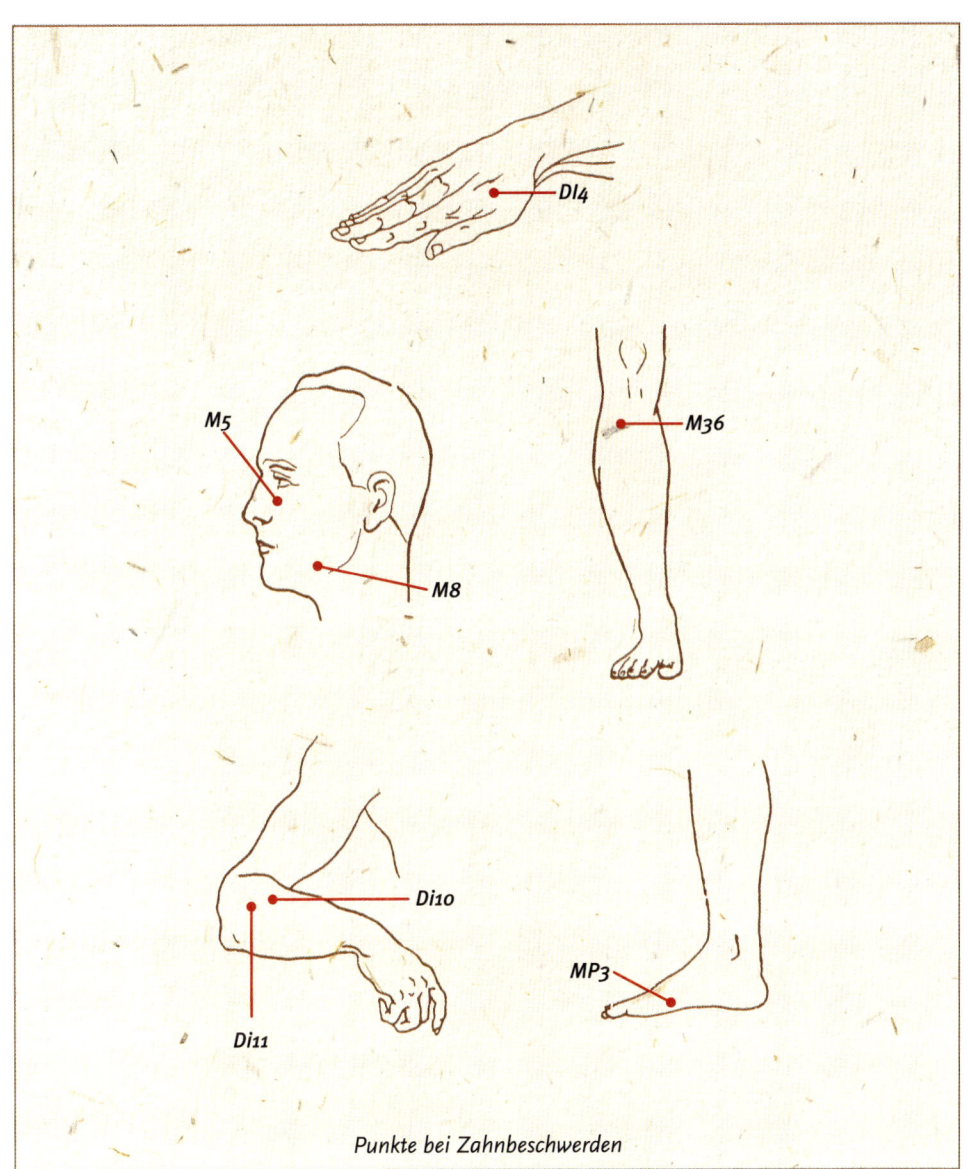

DI4

M5

M36

M8

Di10

MP3

Di11

Punkte bei Zahnbeschwerden

Erkältung, Halsschmerzen

Erkältungskrankheiten haben eigentlich nur insofern mit Kälte zu tun, als feuchtkaltes Wetter deren Entstehung begünstigen kann. Die Ursache ist vielmehr eine Infektion mit bestimmten Viren, die in lediglich bereits geschwächten Organismen Störungen verursachen.

Bei klirrender Kälte treten kaum jemals massiv Virusinfekte auf. »Hauptsaison« ist die Übergangzeit Herbst und Winter beziehungsweise Winter und Frühjahr. Inmitten hustender, schnupfender und halswehgeplagter Mitmenschen ist es trotzdem immer wieder »Auserwählten« möglich völlig gesund zu bleiben.

Das bedeutet keineswegs, dass diese Personen nicht von den Erregern befallen worden sind – nur ist eben deren Körperabwehr in der Lage, den Angriff abzuschlagen.

Der allgemeinen Kräftigung des Organismus kommt daher bei der Bekämpfung von Erkältungskrankheiten entscheidende Bedeutung zu. Wie Sie wahrscheinlich schon vermutet haben, kehren wir auch hier wieder zur so oft erwähnten, gesunden Ernährung zurück, die dem Körper gleichsam jene Munition liefert, die ihn zum Sieg über Infektionen befähigt. Nicht nur die Art der Nahrungsmittel spielt dabei eine Rolle, sondern auch die Menge. Übergewichtige leiden fast durchwegs unter Abwehrschwäche.

Das hängt damit zusammen, dass dicke Menschen meist träge und eben »bewegungsfaul« sind. Ein gut funktionierender Kreislauf ist aber ein wichtiger Faktor.

Was Sie auch ohne fernöstliche Heilkünste zur Vorbeugung tun können:

Betreiben Sie viel Sport an der frischen Luft. Die Sportart ist egal – Hauptsache, Sie kommen ordentlich ins Schwitzen. Gehen Sie regelmäßig in die Sauna und achten Sie darauf, dass besonders in der feuchtkalten Jahreszeit Ihre Füße warm bleiben.

Sorgen Sie für ausreichende Luftfeuchtigkeit in der Wohnung und auch im Büro (in dem Sie möglicherweise genauso viel Zeit verbringen wie daheim).

Sie erreichen eine Steigerung der Luftfeuchtigkeit entweder durch entsprechende Geräte, aber auch einfach dadurch, dass Sie feuchte Tücher aufhängen oder ein flaches, möglichst großflächiges Gefäß mit Wasser aufstellen. Die Flüssigkeit verdunstet bei normaler Raumtemperatur und befeuchtet die Luft.

Kündigt sich eine Erkältung bereits an – durch Kratzen im Hals, »rinnende« Nase, Müdigkeit – dann beginnen Sie sofort mit der Behandlung. Einerseits mit den üblichen Maßnahmen, wie mit einem 20 Minuten dauernden Fußbad, heißem Tee und einigen Tagen Erholung, andererseits mit chinesischen Heilmethoden.

中医保健

Was das Fußbad betrifft: Dessen Wirkung ist sogar auf die Philosophie der Akupunktur zurückzuführen. Denn auf der Fußsohle liegen zahlreiche Punkte, die in der chinesischen Nadeltechnik Bedeutung haben. Der Reiz dieser Punkte kann demnach nicht nur durch die Nadel oder den Daumen erfolgen, auch eine starke Temperaturänderung kann entsprechende reflektorische Wirkung hervorrufen. Konkret bewirkt das Fußbad eine Steigerung der Abwehrkraft und die Abschwellung der entzündeten Schleimhäute im Nasen-Rachen-Raum. Die Viren werden dadurch allerdings nicht getötet. Der Patient fühlt sich trotz Infektion besser.

Bei jeder Behandlung von Erkältungskrankheiten achten Sie auf reichliche Flüssigkeitszufuhr. Mit der Nahrungsaufnahme soll man jedoch in dieser Zeit ziemlich sparsam umgehen. Am raschesten beseitigen Sie die unangenehmen Symptome einer Erkältung durch einen Einlauf mit warmem Wasser und anschließendes zweitägiges Fasten.

Nur Teetrinken ist erwünscht. So werden Giftstoffe aus dem Körper geschwemmt.

Nun zu den Ratschlägen aus China: Nicht selten tritt als Einleitung einer Erkältung so genanntes »Globusgefühl« im Hals auf – als würde ein Knödel darin stecken. Massieren Sie in diesem Fall 20 Sekunden lang die Gegend am Hals zwischen den beiden Schlüsselbeinen. Den Einschnitt bezeichnet man als »incisura jugularis«.

Zur Verstärkung werden die Punkte H 7, KS 6 und Di 4 herangezogen.

H 7 liegt an der Handgelenkquerfalte innen auf der Seite des kleinen Fingers. In die deutsche Sprache übersetzt, bedeutet sein chinesischer Name »Tor zur Seele« beziehungsweise »Tor der Götter«.

Drückt man den Punkt H 7, so wird dadurch tatsächlich eine fühlbare Harmonisierung der Seele erreicht – demnach eignet sich die Massage an diesem Ort gut als Mittel gegen Schlafstörungen, Unruhe, Nervosität vor einer Prüfung, vor einem Auftritt usw. Vermutet ein Akupunkturarzt bei einem Leiden auch eine seelische Beteiligung, dann wird er den Punkt H 7 bei der Behandlung unbedingt berücksichtigen.

KS 6 wird die »innere Grenze« genannt. Deshalb Grenze, weil hier wenige energetische Umschaltungen des Kreislaufes erfolgen können. Der Punkt liegt etwa drei Querfinger oberhalb der Handgelenkquerfalte, genau in der Mitte (Innenseite).

Über diesen Punkt wird der Brustraum kontrolliert.

Ein Druckgefühl in der Brust kann verschiedene Ursachen haben: Durchblutungsstörungen der Herzkranzgefäße (Angina pectoris), aber auch Verspannungen der Atemhilfsmuskulatur infolge starken seelischen Drucks.

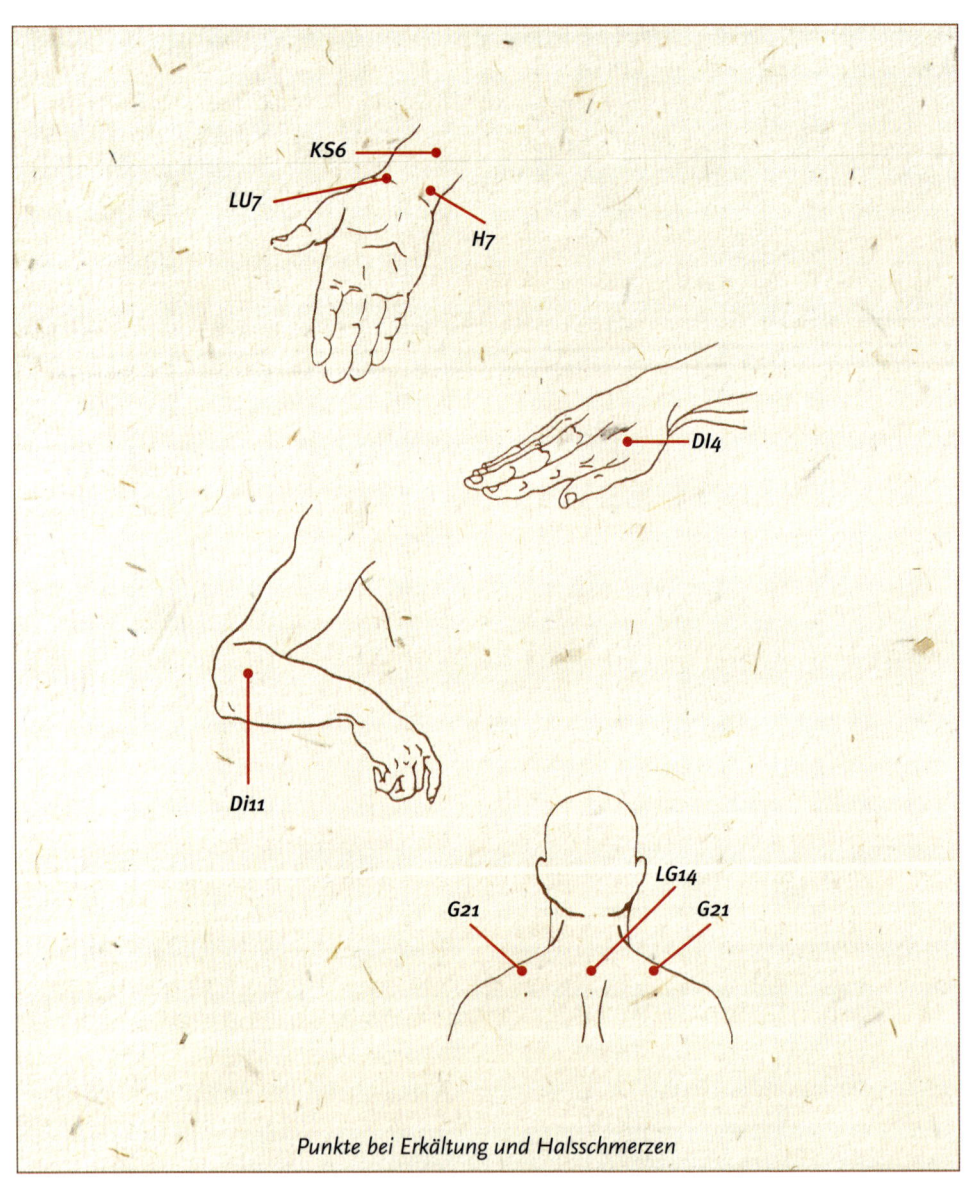

Punkte bei Erkältung und Halsschmerzen

中医保健

Ausgezeichnet bewährt sich die Massage dieses Punktes auch gegen Brechreiz, Übelkeit bei Seekrankheit, Schluckauf, Hustenreiz, Schlaflosigkeit. Der Punkt KS 6 ist zwar dem Meridian Kreislauf-Sexualität zugeordnet, hat aber eher mit dem Kreislauf zu tun als mit der Sexualität. Über den Einfluss auf das unbewusste Nervensystem kann allerdings auch eine Sexualstörung behandelt werden.

Der Punkt Di 4 wurde schon ausführlich beschrieben. Ihn drücken Sie auch gegen chronische Halsschmerzen (die aber unbedingt vorher vom Arzt abgeklärt werden müssen).

Im Zuge einer derartigen Behandlung empfehlen wir noch die Punkte LG 14, Di 11 und G 21 mit Wärme zu stimulieren (Moxazigarren oder Zigaretten). Aber auch Druck ist wirksam.

Der Punkt LG 14 liegt auf dem Rücken und zwar auf dem Dornfortsatz des 7. Halswirbels. Die Akupunkteure in China nennen ihn auch die »Spinne«, weil von hier aus Beziehungen zu allen Yang-Meridianen hergestellt werden können. Diese Verbindung aller Meridiane der Yang-Gruppe sieht graphisch wie eine Spinne im Netz aus.

G 21 liegt in der Mitte des Schulterrandes, der Punkt Di 11 wurde schon beschrieben.

Am Beginn einer Grippe (ebenfalls virusbedingt) kann man den Punkt LG 14 entweder massieren oder lokal erwärmen. Dazu auch Lu 7 massieren: Der Punkt liegt am daumenseitigen Ende der Handgelenkquerfalte (innen). Hier wird in der westlichen Medizin der Puls gemessen, die chinesischen Ärzte benützen den Punkt Lu 7 zur Pulsdiagnose, die Schlüsse auf Art, Schwere und Ort der Beschwerden ermöglicht.

Lu 7 heißt »Engpass«, wird demnach als Kontrollstelle betrachtet. Gewissheit erlangt man natürlich auch nur mit Hilfe modernster Untersuchungen durch technische Geräte und in Laboratorien. Geschulte Ärzte erhalten aber durch diesen Punkt Auskunft über die Energiesituation des Körpers, besonders im Bereich des Atmungsorganes Lunge. Wenn wir ihn gegen das Globusgefühl verwenden, so wird die damit verbundene Müdigkeit als Energieschwäche und Schwäche in der Sauerstoffaufnahme durch die Lunge aufgefasst.

Gegen Kopfschmerz, Hustenreiz und Asthma bronchiale kann der Punkt ebenfalls zur Linderung gedrückt werden.

Auch auf der Hand befindet sich ein Punkt gegen Halsschmerzen (deren Ursache allerdings vor der Selbstbehandlung klargestellt sein muss – Angina kann eine sehr schwere Erkrankung sein, die oft zu irreparablen Herzschäden, Nierenstörungen und rheumatischen Beschwerden führt!). Sie finden ihn, indem Sie am Daumen horizontal entlang des Nagelbettes eine Linie ziehen und dann eine zweite entlang des Nagels an der dem Zeigefinger zugekehrten Seite.

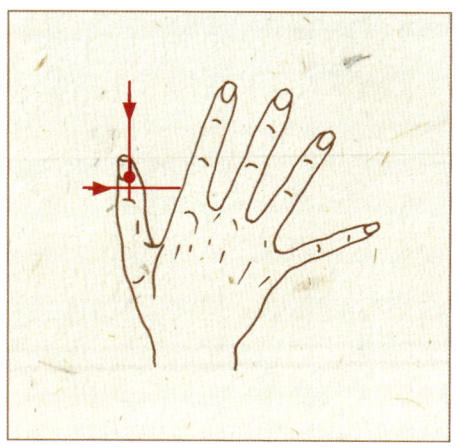

Im Schnittpunkt beider Linien liegt der gesuchte Punkt, der mit dem Fingernagel oder einem Zahnstocher eine halbe Minute lang fest gedrückt wird. Bei einseitigem Halsschmerz nur den auf dieser Seite gelegenen Punkt drücken, ansonsten beide Punkte behandeln.

Schnupfen auf Grund einer Erkältung, aber auch Heuschnupfen, kann wie folgt gelindert werden: Drücken Sie jenen Punkt, der auf der Mittellinie der Stirn liegt, etwas hinter dem Haaransatz. Wenn Sie mit einem Finger der Verlängerung des Nasenrückens folgen, halten Sie genau die Mittellinie ein. Den Punkt sehr kräftig eine halbe Minute lang massieren.

Haben Sie eine »verstopfte Nase«, drücken Sie zwei Punkte, die in der Ecke jedes Nasenflügels genau über dem Mundwinkel liegen. Ebenfalls mindestens eine halbe Minute fest kneten.

Knödelgefühl im Hals

Das Globus-Gefühl hat, wenn nach der medizinischen Abklärung keine organischen Störungen verantwortlich zu machen sind, meist im psychosomatischen bzw. funktionellen Bereich seine Ursache.

Eine Psychopharmaka-Therapie bzw. Psychotherapie kann hier helfen.

Aber auch die chinesische Reflextherapie vollbringt oft Wunder. In diesem Fall haben wir aus der Sicht des TCM-Konzeptes mehrere Ansatzpunkte:

1. Über den psychosomatischen Weg eine Linderung des seelischen Drucks zu erreichen. Wir verwenden hier die so genannten psychisch ausgleichenden Meridiane: Kreislauf-Sexualität-Meridian, Herzmeridian und Lenkergefäß etc.

2. Über segmental auf den Verdauungstrakt wirkende Punkte: KG 12, M 21, B 20, B 21 u. a.

3. Über reflektorisch wirksame Fernpunkte: M 36, G 34, G 20 etc.

中医保健

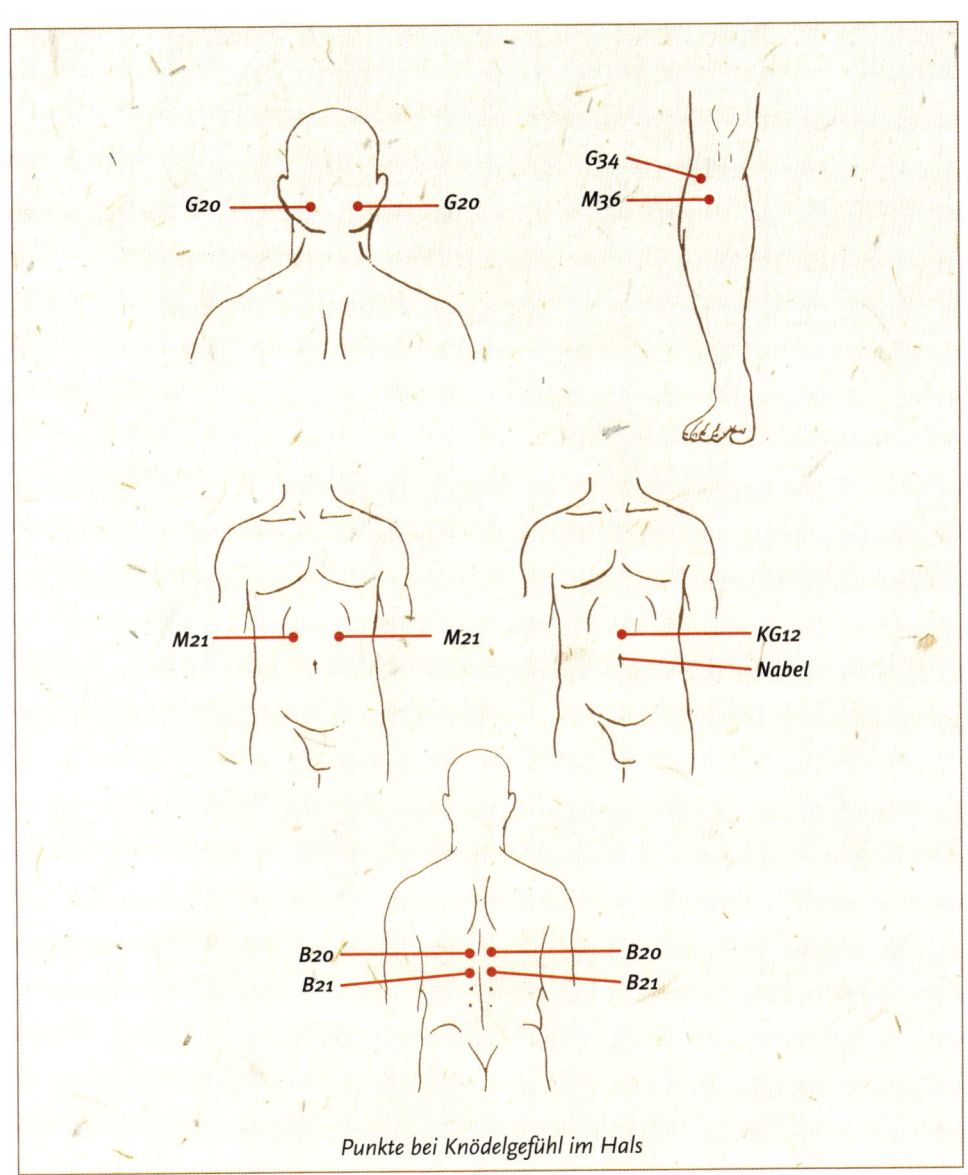

Punkte bei Knödelgefühl im Hals

Rheumatische Beschwerden

Rheumatismus ist eine echte Volkskrankheit, unter der seine Opfer erbarmungslos leiden und die den Staat jährlich Unsummen kostet. Denn Rheumakranke werden schon in relativ jungen Jahren arbeitsunfähig. Dazu kommen enorme Behandlungskosten. Unter Rheumatismus werden verschiedenste Krankheitsbilder zusammengefasst. Arthritis (Gelenkentzündung), schwere Veränderungen an der Wirbelsäule (Morbus Bechterew), chronische Muskel- und Sehnenschmerzen, rheumatisches Fieber, Gicht, wahrscheinlich auch Erkrankungen des straffen Bindegewebes (Lupus Erythematodes, Sklerodermie) gehören zur großen »Familie« der rheumatischen Leiden, deren Ursache noch immer als »nicht eindeutig erwiesen« in den medizinischen Lehrbüchern dargestellt wird. Sicher haben auch wir den »Stein der Weisen« nicht gefunden, aber immer mehr Hinweise deuten doch darauf hin, dass all diese Beschwerden mit gestörtem Stoffwechsel zusammenhängen und sich auch von dieser Seite her bekämpfen lassen.

Der Name »Rheuma« leitet sich vom griechischen Wort »Fluss« ab. Damit soll ausgedrückt werden, dass die Schmerzen meist nicht an Ort und Stelle bleiben, sondern oft nach kurzer Zeit in andere Körperregionen abwandern, um eventuell an den ursprünglichen Ort zurückzukehren.

Rund 20 Prozent der Menschen unserer Breiten leiden an Krankheiten, die unter den Begriff »rheumatisch« fallen. In Gegenden, in denen noch nicht die typische Zivilisationsernährung mit einem Übermaß an Fleisch, Weißmehl und Zucker eingeführt ist, kennt man derartige Beschwerden hingegen kaum.

Wir wollen uns zunächst mit chronischen Schmerzzuständen befassen, welche die großen Gelenke (Hüfte, Knie, Schulter) betreffen, ohne dass jedoch noch eine entzündliche oder degenerative Gelenkabnützung (Arthrose) festzustellen ist.

Davon ausgehend, dass das Krankheitsgebiet, bedingt durch die Wirkung von Stoffwechselschlacken infolge einer Fehlernährung, schlecht durchblutet ist, helfen alle durchblutungsfördernden Maßnahmen. Niemals also Kälte! Jede Form von Wärme bringt Erleichterung, weil Wärme die Gefäße erweitert und so den Blutstrom in der Region fördert.

Wärmebehandlung mit Wickeln oder Packungen (Schrot-Packung: Weizenschrot mit einem Gemisch aus Wasser und Essig im Verhältnis 1 : 1 weich kochen und den Brei rund einen halben Zentimeter dick auf einen Leinenfleck streichen. Das Tuch nun heiß auf die schmerzende Stelle geben. Ein weiteres Tuch darüber legen und 2 Stunden einwirken lassen) unterstützt auch alle anderen Maßnahmen gegen Muskel- und Gelenkbeschwerden.

中医保健

Sehr häufig ist die Erscheinung der »steifen Schulter«. Meist sind 40- bis 50-Jährige davon betroffen oder die Vertreter bestimmter Berufsgruppen (etwa Taxifahrer durch die ständige Zugluft beim Autofahren). Die Beschwerden verschlimmern sich meist bei Umschwung von warmem, trockenem zu kühlem und feuchtem Wetter. Oft treten die Schmerzen so arg auf, dass der Betroffene auf der befallenen Seite gar nicht mehr liegen kann und unter schweren Schlafstörungen leidet. Der Bewegungsumfang ist stark eingeschränkt.

Zur Behandlung, die ziemlich langwierig sein kann, gehören neben gezielter Gymnastik und Physiotherapie (Wasseranwendungen, Strombehandlung, Bestrahlung usw.) auch Akupunktur und als Zwischenlösung daheim Akupressur.

Zuerst erwärmen Sie die schmerzende Schulter, indem Sie einen Waschlappen in warmes Wasser tauchen und die Haut sanft abreiben. Die Schulterregion durch zarte Streichungen weiter aufwärmen. Nun vom Handgelenk her die Punkte Di 14, Di 15, G 20, Lu 1, Di 11 und Di 10 fest jeweils 20 Sekunden lang.

Der Punkt Di 14 – »Armmuskel« – liegt an der Außenseite des Oberarmes, am Rande des Deltamuskels.

Di 15 wird »Schulterknochen« genannt und liegt seitlich am Schulterende. G 20 »Windteich«: Scheint die Bezeichnung »Wind« in der chinesischen Medizin auf, so ist immer an rheumatische Beschwerden zu denken. Schmerzzustände, die bei Wetterveränderungen wie Kälte, Wind und Feuchtigkeit schlimmer werden oder in solchen Zeiten begonnen haben. Der Punkt ist leicht zu finden: Tasten Sie am Hinterkopf in der Nähe des Ohrläppchens zu einem Knochenvorsprung, der Warzenfortsatz (processus mastoideus) heißt. Von hier aus gleitet der Finger etwas in Richtung Mitte und ertastet eine kleine Vertiefung – das ist der »Windteich«. Diese Punkte mit beiden Daumen gleichzeitig etwa eine Minute lang fest drücken (kann schmerzhaft sein). Er wird auch gegen Kopfschmerzen, Ohrensausen und Schlafstörungen benützt.

Lu 1 ist – wie die Anfangsbuchstaben bereits andeuten – dem Lungenmeridian zugeordnet und liegt zwei Querfinger unterhalb des seitlichen Schlüsselbeinendes. Man übt 20 Sekunden lang starken Druck in Richtung der Oberarmknochen aus. Die Punkte Di 10 und Di 11 wurden schon beschrieben.

Zum Heilungsprogramm gehören auch aktive Bewegungen wie vorsichtiges, lockeres Schulterkreisen, Armkreisen oder »Ausschütteln« der gestreckten Arme bei rechtwinkelig gebeugtem Oberkörper.

Vorher empfiehlt sich noch eine Fußreflexzonenmassage: Drücken Sie bitte die Punkte N 1 und MP 6 (vier Querfinger oberhalb der Spitze des Innenknöchels am Hinterrand des

中医保健

Schienbeines) je 30 Sekunden lang und bewegen Sie erst dann die Schulter in der angegebenen Weise. Sehr günstig wirkt sich zudem die lokale Erwärmung der Punkte Dü 9 (bei herabhängendem Arm zwei Querfinger über dem oberen Ende der hinteren Achselfalte), Dü 11 (genau in der Mitte des Schulterblattes) sowie die schon erwähnten Punkte Di 10 und Di 11.

Schon vorbeugend massieren Sie mit der rechten Handfläche die linke Schulter etwa hundertmal mit kreisenden Bewegungen, dann analog dazu die rechte Schulter mit der linken Handfläche.

Bei Knieschmerzen sollte ein Arzt untersuchen, ob Abnützungen (Arthrosen) oder Bänderverletzungen (Seitenbänder, Kreuzband) bzw. eine Schädigung des Meniskus vorliegen.

Können diese Ursachen ausgeschlossen werden, hilft wieder in erster Linie Wärme. Simple Umschläge mit einem in warmes Wasser getauchten Tuch können schon deutlich Erleichterung bringen.

Jeden Morgen sollten Sie sich bequem im »Türkensitz« hinsetzen und dann mit beiden Handflächen gleichzeitig hundertmal die Knie mit kreisenden Bewegungen massieren.

Mit Akupressur behandeln Sie den Punkt B 25, den Sie zwei Querfinger seitlich des 4. Lendenwirbelfortsatzes, also auf dem Rücken in Höhe des oberen Beckenrandes finden, 30 Sekunden

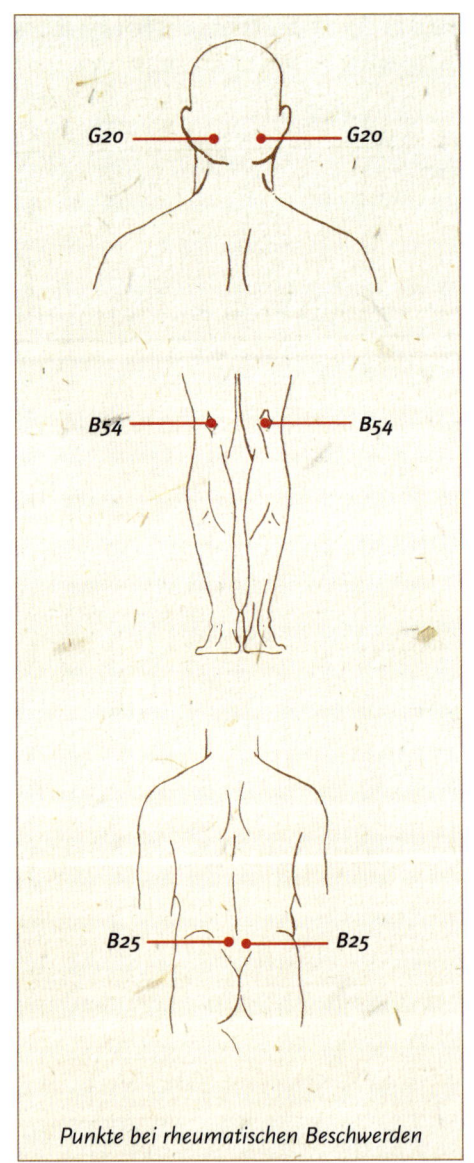

Punkte bei rheumatischen Beschwerden

中医保健

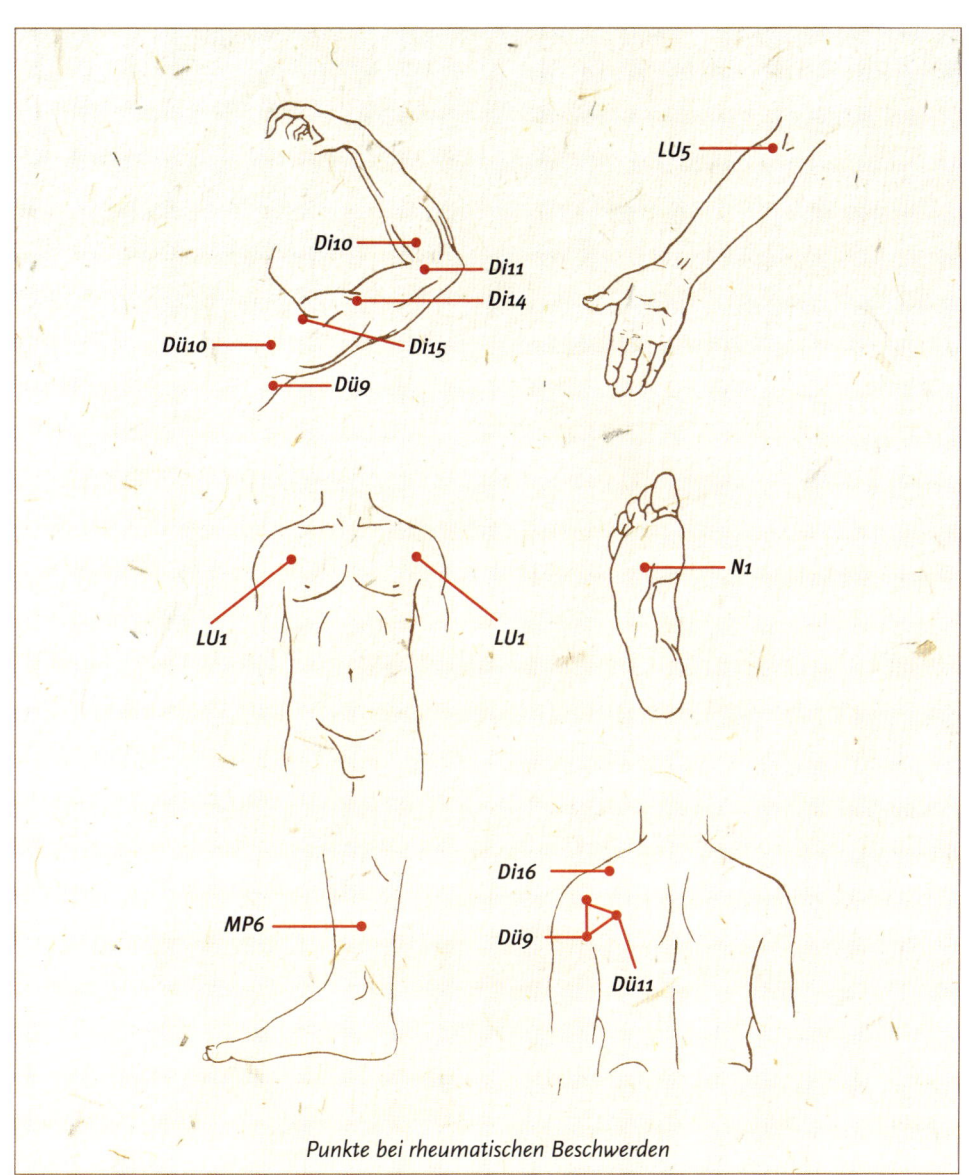

Punkte bei rheumatischen Beschwerden

中医保健

lang fest drücken (besser, Sie ersuchen einen Partner darum). Die Behandlung dieses Punktes hilft auch gegen Darmstörungen wie Verstopfung und Durchfall sowie abnützungsbedingte Kreuzschmerzen.

Ein weiterer Punkt, der ebenfalls dem Blasenmeridian angehört, ist **B 54**. Er liegt in der Mitte der Kniekehlenquerfalte. Auch Stoffwechselstörungen können dadurch beeinflusst werden.

Auf dem Sektor der Fußreflexzonenmassage gibt es eine Stelle, die dem Kniegelenk zugeordnet ist. Sie liegt genau unterhalb des äußeren Knöchels, unten an der Fußkante. Massieren Sie hier kräftig einige Minuten lang mit dem Daumen, wobei Sie auf eine wellenförmige Bewegung achten sollten. Das heißt, der Daumen darf nie rechtwinkelig abgebogen, sondern muss immer schräg gehalten werden. Biegen Sie den Daumen zu stark ab, setzen Sie unerwünschterweise den Daumennagel ein und stören den flüssigen Bewegungsablauf der Massage.

Apropos Bewegung: Natürlich muss auch das Kniegelenk regelmäßig bewegt werden. Rad fahren, aber auch lockerer Lauf auf weichem Waldboden (für Stadtmenschen leider schwer zu organisieren) eignen sich sehr gut. Abbiegeübungen in warmem Wasser fördern nicht nur die Durchblutung, sie kräftigen auch auf schonende Weise die Muskulatur, die das Gelenk in seiner Funktion unterstützen soll.

Schon aus der Erwärmung jener Punkte, die nicht nur gegen Kniebeschwerden, sondern auch im Falle von Darmstörungen gedrückt werden können (**B 25** und **B 54**) geht hervor, dass der Darm bei rheumatischen Erkrankungen eine zentrale Rolle spielt. Ist der Darmtrakt völlig gesund, treten Rheumabeschwerden kaum auf. Daher gilt es, auch mit der Ernährung auf den Darm Rücksicht zu nehmen, bzw. für dessen klaglose Funktion zu sorgen, auf ballaststoffreiche Nahrung ohne Zucker Wert zu legen. Sehr wichtig ist regelmäßiger Stuhlgang, der durch vernünftiges Essen und regelmäßige Bewegung gefördert wird.

Schmerzen im Bereich der Wirbelsäule haben auch oft mit Rheumatismus zu tun – wir wollen diesem Thema aber ein eigenes Kapital widmen.

中医保健

Schmerzende Füße am Abend (in Ruhe)

Vom Krankheitsbild her ist es zunächst typisch für Polyneuropathie, Nervenentzündung, Restless Legs, Beinvenenentzündung oder Störungen in der Wirbelsäule.

Aber alle genauen Untersuchungen und Therapieversuche haben keine zufrieden stellende Besserung gebracht – aus Sicht der modernen westlichen Medizin scheint man hier ratlos zu sein.

Wir können nun versuchen, das Problem nach Konzepten der TCM zu analysieren und zu therapieren.

Die **erste Frage** muss lauten: Welche Meridiane sind beteiligt? Die Schmerzen sagen uns, dass eine Blockade von Qi-Energie und Xue-Blut vorliegt. In einem biologischen System, wo das Fließen die Norm ist, signalisiert der Schmerz eine Fließstörung (Blockade).

Dementsprechend erreichen wir eine Schmerzbeseitigung, indem wir den Fluss wieder herstellen. Für die Füße kommen 6 Meridiane in Frage: Niere, Leber, Milz/Pankreas, Blase, Gallenblase und Magen. Im konkreten Fall könnte es sich um den Blasen-Meridian handeln (schlechter bei weicher Sitzunterlage, besser bei harter). Der Blasen-Meridian erstreckt sich von der Fußsohle, dem hinteren Unterschenkel, dem hinteren Oberschenkel, über den Kreuzbereich, den Rücken, den Hinterkopf bis zum Scheitel und den Augen.

Die **zweite Frage** geht darauf ein, ob hier auch innere Organe mitspielen. In Frage kommen nach der Organlehre der TCM die Niere und die Leber (die TCM bringt Gelenk- und Weichteilprobleme meist mit diesen Organen in Verbindung).

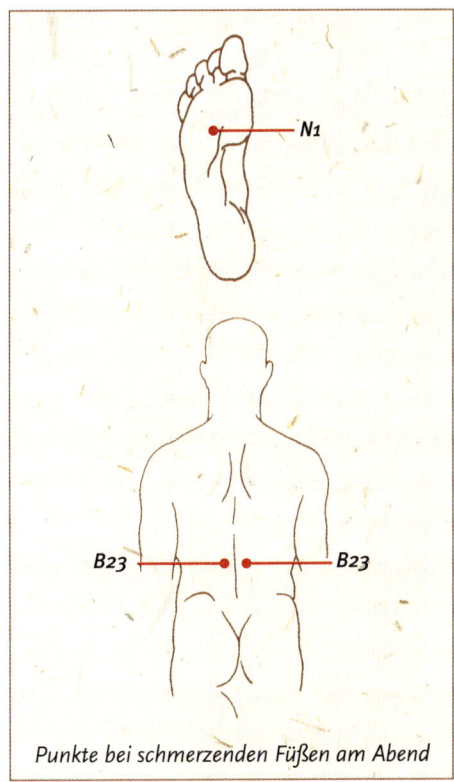

Punkte bei schmerzenden Füßen am Abend

Die klinische Untersuchung nach TCM basiert auf den Elementen Befragung, Betrachtung, lokale Palpation, Puls- und Zungenuntersuchung.

Bei der **dritten Frage** geht es schließlich um die Qualifizierung der Organ- und Meridianstörungen.

Wir sprechen auch von den Modalitäten des Krankheitsbildes – z. B. Kälte. D. h. das Krankheitsbild verschlimmert sich bei Kälte. Wenn das der Fall ist, dann kann die kleinflächige Wärmebehandlung (lokales Reiben mit den Handflächen) der speziellen Zonen (B 23, N 1 etc.) eine Linderung verschaffen.

Nach einer solchen TCM-Diagnose erfolgt eine chinesische Reflextherapie, wie Akupunktur, Tuina-Therapie oder Akupressur (nach fachmännischer Anleitung).

Kreuzschmerzen

Die Wirbelsäule bildet den Schwerpunkt des menschlichen Körpers. Sie besteht aus knöchernen Wirbeln und dazwischen gelagerten Knorpelringen (Bandscheiben), die Pufferfunktion erfüllen. Im Bereich des Kreuz- und Steißbeins sind die Wirbel allerdings miteinander verschmolzen. 7 Halswirbel, 12 Brustwirbel und 5 Lendenwirbel sind hingegen beweglich.

Das Rückrat verfügt über mehrere Krümmungen. Festigkeit erhält dieser komplizierte Apparat durch starke Bänder und Muskeln. Letztere wirken wie ein natürliches Korsett. Das ist deshalb notwendig, weil vor allem auf dem unteren Teil der Wirbelsäule das gesamte Gewicht des Rumpfes lastet.

Lendenwirbelsäule und Kreuzbein sind die statisch und mechanisch am meisten beanspruchten Teile. Kein Wunder, dass Schäden und damit Schmerzen besonders häufig im Bereich des Überganges von der Brust- zur Lendenwirbelsäule auftreten. An dieser Stelle wirken sich Drehbewegungen am stärksten aus.

Störungen haben eine ganze Reihe von möglichen Ursachen: Rheumatische Schmerzen stehen wahrscheinlich an erster Stelle. Schlechte Haltung und einseitige Belastung lösen entweder erneut Schmerzen aus oder verschlimmern bereits bestehende Beschwerden. Überbeanspruchung durch einseitigen Sport ist

中医保健

besonders schädlich – etwa bei Tennisspielern, Leichtathleten (Diskuswerfen, Hammerwerfen, Kugelstoßen, Speerwerfen), aber auch bei Golfspielern.

Das bedeutet nun nicht Ablehnung der genannten Sportarten – der Athlet soll sich nur darüber im Klaren sein, dass vor allem für die Wirbelsäule ausgleichende Gymnastik mit entsprechenden Gegenbewegungen zur üblichen Belastung wichtig sind. Nur so kann späteren Schäden rechtzeitig vorgebeugt werden.

Neben der Überbelastung führt auch das Gegenteil davon zu Störungen: Wer nie Sport betreibt, wird die Erfahrung machen, dass seine Muskeln mit zunehmendem Alter schlaff und leistungsuntüchtig werden. Jungen Menschen fällt dies selten auf. Dabei könnten rechtzeitige Gegenmaßnahmen Schmerzen in so vielen Fällen verhindern. Bei Bewegungsfaulen verkümmern nämlich nicht nur Arm- und Beinmuskeln – auch das Muskelkorsett der Wirbelsäule wird immer schwächer. So entstehen stärkere Krümmungen, als die Natur vorgesehen hat.

Nicht zu vergessen sind noch Erkrankungen von Nieren, Darm, Gebärmutter usw., die sich in Kreuzschmerzen äußern können. Schlechte Haltung ist überdies oft eine Ausdrucksform psychischer Missempfindung (Depression). Traurige Menschen nehmen eine ganz typische, vor allem im Bereich der Halswirbelsäule gebeugte Haltung ein, die Schultern hängen vor.

Rückgratschmerz kann örtlich beschränkt bleiben, aber infolge von »Beleidigung« der aus der Wirbelsäule austretenden Nerven auch in Arme und Beine ausstrahlen. Tritt ziehender Schmerz im Oberschenkel, der bis über die Knie, ja sogar bis zu den Zehen reichen kann, auf, so spricht man im Volksmund von »Ischias« und meint eine Störung des dicksten Nerves im Körper, des nervus ischiadicus.

Setzen derartige Schmerzen akut ein, muss unbedingt ein Neurologe oder Orthopäde aufgesucht werden, weil ein so genannter Bandscheibenvorfall die Ursache sein kann. Hier besteht Lähmungsgefahr! Die Bandscheibe ist entweder verschoben und drückt auf die Nerven oder es kommt zum Riss des derben Bandringes und die weiche Masse im Kern der Bandscheibe tritt aus. Ohne rasche Behandlung kann lebenslanges Siechtum drohen.

Im Zusammenhang mit Kreuzschmerzen haben wir mit chinesischen Methoden drei Angriffspunkte: Vorbeugung, Schmerzlinderung in chronischen Fällen und Kräftigung der Eingeweidefunktion (Darm- und Sexualorgane).

Zur Vorbeugung bedienen wir uns also durchaus westlicher Maßnahmen. Der Anfang sollte schon richtige Sitzhaltung sein – kontrollieren Sie diese sowohl im Büro als auch daheim – vor dem Fernsehapparat. Bevorzugen Sie harte Sessel mit geraden Lehnen und unbedingt auch »harte« Betten. Wenn die Betteinlage bereits durchgelegen ist, lassen Sie vom Tischler ein auf das Rahmenmaß zugeschnittenes Bett liefern. In den meisten Fällen ist es möglich, ein Brett unter die Matratzen zu schieben. Sie werden staunen, wie gut Sie trotzdem schlafen und wie rasch sich aber auch Ihre Kreuzbeschwerden bessern.

Prof. Willi Dungl hat Duschgymnastik empfohlen. Lassen Sie die Wirbelsäule täglich 5 Minuten lang mit warmem Wasser anprasseln, führen Sie dann noch unter der Brause gymnastische Übungen durch – immer locker bleiben. Selbst der Vorgang des Abtrocknens kann in das Hilfsprogramm eingebaut werden. Führen Sie mit dem Handtuch, das Sie in beide Hände nehmen, waagrechte und diagonale Reibbewegungen auf dem Rücken durch. Das fördert die Durchblutung und stärkt außerdem die Muskulatur.

Auch im Alltag haben Sie oft die Möglichkeit, vorbeugende Gymnastik zu betreiben. Wenn Sie durch eine Tür treten, vergessen Sie beispielsweise nicht, mit den Händen abwechselnd so hoch wie möglich über den Rahmen zu greifen – so als hätten Sie die Absicht, Kirschen vom Baum zu holen.

Falls Sie an einem Schreibtisch sitzen, lassen Sie absichtlich öfter etwas fallen (Bleistift, Radiergummi usw.) – je häufiger Sie sich nach verschiedenen Richtungen bücken müssen, desto besser für Ihre Wirbelsäule.

Für zu Hause gibt es noch **einige gezielte Übungen:** Legen Sie sich auf den Rücken und bringen Sie die gebeugten Knie bis zum Bauch. Fassen Sie nun mit beiden Händen die Knie und richten dann den Oberkörper so weit wie möglich auf. Legen Sie die Unterschenkel auf das Bett und strecken nun den ganzen Körper so durch, dass das Gesäß möglichst weit vom Boden weg kommt. Bei der Streckbewegung einatmen, beim Heruntergeben ausatmen.

Auch **Schwimmen** dient der Vorbeugung. Für die Gesundheit ist Rückenschwimmen wesentlich günstiger als etwa Brustschwimmen. Vor allem bei bereits bestehenden Schmerzen soll der Körper möglichst flach auf dem Wasser liegen und nicht wie beim Brustschwimmen stark durchgebogen sein. Schließlich schadet auch zu tiefe Wassertemperatur. Wer aus Gesundheitsgründen schwimmt, sollte Wasser mit mindestens 26 Grad Celsius wählen; durch die Kälte verkrampfen sich die Muskeln.

All diese Maßnahmen können durch **chinesische Massage** unterstützt werden; Schmerzzustände lassen sich noch leichter beseitigen.

Vor der Massage soll die Stelle erwärmt werden (entweder durch Duschen oder mit Hilfe eines feuchtwarmen Handtuches). Massieren Sie die Kreuzregion so, dass vier Finger der Hand neben der Wirbelsäule leichte Streichbewegungen auf- und abwärts durchführen. Erst großflächig massieren, dann mit vibrierenden Bewegungen

中医保健

kräftiger aufdrücken. Führen Sie auf diese Weise die Massage entlang der beiden Blasenmeridiane durch. (Diese liegen zwei bzw. vier Querfinger seitlich der Mittellinie des Rückens.) Dann wieder mit der ganzen Handfläche massieren.

Zum Schluss massieren Sie noch einige lokale Punkte: B 25 (zwei Querfinger seitlich des 4. Lendenwirbelfortsatzes, in Höhe des oberen Beckenrandes), B 23 (»Zustimmungspunkt der Niere« – er liegt in Höhe des 2. Lendenwirbelfortsatzes, zwei Querfinger seitlich der hinteren Mittellinie. Den 2. Lendenwirbelfortsatz finden Sie, wenn Sie vom 4. Fortsatz auf Höhe des oberen Beckenrandes noch zwei Erhöhungen nach oben zählen.

Die Niere hat übrigens in der traditionellen chinesischen Medizin eine Schlüsselfunktion als Organ, das unsere »Lebensenergie« speichert. Von den Nieren gehen Vitalität und Potenz aus, sie dienen demnach nicht nur der Harnausscheidung. Bei Potenzstörungen werden die der Niere zugeordneten Zonen immer von chinesischen Heilern berücksichtigt) und B 47 (liegt auf gleicher Höhe wie B 23, nur statt zwei Querfinger vier Querfinger von der Mittellinie entfernt). Unmittelbar darauf soll die verspannte Bauchmuskulatur vom Nabel bis zum Schambeinoberrand massiert werden.

Nach dieser lokalen Massage folgt die ziemlich schmerzhafte Fußreflexzonenbehandlung. Die entsprechende Zone finden Sie auf der Fußsoh-leninnenkante, also vom Zehenballen weg bis zur Ferse. Je nach Lokalisation der Beschwerden im Rückgrat werden auch auf der Fußsohle einzelne Abschnitte besonders schmerzempfindlich sein.

Am besten lässt man diese Behandlung von einem geschulten Masseur durchführen. Massiert wird so lange, bis der Schmerz bei gleich bleibendem Druck deutlich nachlässt.

Die Wirbelsäule und die Organe des Körpers spiegeln sich auch im Bereich der Ohrmuscheln wider. Diese Erkenntnis macht sich die so genannte Auriculotherapie zunutze.

Akupunkteure erzielen durch Einstechen der Nadeln in bestimmte Punkte auf dem Ohr beeindruckende Erfolge.

Auch Sie können bei örtlichen Wirbelsäulenschmerzen das Ohr zur Behandlung heranziehen. Betasten Sie die Ohrmuschel kräftig mit Daumen und Zeigefinger – dort, wo der Druck als schmerzhaft empfunden wird, massieren Sie 30 Sekunden lang.

Gegen chronische Beschwerden hilft Druck auf die Punkte M 36 (eine Handbreit unter der Kniescheibe, einen Querfinger seitlich nach außen) und G 34 (genau unter dem Wadenbeinköpfchen, kann aber auch etwas davor oder dahinter liegen. Besonders druckempfindlich bei Muskel- und Sehnenbeschwerden sowie Störungen der Gallenblase).

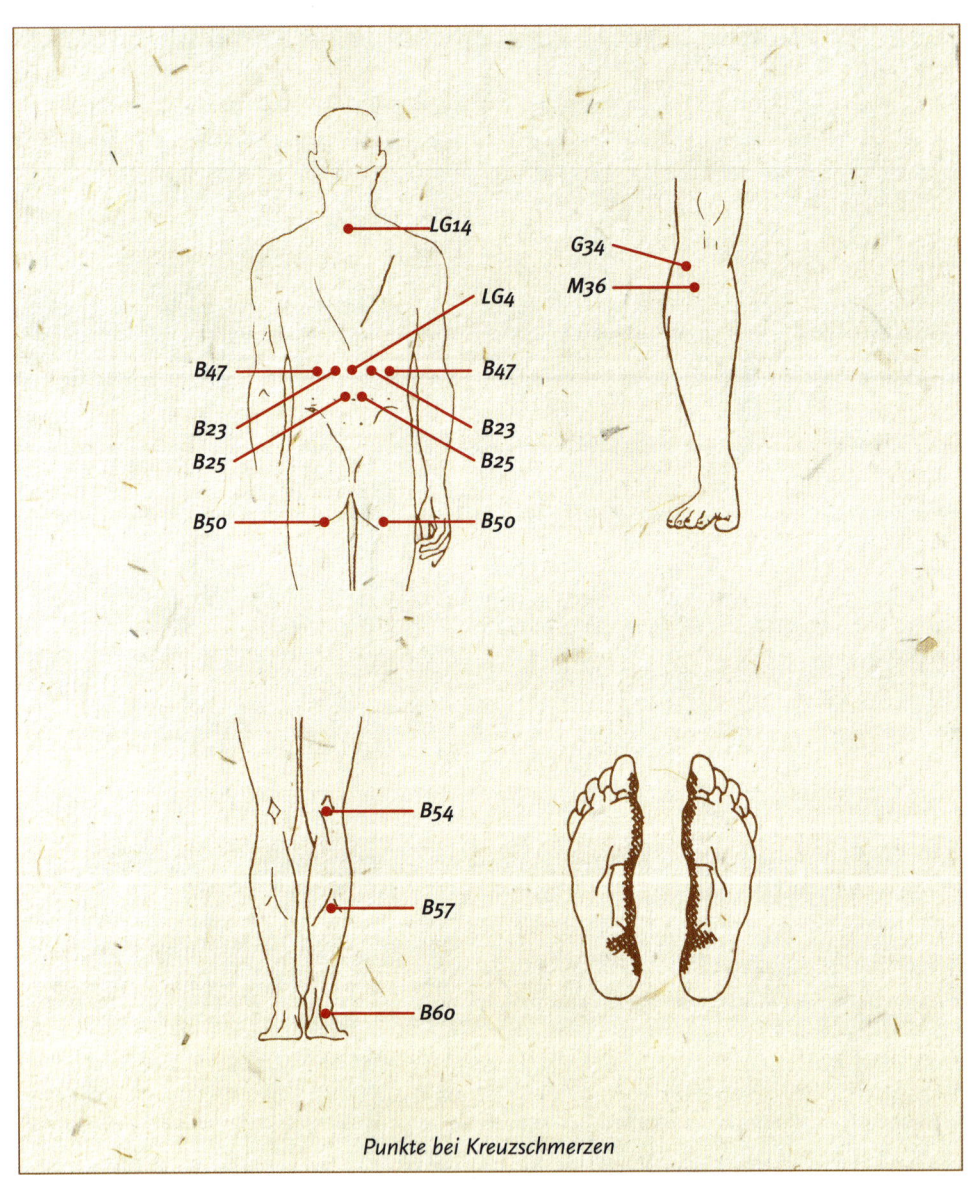

LG14

LG4

B47　　　　　　　B47

B23　　　　　　　B23

B25　　　　　　　B25

B50　　　　　　　B50

G34

M36

B54

B57

B60

Punkte bei Kreuzschmerzen

中医保健

Auch die lokale Erwärmung der Punkte **B 23**, **B 47**, **B 25**, **LG 4**, **M 36** und **LG 14** ist erfolgversprechend.

Nun wollen wir uns noch kurz mit dem **Ischiasschmerz** beschäftigen. Er zieht – wie erwähnt – häufig bis in die Beine und gibt dadurch zu Fehldiagnosen Anlass. Neben Muskelverspannung und Schäden des Skelettes (Verkrümmungen) können auch Infektionskrankheiten Schuld an »Ischias« tragen.

Nicht selten kündigt sich eine Grippe durch starke Kreuzschmerzen an. Eitrige Zähne, Mandeln, Nebenhöhlen usw. können ebenso den Nerv reizen wie Beckengeschwüre, Alkohol und Nikotin.

Wer sich lange auf einen kalten Stein setzt (womöglich erhitzt nach einer Wanderung), muss mit entzündlichen Veränderungen des Ischiasnervs und daher mit Schmerzen rechnen. Vor allem Frauen leiden unter diesen Beschwerden durch chronische Verstopfung und verlagerte Gebärmutter. Gicht und Rheuma sind weitere mögliche Auslöser.

Wer zu Ischiasbeschwerden neigt, soll auf warme Füße achten. Regelmäßige heiße Fußbäder sind ein gutes Mittel zur Vorbeugung.

Liegt laut ärztlicher Diagnose nur verspannte Muskulatur vor, so helfen neben den eingangs beschriebenen Maßnahmen für die ganze Wirbelsäule einige spezielle **Entlastungsmetho-**den. Stützen Sie sich mit beiden Armen z. B. zwischen 2 Tischen ab und lassen die Beine locker baumeln. Die Wirbelsäule wird auf diese Weise sanft gestreckt, der Nerv vom Druck der harten Muskeln befreit, weil die Muskulatur durch den zu harten Dehnungsreiz nur noch mehr verspannt.

Im Falle einer Ischialgie ergänzen Sie das bereits beschriebene Programm durch Druck auf die Punkte **B 60** (zwischen Außenknöchel und Achillessehne – laut Prof. Bischko ein wichtiger Punkt gegen alle Schmerzen) und **B 50** (in der Mitte der Gesäßquerfalte).

Ischiaskranke sind hier ohnedies sehr schmerzempfindlich, sodass der Punkt leicht zu finden ist. Die Druckempfindlichkeit kann so weit gehen, dass der Kranke nicht lange sitzen kann, ohne Schmerzen zu bekommen. Beim Sitzen drückt nämlich oft der Sesselrand genau auf den Ischiasnerv.

Auch der Punkt **B 57** eignet sich für Selbstbehandlung gegen Ischiasschmerz. Der Punkt wird »Bergstütze« genannt. Sie finden ihn auf folgende Weise: Strecken Sie den Fuß kräftig nach vor – es entsteht in der Wadenmitte eine Delle, in der der gesuchte Punkt **B 57** liegt. Hier drücken Sie auch bei Wadenkrämpfen nach einem Lauftraining. Die Beschwerden treten erfahrungsgemäß dann auf, wenn man schon lange Zeit nicht mehr trainiert hat. Es ist daher wichtig, den Körper vorsichtig aufzubauen.

B 57 wirkt auch gegen Schmerzen im Lendenbereich sowie gegen Beschwerden, die bei Hämorrhoiden auftreten.

Die genannten Punkte werden zuerst leicht, dann allmählich kräftiger punktförmig massiert, jeweils etwa 30 Sekunden lang.

Nach der Akupressur sollte man den gesamten Blasenmeridian mehrmals streichen, besonders dort, wo die Beinmuskulatur stark verspannt ist. Meistens werden die Schmerzen schon durch diese Maßnahme deutlich geringer. Besonders schmerzempfindliche Punkte können Sie lokal erwärmen und damit ebenfalls gute Erfolge erzielen.

Der Blasenmeridian (Seite 25) verläuft auf dem Rücken in zwei Bahnen (von einem Partner massieren lassen): Eine Bahn liegt zwei Querfinger, die andere vier Querfinger von der Mittellinie entfernt. Die Bahnen ziehen dann weiter über die Hinterseite der Oberschenkel, überkreuzen einander dort und laufen in der Kniekehle wieder zusammen. Von hier zieht nur noch eine Bahn über die Wade in Richtung des äußeren Knöchels. Die Hinterseite der Beine kann man durchaus selbst massieren.

中医保健

Impotenz, chronifizierte sexuelle Störungen, sexuelle Funktionsstörungen

Diese Störung wird in Zusammenarbeit von Gynäkologen, Andrologen, Urologen, Psychiatern, Neurologen und Internisten diagnostiziert. »Über die Häufigkeit von sexuellen Störungen ist keine Aussage möglich«, das sagt der berühmte Arzt für psychosomatische Medizin, Prof. Thure von Uexkühll.

Wir unterscheiden hier grundsätzlich zwei Arten von Impotenz: die Beischlafunfähigkeit (Impotentia coeundi) und die Zeugungsunfähigkeit (Impotentia generandi, Infertilität). Die Beischlafunfähigkeit können wir beim Mann in 5 Phasen und bei der Frau in 4 Phasen (ohne die Rückbildungsphase) beobachten. In den folgenden praktischen Beispielen sind nur die sexuellen Funktionsstörungen des Mannes näher beschrieben.

1. Libido

Frigidität, Lustlosigkeit. Wird durch die Psyche und Hormone gesteuert. Es wird stark vom psychischen und physischen Zustand und der Atmosphäre beeinflusst.

Depressionen, partnerschaftliche Probleme, Verhaltensstörungen und andere psychische Störungen können eine Verminderung der Libido verursachen. In solchen Fällen sind eine medikamentöse, antidepressive Behandlung und eine Psychotherapie notwendig und effektiv.

Auch die aktive Selbsthilfe des Patienten mit Entspannungsübungen, Akupressur bzw. die ärztliche Hilfe mit Akupunktur kann viel Positives dazu beitragen.

Interimistische Erkrankungen mit körperlichen Erschöpfungszuständen, hormonellen Störungen (durch Erkrankungen der Hypophyse, der Leber) können Libidoverlust bewirken. Die Schädigung bestimmter Hirnrinden (z. B. Frontalhirn, Temporalregion) kann auch die Libido abschwächen. In solchen Fällen kann eine kausale Therapie (die Ursache beseitigende Therapie) Besserung bringen.

Wenn Erschöpfung und Stress die Ursachen sind, dann hilft nur, dem Körper wieder Ruhe zu gönnen für seine Regeneration.

2. Erektion

Erektile Dysfunktion. Die Unfähigkeit des Beischlafs beim Mann ist Ausdruck eines Nicht- bzw. zu schwachen oder zu kurzen Anschwellens des Gliedes.

Für die Erektion ist die intakte vegetative Nervenversorgung (Parasympathikus und Sympathikus) des Genitalorgans wichtig. Nach

Operationen im Beckenbereich (Prostata, Gefäß, Harnblase, Enddarm etc.) und auch nach einer Querschnittslähmung können solche für die Erektion so wichtigen vegetativen Nerven geschädigt sein und deshalb eine Erektionsstörung verursachen.

Da die vegetativen Nerven sehr eng mit der Psyche in Wechselbeziehung stehen, kann die Erektion auch psychogen gestört sein: Minderwertigkeitsgefühle, Ängste, Probleme in der Partnerschaft, in der Persönlichkeit oder Versagensängste etc.

Die anhaltenden und zeitweise auftretenden Erektionsstörungen sind oft frühe Anzeichen für Zuckerkrankheit. Gefäßstörungen, schwere neurologische und innere Erkrankungen können auch Erektionsstörungen auslösen.

Auch manche (nicht generell alle) Medikamente können Potenzstörungen (Libido, Erektion betreffend) verursachen: Antidepressiva, Neuroleptika, Parkinsonmittel, Bluthochdruckmittel, Digitalis, Zytostatika und Drogen (z. B. Alkohol, Kokain, Heroin, Morphin etc.).

Es werden von Andrologen, Urologen medikamentöse Therapien mit unterschiedlichem Erfolg empfohlen.

Die Verwendung von so genannten Potenzmitteln, wie bestimmte zu Pulver verriebene Tierhörner, Geschlechtsteile von Tieren, ist umstritten.

Ginseng kann in Fällen psychisch-physischer Erschöpfungszuständen hilfreich sein. In Asien wird im höheren Alter neben anderen Naturheilprodukten auch Ginseng empfohlen. Wenn die medikamentösen und alternativen Therapien versagen, kann durch Schwellkörperautoinjektionstherapie (SKAT) bei einem sehr hohen Prozentsatz eine Erektion erreicht werden. Es werden lokale Mittel (z. B. Papaverin) in den Schwellkörper injiziert. Zunächst vom Urologen, dann evtl. vom Patienten selbst. Aber erstens ist nicht jeder so tapfer und zweitens ist es bei den seltensten Fällen atmosphärisch passend.

3. Ejakulation

Eine verzögerte oder ausbleibende Ejakulation (Samenerguss) kann durch Nervenschädigung oder durch psychische Störungen bedingt sein.

Der vorzeitige Samenerguss (Ejakulatio praecox) hat meist eine psychische Ursache und ist mit Psychotherapie, Verhaltenstherapie und chinesischer Medizin (Akupressur, Entspannungsübungen etc.) zu behandeln.

4. Orgasmus

Der Orgasmus ist ein rein psychisches Gefühlserleben, das gleichzeitig mit der Ejakulation auftritt, wobei es sowohl beim Mann als auch bei der Frau zu rhythmischen Muskelkontraktionen kommt.

5. Rückbildungsphase

Die Rückbildungsphase ist beim Mann deutlicher durch die Mitwirkung des Parasympathikus gekennzeichnet.

Von der fachspezifischen somatischen Behandlung bzw. »Lösung des Problems« durch die moderne Medizin wollen wir hier nicht sprechen. Die chinesische Reflextherapie können wir als eine unspezifische, somato-psychische Reflextherapie bezeichnen.

Sexualität und Biorhythmus in der chinesischen Medizin

Die chinesische Medizin hat sich sehr mit der Potenzstörung befasst. In dem Yin-Yang-Symbol können wir eine dynamische Vereinigung von Mann und Frau sehen.

Der sexuelle Rhythmus der Frau ist mit einem Intervall von 7 Jahren gekennzeichnet, der des Mannes mit einem Intervall von 8 Jahren.

Dieser Rhythmus bezieht sich auf folgende Abschnitte: die Geschlechtsreife, die fruchtbare Periode, die Abnahme der Fruchtbarkeit bis gegen Null – die sexuelle Aktivität im Laufe des Lebens also. Diese ist eng mit der körperlichen Entwicklung und Alterung verbunden.

Wenn wir dann den sexuellen Rhythmus mit dem Rhythmus des Tages, des Jahres usw. in Verbindung bringen, verstehen wir, warum in der Jugend und im Frühjahr die Libido, die Sexualität so viel stärker präsent ist als z. B. im Alter und im Winter.

Für die chinesischen Ärzte ist der obige Vergleich ganz selbstverständlich aus der 5-Elemente-Lehre abzuleiten: Frühling – Holz – Jüngling, Sommer – Feuer – junger Erwachsener, Spätsommer – Erde – Erwachsener, Herbst – Metall – Alter und Winter – Wasser – greises Alter.

Die sexuelle Aktivität ist so gesehen abhängig von Alter, Geschlecht, Tageszeit, Jahreszeit, aktueller körperlicher und psychischer Verfassung und vielen anderen Faktoren.

Es soll vermieden werden, sich selbst übereilig als impotent anzusehen oder sich vom Arzt vorschnell die Diagnose impotent aufstempeln zu lassen.

Regelmäßige Akupunktur, Entspannungsübungen, Tuinamassage und Selbstakupressur können in vielen Fällen Besserung bringen.

Möglichkeiten der TCM

Akupunktur, Akupressur, Selbstmassage, Moxibustion, chinesische Massage und Atem-Entspannungsübungen sind reflextherapeutische und psychotherapeutische Techniken (alte Meditationstechnik, Qigong) in der chinesischen Medizin.

中医保健

I. Simple Impotenz des Mannes

Erektionsschwäche, vorzeitiger Samenerguss oder nur kurz (weniger als 2 Minuten) anhaltende Erektion – falls dieser Zustand viele Monate oder gar Jahre anhält, können noch andere Befindlichkeitsstörungen dazukommen: Müdigkeit, Niedergeschlagenheit, Ein- und Durchschlafstörungen, Appetitlosigkeit, Kopfschwindel, Augenflimmern, Konzentrationsstörungen, Depressionen, Kreuzschmerzen, blasse Gesichtsfarbe.

Die urologischen, neurologischen, internistischen und psychiatrischen Untersuchungen zeigen kein organisches Defizit.

Akupunktur und Akupressur

▶ Typ »Nierenschwäche« – Impotenz, Vertigo (Schwindel), Tinnitus, Gedächtnisstörung, Konzentrationsstörung, Depression, kalte Hände und Füße, Gesichtsfarbe blass, dünner und weißlicher Zungenbelag (ZB), blasser Zungenkörper (ZK), Puls zart.

B 23, LG 4, KG 4, KG 2, MP 6. Evtl. bei Appetitstörung M 36 und bei Vertigo G 20. Hier ist auch die Moxibustion (siehe unten) günstig.

▶ Typ »Psychovegetative Dysregulation« – Impotenz, wenig Appetit, depressiv, unruhiger Schlaf, Palpitationen, Ängste, kurzatmig, schwitzt leicht, ZK blass, ZB dünn weißlich, Puls zart.

B 15, B 20, M 36, MP 6, KG 4. Bei Schlafstörungen H 7 und KS 6 oder B 15, B 23, KG 6, H 7, MP 6.

▶ Typ des »kräftigen jungen Mannes« – unzureichende bzw. schwache Erektion

B 23, LG 4, B 32, KG 4, MP 6, Le 2 oder Le 3.

▶ Typ des »müden jungen Mannes« – unzureichende bzw. schwache Erektion. Vertigo, Niedergeschlagenheit, Depression, weiches Knie, Kreuzschmerzen, ZK blassrosa, Puls zart.

KG 4, KG 6, M 36, N 3 oder B 23, LG 4, B 26, MP 6.

Moxibustion

B 23, LG 4, KG 4, KG 6, KG 2, MP 6. Pro Punkt 5 Minuten erwärmen. Jeweils 2 – 3 Punkte verwenden.

Gruppe 1: KG 4 (oder KG 6) und M 36.

Gruppe 2: B 23, LG 4 (oder KG 3) und MP 6.

Täglich 1-mal, nach 10 Tagen eine einwöchige Pause.

Selbstmassage

1. Mit dem Daumenbauch auf KG 8 (Nabel), KG 4, KG 2, je 30 – 60 Sekunden lang drücken.

2. Mit der Hand am Unterleib im und gegen den Uhrzeigersinn jeweils 30-mal kreisen.

中医保健

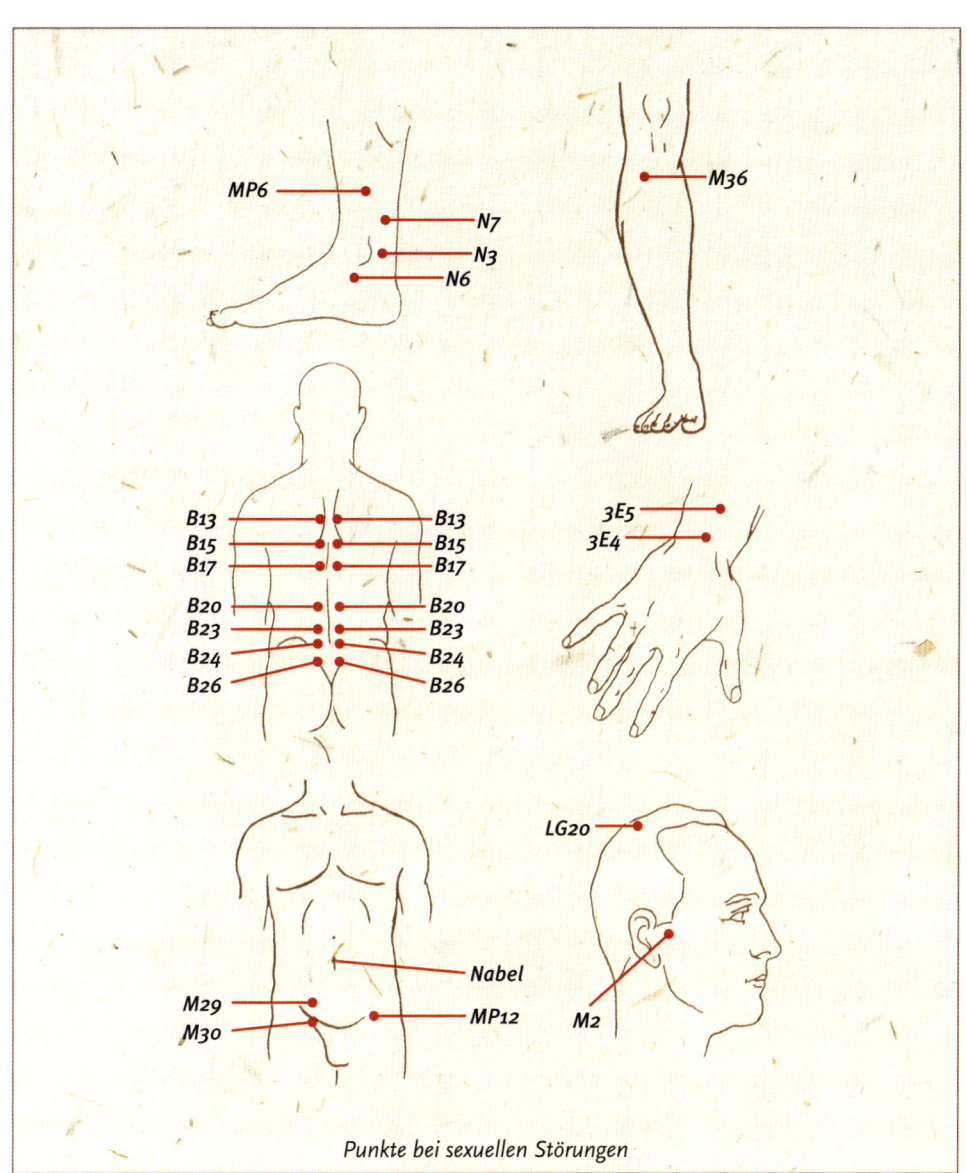

MP6

N7

N3

N6

M36

B13 — B13
B15 — B15
B17 — B17

B20 — B20
B23 — B23
B24 — B24
B26 — B26

3E5
3E4

LG20

M2

Nabel

M29
M30

MP12

Punkte bei sexuellen Störungen

中医保健

3. Mit den Händen beiderseits der Lendenwirbelsäule auf und ab massieren. 60-mal, bis zur lokalen Erwärmung.

4. Mit beiden Handflächen das Glied drücken und drehen, dann an der Eichel halten und das Glied nach vorne ziehen. 3-mal insgesamt.

5. Mit beiden Händen den Hodensack halten, dann leicht zusammendrücken, dann die Hoden mit den Händen leicht klatschen, 50-mal.

6. Den Anus zusammendrücken, kurz halten, dann locker lassen, nicht zu schnell, 15-mal.

7. Mit dem Mittelfingerbauch den Beckenboden (KG 1, zwischen After und Hodensack) 30-mal drücken und zirkeln.

Antike Meditationstechnik
(auch als Qigongtechnik bezeichnet)

1. Sitzend oder stehend, Luft anhalten, die Zunge berührt den harten Gaumen, Augen geschlossen, den (inneren) Blick zur Stirn, die warm geriebenen Hände reiben die Region B 23, LG 4 je 120-mal.

2. Wenn in den Abendstunden oder im Schlaf spontane Erektion bzw. das Vorstadium einer Erektion auftritt, dann rasch aufsetzen, schnell einige Male ausatmen, dann einige Male langsam ausatmen, danach langsam einige lange Ausatmungszüge machen. Bei der Ausatmung denken Sie, dass die Energie der Niere mit dem Ausatmungszug aufsteigt, gleichzeitig stellen Sie sich vor, dass das Feuer im Herz (Druck) absteigt und das Element Wasser-Niere wird durch das Element Feuer-Herz harmonisiert.

3. Die Atemluft wird angehalten, gedankliche Konzentration auf das Feuer der Nabelregion (Dantian, Purpurfeld, Energiezentrum). Das Feuer des Dantians steigt von unten nach oben, von innen nach außen, der ganze Körper wird warm und heiß. Die Übung gelingt meist erst nach vielen Tagen bis Wochen.

II. Ejakulatio praecox

Dieser Fachbegriff steht für den vorzeitigen Samenerguss (vor oder nach Einführung des Gliedes). Meist psychogene, nervöse Ursache.

Diese Störung ist häufiger als die Erektionsstörung. Sie kommt zusammen mit einigen urologischen, organischen Erkrankungen vor (Prostata, Harnröhre, Rückenmark usw.).

Die chinesische Medizin meint, dass dieses Krankheitsbild leichter zu behandeln ist als die Erektionsstörung.

Es ist eine der Impotenz sehr ähnliche Störung, daher ist auch das Konzept der Behandlung ähnlich.

中医保健

Was das Sexualleben betrifft, bietet sich folgende Position an: Der Mann liegt auf dem Rücken, die Frau sitzt auf ihm. Das ist für den Mann die psychisch und körperlich weniger verspannende Position.

So kann auch die Frau das Tempo bestimmen und durch das Ziehen an den Hoden bzw. am Hodensack die sexuelle Erregbarkeit des Mannes dämpfen.

Eine zusätzliche Hilfe kann es sein, den Zeitpunkt für den Geschlechtsverkehr auf den Morgen zu verlegen. Auch die Geduld und das Verständnis für den Partner ist bezüglich der Psychohygiene sehr wichtig.

Akupunktur und Akupressur

▶ Typ Erschöpfung: KG 1, MP 6, KG 6, LG 4, B 23. Die Moxibustion ab MP 6 kann zusätzliche Verstärkung bringen.

▶ Typ Verdauungsprobleme, weicher Stuhl: KG 1, B 20, B 15, M 36, MP 9; bei starken Ängsten zusätzlich B 47.

▶ Typ leicht erregbar, innere Unruhe, Schlafstörung, Kreuzschmerzen: N 3, N 7, B 23, B 15, H 7, H 3.

Moxibustion

Plan A: Allgemeines Programm 1 und 2 täglich abwechselnd anwenden.

Programm 1: LG 4, KG 4, je 5 Minuten mit Moxa behandeln.

Programm 2: B 23, KG 6, MP 6 je 5 Minuten mit Moxa behandeln.

Plan B: körperlich schwache Personen täglich 1-mal abwechselnd die Rückenzone und Bauchzone mit Moxa behandeln.

Die Rückenzonen: B 23, B 15 je 10 Minuten mit Moxa behandeln.

Die Bauchzone: In sitzender Position KG 6, KG 4, M 36 je 15 Minuten mit Moxa behandeln.

Plan C: KG 4, KG 6, KG 3, B 23

Tuinamassage:

a) Fremdmassage

Die chinesische Tuinamassage durch den Partner oder den Masseur ausgeführt nennen wir die Fremdmassage.

1. G 34-Massage

   1.1. Sitzend, zuerst mit dem Daumenbauch die Region G 34 beim Einatmen fester drücken, beim Ausatmen locker lassen, 8-mal.

1.2. Mit den Fäusten die Region G 34 16-mal klopfen.

1.3. Im und gegen den Uhrzeigersinn die Region G 34 mit dem Daumenbauch 16-mal kreisen.

1.4. Mit den warmen Handflächen die Region G 34 16-mal kreisen.

2. KG 4-Massage

Soll vor und nach einem Geschlechtsverkehr durchgeführt werden. Insgesamt 10-mal.

2.1. Mit dem Daumenbauch den KG 4 drücken, fester beim Einatmen, locker beim Ausatmen, 9-mal.

2.2. Mit dem Kleinfingerball den KG 4 im und gegen den Uhrzeigersinn 16-mal friktionieren.

2.3. Die beiden Hände warm reiben, mit der warmen Handfläche den KG 4 drücken und locker lassen, 6-mal.

3. KS 6- und MP 29-Massage

3.1. Mit Daumen und Zeigefinger gleichzeitig an KS 6 und 3 E 5 im und gegen den Uhrzeigersinn je 36-mal friktionieren. Den Druck langsam erhöhen und locker lassen. Am Ende noch den KS 6 drücken, 7-mal (bis Deqi-Gefühl).

3.2. Mit dem Knöchel des Mittelfingers B 20 drücken, beim Einatmen fester, beim Ausatmen locker, 7-mal. Mit dem Kleinfingerball B 20 im und gegen den Uhrzeigersinn 16-mal friktionieren. Die Hände warm reiben, mit der warmen Handfläche B 20 drücken für etwa 5 Minuten halten.

b) Selbstmassage

1. Im Kopfbereich die Punkte B 2, B 1, die Augäpfel, die »Sonne« drücken, dann die Zähne aufeinander schlagen (mit den Zähnen klappern), den Nasenrücken reiben, mit den Händen das Gesicht massieren, sich mit den 5 Fingern »kämmen«; jeweils 30 Sekunden.

2. Die Brust in Querrichtung reiben, dann von der rechten Schulter zum linken Rippenbogen reiben, dann von der linken Schulter zum rechten Rippenbogen reiben, je 5-mal. Anschließend Oberbauch und Unterbauch je 5-mal reiben, danach noch am Rücken, beiderseits der Wirbelsäule, vom Rippenbogen zum Gesäß reiben, je 10-mal.

3. Die Beine und die Arme vom Rumpf in Richtung Finger bzw. Zehen drücken und reiben, besonders die Fußsohle.

4. Die Partnerin stimuliert mit den Händen den Penis bis knapp vor der Ejakulation. Der Ablauf wird wiederholt. Die Reizschwelle der sexuellen Erregbarkeit des Mannes wird erhöht.

中医保健

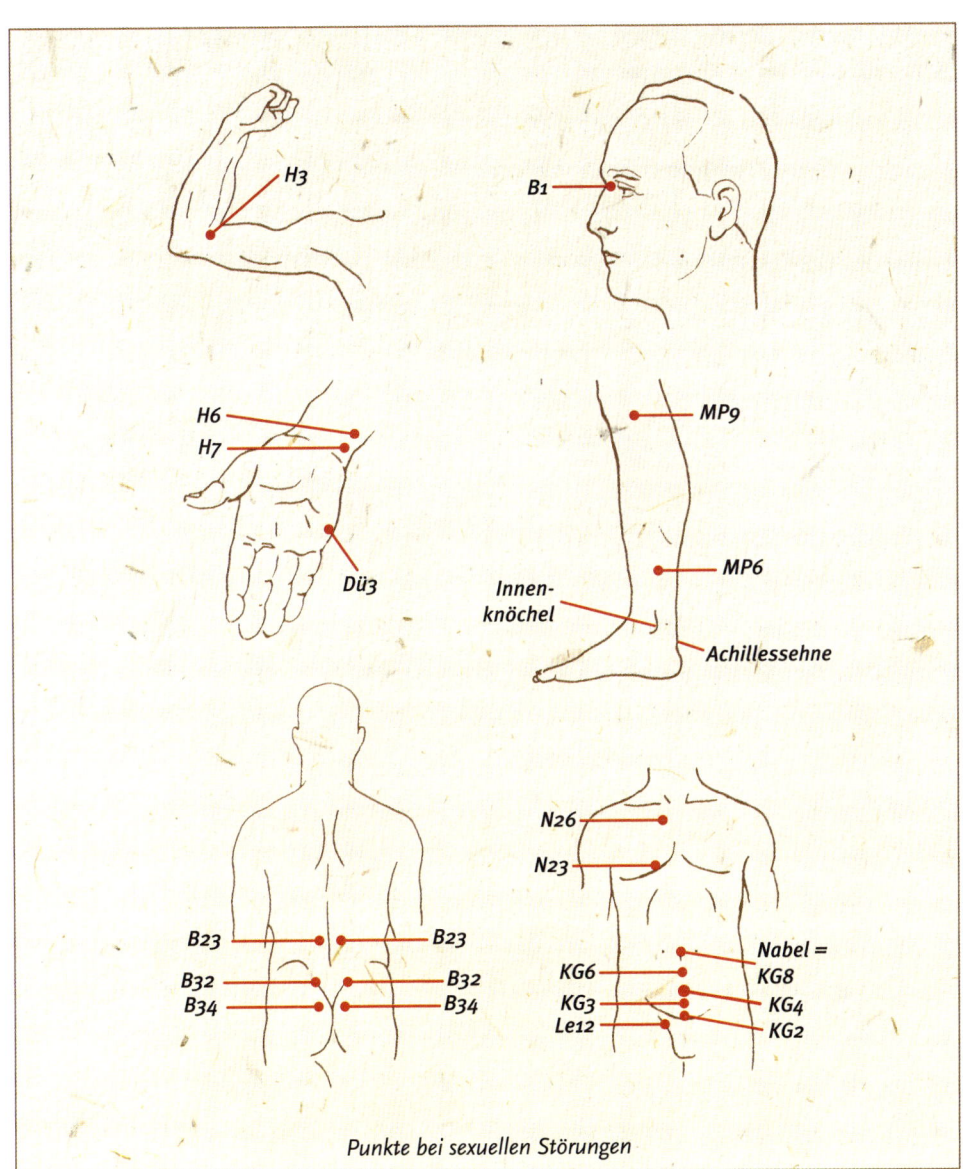

H3

B1

H6
H7
Dü3

MP9

MP6

Innen-
knöchel

Achillessehne

N26
N23

B23   B23

B32   B32
B34   B34

KG6   Nabel =
             KG8
KG3   KG4
Le12   KG2

Punkte bei sexuellen Störungen

中医保健

5. Beim Geschlechtsverkehr zieht die Frau Hoden und Hodensack leicht nach unten, die sexuelle Erregbarkeit des Mannes wird gedämpft, die Ejakulation wird verzögert.

III. Zeugungsunfähigkeit
(Impotentia generandi, Infertilität)

Eine genaue urologische, andrologische, interne, neurologische Untersuchung kann Möglichkeiten der Therapie aufzeigen. Die chinesische Reflexmedizin kann zur Unterstützung angewendet werden.

Akupunktur und Akupressur

▶ Typ innere Unruhe, Mundtrockenheit, Tinnitus, Kreuzschmerzen, Zungenkörper (ZK) rot, ZB fehlend: KG 3, KG 1, B 26.

Wenn Tinnitus, Vertigo Le 3, 3 E 5 dazu; wenn Mundtrockenheit, dann N 3, N 6 dazu; wenn innere Unruhe und Hitzegefühl, dann KS 6 und H 7 dazu; wenn starkes Schwitzen dann Dü 3, H 6; wenn Kraftlosigkeit im Kreuz und in den Beinen, dann B 23 und B 58 dazu.

▶ Typ vermindertes sexuelles Verlangen, Erektionsstörung oder Ejakulatio praecox: KG 4, MP 6. Wenn Erektionsstörung, dann B 23, B 32 dazu; wenn Ejakulatio praecox, dann G 34 dazu; wenn Kraftlosigkeit im Kreuz und in den Beinen, dann B 58 dazu; wenn Schlafstörung, Palpitationen, dann KS 6 und B 15 dazu.

▶ Typ Verdauungsstörung, Ejakulatio praecox, Libidomangel, Kältegefühl im Kreuz, Nykturie (nächtliches Wasserlassen), Zungenkörper blass und plump, Puls tief oder zart: B 23, B 47, KG 4, M 36, MP 10, MP 6. Wenn Libidomangel, dann H 7 und LG 20 dazu; wenn Nykturie, dann B 13 und KG 9 dazu; wenn Kältegefühl im Kreuz, dann LG 4 dazu. Die Punkte B 23, B 47 und KG 4 sollen jeweils 20 Minuten mit Moxa behandelt werden.

▶ Typ so genannte »Nierenschwäche« mit Vertigo (Schwindel), Müdigkeit, Vergesslichkeit, Schwächegefühl in Kreuz und Beinen, Lockerung der Zähne, Zungenkörper blass, feucht, Puls leer: M 36, MP 12, N 26, N 23, KG 6. Wenn Vertigo, dann LG 20 und den Punkt am 2. Zeh für Schwindel dazu; wenn Müdigkeit und Vergesslichkeit, dann B 15, H 7 dazu; wenn Zahnlockerung, dann M 2; wenn vermehrter Haarausfall, dann B 17 dazu.

Moxibustion

Plan A: B 23, LG 4, MP 6 und KG 4. Pro Punkt 5 Minuten.

Plan B: KG 4, M 29, MP 6, B 23, B 47, N 3 und KS 6. 1-mal täglich, pro Punkt 3 Min.

Plan C: B 23, B 24, B 15, B 13. 1-mal täglich, pro Punkt 3 Minuten.

Plan D: KG 2, B 47, KS 6, M 36, MP 6. 1-mal täglich, pro Punkt 3 Minuten.

中医保健

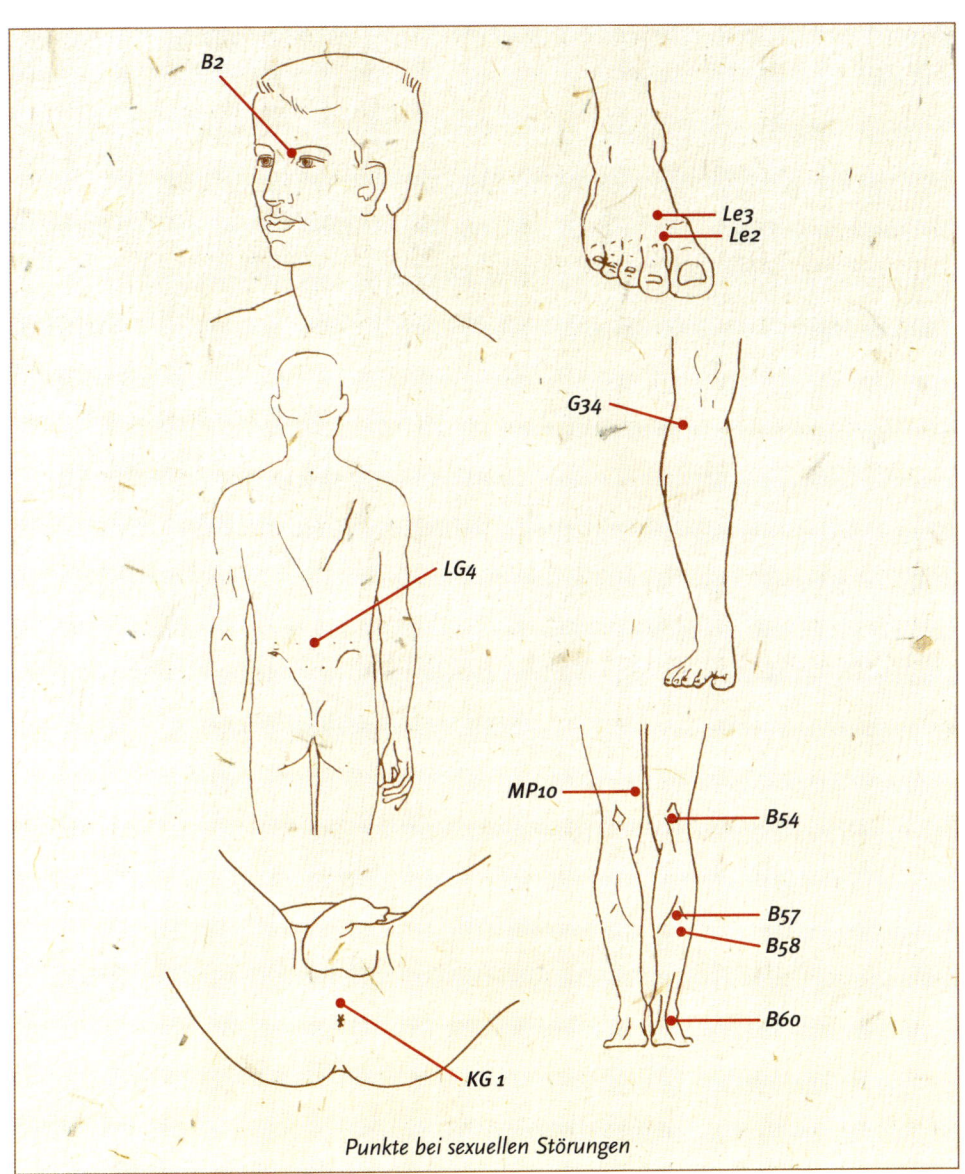

B2

Le3
Le2

G34

LG4

MP10

B54

B57
B58

B60

KG 1

Punkte bei sexuellen Störungen

中医保健

Tuinamassage:

a) Fremdmassage

Die chinesische Massage wird anfänglich jeden 2. – 3. Tag, dann alle 7 Tage vom Masseur durchgeführt.

1. Der Patient liegt auf dem Rücken, der Masseur steht links vom Bett, mit dem Daumen drückt und friktioniert er 5 Minuten auf KG 4, dann je 1 Minute MP 10 und MP 6.

2. Der Patient liegt auf dem Bauch, der Masseur steht rechts vom Bett, mit dem Daumen drückt und friktioniert er die Punkte B 17, B 20, B 23, B 32 bis B 34, insgesamt 5 Minuten.

3. Die Hände fest auf die Lendenmuskulatur, in der Mitte des Beckenkammes (die Lendenaugen), legen und auf und ab kräftig bis zur Erwärmung schieben.

4. Mit den Fäusten die Lendenaugen je 20-mal friktionieren.

5. Mit den Fäusten die Lendenaugen 10-mal klopfen.

6. Mit den Daumen die Lendenmuskulatur auf und ab schieben, bis zur Erwärmung.

7. Der Patient soll selbst morgens und abends in der Seitenlage, ohne Polster, die Zunge am harten Gaumen, gedanklich konzentriert auf die Region seines Nabels (Purpurfeld, Energiezentrum), die Beine angewinkelt, mit dem rechten Mittelfinger KG 1 60-mal gegen den Uhrzeigersinn friktionieren. Dann in der Rückenlage mit dem linken Mittelfinger Le 12 60-mal im Uhrzeigersinn friktionieren.

8. Der Masseur friktioniert mit der Handwurzel den Blasenmeridian vom Lendenbereich bis zum Gesäß 36-mal auf und ab.

9. Zum Schluss werden die Punkte MP 10 und MP 6 je 30 Sekunden lang gedrückt.

b) Selbstmassage

Vor dem Schlafen täglich und regelmäßig.

1. Mit den warmen Händen die Lendenregion 18-mal auf und ab reiben.

2. Mit Mittelfingern und Zeigefingern beider Hände das Steißbeinende 36-mal reiben.

3. MP 6 drücken und friktionieren, 81-mal.

4. N 1 drücken und friktionieren, je 100-mal.

5. Den Unterbauch reiben, besonders die Regionen KG 2, KG 6 und KG 4, 3 Minuten.

6. Das Kreuzbein reiben, 2 Minuten.

7. MP 6 drücken, 1 Minute.

中医保健

Magenbeschwerden

Eine ganze Reihe von seelischen und körperlichen Belastungen kann zu Magenbeschwerden führen. Leider »geht eben nicht nur die Liebe durch den Magen«; Sorgen, Kummer, Angst und Stress beeinflussen ebenso die Magennerven. Die Aussage: »Das liegt mir im Magen«, hat nicht nur symbolische Bedeutung.

Über den Magen und die Lunge nehmen wir Energie für den Körper auf. Die Lunge erlangt über die Atmung den Sauerstoff. Der Magen »zerlegt« die Nahrung in Bestandteile, aus denen dann der Darm Stoffe für den Gewebsaufbau und die Energiegewinnung in den Blutkreislauf einschleust. Ein so wichtiges Organ wie der Magen ist daher sehr empfindlich und für Störungen anfällig. Durch Gesundheitspflege könnten viele Schäden, die oft zu lebensbedrohenden Zuständen (Blutungen, Durchbruch von Geschwüren in die Bauchhöhle oder in Nachbarorgane, Krebs) führen, vermieden werden.

Zum Vorbeugungsprogramm und damit zur Kräftigung der Bauchmuskulatur gehört unbedingt **Gymnastik.** Legen Sie sich auf den Rücken und heben Sie abwechselnd das linke und das rechte Bein; die Beine bleiben dabei gestreckt.

Auch chinesische **Atemübungen** sollten bei Veranlagung zu Magenbeschwerden Anwendung finden; sie sind ein ausgezeichnetes Mittel zum Ausgleich des unbewussten Nervensystems.

Eine Fehlsteuerung kann im Extremfall zur Geschwürbildung – vor allem im Zwölffingerdarm, nicht selten aber auch im Magen – führen.

Magenbeschwerden sind ärztlich abzuklären. Neben der klinischen Therapie drücken Sie zur Kräftigung des Systems folgende Punkte: MP 4, MP 6, KG 15 (an der Spitze des processus xyphiodeus – des so genannten Schwertfortsatzes am unteren Rand des Brustbeines) und KG 12. KG 12 – auch als »mittlerer Kanal« bezeichnet – liegt auf der Mittellinie der Körpervorderseite, genau auf halbem Weg zwischen Schwertfortsatz und Nabel. Der Name »mittlerer Kanal« ist sehr zutreffend, denn genau darunter liegt der Magen.

Menschen mit chronischem Magenleiden sind an dieser Stelle besonders schmerzempfindlich. Schon leichte Massage kann Erleichterung bringen. Warum man diesen Punkt auch bei niedrigem Blutdruck anwendet, ist leicht erklärbar: Die Verdauung bildet bekanntlich eine wichtige Energiequelle. Eine Stärkung der Verdauungsfunktion bringt dem Körper somit mehr Energie und der niedrige Blutdruck, Symptom des Energiemangels, steigt. Der Körper hat überdies mehr Kraft, um gezieltes Gefäßtraining (etwa in Form einer Kneipp-Kur) durchzustehen. Durch Behandlung des Punktes KG 12 wird optimale Verdauung, Aufnahme und Verteilung der angebotenen Nahrungsmittel erzielt.

Weitere Punkte: Di 11, B 20 (suchen Sie den Dornfortsatz des 11., also vorletzten, Brustwirbels; vom unteren Rand zwei Querfinger seitlich), B 21 (dies ist der so genannte Zustimmungspunkt für den Magen und liegt knapp unterhalb des Punktes B 20. Genauer: zwei Querfinger seitlich des 12. Brustwirbeldornfortsatzes. Diese Stelle wiederum ertasten Sie mühelos, denn der 12. Brustwirbelkörper hat nur noch ganz kurze Rippen.)

MP 9 (setzen Sie sich auf einen Sessel und beugen das Knie. Dann tasten Sie an der Innenseite der Kniekehle einen Knochenvorsprung, der der oberen Verbreiterung des Schienbeines angehört. Genau unter diesem Knochenvorsprung liegt der – meist ohnedies deutlich empfindliche – Punkt.

Seine Hauptwirkung entfaltet er bei Bauchschmerzen, Beinschwellungen, Blasenstörungen, Menstruationsproblemen – vor allem bei Schmerzzuständen vor und während der monatlichen Blutung, aber auch bei Kniegelenkbeschwerden. Wie schon der Name Milz-Pankreas sagt, wird hier auch die Bauchspeicheldrüse besonders angesprochen. Dieses Organ ist bei der Verdauung sehr wichtig.)

Bei entzündlichen Veränderungen der Magenschleimhaut (Gastritis) muss der Arzt feststellen, ob eine Übersäuerung vorliegt (hyperacide Gastritis) oder ob – vor allem bei älteren Menschen – zu wenig Magensäure produziert wird

(atrophische Gastritis). Bei zu viel Magensäure drücken Sie den Punkt G 34 (genau unterhalb des Wadenbeinköpfchens an der Unterschenkelaußenseite.

Appetitlosigkeit, Völlegefühl und Blähungen hängen häufig mit einer Störung der Gallenblasenfunktion zusammen – über eine Stimulierung der Punktes G 34, der ja auf dem Gallenmeridian liegt, kann Linderung erreicht werden).

Bei mangelnder Magensäure drücken Sie den Punkt M 36 (die schon in einem vorigen Kapitel erwähnten »Dreimeilen des Fußes«, eine Handbreit unter der Kniescheibe, einen Querfinger seitlich nach außen).

Setzen Sie als weitere Hilfsmittel bei Magenbeschwerden eine gute Bürste mit Naturborsten ein. Massieren Sie damit den Magen- und den Milz-Pankreas-Meridian (Seite 24) von den Zehen bis zum Knie.

Der Milz-Pankreas-Meridian zieht von der Großzehe in Richtung Innenknöchel und von dort entlang der Schienbeininnenkante weiter nach oben. Der Magenmeridian beginnt bei den Zehen und verläuft über den Vorderfuß an der vorderen Seite des Unterschenkels aufwärts.

Erwärmen Sie dann auch lokal die Punkte M 36, MP 4, MP 6, B 21 und LG 12, indem Sie das glühende Ende einer Zigarette an die Punkte halten, ohne aber die Haut zu verbrennen.

中医保健

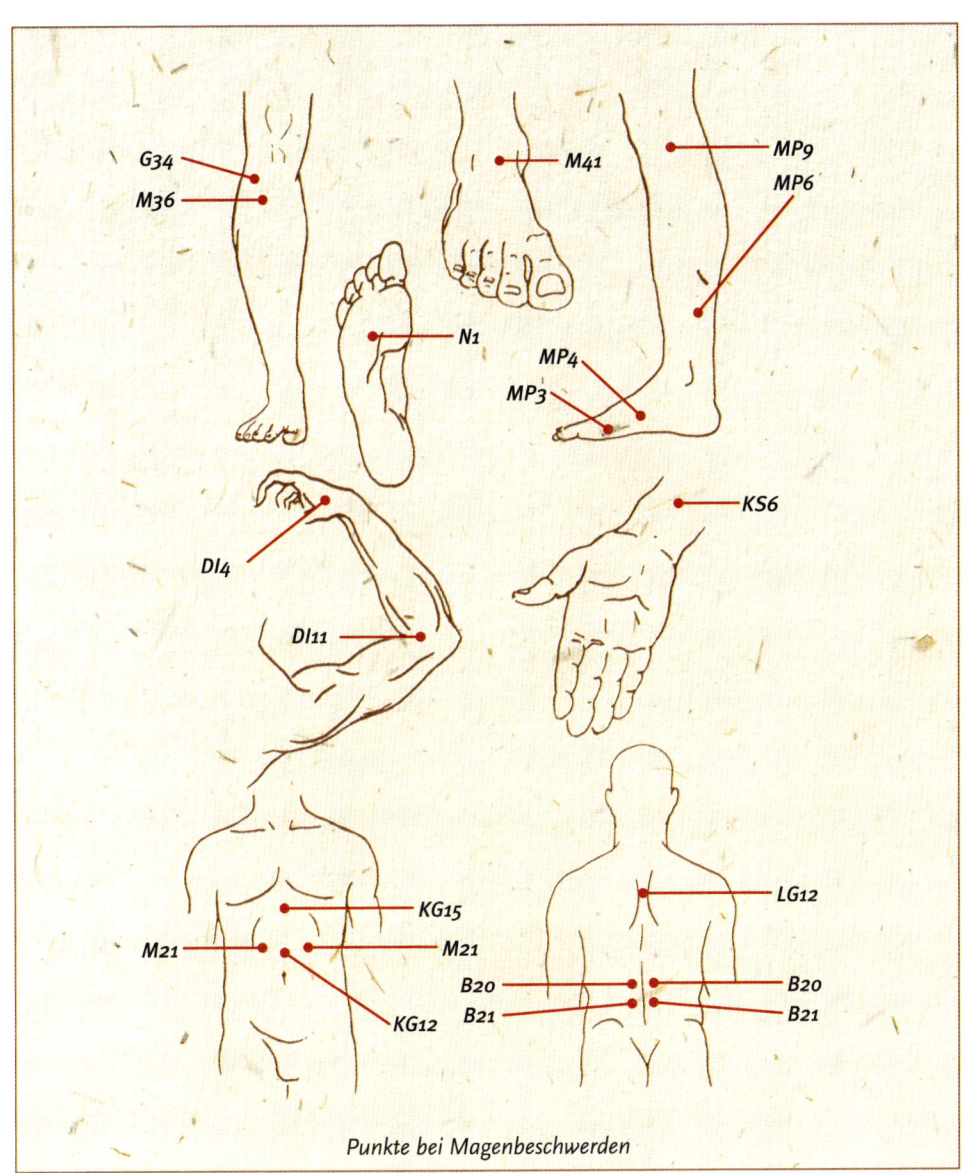

G34
M36
M41
MP9
MP6
N1
MP4
MP3
KS6
DI4
DI11
KG15
M21
M21
KG12
LG12
B20
B21
B20
B21

Punkte bei Magenbeschwerden

中医保健

Schmerz ist immer ein Warnsignal! Sind aber starke, krampfartige Magenschmerzen laut ärztlicher Diagnose nicht auf ernste Ursachen, die rasches Handeln erfordern, zurückzuführen, bringt das Drücken folgender Punkte rasche Linderung: Di 4 und KS 6. Beide Punkte wurden bereits beschrieben. Um die gewünschte Wirkung zu erzielen, müssen Sie in diesem Fall länger und kräftiger drücken.

Auch der Punkt B 21 ist bei Magenkrämpfen meist empfindlich; seine Stimulierung trägt zur raschen Krampfbeseitigung bei.

KS 6 wirkt zusätzlich gegen Übelkeit und Brechreiz.

Selbst große Tierfreunde werden einen »Kater« wenig schätzen. So nennt man vorwiegend in Österreich jenen unangenehmen Zustand, der sich nach einer feuchtfröhlichen Nacht am nächsten Morgen einstellt. Der Schädel »brummt«, der Magen »rebelliert« – beides sind Auswirkungen übermäßigen Alkoholgenusses.

Übelkeit und meist damit verbundene Verspannung der Rückenmuskulatur lassen sich durch Massage der Punkte B 20 und B 21 beseitigen. Wie erwähnt, liegen diese Punkte in Höhe des 11. bzw. 12. Brustwirbeldornfortsatzes, zwei Querfinger seitlich davon.

Sie beginnen die Behandlung am besten damit, dass Sie den Punkt N 1 auf der Fußsohle mit dem Daumen ziemlich stark hundertmal kreis-förmig massieren. Dann drücken Sie mit beiden Daumen die Hinterseite des Unterschenkels mit jeweiligem, kurzem Absetzen von der Achillessehne bis zur Kniekehle. Das hat eine stark beruhigende Wirkung.

Anschließend drücken Sie M 36 und M 41 bzw. massieren Sie vom Punkt M 36 (eine Handbreit unter der Kniescheibe, einen Querfinger seitlich außen) entlang der Schienbeinvorderkante, bis im Magen ein wohliges Gefühl entsteht. Das kann einige Minuten dauern.

Bitten Sie einen Partner, am Rücken die Zonen B 20 und B 21 mit den Daumen mittelstark vibrierend zu massieren. Die mechanische Reizung dieser Punkte fördert über Nervenreflex die Verdauungsfunktion und wirkt sich auf Muskelverspannungen positiv aus.

Betreiben Sie Akupressur-Gymnastik: Auf einem Sessel sitzend legen Sie beide Mittelfinger übereinander und geben Sie diese auf die Mitte des Oberbauches (zwischen Brustbein und Nabel). Üben Sie leichten Druck aus. Beim Einatmen neigen Sie sich nach hinten und beim Ausatmen halten Sie sich wieder aufrecht.

中医保健

Verstopfung und Durchfall

Die einleitenden Worte im Kapitel Magenbeschwerden haben mit nur geringen Einschränkungen auch für Darmstörungen Gültigkeit. Falsche Ernährung und ungesunde Lebensweise (Stress, Bewegungsmangel) lassen das Gleichgewicht zwischen Yin und Yang auch in diesem Bereich durcheinander geraten. Ob Verstopfung oder Durchfall – die Ursachen unterscheiden sich oft nicht voneinander.

Vorweg: Sie werden es vielleicht schon leid sein, immer wieder von der Wichtigkeit einer ärztlichen Diagnose zu lesen. Aber gerade Verstopfung und Durchfall können ernste Warnsignale für gefährliche Erkrankungen sein. Die Heilungschancen bei Dickdarmkrebs sinken, je später das Leiden erkannt wird. Und sollte es nur zu Ihrer Beruhigung dienen: Scheuen Sie bei chronischen Verdauungsbeschwerden nicht den Gang zum Arzt.

In der Mehrzahl der Fälle wird nur eine Fehlregulation des unbewussten Nervensystems vorliegen, ausgelöst durch die eingangs erwähnten Risikofaktoren.

Verstopfung reagiert oft schon nach kurzer Zeit positiv auf eine Umstellung der Ernährung. Ballaststoffe mit viel Flüssigkeit, ein wenig Kreislauftraining (Laufen, Schwimmen, Rad fahren) – und schon funktioniert der Stuhlgang wieder. Entzündliche Veränderungen, die meist auch noch kein großes Malheur darstellen, bedürfen einer längeren Behandlung mit gezielten Diätmaßnahmen. Wichtig ist, dass Sie über das Ausmaß der Störung Bescheid wissen.

Erfahrungsgemäß leiden mehr Frauen als Männer an Verstopfung. Die Folgen von Verstopfung sind nicht nur körperliches Unwohlsein, Müdigkeit, Kopfschmerz und Völlegefühl.

Über eine Schädigung der Leber durch Giftstoffe, die über den Darm in die Leber gelangen, stellen sich häufig schwere Depressionen ein. Medikamente haben in solchen Fallen meistens keine heilende, sondern lediglich symptomlindernde Wirkung.

Durchfall wiederum kann die Folge einer akuten Beeinträchtigung des Verdauungssystems durch Gifte aus der Nahrung, aber sehr häufig auch Ausdruck einer seelischen Überbelastung sein. Nervosität, Angst vor Prüfungen usw. sind oft die Ursachen dafür.

Der Mechanismus funktioniert, vereinfacht ausgedrückt, folgendermaßen: Der Nahrungsbrei gelangt in den Magen, wird dort von der Magensäure zersetzt und in den Zwölffingerdarm eingeschleust.

In diesem fließen Säfte der Leber (Galle) und Bauchspeicheldrüse, die für eine weitere Aufbereitung der Nahrung sorgen. Dann nimmt der Darmabschnitt jene Stoffe auf, die der Körper benötigt.

Die Funktion des Darmes ist wie ein Muskel trainierbar. Bei geringer Beanspruchung wird der Darm schlaff, der Speisebrei wird langsamer als in einem leistungsfähigen Darm weiterbefördert.

Es kommt zu längeren Verweilzeiten des Speisebreis, der normalerweise innerhalb eines Tages durchgeschleust sein müsste.

Manche Menschen haben sogar mehr als eine Woche keinen Stuhlgang. Im derart »abgelagerten« Nahrungsbrei finden in der Folge Gärungsprozesse statt. Gärgase, die Blähungen verursachen, entstehen; Giftstoffe werden in die Blutbahn aufgenommen, anstatt ausgeschieden.

Das Gift gelangt in die Leber, in das Entgiftungsorgan des Körpers. Einige Zeit hindurch kann die Leber auch diese Funktion ausüben. Irgendwann jedoch wird sie überlastet. Das Gift kann nun nicht mehr neutralisiert bzw. entfernt werden – andere Organe werden in Mitleidenschaft gezogen. So zum Beispiel das Nervensystem, das durch die Störung psychische Veränderungen hervorrufen kann.

Immer mehr Ärzte sehen die meisten Krankheitszustände nur als Folgeerscheinungen eines gestörten Stoffwechsels.

Wie im Kapitel »Rheumatismus« schon angedeutet, gehen diese Mediziner davon aus, dass Giftstoffe aus der Nahrung die Beschwerden verursachen. Natürlich werden schwere Krankheiten trotzdem auch medikamentös oder chirurgisch behandelt werden müssen.

Eine Dauerlösung und wirksame Vorbeugung kann aber nur Umstellung auf vernünftige Ernährung bringen. Alle Maßnahmen, die für geregelten Ablauf der Verdauungsvorgänge sorgen, sollen ja die Behandlung von Krankheiten nicht ersetzen, sondern sinnvoll ergänzen.

Eine ganze Industrie lebt davon, **stuhlregulierende Mittel** zu verkaufen. Abführmittel zeigen in den meisten Fällen sicher die gewünschte Wirkung, bringen aber meistens keine Heilung. Denn dem ohnedies bereits »träge« gewordenen Darm, der durch allzu leicht verwertbare Nahrungsmittel und chronischen Bewegungsmangel nicht mehr an »Arbeit« gewohnt ist, wird seine Funktion damit entzogen. Die Wirkung der Abführmittel besteht hauptsächlich darin, den Stuhl weicher und für das Darmrohr durchgängiger zu machen. Die logische Konsequenz ist eine weitere Erschlaffung des Muskelmantels rund um den Darm und eine zusätzliche Verschärfung der ohnedies schon schwierigen Situation.

Auch die unzähligen Rezepte für **»Gesundheitsdiäten«** können ballaststoffreiche Nahrung und Bewegung nicht ersetzen. Nur Maßnahmen, die die Wurzel des Problems erfassen, bewirken Heilung und damit eine Dauerlösung.

中医保健

Fehleinschätzung der Situation führt auch in einem anderen Bereich zu grotesken Verhaltensweisen. Dass zwischen Verdauungsproblemen und einer Reihe von Hautkrankheiten (zum Beispiel unreiner Haut) ein inniger Zusammenhang besteht, wird nur noch von wenigen Medizinern geleugnet.

Patienten, die unter Hautunreinheiten leiden, ziehen es dennoch vor, lieber in der Kosmetik Zuflucht zu suchen, als den Körper einmal richtig zu entschlacken und damit einen wesentlichen Schritt zur Beseitigung des Übels zu tun.

Träge Verdauung und auch chronische Durchfallneigung (Colitis, Colon irritabile) sind vielfach allergisch, aber meistens doch psychosomatisch bedingt. Das heißt, die Seele nimmt auf das vegetative (unbewusste) Nervensystem größeren Einfluss als man allgemein vermuten würde. In diesem Punkt setzen die **chinesischen Heilmethoden** in erster Linie an. Sie sollen mithelfen, das Nervensystem wieder in Ordnung zu bringen, um reibungsloses Funktionieren der inneren Organe zu gewährleisten. Neben Diät und Bewegung sowie dem Streben nach psychischer Ausgeglichenheit durch regelmäßige Erholungsphasen, ist auch die chinesische Selbstmassage ein wichtiger Baustein der Behandlung.

Folgende Punkte sind zu massieren: **MP 3** (knapp hinter dem Zehengrundgelenk am inneren Fußrand, in einem »Grübchen«. Dieser Punkt wirkt sowohl gegen Verstopfung, als auch gegen Durchfall und bewährt sich auch gegen Magenschmerzen und Blähungen), **M 41** (in der Mitte der Querfalte des Sprunggelenkes; gegen Zahnschmerzen, Kopfweh und Schmerzen im Sprunggelenk wirksam), **M 25** (zwei Querfinger seitlich des Nabels) sowie **M 27** (zwei Daumenbreit unter dem Punkt **M 25**).

Die Punkte auf dem Bauch sollen nicht gedrückt, sondern zwischen Daumen und Zeigefinger gepresst werden. Jeweils 30 Sekunden lang drücken, bzw. zusammenpressen. Behandeln Sie die Bauchpunkte gleichzeitig mit beiden Händen.

Betreiben Sie auch gegen Darmstörungen Akupressurgymnastik: Legen Sie die Mittelfinger auf die Punkte **M 27** und üben Sie leichten Druck aus. Während des Ausatmens wird der Oberkörper nach vor geneigt.

Dann die Daumen auf die Punkte **B 25** (seitlich des 4. Lendenwirbeldornfortsatzes) legen, einatmen und den Körper nach hinten neigen. Bei jeder Bewegung langsam von eins bis vier zählen. Die Übung muss mehrmals wiederholt werden.

Sehr gut wirkt eine Massage der Fußsohlen, die Sie gleich mit Bewegungstraining kombinieren können.

Gezielt massieren Sie die Fußreflexzonen am besten wie folgt: Beginnen Sie auf der rechten

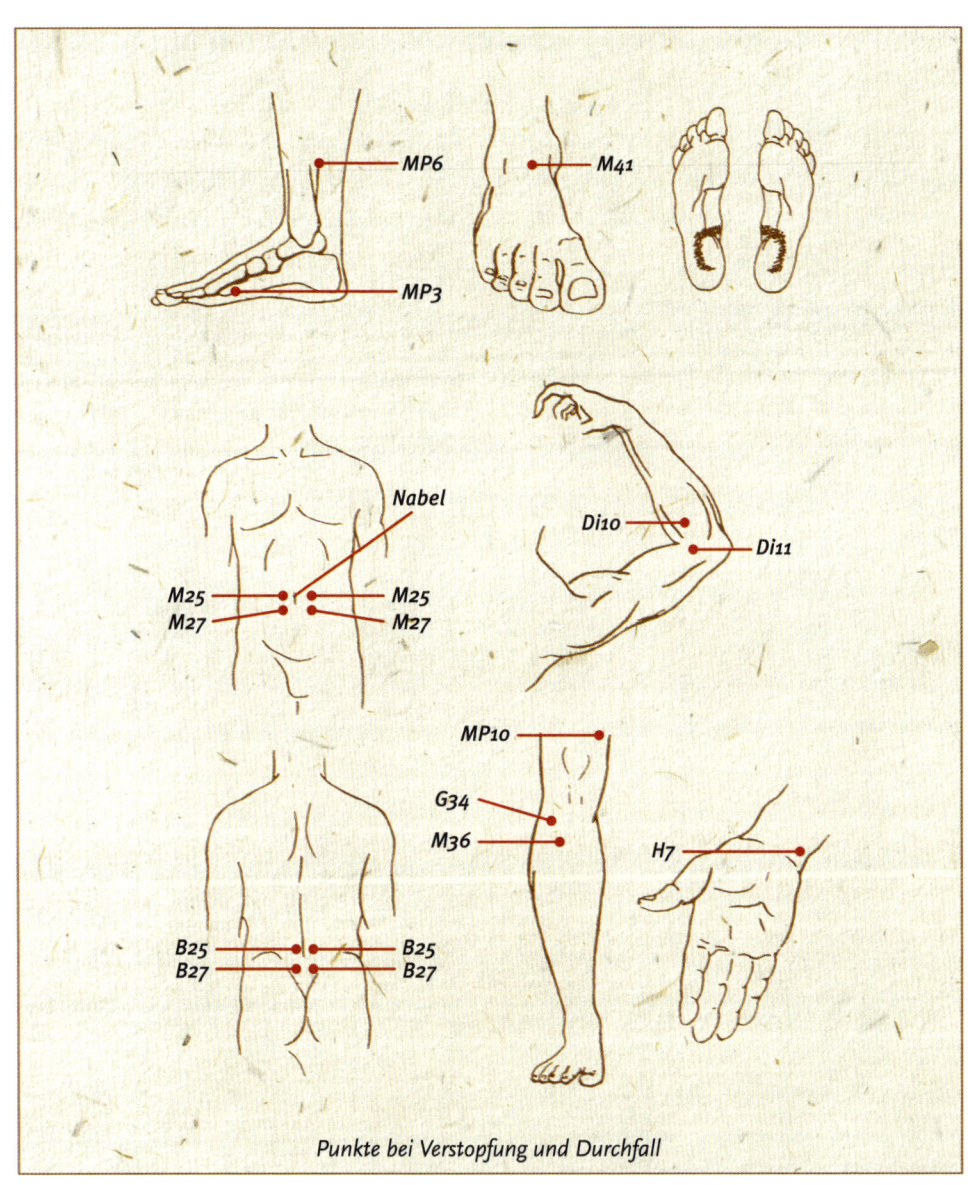

Punkte bei Verstopfung und Durchfall

中医保健

Sohle im Bereich der Ferse mit dem Daumen wellenförmig entlang der Linie zu massieren, wechseln Sie nach einigen Minuten zur linken Sohle über und beginnen Sie an der Fußinnenseite. Diese Massage macht man am besten abends nach einem entspannenden Bad.

Jede Übung, die die Bauchmuskeln kräftigt, wirkt sich auch positiv auf die Verdauung aus. Ein paar einfache Beispiele: Flach auf den Rücken legen und beide Beine gleichzeitig aufheben, wobei versucht wird, den Oberkörper möglichst auf dem Boden zu halten. Dann hinsetzen, die Beine vom Boden abheben und 20-mal in der Luft, knapp über dem Boden grätschen.

Vergessen Sie bitte auch nicht auf chinesische Atem- und Konzentrationsübungen, wie sie auch im Kapitel »Schattenboxen« (siehe Seite 133) Erwähnung finden.

Massieren Sie mit erwärmten Handflächen im Uhrzeigersinn mindestens 100-mal den Bauch. Beginnen Sie rechts unten, massieren Sie bis unter den Rippenbogen, dann waagrecht und schließlich auf der linken Seite wieder abwärts.

Sie verfolgen auf diese Weise den Verlauf des Dickdarmes und regen ihn zur stärkeren Eigenbewegung (Peristaltik) an.

Nun massieren Sie mit den Seiten der Zeigefinger etwa zwei Querfinger von der hinteren Mittellinie entfernt mit Auf- und Abwärtsbewegungen 20-mal das Kreuzbein.

Bei Durchfall empfiehlt es sich, auch die Punkte MP 6 (vier Querfinger oberhalb des inneren Knöchels am hinteren Rand des Schienbeines. Der Punkt wird auch »Herr des Blutes« genannt, weil seine Stimulierung durchblutungsregulierende Wirkung im kleinen Becken und in der gesamten unteren Extremität hervorruft.

Auch Appetitlosigkeit kann damit beeinflusst werden.), G 34 (genau unter dem Wadenbeinköpfchen), M 36 (eine Handbreit unter der Kniescheibe, einen Querfinger seitlich außen), Di 11 (am daumenseitigen Ende der Ellbogenfalte), Di 10 (zwei Querfinger unterhalb des Punktes Di 11 auf dem Unterarm), sowie MP 10 (führt den blumigen Namen »Meer des Blutes« und ist mit Hilfe eines Partners einfach zu finden.

Der Partner legt seine Hand auf Ihr Knie – rechte Hand auf rechtes Knie – die Daumenspitze zeigt dann genau auf den Punkt, der etwas oberhalb der Kniescheibe liegt.

Seine Wirkung entfaltet der Punkt auch bei Menstruationsstörungen und allergischen Hauterkrankungen.) zu drücken.

Neben der Stimulierung genannter Punkte sollte auch deren lokale Erwärmung mit Moxazigarren (oder normalen Zigaretten) versucht werden. Bei Fieber oder starken Krämpfen (die außerdem unbedingt von einem Arzt beurteilt werden müssen) ist allerdings davon abzuraten.

Abschließend noch einige **Ernährungstipps.** Immer wieder wird als Ballaststoffzusatz zur Nahrung Weizenkleie empfohlen. Grundsätzlich ist dagegen nichts einzuwenden.

Leider fehlt aber meist der Hinweis, dass die Kleie erst dann positive Wirkung entfalten kann, wenn sie im Darm aufquillt. Das wiederum ist nur bei reichlicher Flüssigkeitszufuhr möglich. Anderenfalls verklebt Kleie nur die Darmzotten und bewirkt ärgere Beschwerden als vorher.

Bei chronischer Verstopfung psychischen Ursprungs bewährt sich oftmals Baldriantee, dessen beruhigende Wirkung man ausnützt. Zwei Teelöffel zerkleinerter Wurzeln werden mit einem 1/4 l kaltem Wasser übergossen. Einen halben Tag stehen lassen, dann erwärmen und den Absud ungesüßt trinken.

Gegen Durchfall hilft Brombeerblättertee. Zwei gehäufte Teelöffel mit einem 1/4 l kochendem Wasser überbrühen. 15 Minuten ziehen lassen.

中医保健

Durchblutungsstörungen

Kalte Füße, kalte Hände, Kältegefühl im Bauch und in der Kreuzgegend – all diese Anzeichen deuten auf gestörte Durchblutung hin. Unter diesen Zuständen leiden so viele Menschen, dass man ohne große Übertreibung von einer »Volksseuche« sprechen kann. Nicht nur ältere Menschen, auch Jugendliche klagen über diese Symptome.

Selbstbehandlungsmethoden für schwere Durchblutungsstörungen bei Zuckerkranken, bei chronischen Rauchern oder bei Personen, die an anderen Gefäßkrankheiten leiden, werden hier nicht beschrieben. Wir wollen jenen helfen, deren kalte Füße auf noch mit einfachen Mitteln zu behebenden Störungen beruhen.

Hauptrisikofaktoren sind wie so oft üppige Ernährung und Bewegungsmangel. Beides führt zur Verengung der Arterien, die Blut in alle Gebiete des Körpers transportieren sollen. Sind diese Kanäle verstopft, kommt es zuerst im Bereich der Zehen und nicht selten auch in den Fingerspitzen zu mangelnder Blutversorgung. Blasse Hautfarbe, seltsam »taubes« Gefühl oder ständiges Kribbeln sind die Symptome.

Kann der Krankheitsprozess ungehindert fortschreiten, so treten arge Schmerzen auf; die Gefahr des Absterbens der betroffenen Körperteile wird größer.

Erste Hilfsmaßnahme sollte die Vermeidung der Risikofaktoren (Nikotin, Übergewicht, mangelnde Bewegung) sein. Damit ist der Grundstein für weitere Behandlungen gelegt.

Durchblutungsstörungen können allerdings auch Ursachen im Nervensystem haben. Unter nervlichem Einfluss ziehen sich Muskeln zusammen und behindern auf diese Weise den Blutstrom.

Es besteht die Möglichkeit, dass sich der Muskelmantel rund um die Gefäße kontrahiert (zusammenzieht), auch dann fließt zu wenig Blut an seinen Bestimmungsort.

Ein sehr wirksames Mittel gegen derartige Beschwerden ist ein ansteigendes Fußbad, unter Naturheilkundigen auch als **»Schiele-Bad«** bekannt. Füllen Sie eine Fußwanne mit wenig warmem Wasser.

Stellen Sie die Füße hinein und gießen Sie dann innerhalb von etwa 20 Minuten immer ein wenig heißes Wasser dazu, bis die Wassertemperatur schließlich deutlich mehr als 40 Grad Celsius beträgt. Der Wasserspiegel soll die Knöchelhöhe möglichst nicht übersteigen. In derselben Weise können Sie auch kalte Hände äußerst wirksam behandeln.

Natürlich erfüllen auch **Wechselbäder** ihren Zweck. Wichtig ist dabei, dass Sie die zu behandelnde Stelle vorher gut erwärmen. Das heißt: einige Minuten in warmes Wasser, dann nur

15 bis 20 Sekunden in kaltes Wasser tauchen. Den Vorgang mehrmals wiederholen und danach immer für gute Erwärmung sorgen. Am besten durch lockeres Laufen am Stand; dann warme Socken anziehen und ins Bett legen.

Eine etwas radikalere Methode zur Bekämpfung von Durchblutungsstörungen ist der »Kneipp'sche Kniguss« (Beschreibung siehe Seite 252).

Wenn in der Nähe Ihres Wohnhauses eine Rasenfläche liegt, überwinden Sie sich und gehen Sie morgens barfuß hinaus. Ein paar Minuten »Tautreten« genügt. Danach erwärmen Sie die Füße unbedingt wieder in vorhin beschriebener Weise. Reiben Sie zusätzlich beide Unterschenkel kräftig mit einer Bürste ab.

Doch auch die Chinesen kennen bewährte Mittel gegen Durchblutungsstörungen in den Extremitäten. Drücken Sie die nachfolgenden Punkte:

N 2 (gehört zum Nierenmeridian und liegt auf der höchsten Stelle des Fußgewölbes, am inneren Rand des Fußes. Er findet auch bei Menstruations- und Blasenstörungen Verwendung.).

MP 6 (vier Querfinger oberhalb der Spitze des inneren Knöchels am Hinterrand des Schienbeines). MP 9 (tasten Sie bei gebeugtem Knie an der Innenseite bis zur Kniekehle. Dort finden Sie einen runden Knochenvorsprung, der der oberen Verbreiterung des Schienbeines entspricht. Knapp darunter liegt der gesuchte Punkt.).

Lokale Erwärmung (Moxibustion) empfiehlt sich an folgenden Punkten mit Hilfe von Moxazigarren: M 36 (eine Handbreit unter der Kniescheibe, ein Querfinger seitlich außen), N 7 (suchen Sie zuerst den Punkt N 3, der in der Mitte der Strecke zwischen innerem Knöchel und Achillessehne liegt. N 7 befindet sich drei Querfinger oberhalb dieses Punktes, etwa einen Querfinger vom hinteren Rand des Schienbeines entfernt), KG 4 (etwa drei Querfinger oberhalb des Schambeines, genau in der Mittellinie). Die genannten Punkte können natürlich auch durch Daumendruck behandelt werden.

Wenn Sie unter ständigem Kältegefühl in der Kreuzbeinregion leiden, drücken Sie die Punkte B 47 (er liegt in der Ebene des Dornfortsatzes des zweiten Lendenwirbels, vier Querfinger seitlich der Mittellinie), B 23 (befindet sich in selber Höhe wie B 47, zwei Querfinger von der Mittellinie entfernt) und schließlich noch B 32 (entspricht dem 2. Sakralloch – liegt also auf dem Kreuzbein).

Verbessern lässt sich die Durchblutung auch von innen mit Weißdornblütentee: Zwei Teelöffel mit einem 1/4 l kochendem Wasser überbrühen, 20 Minuten ziehen lassen, je nach Bedarf mit Honig süßen.

中医保健

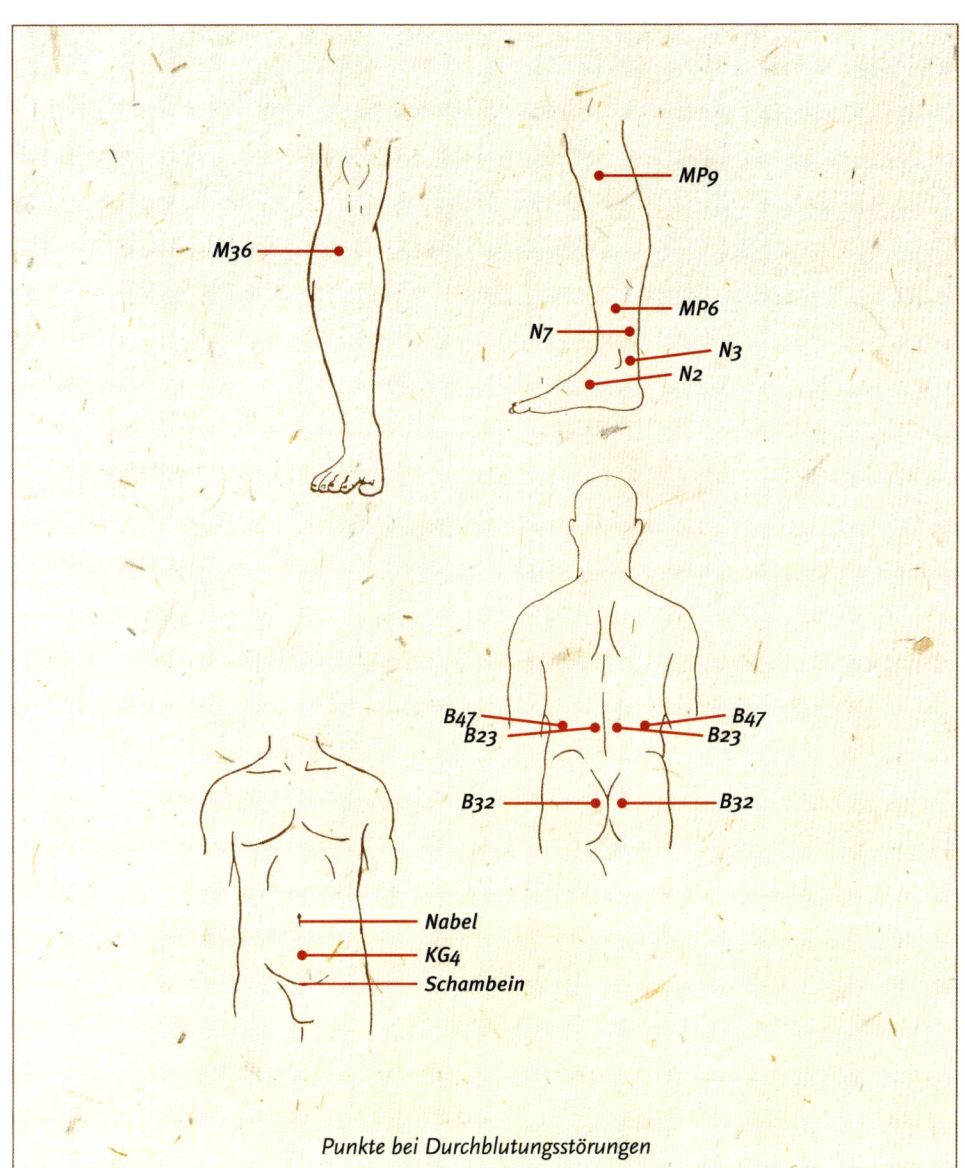

M36

MP9

M36

MP6

N7

N3

N2

B47
B23

B47
B23

B32

B32

Nabel

KG4

Schambein

Punkte bei Durchblutungsstörungen

中医保健

Literatur

Chen, Gang u. a.: Pathomechanismus des Alterns (Chinesisch). Chinese J. Basic Med. TCM, 2001, Vol. 7, Nr. 7

Chen, Tinggui; Yang, Sishu (Hrsg.): Practica Diagnostics and Therapie of Integrated Chinese and Western Medicine (Chinesisch). Verlag für Medizin und Technik Chinas, 1991

Cheng, Dongqi: Daodejing und die 4 Gesundheitsregeln (Chinesisch). Chinese J. Basic Med. TCM, 1998, Vol. 4, Nr. 9

Dang, W.: Akupunktur in der Schmerztherapie bei Magenkrebs. Zhongyi Zazhi (Chinesisch). 5/1995

Fiedeler, Frank: Yin und Yang – das kosmische Grundmuster in der Kultur Chinas. DG 174 (Diederichs gelbe Reihe), 2003

Franz, Marie-Louise von: Zahl und Zeit. Suhrkamp TB, 602, 1980

Gao, Youxian: Zhongguo Fengshui (Chinesisch). Verlag für Auslandchinesen, China, 1992

Gu, Daifeng: Baojian Anmo (Chinesisch). Verlag für Volkssport, China, 1965

Kubiena, G.; Meng, A.: Akupunktur Arbeitsbuch für Fortgeschrittene. Verlag Maudrich, 1996

Kubiena, G., Ramakers F.: Bestzeitakupunktur Chronopunktur. W. Maudrich Verlag 2002

Kubiena, G.: Kräuterlieder der TCM. Verlag Maudrich, 2000

Liu, Changlin: Basis of the Biochronology of Meridian an Collaterals – A Discussion of the Nonsubstantive System of the Body (Chinesisch). Chinese J. Basic Med. TCM, 2000, Vol. 6, Nr. 3

Liu, Guizhen: Qigong Therapie in Praxis. Verlag für Volk Hebei, 1958

Lu, Shoukang: Lehrbuchreihe der TCM-Uniklnik. Technik Nadelung und Moxibustion (Chinesisch). China, 2003

Ma, Jiren: Zhongguo Qigongxue. Verlag für Technik und Wissenschaft, Shanxi, China, 1988

Ma, Z. X.: Guoji Zhenjiu Jiaoliu Shouce (Chinesisch), Shandong Kexuejishu Chubanshe Chinas, 1992

Maoshing, Ni: Der Gelbe Kaiser. Das Grundlagerwerk der TCM. O. W. Barth Verlag, 5. Auflage, 2003

Meng, A. (Moderation): Themenheft „Akupunktur". Wiener Medizinische Wochenschrift, J. 150, Heft 13/14, 2000

Meng, A.: Basistheorie der Akupunktur u. TCM. Eine Physiologie der TCM f. den westlichen Mediziner. Verlag Wilhelm Maudrich, 1997

Meng, A.: Klassische Akupunktur in der Onkologie. Schweizerische Zeitschrift für Ganzheitsmedizin, 2002

Meng, A.: Konzeptsynthese in der Akupunktur-Therapie. Neuropsychiatrie. Band 14, Nr. 1/2000, S. 79-81

Meng, A.: Lehrbuch der Tuina-Therapie. 4. Aufl., K. F. Haug Verlag, 1999

Meng, A.; Supper, A.: Multiple Sklerose. TIA, Cerebraler Insult, Psychopraxie 2/2001, S. 8-19.

Meng, Qingyun: Traditional Chinese Maths and Traditional Chinese Medicine (Chinesisch). Chinese J. Basic Med. TCM, 1997, Vol. 3, Nr. 5

Müller-Busch, H. C.: Schmerztherapie in der Onkologie, Schweizerische Zeitschrift für Ganzheitsmedizin, 13. Jg., November 2001

中医保健

Peng, Yongjie: Tansuo yu Zhengming. 4. 2001, Taipei

Pischinger, A.: Das System der Grundregulation. K. F. Haug Verlag, 3. Auflage, 1980

Prescriptions of TCM. Publ. House of Shanghai College of TCM, 1990

Qio, Ling: Auswahl von Qi Gong Praktiken in China (Chinesisch). Guangdong Keji Chubanshi, 1987

Qu, Jingxi; Wang, Huanguo: Zhonglaonian baijiananmo Tujie. Shangdong Kexuejishu Chubanshe, 1997

Qu, Jingxi; Wang, Qinglin: Kleinkinder Massage (Chinesisch). Verlag für Wissenschaft und Technik, Shandong, 1999

Qu, Limin: Shi Lun San Yin San Yang. TCM-Universität Peking, Zhong Guo Yi Yao Xue Bao, Vol. 17, Nr. 1, 2002

Reid, Daniel: Handbuch der chinesischen Heilkräuter. Knauer Verlag, 1998

Rossbach, Sarah: Fengshui. Knauer, TB 87036, 2000

Song, Tianbin; Liu, Yuanliang: Zhongyi Qigong Xue (Chinesisch). Volksgesundheitsverlag, China, 1994

Sun, Tiansheng u. a.: Unterschiede und Gemeinsamkeiten im Denken über die Geographie der TCM und westlicher Medizin (Chinesisch). Chinese J. Basic Med. TCM, 1999, Vol. 5, Nr. 9

Tan, Xianghua; Xi, Weiyi: Bianque yu Huatuo degushi. KeeJwu Bokstore, 1993, Taipei

Wang, Liping; Bo, Zhiyun: Klinische Erfahrung mit Bauchdecketherapie nach Bo. Chinese Akupunkture & Moxibustion, März 2004, Vol. 24, Nr. 3

Wang, Tao; Yao, Shilin: Ein neues Modell der TCM-Differentialdiagnose (Chinesisch). Dep. of Scientific Research, Anhui College of TCM, Chines J. Bas. Med. TCM 2001, Vol. 7, Nr. 3

Wu, Guoxing: Das Zeitsystem im Körper und die TCM (Chinesisch). Chinese J. Basic Med. TCM, 1998, Vol. 4, Nr. 7

Wu, Guoxing: The human time system and it´s significance in TCM (Chinesisch). Chinese J. Basic Med. TCM, 1998, Vol. 4, Nr. 5

Xuping, Wu; Guoxiong, You: Zhenju Fangzhi Laonianbing (Chinesisch). TCM Verlag, China, 1996

Yang, Jizhou: Zhenjiu Dacheng (Chinesisch). Volksgesundheitsverlag China, 1963

Yang, Li: Zhouyi yu Zhaongyixue (Chinesisch). Verlag für Wissenschaft und Technik Peking, 3. Auflage, März 2002

Yang, Li: Zhouyi Yu Zhongyixue. Beijing Kexuejishu Chubanshe, 3. Aufl., China, 2002

Zhang, Qicheng: Philosophie der TCM und ihre Zukunft (Chinesisch). Chinese J. Basic Med. TCM, 1996, Vol. 2, Nr. 4

Zhang, Xutong: Laoxu de Sanlianshi Bianzheng Siwei. USA, 2003

Zhu, Wenfeng: TCM Diagnostik. Lehrbuchreihe der TCM-Uniklinik (Chinesisch). China, 2003

Zhu, Zhaogang: Chronische Obstipation mit Akupunktur (Chinesisch). Zhenjiu Linchuang Zazhi, 2. 2002, Nr. 18, Daqing, China

Die 361 Meridianpunkte

Es gibt 14 Hauptmeridiane mit 361 Meridianpunkten, die aufgereiht an bestimmten Stellen des jeweiligen Meridians angeordnet sind.

Der ganze Körper wird durch die Meridiane funktionell zu einer Einheit vernetzt. Im Meridiansystem zirkulieren Vitalenergie-Qi und Blut-Xue zur Ernährung des Körpers. Ein Stillstand der Zirkulation kann Schmerzen und Dysfunktion zur Folge haben.

Das Meridiansystem ist ein effektives, praktisches Arbeitsmodell. Die Reize von außen treffen auf die Rezeptoren des Organismus, welche als Nervenimpulse im Nervensystem weiterverarbeitet werden.

Der Aufbau des Meridiansystems und der Meridianpunkte sind bis heute nicht bekannt. Entweder sind die Strukturen noch unentdeckt, oder es sind uns bis heute die Funktionen alter, bereits entdeckter Strukturen noch nicht wieder bekannt. An den Meridianpunkten konzertiert und verweilt das Qi, hier wird das Qi aber nicht produziert oder gespeichert!

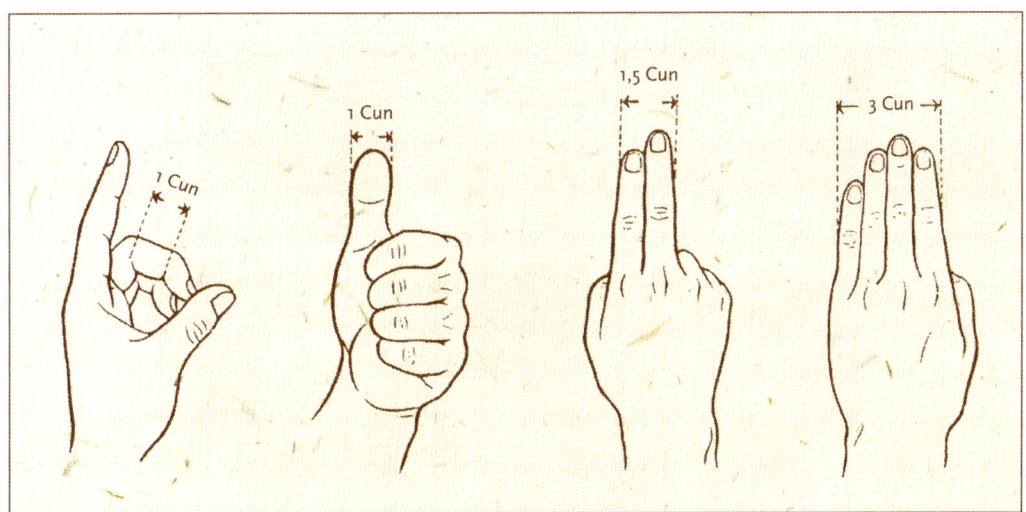

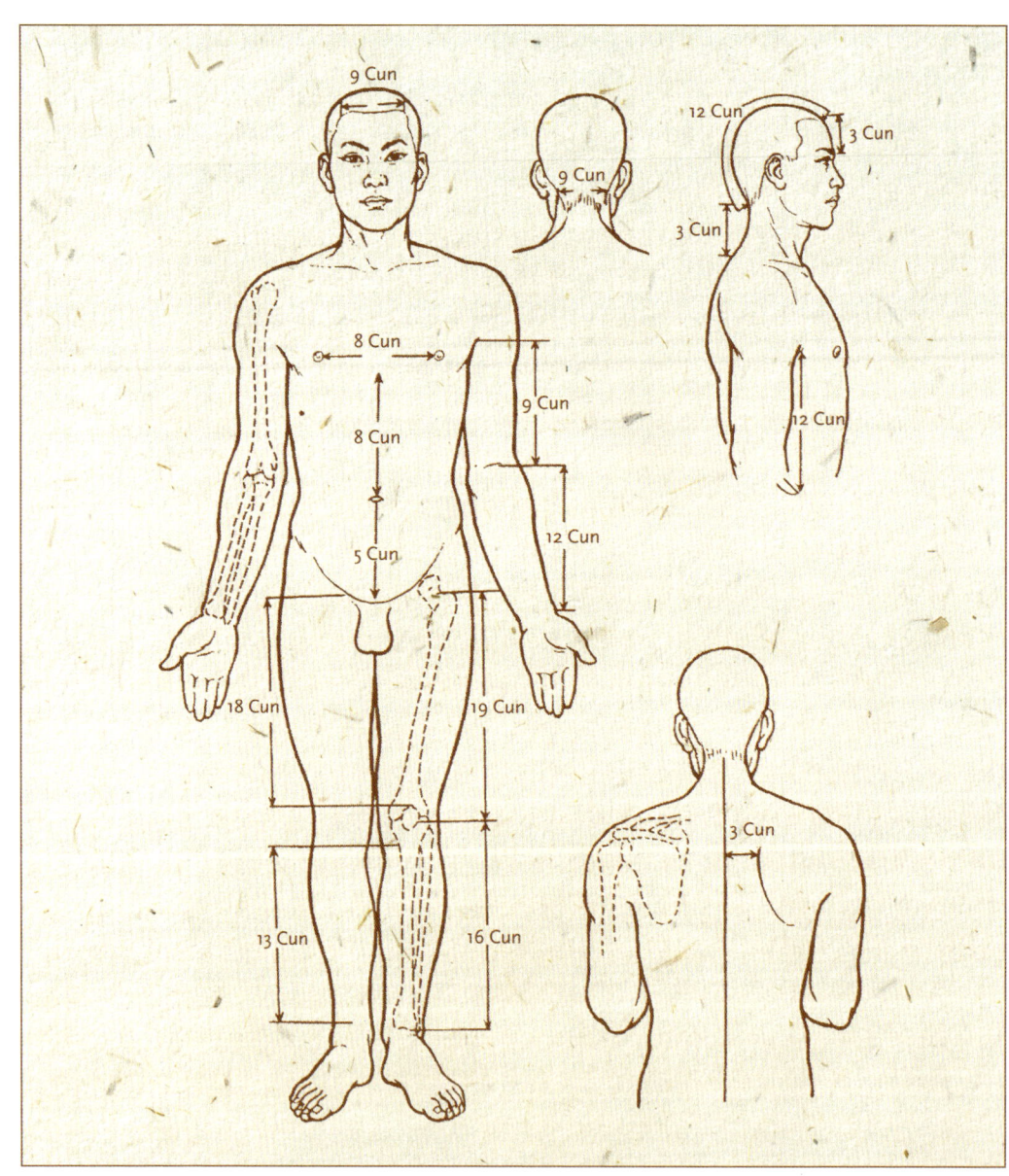

中医保健

I. LUNGEN-MERIDIAN

Lu 1: 1 Cun unter der Clavicula, 6 Cun lateral der vorderen Mittellinie, caudal vom Processus coracoideus; cranial vom Ansatz M. pectoralis.

Indikationen: Husten, Druck oder Schmerzen in der Brust, Schulter-Armsyndrom.

Lu 2: An der Unterkante der Clavikula.

Ind.: Wie Lu 1.

Lu 3: Außenseite des M. biceps, 3 Cun (4 Querfinger) unterhalb der Achselfalte.

Ind.: Asthma, Schmerzen im Schulterarmbereich.

Lu 4: Außenseite des M. biceps, 4 Cun unterhalb der Höhe der Achselfalte.

Ind.: Wie Lu 3.

Lu 5: Ellbogenfalte, radial der Bizepssehne.

Ind.: Schulter-Arm-Schmerzen, Husten, Druck in der Brust.

Lu 6: 7 Cun oberhalb der Handgelenksquerfurche, auf gleicher Linie wie Lu 5 zu Lu 9.

Ind.: Schmerzen im Meridianverlauf, Asthma, Husten, schweißtreibend bei Erkältung.

Lu 7: 1,5 Cun proximal der Handgelenksquerfalte, über die Pulstaststelle der A. radialis für Beckenorgane und die Niere.

Ind.: Kopfschmerzen, Fazialis parese, Hemiparese.

Lu 8: Radial der A. radialis, 1 Cun proximal der Handgelenksquerfurche.

Ind.: Husten, Halsschmerzen, Asthma, Schmerzen im Handgelenk. Ist die Pulstaststelle für die Verdauungsorgane.

Lu 9: In der queren Handgelenksfurche.

Ind.: Lokale Beschwerden von Hand, Unterarm, Schulter und Thorax. Ist die Pulstaststelle für die Thoraxorgane, das Herz und die Lunge.

Lu 10: Mitte des Daumenballens, an der Grenze von weißer zu roter Haut.

Ind.: Brust- und Rückenschmerzen, Kopfschmerzen, Schwindel, Halsschmerzen, Fieber und Aversion gegen Kälte.

Lu 11: 2 mm vom radialen Nagelfalzwinkel des Daumens entfernt.

Ind.: Halsschmerzen, Singultus.

II. DICKDARM-MERDIAN

Di 1: 2 mm vom radialen Nagelfalzwinkel des Zeigefingers entfernt.

Ind.: Wie Lu 1.

Di 2: Im Grübchen, das bei Faustschluss mit eingelegtem Daumen distal vom Zeigerfingergrundgelenk entsteht.

Ind.: Wie Di 3.

Di 3: Im Grübchen, das bei Faustschluss mit eingelegtem Daumen proximal vom Zeigerfingergrundgelenk entsteht.

Ind.: Spasmolyse, Beschwerden in Hand, Unterarm, Schulter, Hals; alle Hauterkrankungen.

Di 4: In der Mitte der radialen Seite des Metacarpale 2.

Ind.: Kopfschmerzen, Zahnschmerzen, Fieber, Schmerzen im Hals, Schulter-Arm-Schmerzen, Krämpfe der Finger, Fazialis parese.

Di 5: An der radialen Seite des Handgelenks.

Ind.: Kopfschmerzen, Zahnschmerzen, Schmerzen im Hals, Augenrötung, Schmerzen im Handgelenk. Vorbereitung bei Cervical- und Schultersyndrom.

Di 6: an der radialen Seite des Unterarmes, am äußeren Rand des Radius, 3 Cun proximal der Handgelenksquerfurche.

Ind.: Wie Di 4.

Di 7: Auf der Verbindungslinie Di 5 zu Di 11, 5 Cun oberhalb der Handgelenksquerfurche.

Ind.: Fazialis parese, Kopfschmerzen, Bauchschmerzen, Pharyngitis, Schmerzen im Schulterarmbereich.

Di 8: Auf der Verbindungslinie Di 5 zu Di 11, 4 Cun oberhalb der Handgelenksquerfurche.

Ind.: Kopfschmerzen, Bauchschmerzen, Pharyngitis, Schmerzen im Schulterarmbereich.

Di 9: 2 Cun distal von Di 11, am äußeren Rand des M. extensor digitorum communis.

Ind.: Schmerzen, Parese, Gefühlsstörungen in Arm, Schulter; Kopfschmerzen, Bauchschmerzen.

Di 10: 2 Cun distal vom Di 11.

Ind.: Krämpfe im Ellbogengelenk, Hemmung der Bewegung des Ellbogengelenkes, Gefühlsstörung und Schmerzen des Armes.

Di 11: Am lateralen Ende der Ellbogenfalte.

Ind.: Fieber, Bluthochdruck, Schmerzen, Lähmung und Bewegungshemmung des Armes, Tennisarm.

Di 12: Bei gebeugtem Ellbogen 1 Cun oberhalb von Di 11.

Ind.: Krämpfe im Ellbogengelenk, Hemmung der Bewegung des Ellbogengelenkes, Gefühlsstörung und Schmerzen des Armes.

Di 13: 3 Cun oberhalb von Di 11, auf der Verbindungslinie zwischen Di 11 und Di 15.

Ind.: Schmerzen des Armes bei rheumatischen Beschwerden, Husten, Druckgefühl im Oberbauch.

Di 14: An der Außenseite des Oberarmes, knapp Oberrand vor dem Ansatz des M. deltoideus.

Ind.: Schulterarm-Syndrom, Rückenschmerzen.

Di 15: Bei seitwärts gehobenem Arm in der vorderen der beiden Grübchen unter dem Acromioclaviculargelenk (das hintere Grübchen ist der 3 E 14).

Ind.: Schulter-Arm-Syndrom, erschwertes Seitwärtsheben des Armes, Hemiparese.

Di 16: Bei seitwärts gehobenem Arm in einem Grübchen zwischen dem acromialen Ende der Clavicula und der Spina scapulae.

Ind.: Zahnschmerzen v. a. Oberkiefer, Lungenstauungen, Schulter-Arm-Syndrom, Hemiparese.

Di 17: Am Hinterrand des M. sternocleidomastoideus, in der Höhe des Unterrandes des Schildknorpels. Das entspricht der Höhe des 6. Halswirbelquerfortsatzes.

Ind.: Vorbereitung beim Cervical- und Schultersyndrom.

Di 18: In der Höhe der Prominentia laryngea, zwischen sternalem und clavicularem Anteil des M. sternocleidomastoideus, auf der gleichen Höhe wie der M 9.

Ind.: Globusgefühl und lokale Beschwerden.

Di 19: In der Nasolabialfalte, in der Höhe des Unterrandes des Nasenflügels. Der Dickdarmmeridian kreuzt hier dem LG 26 um auf die andere Seite den Di 20 zu erreichen.

Ind.: Wie Di 20.

Di 20: Zwischen der Nasolabialfalte und dem seitlichen Rand des Nasenflügels.

Ind.: Rhinitis vasomotorika, Fazialis parese.

中医保健

III. MAGEN-MERIDIAN

M 1 (Touwei): Etwa 1 Querfinger (QF) innerhalb der vorderen Haargrenze, in der Höhe des Stirnwinkels.

Ind.: Kopfschmerzen, Vertigo, Augenschmerzen.

M 2: Unterhalb des Arcus zygomaticus.

Ind.: Zahnschmerzen, Facialis parese, Kieferschmerzen.

M 3: 1 Querfinger vor und ober dem Unterkieferwinkel.

Ind.: Zahnschmerzen, Fazialis parese, Kieferschmerzen.

M 4: In der Mediopupilarlinie am Unterrand der Orbita.

Ind.: Augenerkrankungen, Trigeminusneuralgie, Facialis parese.

M 5: Grübchen über dem Foramen infraorbitale.

Ind.: Facialis parese, -spasmus, Konjunktivitis.

M 6: Auf dem Schnittpunkt der Mediopupilarlinie mit einer Horizontalen durch den Unterrand des Nasenflügels.

Ind.: Rhinitis, Sinusitis, Epistaxis, Trigeminusneuralgie, Facialis parese.

M 7: 1 Querfinger neben dem Mundwinkel.

Ind.: Facialis parese.

M 8: Am Vorderrand des Masseteransatzes auf der Mandibula, über die Taststelle der A. facialis.

Ind.: Trigeminusneuralgie, Facialis parese, Zahnschmerzen, Trismus.

M 9: Am Vorderrand des M. sternocleidomastoideus, in Höhe der Prominentia laryngea, in der Tiefe pulsiert die A. carotis.

Ind.: Heiserkeit, Dysphagie, Halsschmerzen, Erbrechen.

M 10: In Höhe der Mitte des Schildknorperls am Vorderrand des M. sternocleidomastoideus

Ind.: Halsschmerzen, Heiserkeit, Kurzatmigkeit.

M 11: Am Oberrand der Clavicula, am Übergang vom Schaft zum Köpfchen, zwischen dem claviculären und sternalen Ansatz des M. sternocleidomastoideus.

Ind.: Schmerzen im Sternoclaviculargelenk, Nackenschmerzen.

M 12: Am oberen Rand der Clavicula, in der Mitte der Fossa supraclavicularis.

Ind.: Vorbereitung beim Cervical- und Schulter-Syndrom.

M 13: Unter dem Mittelpunkt der Clavicula.

Ind.: Interkostalneuralgie, Asthma, Singultus, Brust- und Rückenschmerzen.

M 14: Medioclavicularlinie, 1. ICR (Interkostalraum), Höhe KG 20.

Ind.: Singultus, Schmerzen und Völlegefühl im Thorax, Rippenschmerzen, Husten.

M 15: Medioclavicularlinie, 2. ICR, Höhe KG 19.

Ind.: Singultus, Schmerzen und Völlegefühl im Thorax, Rippenschmerzen, Husten.

M 16: Medioclavicularlinie, 3. ICR, Höhe KG 18.

Ind.: Singultus, Schmerzen und Völlegefühl im Thorax, Rippenschmerzen, Durchfälle, Husten.

M 17: Medioclavicularlinie, 4. ICR, Höhe KG 17.

Ind.: Singultus, Schmerzen und Völlegefühl im Thorax, Rippenschmerzen, Husten.

M 18: Medianlinie, 5. ICR, Höhe KG 16.

Ind.: Singultus, Schmerzen und Völlegefühl im Thorax, Rippenschmerzen, Husten.

M 19: 2 Cun seitlich der Medianlinie, im 7. ICR bzw. 6 Cun über dem Nabel, Höhe KG 14.

Ind.: Völlegefühl im Bauch, Magenschmerzen, Anorexie.

M 20: 2 Cun seitlich der Medianlinie, 5 Cun oberhalb des Nabels, neben KG 13.

Ind.: Magenschmerzen, Übelkeit, Hypersalivation.

M 21: 2 Cun lateral vom KG 12.

Ind.: Magenschmerzen, Ulcus duodeni und ventriculi, Anorexie, Kolitis.

M 22: 2 Cun seitlich der Medianlinie, 3 Cun oberhalb des Nabels, neben KG 11.

Ind.: Völlegefühl im Bauch, Magenschmerzen, Anorexie, Diarrhoe, Ödeme, Meteorismus.

M 23: 2 Cun seitlich der Medianlinie, 2 Cun oberhalb des Nabels, neben KG 10.

Ind.: Völlegefühl im Bauch, Magenschmerzen, Anorexie, Diarrhoe, Ödeme, Meteorismus.

M 24: 2 Cun seitlich der Medianlinie, 1 Cun oberhalb des Nabels, neben KG 9.

Ind.: Völlegefühl im Bauch, Magenschmerzen, Anorexie, Diarrhoe, Obstipation, Ödeme, Meteorismus.

M 25: 2 Cun lateral des Nabels.

Ind.: Magenschmerzen, Durchfall, Verstopfung, Zyklusstörung.

M 26: 2 Cun seitlich der Medianlinie, 1 Cun unterhalb des Nabels, neben KG 7.

Ind.: Völlegefühl im Bauch, Magenschmerzen, Diarrhoe, Dysmenorrhoe.

M 27: 2 Cun seitlich der Medianlinie, 2 Cun unterhalb des Nabels, neben KG 5 und N 14.

Ind.: Völlegefühl im Bauch, Diarrhoe, Pollutionen, Meteorismus.

M 28: 2 Cun seitlich der Medianlinie, 2 Cun unterhalb des Nabels, neben KG 4.

Ind.: Wie M 27.

M 29: 2 Cun seitlich der Medianlinie, 4 Cun unterhalb des Nabels, neben KG 3 und N 12.

Ind.: Menstruationsbeschwerden, Störungen im kleinen Becken, Sterilität, Impotenz; Prolaps durch Bindegewebsschwäche.

M 30: Am oberen Schambeinrand, 2 Cun seitlich der Medianlinie, neben KG 2 und N 11.

Ind.: Energiemangelzustand (Mangel an Vitalenergie-Qi), Erkrankungen des äußeren und inneren Genitales.

M 31: In der Höhe der Glutealfalte, auf einer Verbindungslinie zwischen Spina iliaca anterior superior und lateralem Oberrand der Patella.

Ind.: Durchblutungsstörungen, Spasmen, Kontrakturen, Sensibilitätsstörungen im Beim, Knie, Hemiparese.

M 32: 6 Cun (8 Querfinger) oberhalb der Obergrenze der Patella, auf dem M. rectus femoris.

Ind.: Sensibilitätsstörungen im Beim, Knie, Hemiparese.

M 33: Bei gebeugtem Knie 3 Cun oberhalb des lateralen Patellaoberrandes.

Ind.: Knieschmerzen, Lähmungen des Beines, Muskelkater.

M 34: Bei gebeugtem Knie, 2 Cun oberhalb des lateralen Patellaoberrandes.

Ind.: Gonarthrose (Kältegefühl und Schmerzen), Magenschmerzen, Mastitis.

M 35: Bei gebeugtem Knie, lateral vom Lig. patellae (die beiden Grübchen am Knie werden auch als die Knieaugen bezeichnet).

Ind.: Gonarthrose, Arthralgie.

中医保健

M 36 (Zusanli): 3 Cun unter dem M 35 und 1 Querfinger (QF) lateral der Tibiakante. M. tibialis anterior. Die drei Meilen, Dörfer des Fußes.

Ind.: Blähungen und Bauchschmerzen, Durchfälle, Verstopfungen, Kältegefühl und Schmerzen im Bein, Bluthochdruck, Hemiparese.

M 37: 1 Querfinger lateral der vorderen Tibiakante, 4 Querfinger unter M 36.

Ind.: Schmerzen um den Nabel, Durchfälle, Gefühlsstörungen und Schmerzen im Bein, Hemiparese.

M 38: 1 Querfinger lateral der Tibiakante, 8 Cun unterhalb M 35.

Ind.: Beinschmerzen, Magen-Darmbeschwerden, Hitzegefühl an der Fußsohle.

M 39: 1 Querfinger lateral der Tibiakante, 9 Cun unterhalb M 35.

Ind.: Unterleibsschmerzen, Thoraxschmerzen, trockene Lippen, wenig Appetit, Hemiparese, Schmerzen an der Ferse und zwischen den Zehen, Ödeme am Bein.

M 40: Zwischen höchstem Punkt des Malleolus externus und Kniegelenksspalt.

Ind.: Schleimlösend, »Bisolvon-Punkt« bei Asthma bronchiale.

M 41: In der Mitte der Querfalte des Sprunggelenks.

Ind.: Zerrung im Sprunggelenk, Gefühlsstörung der Zehen, Kopfschmerzen (vorne).

M 42: Auf dem höchsten Punkt des Ristes, A. dorsalis pedis.

Ind.: Schmerzen und Ödeme am Fuß und Unterschenkel, Schwellungen am Gesicht, Meteorismus, Kopfschmerzen, Übelkeit, Vertigo, arterielle Hypertonie, Fallfuß.

M 43: Im proximalen Winkel zwischen Os metatarsale II und III. Schwellungen am Gesicht und Augenlid, Ödeme, Bauchschmerzen, Schmerzen am Fußrücken.

M 44: 0,5 Cun oberhalb der Interdigitalfalte, zwischen den Grundgelenken der 2. und 3. Zehe.

Ind.: Zahnschmerzen, Gefühlsstörung der Zehen, Kopfschmerzen (vorne).

M 45: 2 mm proximal und lateral vom Nagelfalzwinkel der 2. Zehe.

Ind.: Zahnschmerzen, Gefühlsstörung der Zehen, Kopfschmerzen (vorne).

IV. MILZ-PANKREAS-MERIDIAN

MP 1: Am medialen Nagelfalzwinkel der Großzehe.

Ind.: Endpunkt des Meridians, Schmerzen im kleinen Becken, Kopfschmerzen (vorne).

MP 2: Distal vom Spalt des Großzehengrundgelenkes, am medialen Fußrand.

Ind.: Meteorismus, Erbrechen, kalte Füße, Magenschmerzen, Augenflimmern.

MP 3:Proximal vom Spalt des Großzehengrundgelenkes, am medialen Fußrand.

Ind.: Hitzegefühl, Verdauungsstörung, Erbrechen, Völlegefühl im Thorax, Stenocardie, Meteorismus, Diarrhoe, Colitis, Lumbago, Schwäche- und Katergefühl im Kniegelenk.

MP 4: Im Grübchen über dem Übergang von Basis zu Schaft des 1. Mittelfußknochens.

Ind.: Durchfälle, Bauchschmerzen, Erbrechen, Schmerzen am inneren Fußrand.

MP 5: Distal und ventral vom Innenknöchel, in der Mitte zwischen des Os naviculare und der Spitze des Innenknöchels.

Ind.: Meteorismus, Stuhlverhaltung, Hämorrhoiden, frösteln, oft seufzen, Dyspnoe infolge Melancholie, viele wirre Träume, Schmerzen in der Leistengegend, am Innenknöchel, Gelenkschmerzen, allgemeine Müdigkeit, weibliche Fertilität.

MP 6 (Sanyinjiao, die Kreuzungszone des 3 Yin-Meridianes des Beines): 4 QF oberhalb der Spitze des Malleolus medialis am Hinterrand der Tibia.

Ind.: Schlafstörungen, Harninkontinenz oder -verhaltung, Schwäche im Magen-Darm-Trakt, Potenzstörung, Zyklusstörung, Bluthochdruck.

MP 7: 6 Cun oberhalb der größten Circumferenz des Innenknöchels, am Hinterrand der Tibia, auf der Linie zwischen MP 9 und der größten Circumferenz des Innenknöchels.

Ind.: Völlegefühl im Bauch, Parästhesie am Bein, Schwellungsschmerz am Sprunggelenk.

MP 8: Am Hinterrand der Tibia, 3 Cun unterhalb von MP 9.

Ind.: Rheumatische Kniebeschwerden, Bauchschmerzen, Dysmenorrhoe, Zyklusstörung, Impotentia generandi, Miktionsstörung.

MP 9: Distal des Condylus medialis der Tibia.

Ind.: Schmerzen im Kniegelenk, Miktionsstörungen.

MP 10 (das Meer des Blutes): 2 Cun über dem Oberrand der Patella, in der Mitte des Bauches des M. vastus medialis.

Ind.: Schmerzen im Kniegelenk, Miktionsstörungen, Zyklusstörung.

MP 11: An der Innenseite des Oberschenkels, auf der Linie zwischen MP 10 und MP 12, 6 Cun über dem MP 10, am lateralen Rand des M. satorius.

Ind.: Schmerzen in der Leistenbeuge, Puritus beim Skrotalekzem, Miktionsstörung.

MP 12: 4 Cun lateral der vorderen Medianlinie, in der Höhe von KG 2, in der Leistenbeuge.

Ind.: Vorbereitung bei Ischialgie.

MP 13: Am Unterleib, 4 Cun unter dem Nabel, 0,7 Cun über dem MP 12, 4 Cun seitlich der Medianlinie.

Ind.: Stauung im kleinen Becken, Gefühl des »Knotens im Unterbauch«, Erbrechen, Bauch- oder Herzschmerzen.

MP 14: Am Unterbauch, 1,3 Cun unterhalb vom MP 15, 4 Cun seitlich der Medianlinie.

Ind.: Schmerzen um den Nabel, Durchfälle infolge »Kältesymptomatik«, Schmerzen in Flankenregion.

MP 15: 4 Cun seitlich des Nabels (2 Cun seitlich ist der M 25).

Ind.: Durchfälle mit Kältesymptomatik, Verstopfungen, Schmerzen im kleinen Becken.

MP 16: Am Oberbauch, 3 Cun über dem Nabel, 4 Cun seitlich der Medianlinie.

Ind.: Verdauungsstörung infolge »Kältesymptomatik des Magens«, Bauchschmerzen, Obstipation.

MP 17: Lateral am Thorax, im 5. ICR, 6 Cun seitlich der Medianlinie, neben KG 16.

Ind.: Schmerzen und Spannungsgefühl im Thorax.

MP 18: Lateral am Thorax, im 4. ICR, 6 Cun seitlich der Medianlinie, neben KG 17.

Ind.: Schmerzen und Spannungsgefühl im Thorax, Mastopathie.

中医保健

MP 19: Lateral am Thorax, im 3. ICR, 6 Cun seitlich der Medianlinie.

Ind.: Schmerzen und Spannungsgefühl im Thorax, Interkostalneuralgie, Bronchitis, Rückenschmerzen.

MP 20: Lateral am Thorax, im 2. ICR, 6 Cun seitlich der Medianlinie.

Ind.: Schmerzen und Spannungsgefühl im Thorax, Aufstoßen mit üblem Geruch.

MP 21: In der mittleren Axillarlinie im 6. ICR (Interkostalraum).

Ind.: Interkostalneuralgie. Endpunkt (letzter Punkt) des MP-Meridians .

V. HERZ-MERIDIAN

H 1: Im Zentrum der Achselhöhle. Cave Gefäß-Nervenbündel!

Ind.: Thorax- und Schulterarmschmerzen. Vorbereitung beim Cervical-Syndrom.

H 2: Bei gebeugtem Ellbogen 3 Cun oberhalb des medialen Ende der Ellbogenfalte (H 3).

Ind.: Krämpfe am Ellbogenbereich, schmerzhafte Schwellung subaxillär, Kopfschmerzen.

H 3: Zwischen dem medialen Ende der Ellenbogenfalte und dem medialen Epicondylus des Humerus.

Ind.: Ellbogenschmerzen- und Krämpfe, Nackenverspannungen, Fingertremor, Zahnschmerzen, Augenflimmern, rote Augen.

H 4: 1,5 Cun oberhalb von H 7, radial der Sehne des M. flexor carpi radialis.

Ind.: Herzbeschwerden, Magenschmerzen, Brechreiz, rote Augen.

H 5: 1 Cun oberhalb von H 7, radial der Sehne des M. flexor carpi radialis.

Ind.: Herzbeschwerden, Kopfschmerzen, Augenflimmern, Hitzegefühl an der Wange, Schmerzen entlang des Meridianverlaufes, Palpitationen, Enuresis nocturna, Menorrhagie, Schlafstörung.

H 6: 0,5 Cun oberhalb von H 7, radial der Sehne des M. flexor carpi radialis.

Ind.: Magenschmerzen, Epistaxi, Heiserkeit, Müdigkeit.

H 7: In der Handgelenksfurche, an der radialen Seite des Os pisiforme, radial von der Sehne des M. flexor carpi ulnaris.

Ind.: Ängste, Schlafstörung, Vergesslichkeit, funktionelle Herzrhythmusstörungen.

H 8: Palmar, zwischen Metacarpale IV und V. Bei Faustschluss zeigt die Kleinfingerspitze auf H 8.

Ind.: Innere Unruhe, Palpitationen, Thoraxschmerzen, Hitzegefühl an der Handfläche, Krämpfe im Achselbereich und der Finger, Puritus und Schmerzen im Genitalbereich, Miktionsstörung.

H 9: 2 mm lateral und proximal vom radialen Nagelfalzwinkel des Kleinfingers.

Ind.: Ängste, Schlafstörung, Vergesslichkeit, funktionelle Herzrhythmusstörungen.

VI. DÜNNDARM-MERIDIAN

Dü 1: 2 mm lateral und proximal vom ulnaren Nagelfalzwinkel des Kleinfingers.

Ind.: Torticollis, Augen-Halsschmerzen.

Dü 2: Bei lockerer Faust proximal über dem Metacarpophalangealgelenk V.

Ind.: Torticollis, Augen- und Halsschmerzen.

Dü 3: Bei geschlossener Faust am ulnaren Ende der sich hinter dem Kleinfingergrundgelenk bildenden Falte.

Ind.: Torticollis, Augen-Halsschmerzen.

Dü 4: Ulnare Seite der Hand, an der Basis des Os metacarpale V, Gelenksspalt zum Os hamatum.

Ind.: Kraftlosigkeit der Hand, Schmerzen im Verlauf des Meridians, Schreibkrampf, Kopfschmerzen, Tinnitus.

Dü 5: An der ulnaren Seite des Handgelenks.

Ind.: Vorbereitung im Cervical-Syndrom.

Dü 6: In einer Vertiefung knapp proximal und radial des Procesus styloideus ulnae.

Ind.: Schmerzen im Verlauf des Meridians, Rückenschmerzen, verschwommenes Sehen, Lumbago, Singultus.

DÜ 7: Dorsolateral am Unterarm, auf der Linie zwischen Dü 5 und Dü 8, 5 Cun über Dü 5.

Ind.: Kopfschmerzen, Augenflimmern, Behinderung bei Streckung im Ellbogen und beim Faustschluss, Schmerzen an allen Fingern, Reizbarkeit.

Dü 8: Im Sulcus nervi ulnaris.

Ind.: Vorbereitung im Cervical-Syndrom. Zahnschmerzen, Nackenschmerzen, Muskelkater des Armes.

Dü 9: 2 QF über dem oberen Ende der dorsalen Achselfalte.

Ind.: Zahnschmerzen, Nackenschmerzen, Muskelkater des Armes.

Dü 10: Am Unterrand der Spina scapulae in einem Grübchen, direkt über der Achselfalte.

Ind.: Wie Dü 9.

Dü 11: Im Zentrum der Fossa infraspinatus, in TH 4 Höhe.

Ind.: Nacken-, Schulterschmerzen, Muskelkater des Armes.

Dü 12: Mitte der Fossa suprascapularis, bei Hochheben des Armes entsteht hier ein Grübchen.

Ind.: Schmerzen im Schulterbereich, Schmerzen bei Rotation in HWS, kann den Arm nicht hochheben.

Dü 13: Medial von D 12, Mittelpunkt der Verbindung zwischen Dü 10 und 2. BWD (Brustwirbeldornfortsatz).

Ind.: Wie Dü 12.

Dü 14: Im Ansatz des M. levator scapulae. In Höhe des 1. BWD, 3 Cun lateral davon.

Ind.: Nacken-, Schulterschmerzen, Muskelkater des Armes.

Dü 15: 2 Cun lateral vom 7. HWD.

Ind.: Schulter- und Rückenschmerzen, verschwommenes Sehen, Husten, Fieber.

Dü 16: Lateral am Hals, distal von Kieferwinkel, am Hinterrand des M. sternocleidomastoideus, in Höhe des Schildknorpels und Di 18.

Ind.: Kopfschmerzen, Tinnitus, Schwerhörigkeit, Schmerzen im Halsbereich, Schulter- Nackenschmerzen, Hämorrhoiden.

中医保健

Dü 17: Proximal und lateral am Hals, dorsal von Kieferwinkel, am Vorderrand des M. sternocleidomastoideus in einem Grübchen.

Ind.: Wie Dü 16.

Dü 18: Am Vorderrand des M. masseter am Schnittpunkt einer Vertikalen durch den äußeren Augenwinkel mit dem Unterrand des Jochbeins.

Ind.: Facialis parese, Zahnschmerzen, Trigeminusneuralgie.

Dü 19: In einer Vertiefung zwischen Tragus und Mandibulargelenk.

Ind.: Endpunkt des Meridians. Hypakusis.

VII. BLASEN-MERIDIAN

B 1: Im Winkel, der von Orbita und Nasenwurzel gebildet wird.

Ind.: Conjuctivitis, Migräne, Sinusitis frontalis.

B 2: Am medialen Ende der Augenbrauen.

Ind.: Conjuctivitis, Migräne, Sinusitis frontalis.

B 3: 0,5 Cun senkrecht oberhalb von B 2.

Ind.: Wie B 2.

B 4: 0,5 Cun seitlich von B 3.

Ind.: Wie B 2.

B 5: 1 Cun innerhalb der Haargrenze, 1,5 Cun seitlich von LG 23.

Ind.: Kopfschmerzen, Augenflimmern

B 6: 1,5 Cun innerhalb der Haargrenze, 1,5 Cun seitlich.

Ind.: Kopfschmerzen, Augenflimmern, Anosmie, Erbrechen, Innere Unruhe, Facialis parese.

B 7: 4 Cun innerhalb der Haargrenze, 1,5 Cun seitlich.

Ind.: Nackensteifigkeit, Kopfschmerzen, Vertigo, Rhinitis, Facialis parese.

B 8: 5,5 Cun innerhalb der Haargrenze, 1,5 Cun seitlich.

Ind.: Kopfschmerzen, Vertigo, Tinnitus, Depression, Sehstörung.

B 9: 2,5 Cun innerhalb der hinteren Haargrenze, 1,3 Cun seitlich, in Höhe des Protuberantia occipitalis externa.

Ind.: Kopfschmerzen, Vertigo, Sehstörung, Anosmie.

B 10: 1 QF unter der Protuberantia occipitalis und etwa 2 QF lateral der dorsalen Medianlinie. Am lateralen Rand des M. trapecius, in einer Vertiefung.

Ind.: Kopfschmerzen, Nackensteifigkeit, Rhinitis, Schmerzen in Schulter- und Rückenregion.

B 11: 2 QF lateral vom unteren Rand des 1. BWD. (Faustregel: von B11 bis B 17 sind die Punkte immer in gleicher Höhe wie die Nummer des Punktes minus 10).

Ind.: Fieber, Husten, Nackensteifigkeit, Schmerzen in Schulter- und Rückenregion.

B 12: 2 QF lateral vom unteren Rand des 2. BWD.

Ind.: Grippe, Husten, Nackensteifigkeit, Schmerzen in Schulter- und Rückenregion.

B 13: 2 QF lateral vom unteren Rand des 3. BWD.

Ind.: Husten, Schmerzen in Thorax-, Schulter- u. Rückenregion.

B14: 2 QF lateral vom unteren Rand des 4. BWD.

Ind.: Vergesslichkeit, Schlafstörungen, Hemiparese, Herzjagen, innere Unruhe, Husten, Schmerzen in Thorax-, Schulter- und Rückenregion.

B 15: 2 QF lateral vom unteren Rand des 5. BWD.

Ind.: Vergesslichkeit, Schlafstörungen, Hemiparese, Herzjagen, innere Unruhe, Husten, Schmerzen in Thorax-, Schulter- und Rückenregion.

B 16: 2 QF lateral vom unteren Rand des 6. BWD.

Ind.: »Zustimmungspunkt« für das Lenkergefäß, Magen-Bauch-Schmerzen, Stenocardie.

B 17: 2 QF lateral vom unteren Rand des 7. BWD.

Ind.: »Zustimmungspunkt« für das Zwerchfell.

B 18: 2 QF lateral vom unteren Rand des 9. BWD. (Nummer des Punktes immer minus 9 = die Nummer des BWD.)

Ind.: Leber- u. Gallenblasenbeschwerden, Augen- u. Magenleiden, Lenden- und Rückenschmerzen.

B 19: 2 QF lateral vom unteren Rand des 10. BWD.

Ind.: Leber- und Gallenblasenbeschwerden, Augen- u. Magenleiden, Lenden- und Rückenschmerzen.

B 20: 2 QF lateral vom unteren Rand des 11. BWD.

Ind.: Druckgefühl im Oberbauch, Verdauungsstörungen.

B 21: 2 QF lateral vom unteren Rand des 12. BWD.

Ind.: Druckgefühl im Oberbauch, Verdauungsstörungen.

B 22: 2 QF lateral vom unteren Rand des 1. LWD.

Ind.: Blähungen, vermehrte Darmgeräusche, Erbrechen, Lenden- und Rückenschmerzen.

B 23: 2 QF lateral vom unteren Rand des 2. LWD.

Ind.: »Schwäche in der Niere«, Kreuzschmerzen, Potenzstörung, Zyklusstörung.

B 24: 2 QF lateral vom unteren Rand des 3. LWD.

Ind.: »Schwäche in der Niere«, Kreuzschmerzen, Hämorrhoiden.

B 25: 2 QF lateral vom unteren Rand des 4. LWD (das ist die Höhe des Darmbeinkammes).

Ind.: Colitis, Obstipation, Kreuzschmerzen.

B 26: 2 QF lateral vom unteren Rand des 5. LWD.

Ind.: Diarrhoe, Kreuzschmerzen.

B 27: 2 QF lateral vom 1. Sakralloch.

Ind.: Zustimmungspunkt des Dünndarmes.

B 28: 2 QF lateral vom 2. Sakralloch.

Ind.: Zustimmungspunkt der Harnblase.

B 29: 2 QF lateral vom 3. Sakralloch.

Ind.: Lumbago, Flankenschmerzen, Meteorismus, »Magenzustand der Niere«, Ischialgie

B 30: 2 QF lateral vom 4. Sakralloch.

Ind.: Lumbago, Flankenschmerzen, Meteorismus, Miktionsstörung, Defekationsstörung, Pollution, Fluor albus, Ischialgie, Parese des Beines.

B 31: 1. Sakralloch.

Ind.: Kreuz- und Beinschmerzen, Störungen des Urogenitalsystems.

B 32: 2. Sakralloch.

Ind.: Kreuz- und Beinschmerzen, Störungen des Urogenitalsystems.

B 33: 3. Sakralloch.

Ind.: Kreuz- und Beinschmerzen, Störungen des Urogenitalsystems.

中医保健

B 34: 4. Sakralloch.

Ind.: Kreuz- und Beinschmerzen, Störungen des Urogenitalsystems.

B 35: Kleinfingerbreit neben Os-occygis-Spitze.

Ind.: Diarrhoe, Hämorrhoiden, nässendes juckendes Ekzem im Genitalbereich.

B 36: 4 QF lateral des unteren Randes des 2. BWD.

Ind.: Nacken, Augen, HNO.

B 37: 4 QF lateral des unteren Randes des 3. BWD.

Ind.: Wie B 13.

B 38: 4 QF lateral des unteren Randes des 4. BWD.

Ind.: Husten, Asthma bronchiale, leichtes Schwitzen bei Erschöpfung, Vergesslichkeit.

B 39: 4 QF lateral des unteren Randes des 5. BWD, seitlich von B 15.

Ind.: Rückenschmerzen, Herzbeschwerden.

B 40: 4 QF lateral des unteren Randes des 6. BWD.

Ind.: Wie B 15.

B 41: 4 QF lateral des unteren Randes des 7. BWD.

Ind.: Rückenschmerzen, Schulterarmschmerzen, Augenbeschwerden, Nasenbluten, Schlafstörung infolge der Erschöpfung.

B 42: 4 QF lateral des unteren Randes des 9. BWD.

Ind.: Rückenschmerzen, Kopfschmerzen.

B 43: 4 QF lateral des unteren Randes des 10. BWD.

Ind.: Meteorismus, Magenschmerzen.

B 44: 4 QF lateral des unteren Randes des 11. BWD.

Ind.: Rückenschmerzen, Verdauungsstörung.

B 45: 4 QF lateral des unteren Randes des 12. BWD.

Ind.: Rückenschmerzen, Meteorismus, Obstipation, Ödeme.

B 46: 4 QF lateral des unteren Randes des 1. LWD.

Ind.: Rückenschmerzen, Meteorismus, Obstipation, Ödeme.

B 47: 4 QF lateral des unteren Randes des 2. LWD.

Ind.: Rückenschmerzen, Meteorismus, Obstipation, Ödeme, Impotenz, Nierenkolik.

B 48: 4 QF lateral vom 2. Sakralloch.

Ind.: Lumbago, Harnverhaltung, Obstipation.

B 49: 4 QF lateral vom 4. Sakralloch.

Ind.: Lumbalgie, Beschwerden im Genitalbereich, Ischialgie, Neurasthenie, Parese des Beines.

B 50: In der Mitte der Glutealquerfalte.

Ind.: Ischialgie, Kreuz-, Rückenschmerzen, Hemiparese, Obstipation, Blasenstörungen.

B 51: In der Mitte der Oberschenkelrückseite, etwa 2 handbreit unter dem B 50.

Ind.: Ischialgie, Kreuz-, Rückenschmerzen, Beinparese.

B 52: In der Kniekehle, 1 Cun über dem B 53, medial der der Sehne des M. biceps.

Ind.: Wie B 54.

B 53: 1 Cun lateral von B 54.

Ind.: Wie B 54.

B 54: In der Mitte der Kniegelenksquerfalte.

Ind.: Ischialgie, Knie-, Kreuz-, Rückenschmerzen, Hemiparese.

中医保健

B 55: 2 Cun unterhalb von B 54.

Ind.: Bauchschmerzen infolge Verspannungen im Lumbalbereich, Waden- und Knieschmerzen, Fluor albus, Impotenz.

B 56: 5 Cun unterhalb von B 54.

Ind.: Wie B 55.

B 57: Im Winkel der durch die beiden Muskelbäuche des Gastrocnemius gebildet wird.

Ind.: Kreuz-, Beinschmerzen, Wadenkrampf, Diarrhoe.

B 58: Seitlich am Unterschenkel, 7 Cun oberhalb von B 60 oder 1 Cun lateral und distal von B 57.

Ind.: Krampfartige Schmerzen am Bein, Kraftlosigkeit am Bein, Epistaxi und Rhinitis, Kopfschmerzen, Schmerzen bei Hämorrhoiden, Blase- und Nierenbeschwerden.

B 59: 3 Cun über B 60.

Ind.: Wegen Kreuzschmerzen nicht länger stehen können, Beinschmerzen, Parese des Beines, Kopfschmerzen.

B 60: Zwischen dem hinteren Rand des Außenknöchels und der Achillessehne.

Ind.: Kopfschmerzen, Kreuzschmerzen, Nackensteifigkeit, Zerrung des Sprunggelenkes.

B 61: 1,5 Cun unter B 60.

Ind.: Fersenschmerzen, Schwellung am Kniegelenk.

B 62: Direkt unter der Spitze des Malleolus externus in einer Delle (Vertiefung).

Ind.: Kopfschmerzen, Kreuzschmerzen, Knieschmerzen.

B 63: In einer Vertiefung zwischen Calcaneus und Cubid, dorsal von Basis des Metatarsale V.

Ind.: Kann nicht lange stehen wegen Schmerzen am Schienbein und Knie, Kollaps, Zahnschmerzen, Kopfschmerzen.

B 64: Am lateralen Fußrand, ventral von Basis des Metatarsale V.

Ind.: Kopfschmerzen, Nackenschmerzen, Rückenschmerzen, Knieschmerzen, Rötung am medialen Augenwinkel, Epistaxi, Stenocardie, Augenflimmern.

B 65: Proximal des Grundgelenkes der kleinen Zehe.

Ind.: Wie B 64.

B 66: Distal des Grundgelenkes der kleinen Zehe.

Ind.: Wie B 64.

B 67: Am lateralen Nagelfalzwinkel der 5. Kleinzehe.

Ind.: Endpunkt des Blasen-Meridians.

N 1: An der Fußsohle zwischen vorderem und mittlerem Drittel in einer Vertiefung. Solar-Plexus-Punkt; Zwerchfellpunkt.

Ind.: Migräne, Bluthochdruck, Erbrechen, Durchfälle, Schlafstörungen.

N 2: Innenseite des Fußes, Grübchen unter Tuberositas Osis navicularis.

Ind.: Schmerzen in Hals, Stenocardie, starkes Schwitzen, rheumatische Beschwerden in den Beinen, Menstruationsstörung, Impotenz, Sterilität, Puritus in Genitalbereich.

N 3: Gegenüber von B 60.

Ind.: Parese, Schmerzen in Fuß, Unterschenkel, Husten, Stenocardie, Zehenschmerzen, Schlafstörungen.

N 4: In der Mitte zwischen N 3 und N 5.

Ind.: Asthma, Neurasthenie, Parese des Beines, Rückenschmerzen, Fersenschmerzen, Obstipation.

N 5: 1 Cun unter N 3.

Ind.: Wie N 4.

N 6: 1 Cun unterhalb der Spitze des Innenknöchels.

Ind.: Zyklusstörungen, Unterleibschmerzen, Aphasie, Harnverhaltung.

中医保健

N 7: 2 Cun über N 3.

Ind.: Meteorismus, Ödeme an den Armen und Beinen, starkes Schwitzen, Singultus, Obstipation, Pollution, Epistaxi, Lumbago, Reizbarkeit, trockene Zunge, kalte Füße, Harnweginfekt, funktionelle Uterusblutung.

N 8: 2 Cun über N 3, 0,5 Cun ventral von N 7.

Ind.: Menstruationsstörung, Obstipation, Lumbago, Schmerzen am Meridianverlauf, Prolapsus uteri.

N 9: Auf der Linie zwischen N 3 und N 10, 5 Cun über N 3, am tibialen Rand des medialen Gastrocnemiusbauches.

Ind.: Wadenkrampf, Kraftlosigkeit des Beines.

N 10: Im Kniegelenk medial, zwischen den Sehen des M. semitendineus und des M. semimembranaceus, dorsal von Le 8 (nur von einer Sehne getrennt).

Ind.: Beschwerden im Kniebereich, Miktionsstörung, Impotenz.

N 11: Am Oberrand des Schambeines, 0,5 Cun lateral von KG 2.

Ind.: Meteorismus, Schmerzen in Kleinen Becken, Miktionsstörung.

N 12: Am Unterleib, 4 Cun unter Nabel (KG 3), 0,5 Cun seitlich.

Ind.: Unterleibschmerzen, Pollution, Rötung am inneren Augenwinkel.

N 13: Am Unterleib, 3 Cun unter Nabel (KG 4), 0,5 Cun seitlich.

Ind.: Sterilität, Menstruationsstörung, Darmkolik, Lumbago, Diarrhoe.

N 14: Am Unterleib, 2 Cun unter Nabel (KG 5), 0,5 Cun seitlich.

Ind.: Wie N 13.

N 15: Am Unterleib, 1Cun unter Nabel (KG 7), 0,5 Cun seitlich.

Ind.: Wie N 13.

N 16: 0,5 Cun seitlich vom Nabel.

Ind.: Wie N 13.

N 17: Am Oberbauch, 2 Cun über Nabel (KG 10), 0,5 Cun seitlich.

Ind.: Bauchschmerzen, Diarrhoe oder Obstipation.

N 18: Am Oberbauch, 3 Cun über Nabel (KG 11), 0,5 Cun seitlich.

Ind.: Erbrechen, »Kältesymptomatik in Milz und Magen«, Sterilität, Menstruationsstörung.

N 19: Am Oberbauch, 4 Cun über Nabel (KG 12), 0,5 Cun seitlich.

Ind.: Meteorismus, Bauchschmerzen, Asthma.

N 20: Am Oberbauch, 5 Cun über Nabel (KG 13), 0,5 Cun seitlich.

Ind.: Facialis parese, Aphonie, Völlegefühle im Thorax, Speichelfluss, Dyspepsie, Asthma, Gastritis.

N 21: Am Oberbauch, 6 Cun über Nabel (KG 14), 0,5 Cun seitlich.

Ind.: Magenschmerzen, Gastritis, Appetitlosigkeit, Vergesslichkeit, Mastopathie.

N 22: 5. ICR, 2 Cun neben KG 16.

Ind.: Druckgefühl im Thorax, Dyspnoe, Asthma, Rhinitis, Interkostalneuralgie, Appetitlosigkeit.

N 23: 4. ICR, 2 Cun neben KG 17.

Ind.: Wie N 22.

N 24: 3. ICR, 2 Cun neben KG 18.

Ind.: Wie N 22.

N 25: 2. ICR, 2 Cun neben den KG-Meridian.

Ind.: Wie N 22.

N 26: 1. ICR, 2 Cun neben den KG-Meridian.

Ind.: Wie N 22.

N 27: Am Sternalrand, am unteren Anteil des Sternoclaviculargelenks.

Ind.: Endpunkt des Nieren-Meridians.

IX. KREISLAUF-SEXUALITÄT-MERIDIAN

KS 1: 1 Cun lateral der Brustwarze im 4. ICR (Interkostalraum).

Ind.: Endpunkt des KS-Meridians.

KS 2: Auf der medialen Seite des Oberarmes, 2 Cun distal der vorderen Axillarfalte, zwischen den beiden Köpfen des M. biceps.

Ind.: Stenocardie, Armschmerzen.

KS 3: In der Mitte der Ellenbogenquerfalte, an der ulnaren Seite der Bicepssehne.

Ind.: Stenocardie, katerartige Schmerzen des Armes.

KS 4: In der Mitte des Unterarmes, auf der Verbindungslinie KS 3 mit KS 7, 5 Cun über KS 7, zwischen den Sehen der Mm. flexor carpi radialis und palmaris longus.

Ind.: Precordialer Schmerz, Epistaxi, innere Unruhe.

KS 5: 3 Cun über dem KS 7, zwischen den Sehen der Mm. flexor carpi radialis und palmaris longus.

Ind.: Precordialer Schmerz, Erbrechen.

KS 6 (die äußere Schranke): 2 Cun über der queren Handgelenksfalte, volar am Unterarm.

Ind.: Magenschmerzen, Erbrechen, Palpitationen, Stenocardie, Bluthochdruck, Asthma bronchiale, psychische Störungen.

KS 7: Mitte der queren Handgelenksfurche, volar am Unterarm.

KS 8 (Palast der Arbeit): Mittelfinger einbiegen: Spitze zeigt auf KS 8.

Ind.: Erbrechen, Palpitationen, psychische Störungen.

KS 9: 2 mm proximal vom radialen Nagelfalzwinkel des Mittelfingers.

Ind.: Endpunkt des KS Meridians.

X. MERIDIAN DES DREIFACHEN ERWÄRMERS

3 E 1: 2 mm proximal vom ulnaren Nagelfalzwinkel des Ringfingers.

Ind.: Endpunkt des 3 E Meridians.

3 E 2: Interdigitalfalte zwischen 4. und 5. Finger.

Ind.: Beschwerden im Handbereich, Schmerzen am Unterarm, Kopfschmerzen, Vertigo, Tinnitus, rote Augen, Zahnschmerzen, Rachenschmerzen.

3 E 3: Zwischen Mittelhandknochen 4 und 5 auf dem Handrücken proximal der Köpfchen.

Ind.: Migräne, Handschmerzen, Arm- und Ellbogenschmerzen.

3 E 4: Am Handrücken, Mitte der Handgelenksquerfurche, radial der Sehne des M. extensor digitorum longus.

Ind.: Schmerzen an Hand und Unterarm nach Traumen (Zerrung, Prellung etc.), Mundtrockenheit, innere Unruhe.

3 E 5 (die äußere Schranke): 2 Cun über der dorsalen Handgelenksfalte, zwischen Radius und Ulna.

Ind.: Kopfschmerzen, Arm- und Fingerschmerzen.

中医保健

3 E 6: 3 Cun über 3 E 4.

Ind.: Schmerzen im Rücken- und Schulterarmbereich, Druckgefühl im Thorax, Stenocardie, Erbrechen, Miktionsstörung, Obstipation, Ödeme an Beinen und Armen.

3 E 7: 3 Cun über 3 E 4, 0,5 Cun radial von 3 E 6.

Ind.: »Stagnation der Vitalenergie«, Haut- und Muskelschmerzen.

3 E 8: 4 Cun über 3 E 4.

Ind.: Schulterarmschmerzen, Zahnschmerzen, akuter Lumbago.

3 E 9: Auf der Verbindungslinie zwischen 3 E 4 und 3 E 10, 5 Cun distal von 3 E 10, zwischen Radius und Ulna.

Ind.: Wie 3 E 8.

3 E 10: Im Grübchen 1 Cun oberhalb des Olecranon.

Ind.: Wie 3 E 8.

3 E 11: 1 Cun oberhalb von 3 E 10.

Ind.: Kopf- und Schulterschmerzen.

3 E 12: Lateral am Oberarm, Mitte der Linie zwischen 3 E 10 und 3 E 14.

Ind.: Wie 3 E 11.

3 E 13: Auf der Linie zwischen 3 E 10 und 3 E 14, 3 Cun oberhalb von 3 E 12, in gleicher Höhe wie das Ende der hinteren Axillarfalte.

Ind.: wie 3 E 11.

3 E 14: Unter dem Acromion, im hinteren Grübchen (das vordere Grübchen ist Di 15).

Ind.: Schulterschmerzen.

3 E 15: Am Angulus superior scapulae, Mitte zwischen G 21 und Dü 13, in Höhe des 1. BWD.

Ind.: Wetterfühligkeitspunkt, Schulerarmsyndrom, Hinterkopfschmerzen.

3 E 16: Am Hinterrand des M. sternocleidomastoideus, in Höhe des Aungulus mandibulae, unter G 12, ventral von B 10, dorsal von Dü 17.

Ind.: Wie 3 E 15.

3 E 17: Unter und hinter dem Unterrand des Ohrläppchens, in der Grube zwischen Mandibula und Procesus mastoideus.

Ind.: Tinnitus, Schwerhörigkeit, Facialis parese, Trigeminusneuralgie, Zahnschmerzen, Stottern.

3 E 18: In der Mitte des Processus mastoideus.

Ind.: Wie 3 E 17.

3 E 19: 1 Cun über der Mitte des Processus mastoideus.

Ind.: Wie 3 E 17.

3 E 20: Direkt über der Spitze der Ohrmuschel, an der Haargrenze.

Ind.: Zahnschmerzen, Augenbeschwerden, Nackensteifigkeit.

3 E 21: Vor der Incisura supra tragica.

Ind.: Zahnschmerzen, Ohrenbeschwerden.

3 E 22: Vor und ober des 3 E 21, innerhalb der Haargrenze, dorsal der A. temporalis superficialis.

Ind.: Kopfschmerzen, Facialis parese.

3 E 23: Am lateralen Ende der Augenbrauen.

Ind.: Endpunkt des Meridians. Migräne, Conjunctivitis.

中医保健

XI. GALLENBLASEN-
MERIDIAN

G 1: 0,5 Cun lateral des lateralen Augenwinkels.

Ind.: Endpunkt des Meridians. Migräne, Conjunctivitis.

G 2: Bei offenem Mund im Grübchen vor der Incisura intertragica, es pulsiert hier die A. temporalis superficialis.

Ind.: Zahnschmerzen, Arthropathie des Mandibulargelenkes, Trismus, Facialis parese.

G 3: Über M 2, Oberrand des Arcus zygomaticus.

Ind.: Wie G 2.

G 4: Mitte der oberen Hälfte der Verbindungslinie zwischen M 1 und G 7.

Ind.: Migräne, Vertigo, Nackenschmerzen, Facialis parese.

G 5: Mitte der Verbindungslinie zwischen M 1 und G 7.

Ind.: Kopfschmerzen, Migräne, Nasenbluten, Neurasthenie, Hitzegefühl, kein Schweiß.

G 6: Mitte der unteren Hälfte der Verbindungslinie zwischen M 1 und G 7.

Ind.: Wie G 5.

G 7: Schnittpunkt einer Horizontalen durch Ohr-Apex und Vertikalen durch Vorderrand der Ohrmuschel.

Ind.: Facialis parese, Schmerzen an der Wange, Nackenschmerzen, Migräne, Augenerkrankungen.

G 8: Etwa 2 QF über der Spitze der Ohrmuschel.

Ind.: Migräne.

G 9: 0,5 Cun dorsal von G 8, 2 Cun über den Ohransatz, innerhalb der Haargrenze.

Ind.: Kopfschmerzen, Zahnschmerzen.

G 10: Hinter der Ohrmuschel, über und hinter dem Processus mastoideus, auf Kreuzung zwischen horizontaler Linie durch die Augenbraue, vertikale durch Hinterrand des Mastoids.

Ind.: Wie G 9.

G 11: Zwischen G 12 und G 10.

Ind.: Wie G 9.

G 12: Hinter und unter dem Mastoid.

Ind.: Kopfschmerzen, Facialis parese, Nackensteifigkeit, Schwäche an den Beinen, Schlafstörung, Aphasie.

G 13: 0,5 Cun innerhalb des Haaransatzes, senkrecht oberhalb des lateralen Augenwinkels, 3 Cun lateral von LG 24.

Ind.: Augenflimmern, Nackensteifigkeit.

G 14: 1 Cun über dem Mittelpunkt der Augenbrauen.

Ind.: Migräne, Sinusitis frontalis.

G 15: 0,5 Cun innerhalb des Haaransatzes, in der Pupilarlinie.

Ind.: Sinusitis, Rhinitis, Kopfschmerzen, Augenschmerzen (lateral).

G 16: 1,5 Cun innerhalb des Haaransatzes, 2,25 Cun lateral der Medianlinie.

Ind.: Schmerzen bei Glaukom, Beschwerden bei grauem Star (im Frühstadium), plötzliche Rötung und Schmerzen der Augen, Kopfschmerzen, Vertigo, Gesichts- und Lidschwellung.

G 17: 2,5 Cun innerhalb des Haaransatzes, 2,25 Cun lateral der Medianlinie.

Ind.: Kopf- und Nackenschmerzen, Zahnschmerzen, Vertigo, Erbrechen.

G 18: 4 Cun innerhalb des Haaransatzes, 2,25 Cun lateral der Medianlinie.

Ind.: Kopfschmerzen, Kältescheu, Epistaxi, Rhinitis.

中医保健

G 19: Lateral von Oberrand der Protuberantia occipitale externa (LG 17).

Ind.: Starke Kopfschmerzen, Vertigo, Palpitationen, Hitzgefühl, Nackensteifigkeit.

G 20: Am Unterrand des Os occipitale in einer Vertiefung zwischen M. sternocleidomastoideus und M. trapezius, Nähe Proc. mastoideus.

Ind.: Kopfschmerzen, Migräne, psychische Störungen, Grippe, Bluthochdruck.

G 21: In der Mitte zwischen 7. HWD und Akromion, am höchsten Punkt der Schulter. In der Nähe ist der »Wetterfühligkeitspunkt« 3 E 15.

Ind.: Nackenschmerzen, Rückenschmerzen, Schulterarmsyndrom, Mastitis.

G 22: Mittlere Axillarlinie, Höhe 4. ICR, 3 Cun unterhalb des Mittelpunktes der Axilla.

Ind.: Interkostalneuralgie, Schmerzen beim Armheben.

G 23: 1 Cun ventral von G 22, in der Höhe von 4. ICR.

Ind.: Druckgefühl im Thorax, Sodbrennen, Atembeschwerden.

G 24: Auf der Mamillarlinie, in Höhe 7. ICR.

Ind.: Interkostalneuralgie, Flankenschmerzen, Erbrechen, Sodbrennen, Ulcus ventriculi und duodeni, Leber- und Gallenblaseerkrankungen, Singultus.

G 25: unterhalb des freien Endes der 12. Rippe.

Ind.: Kreuzschmerzen beim Aufrichten des Körpers, Schmerzen bei Coxartzhrose, Meteorismus, Miktionsstörung.

G 26: Seitlich am Bauch, 1,8 Cun unter Le 13, der Schnittpunkt von einer senkrechten Linie von freiem Ende der 11. Rippen mit der horizontalen Line durch Nabel.

Ind.: Spezialpunkt für gynäkologische Erkrankungen.

G 27: Vor der Spina iliaca anterior superior, 3 Cun unter Nabelhöhe.

Ind.: Wie G 26.

G 28: 0,5 Cun ventral und kaudal von G 27.

Ind.: Wie G 26.

G 29: Mulde in der Mitte zwischen Spina iliaca anterior superior und höchstem Punkt des Trochanters femoris.

Ind.: Coxarthrose, Schmerzen im Iliosacralgelenk, Kreuz- und Beinschmerzen.

G 30: Knapp ein QF medial vom seitlich am meisten vorspringenden Teil des Trochanter major. 1/3 der Strecke vom Steißbeinende und Trochanter.

Ind.: Beinlähmung, Kreuz- und Beinschmerzen.

G 31: Lateral am Oberschenkel. Wenn man aufrecht steht und die Hand an die laterale Seite des Oberschenkels anlegt, liegt der Punkt dort, wo die Mittelfingerkuppe den Schenkel berührt.

Ind.: Knieschmerzen, Beinlähmung, Meralgia parästhetica.

G 32: 2 Cun unter G 31.

Ind.: Wie G 31.

G 33: 3 Cun über G 34, in der Vertiefung oberhalb des Condylus lateralis femoris.

Ind.: Wie G 31.

G 34: Vor und unter dem Fibulaköpfchen.

Ind.: Knieschmerzen, Beinlähmung, Interkostalneuralgie, Gallenerkrankungen. Etwas tiefer ist eine Zone, welche bei Gallenblasenleiden sehr druckempfindlich sein kann.

G 35: Mitte von lateraler Seite des Unterschenkels, 7 Cun oberhalb von Außenknöchel, am Hinterrand der Fibula.

Ind.: Knieschmerzen, Schwellungen am Gesicht, Isachialgie.

G 36: Mitte von lateraler Seite des Unterschenkels, 7 Cun oberhalb vom Außenknöchel, am Vorderrand der Fibula.

Ind.: Völlegefühl im Thorax, Bauchschmerzen, Nackenschmerzen, Beinschmerzen.

G 37: Distal von lateraler Seite des Unterschenkels, 5 Cun oberhalb vom Außenknöchel, am Vorderrand der Fibula, d. h. 2 Cun unter G 36.

Ind.: Lähmungen und Katergefühl am Bein, alle Augenleiden, Wadenkrampf, Migräne.

G 38: Distal von lateraler Seite des Unterschenkels, 4 Cun oberhalb von Außenknöchel, am Vorderrand der Fibula.

Ind.: Lähmungen am Bein, Schmerzbekämpfung für alle Gelenken (keine fixe Schmerzlokalisation), Kältegefühl im Kreuz (wie im eiskalten Wasser sitzend), Ischialgie, Thoraxschmerzen, Schmerzen in Suipraclavicularregion, Beinödem.

G 39: 3 Cun oberhalb des Außenknöchels, am Hinterrand der Fibula.

Ind.: Kopfschmerzen, Nackensteifigkeit, Lähmung oder Muskelkater im Bein, Störungen des Sprunggelenkes.

G 40: Am Fußrücken, ventral und kaudal von Außenknöchel, lateral der Sehen des M. extensor digitorum longus.

Ind.: Thoraxschmerzen, Schmerzen im Hüftgelenk, Muskelkater- und Schmerzen am Bein, Ischialgie, Cholezystopathie.

G 41: Im proximalen Winkel zwischen Mittelfußknochen 4 und 5.

Ind.: Lähmung im Bein, Störungen des Sprunggelenkes, Interkostalneuralgie.

G 42: Am Fußrücken, dorsal von Spalt zwischen Metatarsale IV und V, 0,5 Cun vor G 41.

Ind.: Wie G 41.

G 43: Proximal der Schwimmhautfalte zwischen 4. und 5. Zehe.

Ind.: Fußschmerzen, Hitzegefühl an der Fußsohle, rasche in Lokalisation wechselnde Schmerzen, Ödeme an den Beinen und Armen, Thorax- und Flankenschmerzen, Tinnitus, Schwerhörigkeit, Bluthochdruck.

G 44: 2 mm proximal und lateral vom äußeren Nagelfalzwinkel der 4. Zehe.

Ind.: Endpunkt des Meridians.

XII. LEBER-MERIDIAN

Le 1: 2 mm proximal und lateral vom äußeren Nagelfalzwinkel der Großzehe.

Ind.: Endpunkt des Meridians.

Le 2: Am Fußrücken, proximal der Schwimmhautfalte zwischen 1. und 2. Zehe

Ind.: Wie Le 3.

Le 3: In einer Vertiefung im Winkel zwischen Metatarsale 1 und 2.

Ind.: Kopfschmerzen, Schwindel, Bluthochdruck, Interkostalneuralgie, psychische Störungen, Schmerzen am Fußrücken.

Le 4: 1 Cun vor dem Knöchel, zwischen den Sehnen der Mm. tibialis anterior und extensor hullucis longus.

Ind.: Unterleibschmerzen, Lumbago, Pollution, kalte Füße, Schmerzen periumbilical.

Le 5: An medialer Seite des Unterschenkels, 5 Cun oberhalb des Innenknöchels.

Ind.: Unterleibschmerzen, Miktionsstörung, sexuelle Überregbarkeit, Puritus im Genitalbereich, funktionelle Uterusblutung, Menstruationsstörung, Ausfluss, phasenhafte psychische Störungen, beim Vorbeugen starke Rückenschmerzen.

中医保健

Le 6: An medialer Seite des Unterschenkels, 7 Cun oberhalb des Innenknöchels.

Ind.: Wie Le 5.

Le 7: An medialer Seite des Unterschenkels, distal und dorsal von Condylus medialis tibiae, 1 Cun hinter MP 9.

Ind.: Kniebeschwerden, schmerzhafte Schwellung im Rachen.

Le 8: Am medialen Ende der Kniegelenksfalte, vor der Sehne des M. semimembranaceus.

Ind.: Kniebeschwerden, gynäkologische Beschwerden.

Le 9: 4 Cun ober dem Epicondylus medialis des Femur, zwischen M. gracilis und M. sartorius.

Ind.: Lumbago mit Ausstrahlung ins kleinen Becken, Miktionsstörung, Enuresis nocturna, Menstruationsstörung.

Le 10: An medialer Seite des Oberschenkels, 3 Cun unter M 30, am lateralen Rand des M. adductor longus femoris.

Ind.: Harnverhaltung, Enuresis nocturna, schläft viel.

Le 11: 2 Cun unter M 30, am lateralen Rand des M. adductor longus femoris.

Ind.: Sterilität, Menstruationsstörung, Schmerzen in diesem Bereich.

Le 12: Distal und lateral von M 30, es pulsiert hier die A. femoralis.

Ind.: Schmerzen in diesem Bereich.

Le 13: Am freien Ende der 11. Rippe.

Ind.: Druckgefühl und Schmerzen in der Thorax, Gallenstörungen.

Le 14: In der Mamillarlinie im 6. ICR bzw. 2 QF unter der Brustwarze.

Ind.: Druckgefühl und Schmerzen in der Thorax, Mastitis, Gallenstörungen.

XIII. LENKERGEFÄSS (Dumai)

LG 1: In der Mitte zwischen Steißbein und Anus.

Ind.: Anfangspunkt des Meridians. Obstipation, Diarrhoe, Prolapsus ani, Kreuz- und Rückenschmerzen.

LG 2: Hiatus sacralis.

Ind.: Lumbago, Parästhesie und Parese des Beines.

LG 3: Unter dem 3. LWD.

Ind.: Beinlähmung, Kreuz- und Rückenschmerzen.

LG 4: Unter dem 2. LWD.

Ind.: Kreuz- und Rückenschmerzen, Potenzstörung, chronische Durchfälle, Zyklusstörungen (Schmerzen).

LG 5: Unter dem 1. LWD.

Ind.: Kreuz- und Rückenschmerzen, Potenzstörung, chronische Durchfälle, Zyklusstörungen.

LG 6: Unter dem 11. BWD.

Ind.: Verdauungsstörung, Hämorrhoiden, Lumbago.

LG 7: Unter dem 10. BWD.

Ind.: Ist das Zentrum der Wirbelsäule, Lumbago, Magenschmerzen, Sehstörung.

中医保健

LG 8: Unter dem 9. BWD.

Ind.: Verspannung der Rückenmuskulatur, Magenschmerzen.

LG 9: Unter dem 7. BWD.

Ind.: Rückenschmerzen, schwere Beine und Armen, Leber- und Gallenblasenbeschwerden.

LG 10: Unter dem 6. BWD.

Ind.: Dyspnoe, Rückenschmerzen.

LG 11: Unter dem 5. BWD.

Ind.: Frösteln, Fieber, Kopfschmerzen, Vergesslichkeit, Ängste, Husten, Neurasthenie.

LG 12: Unter dem 3. BWD.

Ind.: Husten, Rückenschmerzen.

LG 13: Unter dem 1. BWD.

Ind.: Kopfschmerzen, schwerer Kopf, Augenflimmern, Rückenschmerzen, Frösteln, Fieber, kaum Schweiß, Amenorrhoe.

LG 14: Unter dem 7. HWD. Die »Spinne«.

Ind.: Grippe, Fieber, akute Nackensteifigkeit, Husten, Asthma bronchiale, Rücken-Nackenschmerzen.

LG 15: Am Hinterkopf, 0,5 Cun innerhalb des Haaransatzes, unter dem 1. BWD.

Ind.: Kopfschmerzen, Nackenschmerzen, Heiserkeit, Dysarthrie, Epistaxi, Parese nach cerebralem Prozess.

LG 16: Am Hinterkopf, 1 Cun innerhalb des Haaransatzes, Grübchen unter dem Protuberantia Occipitale.

Ind.: Kopfschmerzen, Vertigo, Epistaxi, Rhinitis, Nackenschmerzen, Hemiparese nach Schlaganfall.

LG 17: Am Hinterkopf, 2,5 Cun innerhalb des Haaransatzes, 1,5 Cun oberhalb von LG 16, Grübchen über dem Protuberantia occipitale.

Ind.: Kann nicht in die Weite sehen, Nackenschmerzen.

LG 18: Am Hinterkopf, 4 Cun innerhalb des Haaransatzes, 1,5 Cun oberhalb von LG 17.

Ind.: Wie LG 17.

LG 19: Am Hinterkopf, 5,5 Cun innerhalb des Haaransatzes, 3 Cun oberhalb von LG 17.

Ind.: Wie LG 17.

LG 20: Auf der Medianlinie des Scheitels, dort wo sich diese mit einer durch die Ohrmuschelspitze gelegten, gedachten Vertikalen trifft. Die höchste Stelle des Scheitels.

LG 21: 3,5 Cun innerhalb des vorderen Haaransatzes, 1,5 Cun vor LG 20.

Ind.: Wie LG 20.

LG 22: 2 Cun innerhalb des vorderen Haaransatzes, 2 Cun vor LG 20.

Ind.: Wie LG 20.

LG 23: 1 Cun innerhalb des vorderen Haaransatzes, 0,5 Cun vor LG 20.

Ind.: Kopfschmerzen, Augenschmerzen, Sinusitis, Epistaxi, Rhinitis.

LG 24: 0,5 Cun innerhalb des vorderen Haaransatzes.

Ind.: Starke Kopfschmerzen, Tränenfluss, rote Augen, Rhinitis.

LG 25: Mitte der Nasenspitze.

Ind.: Rhinitis, Schock, zu niedriger Blutdruck.

LG 26: In der Mitte des Philtrums, der »Kollapspunkt«.

Ind.: Facialis parese, akuter Lumbago, psychische Störungen.

LG 28: In der Mitte des maxillären Ansatzes des Frenulum der Oberlippe.

Ind.: Der Endpunkt des Meridians.

中医保健

XIV. KONZEPTIONSGEFÄSS (Renmai)

KG 1: In der Mitte zwischen Anus und Skrotum, bzw. der hinteren Vulvakommissur.

Ind.: Beginn des Meridians.

KG 2: Am Symphysenoberrand.

Ind.: Schmerzen im Unterleib, Harninkontinenz, Harnretention, Zyklusstörungen, Pelvitis.

KG 3: 4 Cun unterhalb des Nabels.

Ind.: Wie KG 2.

KG 4: 3 Cun unter dem Nabel. Alarmpunkt des Dünndarms.

Ind.: Potenzstörungen, Dysmenorrhoe, Durchfälle, Harninkontinenz, Zyklusstörungen, Kräftigung.

KG 5: 2 Cun unter dem Nabel, 1 Cun über KG 4.

Ind.: Wie KG 4.

KG 6: 1,5 Cun unter dem Nabel.

Ind.: Potenzstörungen, Durchfälle, Dysmenorrhoe, Harninkontinenz, Zyklusstörungen, Kräftigung.

KG 7: 1 Cun unter dem Nabel.

Ind.: Wie KG 4.

KG 8: Der Nabel, zur Orientierung.

Ind.: Bauchschmerzen, Diarrhoe.

KG 9: 1 Cun über dem Nabel.

Ind.: Ödeme, wenig Appetit, Beschwerden um den Nabel.

KG 10: 2 Cun über dem Nabel.

Ind.: Wie KG 12.

KG 11: 3 Cun über dem Nabel.

Ind.: Wie KG 12.

KG 12: Genau in der Mitte zwischen dem Nabel und der Schwertfortsatzspitze. In gleicher Höhe 2 QF lateral ist M 21.

Ind.: Magenschmerzen, Blähungen, Erbrechen, Verdauungsstörungen.

KG 13: 5 Cun über dem Nabel.

Ind.: Wie KG 12.

KG 14: 6 Cun über dem Nabel.

Ind.: Wie KG 12.

KG 15: Die Schwertfortsatzspitze.

Ind.: Schmerzen im Magen- und Herzregion.

KG 16: auf der Medianlinie in Höhe des 5. ICR.

Ind.: Völlegefühl im Thorax, Erbrechen.

KG 17: In der Höhe von 4. ICR.

Ind.: Husten, Druck in der Brust, Schmerzen in der Brust, Singultus, Mastitis, Stenocardie.

KG 18: Auf der Medianlinie in Höhe des 3. ICR.

Ind.: Thoraxschmerzen, Husten, Asthma, Schwellung der Brüste, innere Unruhe.

KG 19: Auf der Medianlinie in Höhe des 2. ICR.

Ind.: Wie KG 18.

KG 20: Auf der Medianlinie in Höhe des 1. ICR.

Ind.: Wie KG 18.

KG 21: 1 Cun unter dem KG 22.

Ind.: Wie KG 18.

KG 22: Knapp über der Incisura jugularis.

Ind.: Husten, erschwerte Expektoration, Aphasie, Singultus.

KG 23: Über dem Kehlkopf, am Hyoid, wo das Kinn in den Hals übergeht

Ind.: Sodbrennen, Globusgefühl, Heiserkeit, Aphasie, Husten, Heprsalivation.

KG 24: In der Mitte der mentolabialen Falte.

Ind.: Endpunkt des Meridians. Facialis parese, Trigeminusneuralgie, Zahnschmerzen.

中医保健